中西医结合护理学

主编　周佩夏　叶海燕　王　莉

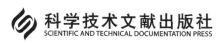
科学技术文献出版社
SCIENTIFIC AND TECHNICAL DOCUMENTATION PRESS
·北京·

图书在版编目（CIP）数据

中西医结合护理学 / 周佩夏，叶海燕，王莉主编. —北京：科学技术文献出版社，
2022.12
ISBN 978-7-5189-9884-5

Ⅰ．①中…　Ⅱ．①周…　②叶…　③王…　Ⅲ．①中西医结合—护理学　Ⅳ．① R47

中国版本图书馆 CIP 数据核字（2022）第 237934 号

中西医结合护理学

策划编辑：薛士兵　责任编辑：张雪峰　张　睿　责任校对：张　微　责任出版：张志平

出 版 者	科学技术文献出版社
地　　址	北京市复兴路15号　邮编 100038
编 务 部	(010) 58882938，58882087（传真）
发 行 部	(010) 58882868，58882870（传真）
邮 购 部	(010) 58882873
官 方 网 址	www.stdp.com.cn
发 行 者	科学技术文献出版社发行　全国各地新华书店经销
印 刷 者	北京虎彩文化传播有限公司
版　　次	2022 年 12 月第 1 版　2022 年 12 月第 1 次印刷
开　　本	787×1092　1/16
字　　数	687千
印　　张	29.75
书　　号	ISBN 978-7-5189-9884-5
定　　价	88.00元

编写委员会

前　　言

护理学是一门独立的学科，中西医护理在本质、内涵上一致。中医护理强调"天人合一"的思想，强调局部与整体的协调，重视人体内外环境的统一，并通过辨证施护、三因制宜的方式，针对不同患者采取不同的护理措施。西医护理在新的医学模式的影响下更强调有针对性地对临床出现的症状进行及时有效的护理。

由于目前中西医结合护理学专著及工具用书偏少，在一定程度上影响了中西医结合护理学的发展。因此，为推动中西医结合事业的建设和发展，编者将多年来在中西医结合领域所得的护理经验加以总结和升华，撰写了《中西医结合护理学》一书。

本书是一本中西医并重，以突出中西医结合为特色的专业书籍。它既涵盖护理学的基础理论、基本知识、基本技能，又能够反映近年来国内外最新研究进展，尤其突出了中医、中西医结合护理的特色与优势。全书共分为5篇25章，沿西医和中医这两条主线，在西医部分对常见疾病的护理要点、预防、康复指导做了详细的描述；在中医部分对常见疾病的辨证施护、辨体质施护、中医特色护理技术、辨证施膳、情志护理、康复调养、中医运动保健等进行了系统阐述。另外，对常用中医护理技术的历史源流、技术原理、操作标准化流程及操作注意事项也以单独章节进行阐述。本书内容力求全面、精简、新颖、实用。可供中西医结合专业、护理学专业人员使用。

本书的编者均是在中西医结合护理学专业中有着丰富的临床护理、教学和科研经验的中青年骨干，他们在临床护理工作十分繁忙的情况下，不辞辛劳、一丝不苟，力求编写出令读者满意的精品书籍，在此对所有参编者表示衷心的感谢。

由于编者水平有限，书中难免存在不妥之处，恳请读者、同人批评指正。

目　录

体质辨识篇

中医特色适宜技术篇

药膳配方篇

绪　　论

第一章　中西医护理学相关基础知识

第一节　西医护理学的内容

护理学是自然科学和社会科学相互渗透的一门综合性的应用学科。护理学以基础医学、临床医学、预防医学、康复医学及与护理相关的社会、人文科学理论为基础，形成自身的理论体系、应用技术和护理艺术，为人们生老病死的全过程提供全面、系统、整体的服务。随着社会的进步、科学技术的迅猛发展、人民生活水平的提高及对健康需求的增加，护理学也由简单的医学辅助学科逐渐发展为健康科学中的一门独立学科。

人、环境、健康和护理被公认为影响和决定护理实践的 4 个最基本概念，对这 4 个概念的认识直接影响护理学的研究领域、护理工作的范围和内容。

（一）人

护理工作是为人类的健康服务的，对人的认识是护理理论和实践的核心与基础，它影响整个护理概念的发展，并决定了护理工作的任务和性质。

1. 人是一个整体　护理中，我们认为人是生理、心理、社会、精神和文化的统一体。人首先是一个生物有机体，即由各组织、器官、系统组成的，受生物学规律控制的人；同时人又是一个有思想、有情感，生活在社会里的人。因此，人具有生物和社会双重属性。人的生理、心理、社会、精神和文化等相互作用，互为影响，其中任何一方的功能失调都会在一定程度上引起其他方面的功能变化，从而对整体造成影响。而人各方面功能的正常运转，可以促进人体整体功能的发挥，从而使人获得最佳健康状态。

另外，护理中的人既指个体的人，又指群体的人，包括家庭和社区的人。随着护理学科的发展，护理服务范畴与服务内容都在不断地深化和扩展，护理的服务对象也从单纯的患者扩大到健康的人。护理的对象是全体人类。

2. 人是一个开放系统　人作为自然系统中的一个子系统，生活在复杂的自然和社会环境中，每时每刻都在与其周围的环境发生着各种联系。人体内部各个系统之间不断地进行着各种物质、能量和信息的交换；同时，人作为一个整体，又不断地同周围的环境（包括自然环境和社会环境）进行着物质能量和信息的交换，帮助个体调整其内环境，去适应外环境的不断变化，以获得并维持身心的平衡也就是健康状况是护理的主要功能之一。护理不仅要关心机体各系统或各器官功能的协调，更要使机体功能更好地发挥和运转。

3. 人有基本需要　美国心理学家 Maslow 将人的基本需要按其重要性和发生的先后次序排列成 5 个层次，即生理需要、安全需要、爱与归属的需要、尊重需要和自我表现的需要。

人可以通过各种方式表达自己的需要。如基本需要得不到满足，机体会因内外环境的失衡而致疾病的发生。护理工作是帮助护理对象满足其基本的需要。

4. 人有自理的能力　自理是个体为维持生命和健康的需要而自己做出的一组活动，是有意识的、通过学习获得的、连续的行为。自理从每天的日常生活中得到发展。当个体或集体都能有效地进行自理时，则会维持人的整体性并促进个体功能的发展。护理不应无原则地包揽患者全部的自理活动，而应在其现有能力的基础上补偿其自理的不足，采用健康教育等形式进行指导，帮助患者克服自理的局限性，恢复和提高其自理能力。

5. 人对自身健康有所追求　人们都希望自己有健康的身体和健全的心理状态。同时，人对维护和促进自身的健康也负有责任。因此，患者不能被动地等待治疗和护理，而应主动寻求有关健康的信息，积极参与维护健康的过程。护士可通过健康教育等方式，丰富人们的健康知识，支持、帮助护理对象恢复或增强自理能力，从而提高人的生存质量。

6. 人有自身成长与发展的规律　人的成长与发展是持续的、有顺序的、有规律的和可观测的，每一个人的成长都各自具有一定的特征，这与遗传及其成长的环境如家庭、学校和社会的影响有关。

在护理工作中，护理人员应充分考虑人成长与发展的规律及相关的影响因素，根据人和环境的变化有针对性地制定护理措施，提高护理成效。

（二）环境

人的一切活动离不开环境，并与环境相互作用、相互依存。人类赖以生存和发展的环境，包括内环境和外环境。

1. 人的内环境　指人的生理及思维、思想、心理等。

2. 人的外环境　可分为生态环境、人文、社会环境等，与护理专业有关的环境还包括治疗性环境。

（1）生态环境：自然环境，是指存在于人类周围自然界中各种因素的总称，它是人类及其他一切生物赖以生存和发展的物质基础。包括：物理环境，如空气、阳光、水、土壤等；生物环境，如动物、植物、微生物等。

（2）人文、社会环境：人们为了提高物质和文化生活而创造的社会环境。

（3）治疗性环境：专业人员在以治疗为目的的前提下创造的一个适合患者恢复身心健康的环境。个体在生命过程中都有接触治疗性环境的机会，治疗性环境的优劣不仅可影响患者在就医期间的心理感受，还可影响个体疾病康复的程度与进程。因此，作为医疗机构，为患者提供一个安全、舒适、优美的治疗性环境是十分重要的。

3. 环境影响人的健康　人可以改变环境，环境作为压力源也可对人的健康产生重要影响。良好的环境有助于患者康复；不良的环境则能对人的健康造成一定的危害。

（三）健康

1. 健康的概念
（1）健康的定义：1948年，WHO明确地将健康定义为"健康，不仅是没有疾病和身体缺陷，还要有完整的生理、心理状态和良好的社会适应能力。"这一定义提示了人类健康的本质，强调了人的心理状态和社会适应能力，说明人的健康是人和环境的协调与和谐的反映。

（2）健康是动态的、连续变化的过程：健康与疾病是生命延续中的一对矛盾，这对矛盾的相互作用是以人的状态来体现的。维持健康的基本条件是人的多层次需要得到满足，使机体处于内外环境的平衡和协调状态。如将人的健康比作一根轴，轴的一端是极佳的健康状态，另一端是死亡。每种状态都可以在这条轴上找到自己的位置，并且每日、每时都呈动态的变化。一个人在健康与疾病轴上的位置，随时都在变化，不是静止不动的。护理工作面对的是健康的全过程，即从维护最佳健康状态到帮助临终患者平静、安宁和有尊严地死去。

（3）健康是生理、心理、精神等方面的完好状态：从 WHO 对健康的定义可以看出，人的健康包括了身体、心理和社会等各方面。因此，健康是反映整体的概念，人的任何一方面出现异常均会影响整体的健康状态。护士应针对每个服务对象的不同健康状态，通过正确评估，实施整体护理措施。

（4）健康受多方面因素的影响：人们的社会、经济和文化背景不同，其对健康的理解和认识则不尽相同，并进一步影响其维持和促进健康所采取的行动及生活方式。影响健康的因素是多方面的，主要有以下几点。

1）环境因素：自然环境因素，如空气、水、阳光、粮食、蔬菜和动物等；社会环境因素，如政治、经济和文化教育等方面的因素。

2）生物学因素：主要包括遗传因素，如遗传病对人类健康造成的影响。医学研究还发现，心血管病、肿瘤、高血压、胃十二指肠溃疡等疾病的发生与心理因素有关。

3）生活方式：春秋时期齐国的管仲就提出："起居时，饮食节，寒暑适，则身利而寿命益；起居不时，饮食不节，寒暑不适，则形体累而寿命损。"现代研究同样表明许多疾病与不良的生活方式和生活习惯有关，因此科学家们指出，应大力提倡人类培养良好的生活习惯。

4）医疗保健服务：在医疗保健服务中，医疗资源的分配、医疗保健人员的数量、医疗服务水平的优劣、医疗制度的完善程度及人们获得医疗保健服务的便利与否，都将对人类健康产生重大影响。

2. 疾病的概念

（1）《辞海》中的定义（1989）：疾病是人体在一定条件下，由致病因素所引起的一种复杂而有一定表现形式的病理过程。此时，在不同程度上人体的正常生理过程遭到破坏，表现为对外界环境变化的适应能力降低，劳动者能力受到限制或丧失，并出现一系列的临床症状。

（2）社会学的定义：疾病是社会行为，特别是劳动能力的改变。这一定义不是从疾病本身固有的本质和特点出发，而是从疾病的社会影响、后果出发，指出疾病会使人的劳动能力和其他社会行为丧失或改变，唤醒人们努力消除疾病、战胜疾病。

（3）生物学的定义：①疾病是细胞、器官或组织损伤的结果。②疾病是生物学的变量，是机体功能、结构形态的不正常。这种观点基本把握了疾病的本质，但存在孤立、片面的缺点，无法解释一些无结构、形态改变的疾病，如神经、心理性疾病等。③疾病是机体自稳状态的紊乱。

（4）哲学的定义：疾病是机体损伤与抗损伤的斗争过程，或者说疾病是机体对有害因子作用的反应。该定义反映了马克思主义关于事物矛盾的哲学观，揭示了疾病过程的实质，在治疗疾病的方法论上具有重要的实践意义。

（5）现代疾病观：①疾病是生命活动中与健康相对应的一种特殊征象，是发生在人体一定部位、一定层次的整体反应过程；②疾病是机体动态平衡的失调与破坏，正常活动的偏离，功能、代谢和形态结构的异常，以及因此而产生的机体内部各系统之间和机体与外界环境之间的协调障碍；③疾病不仅是体内的一种疾病过程，而且是对内、外环境适应的失败，是内、外环境因素作用于人体的一种损伤性客观过程；④疾病不仅是躯体上生病，而且也包括精神、心理方面的异常。

综上所述，可将疾病定义为：疾病是机体（包括躯体和心理）在一定的内、外因素作用下一定部位的功能代谢、形态结构的变化，表现为损伤与抗损伤的整体病理过程，是对机体内、外环境平衡的破坏和与正常状况的偏离。

3. 健康与疾病的关系　健康和疾病都是人生命过程中最为关注的现象。对于健康和疾病的关系，过去多认为是两者各自独立且相互对立，即为一种"非此即彼"的关系。到了20世纪70年代，有人提出健康与疾病是连续统一体的观点，认为健康与疾病构成一种线性谱，贯穿人的生命从出生到死亡。即以良好的健康状况为一端，以疾病状态、衰老和死亡为另一端，每个人每时每刻都处在这个健康与疾病构成的线性谱两端之间的某一点上，并不断变化着，哪一方面占主导，就表现出哪一方面的现象与特征。健康与疾病是相对的、动态变化的，在一定条件下可以相互转化。而现在更多地认为健康与疾病可在个体身上同时并存，即一个人可能在生理、心理、社会的某方面处于低水平的健康甚至疾病状态，但在其他方面却是健康的。另外，健康和疾病之间有时很难找到明显的界限，存在过渡形式，是动态的，不是绝对的。如一个人自觉不适，可能仅是疲劳所致而并非患了某种疾病，但也可能是某些疾病的先兆；一个早期癌症的患者，可能毫无症状，但疾病已潜伏在其体内并在继续发展。

4. 疾病谱的变化　20世纪50年代以来，社会经济的发展及劳动方式和生活方式的变化，使人类疾病谱也发生了较大的变化，①疾病构成与死因顺位的变化：现在对人类威胁最大的疾病已经不是传染病、寄生虫病和营养不良等疾病，而是心、脑血管病和恶性肿瘤等，这些病由多种因素引起，而心理和社会因素在其中占有重要地位；②致病因素的显著变化：20世纪前，生物学因素导致传染病流行对人类健康威胁最大，但随着城市化、工业化的发展，心理因素、生活方式、环境因素逐渐成为主要的致病因素，而生物学因素则退居比较次要的地位。

（四）护理

1. 护理的概念　护理的英文拼写 nursing，源于拉丁文 "nutricius"，原意为抚育、扶助、保护、照顾幼小。护理的概念是随着护理专业的形成和发展而不断发展的。在护理学的发展史中，先后有多名中、外护理专家曾揭示过护理的概念，如南丁格尔、韩德森、王琇瑛等。

1859 年，南丁格尔提出："护理的独特功能在于协助患者置身于自然而良好的环境下，恢复身心健康。"1885 年，她又指出："护理的主要功能在于维护人们良好的状态，协助他们免于疾病，达到他们可能享受的最高健康水平。"

1966 年，美国护理学家韩德森指出："护理的独特功能是协助个体（患者或健康人）执行各项有利于健康或恢复健康（或安详死亡）的活动。当个人有足够的体力、意愿和知识时，他能独立执行这些活动，而无须他人的协助。护理的贡献在于协助个人早日不必依靠他人而能独立执行这些活动。"此定义阐明护理的对象为所有人类，护理的目标是使健康的人更加健康并免于疾病（有利于健康），患病的人得到早日康复并免于疾病恶化（恢复健康），濒死者得以安详地走向人生旅程终点（安详死亡）。

我国著名护理专家王琇瑛认为："护理是保护人民健康，预防疾病，护理患者，恢复健康的一门科学。"

1980 年，美国护士学会将护理定义为"护理是诊断和处理人类对现存的和潜在的健康问题的反应。"此定义表明护理研究对象为处于各种健康水平的人，护理人员必须收集护理对象的各种反应，采取适当的护理措施去解决已存在的和潜在的健康问题，并评价其成效。

2. 系统化整体护理

（1）概念：系统化整体护理是以现代护理观为指导，以护理程序为核心，将临床护理和护理管理的各个环节系统化的工作模式。整体护理是在"生物 - 心理 - 社会医学模式"的深刻影响下产生的，是人类对自身和对健康与疾病的认识不断深化的必然结果，是形成现代护理学基本概念的基础。

整体护理观认为：①人是由身、心、社会、文化各方面组成的，其健康亦受到各种因素的影响，因此护士在照顾患者时应注意满足其生理、心理及社会等方面的整体需求。②人在生命过程的各阶段，特别是在生、老、病、死时，分别有着不同的护理需求，因此护理应服务于人类生命的全过程，针对个体所处的生命不同阶段，给予相应的照顾与健康指导；对于生病的个体，不仅要注重疾病的痊愈，还要关注患者的康复情况和处理能力，促进其恢复到个人健康的最佳水平。③人是生活在社会中的个体，一个人生病不仅会影响他的家庭，甚至会波及社会（如传染病）。因此，护理应从个人延伸到家庭和社区，达到促进全民健康的目的。

（2）实践性特征，①以现代护理观为指导：现代护理观是与大科学观、大卫生观相适应的大护理观；它认为护理是以人的健康为中心，护理对象不仅是患者，还包括健康人；护理服务范畴不仅在医院，还包括家庭和社区。②以护理程序为核心：整体护理是以护理程序为基本框架，把护理哲理、护士的职责与行为评价、人员的组织结构、标准护理计划和教育计划、护理表格的制作与作用、护理质量控制等各个环节有机地结合在一起，做到紧密联系，协调一致，确保护理人员在临床护理和护理管理工作中自觉地运用护理程序的科学思维方式和行为方式进行工作，从而促进护理专业的发展和护理质量的提高。③实施主动的计划性护理：整体护理从本质上摒弃了医嘱加常规的被动局面，护理人员的主动性、积极性和潜能得到充分的发挥；护士工作时的思维方式发生了改变，不再是被动地执行医嘱和盲目地完成护理操作，代之以全面评估、科学决策、系统实施、客观评价的主动调控过程，充分显示护理专业的独立性和护士的自身价值。④体现护患合作的过程：整体护理十分重视患者及其家属的自身潜能，强调通过健康教育，提高患者和家属自护能力，并提供机会让他们参与自身的治疗、护理和康复活动，从而促进护患关系良好发展。

（3）意义：系统整体护理的实施，为护理领域带来了一场重大的变革。

1）充实和改变了护理研究的方向和内容。整体护理关注的是人的健康，因此其研究内容包括了有关人的心理、社会、行为、伦理、道德等方面的研究内容。

2）拓宽了护理的服务范围，改变了护士的传统形象。

3）有助于建立新型的、医护合作的关系和护患关系。

4）提出了新型护理管理观。例如：在护理工作中不能只重视技术操作本身而漠视患者感受，只关注操作流程不关心护理对象的需求等。

（4）工作模式

1）临床护士工作项目，按 A、B、C、D、E 的步骤进行：A. 看排班，了解今天负责哪几个患者；有无合作伙伴，是哪些人；听所管患者的交班报告；看医师的病情记录、化验报告；看必须完成的护理工作和时间分配。B. 看患者，有目的地交谈，自我介绍；对患者进行评估。C. 离开病室，重新计划今天必须完成的事及时间安排；准备必要的护理操作用具（治疗、护理、健康教育）。D. 再回到患者处，告诉患者今天要为他完成的事及时间；按计划执行治疗、护理。E. 写护理记录，按 PIO 格式记录。

2）护士组长工作项目：同临床护士；检查审核本班、本组护士对"护理程序"的运作情况；核查本班、本组护士是否正确执行医嘱；汇总本组每日每班工作情况及患者病情，并向护士长及下一班护士进行书面及床边交班。

3）护士长工作项目：提前 15～20 分钟上班，了解夜间患者动态；分配患者；主持交班；有计划地跟班、指导工作；执行护士长每日重点工作，看望新入院患者；收集各组患者情况，同各组组长一起向下一班护士进行床边交班。

3. 护理的特性　综合上述有关护理的概念，可归纳护理的特征如下。

（1）护理是科学和艺术相结合的活动，护理学本身是一门综合自然科学和社会科学知识的、独立的应用科学；护理工作的过程，接受科学的指导和评估，护士对每位护理对象的服务，则是一种艺术性与个性化服务的结合。

（2）护理是一种助人的活动，是为人类健康服务的。护理的目标是帮助人们满足其基本的需要，是在尊重人的需要和权利的基础上提高人的生命质量。

（3）护理程序是一种科学的护理方法，在护理工作中使用护理程序，既可以发挥护理工作的独立性与合作性功能，同时能更好地满足个人、家庭和社会对健康的需求。

（五）四个基本概念的相互关系

1. 人与环境相互依存　人的一切活动离不开环境，并与环境相互作用、相互依存。环境是动态和持续变化的。人必须不断地提高机体内环境以适应外环境的变化，同时人又可以通过自身力量来改变环境，以利生存。

2. 人、环境与健康的关系　人类的健康与环境状况息息相关：一方面，人类通过自身的应对机制在不断地适应环境，通过征服自然与发展自然来不断改善和改变自己的生存与生活环境；另一方面，环境质量的优劣又不断地影响人类的健康。据统计，人类所患疾病中，不少与环境中的致病因素有关，其中人为活动造成的环境破坏较之于自然环境中的危害因素对人类健康的威胁更为严重。这就要求人们在发展自然的同时，要有环境保护意识，使人类与环境相互协调，维持动态平衡。

3. 护理与健康的关系　1978 年，WHO 指出：护士的任务是帮助患者恢复健康，帮助健康人促进健康。国际护士会规定护士的权利与义务为：保持生命，减轻痛苦，促进健康。可见护理工作与健康是密不可分的，由于护士在健康服务领域中所取得的成绩，护士更被喻为健康的天使、健康的卫士。

4. 人、环境、健康和护理的关系　人、环境、健康和护理四个概念密切相关。护理必须注意人的整体性，人与社会的整体性，人与自然的整体性，只有把人和自然、社会看作一个立体网络系统，把健康和疾病放在整个自然、社会的背景下，运用整体观的思维方法，才能探索出护理学的科学规律，促进护理学的发展。在这些概念中，护理实践的核心是人，对人的认识是护理理论和实践的核心和基础，它影响整个护理概念的发展，并决定了护理工作的任务和性质。人是护理的对象，人的健康是护理的中心，护理对象存在于环境之间并与之互为影响，健康即机体处于内、外环境平衡，多层次需要得到满足的状态。护理的任务是创造良好的环境并帮助护理对象适应环境，从而达到最佳健康状态。

第二节　中医护理学的内容

中医护理学的概念在许多中医护理图书和教材中有不同的表述，总体认为：中医护理学是中医药学的重要组成部分，是以中医理论为指导，运用整体观念，对疾病进行辨证护理，结合预防、保健、康复等措施，并运用独特的传统护理技术，对患者及人群施以健康照顾与服务，以促进人民健康的一门学科。

中医护理学的内涵非常丰富，是多层面、多结构的概念组合，包含护理理论、护理方法和独特的护理技能三个层面。中医护理学的理论基础是以阴阳五行学说为认识论和方法论，以整体观为主导思想，以脏腑经络的生理病理为临床基础，以正邪论为疾病病因和发病机制的临床认知，以辨证施护为临床护理核心。中医护理方法是运用辨证施护理论指导临床，通过望、闻、问、切四诊收集患者资料，评估判断疾病证候属性，有针对性地采取护理措施。中医护理技能方面更是有自己独特、安全有效、广泛流传的操作技术，主要有针灸、推拿、刮痧、拔罐、熏洗、热熨等方法。

中医护理学的外延也是非常广阔的，在研究对象方面，既涉及患者的疾病护理、病后调摄与康复，又涉及人群的养生保健与防未病；在临床实践方面，既涉及医院的专科护理，又涉及社区护理；在学科任务方面，既包括临床护理，还包括护理管理、护理教育与护理科研。

中医护理学的服务对象，既包括患者，也包括健康人群。中医护理不仅在疾病护理方面有自己独特的理论、方法与技术，而且在病后调摄与康复、养生保健与预防疾病方面更具有特色与优势。我国最早的医学文献《黄帝内经》（简称《内经》）就指出人类应"度百岁而不衰"，其诀窍在于"法于阴阳，和于术数，饮食有节，起居有常，不妄作劳"。进入 21 世纪，疾病谱的改变、人口老龄化，以及人们健康观念、生活方式的改变，将使得中医护理在社区护理领域有更宽广的服务空间。

第三节　中西医结合护理学的内容

一、护理概念的演变

1853 年，克里米亚战争爆发，南丁格尔率领 38 名护士自愿到前线护理伤病患者。她们整理医院环境，清除积垢，消灭虫害；设法调整膳食，加强伤病患者的营养；为伤病患者清洗伤口，消毒物品，加速了疾病的恢复和伤口的愈合，使病死率由 50% 下降到 2.2%。她们的护理效果震动了全国，使英国朝野上下改变了对护士的评价。她们的护理实践奠定了护理学科的基础。从当时至今，随着医学科学和护理学科的发展，护理概念的演变可分 3 个阶段。

（一）第一阶段（治疗护理住院患者）

1859 年，南丁格尔在护理札记中这样写道："所谓护理，过去仅限于给药、外敷软膏等，但是护理应从最小限度地消耗患者的生命出发，使周围的环境保持舒适、安静、美观、整洁，空气新鲜，阳光充足，温湿度适宜，除此以外，还要合理地调配饮食。"1893 年，她又阐述了新的护理概念，把护理分为"患者护理"和"健康护理"两大类。但是，当时只是把患者作为对象来护理。此外，还产生了 Tayler 的护理概念，就是单纯地把护士看作医师的助手，按照医师所指示的治疗和预防措施，制定出适合患者身心两方面要求的相应措施。

（二）第二阶段（综合护理）

第二次世界大战以后，美国护士协会从 1946 年开始讨论新的护理意义。1948 年从"怎样进行护理工作和护理教育对社会最有益"为题，发表了 Brown 书面报告，迎来了护理发展的第二阶段。它既承认以往促进患者恢复和保持健康的护理概念，又补充了健康人也是护理对象的新概念，并希望在护理教育中广泛地渗入对人类健康进一步理解的学问。随着综合护理的发展，强调了理论的深化和专业的训练。Brown 报告的护理概念，还接纳了世界卫生组织有关护理功能的内容。护理功能主要包括以下 6 个方面：①严格执行医嘱，尽量保证每个患者的卫生和舒适；②紧密配合患者和家属，尽快使患者恢复健康；③保持良好的身心环境，促进患者早日康复；④积极指导患者和健康者，掌握并运用保持身心健康的方法；⑤大力开展疾病的预防工作；⑥与其他保健医疗机构通力合作，发展护理事业。

（三）第三阶段（现代护理及中西医结合护理的形成）

医学科学和现代科学的发展，使护理学科逐步成为一门独立的学科。这个阶段的护理概念除承认第一、第二阶段的护理概念外，还强调了以下 3 个方面：①护理学是一门独立的学科；②护理教育必须高等教育化；③重视和加强护理研究。

　　与此同时，在这个阶段里，随着中西医结合医学的蓬勃发展和中西医结合医院的建立，中西医结合护理概念也已逐步形成，并随着中西医结合的研究，现代护理学及其他学科的发展，而进一步完善。中西医结合护理既承认现代护理学的概念，同时强调以下 3 个方面：①注重中医理论知识和方法；②注重中西医结合护理人才的培养；③注重中西医结合护理科研。

二、中西医结合护理的概念

　　护理，《辞海》解释：对伤病患者和老、弱、幼、残的照料。常指护士所担任的医疗技术工作，是医疗卫生工作的重要组成部分。按工作性质分为临床护理和预防保健护理。临床护理包括基础和专科护理两部分。基础护理的基本内容包括：观察和记录病情，按照医嘱执行治疗，处理患者的饮食、排泄、沐浴等个人卫生，以及病室环境的整洁管理，并对患者进行卫生、保健等方面的指导。结合临床各专科特点进行的护理称为专科护理。预防保健护理主要在居民地段或患者家中进行，内容包括家庭访视、卫生宣教、预防接种、妇幼保健和卫生防疫等工作。在医院工作的护士有时也担任部分预防保健方面的护理工作。

　　（一）西医护理概念

　　护理就是增进和保持健康，预防疾病，有利于疾病的早期发现、早期诊断、早期治疗，通过护理、调养达到康复。

　　护理概念是根据国家和社会的需求而变化的。以日本和美国对护理的概念为例。

　　1. 日本护理协会对护理的定义　以健康为准则，给予人们援助，使之能维持正常的生活。

　　2. 美国全国护士联合会对护理的定义　护理是诊断和治疗人类对存在的或潜在的健康问题的反应。

　　（二）中西医结合护理概念

　　中西医结合护理是一个涵盖内容丰富，多层次、多方位的学科。《中国中西医结合研究会章程》提出："中西医结合就是运用现代科学（包括现代医学）的知识与方法，加强中西医结合研究。"因此，中西医结合护理的概念应从两个方面阐述。

　　1. 广义的概念　中西医结合护理是取中医护理、西医护理及新兴边缘学科的护理研究之所长，运用现代科学知识（包括现代医学、现代护理学），结合中医理论知识与方法，探讨人类增进健康和保持健康的护理过程。也是提高人类生活质量而采取的一切措施的理论与实践过程。

　　2. 狭义的概念　中西医结合护理是在全面了解患者有关情况的基础上，以整体观念和辨证分析为依据，通过中、西医护理方法（护理措施）来解决或部分解决患者身心存在和潜在的健康问题的系统化护理过程。

中西医结合护理学还处在发展初期，还缺乏系统理论和实践经验，故有待中西医结合护理研究的同人进一步探索和研究。

（三）中西医结合护理学概念的范畴

1. 护理知识与技术上的结合　西医卫（护）校毕业的护理人员通过学习中医理论和技术，使之掌握并能应用中、西医护理的理论和技术，具备中、西医护理两套本领。

2. 护理模式上的结合　中医护理的辨证施护、整体观念与现代的生物－心理－社会医学模式相辅相成，开展以人为中心的中西医结合系统化整体护理。

3. 临床护理上的结合　治疗与预防结合，中医护理技术与西医护理技术并用，中、西医护理方法与先进仪器使用相结合。

4. 护理过程的结合　在护理实践过程中，以西医辨病、中医辨证相结合进行护理实践。

5. 护理教育上的结合　护理教育中，在课程设置、教学方法、教材内容上，实施中西医结合教学，培养中西医结合型护理人才。

6. 护理科研上的结合　在护理科研的思路、方法、选题、设计、分析过程中，实行中西医结合的理论和方法。从现代科学实验数据来论证中西医结合护理科研成果。

7. 护理理论上的结合　通过实践，达到中、西医护理理论上的有机结合。如统一观念与系统化整体护理的有机结合；心理与情志调护等，逐步完善中西医结合护理学的理论体系。

三、中西医结合护理学的目标

（一）近期目标

逐步理顺中西医结合护理的理论基础、技术操作、护理模式、护理管理程序，提高中西医结合临床护理水平，为中西医结合护理学提供理论支持与验证。

（二）远期目标

继承和发扬中医学，进行跨学科的综合研究。从中西医结合的思路与方法上对基础护理、临床专科护理、护理教育、预防保健等进行多层次、多学科的研究，实现从实践到理论的中西医结合护理与其他学科的融会贯通，创立具有中国特色的中西医结合护理学科。

第四节　中西医结合护理学的发展简史

护理学由简单的、医学的辅助学科，发展为现代的、独立的护理学，是由人类生活、生产和人民保健事业对护理工作越来越高的需求所决定的。研究中西医结合护理发展史，实质上是纵观护理事业的发展过程和规律，探讨护理事业的发展方向，同时介绍历史上中外护理学家的成就和贡献，以此激励医护人员的积极性，振奋精神，为祖国的现代化护理事业而奋斗。

一、中国传统医学与护理

护理有着极为悠久的历史，其起源可追溯到上古原始人类。巴甫洛夫说过："有了人类，就有医疗活动，也就有了护理。"考古学证实，在石器时代，从打制石器到磨制石器，即出现了"砭石"和"石针"。《说文解字》称"砭，以石刺病也"，而石针则是用石作针刺身体一定部位以治病的。从护理角度推测，当时的原始人类，已经学会用石治病，如以烧热的石块做热疗，以石块捶拍、刺压病痛部位来解决疼痛，以石针刺破脓疡等，这些都是护理技术的雏形。《礼记》："燧人氏始钻木取火，炮生而熟，令人无腹疾。"说明人类自发明"用火"手段后，开始熟食，同时认识到饮食与胃肠疾病的关系。以后，随着酿酒术的发明，又出现了"醪醴"（酒）治疗疾病。除中国外，古印度、古埃及、古希腊等国家，公元前也出现了泥敷、包扎、固定骨折等护理技术。可以说这就是护理的萌芽。

春秋战国时代产生了系统的医学理论，中医在发生、发展过程中，医、药、护分工一直是不明晰的，但是护理理论和护理技术仍在不断地提高，并且得到重视，当时虽然没有形成系统的护理学和护理专业，却不能否定护理的存在和它在治疗疾病中所起的重要作用。中医学强调"三分治，七分养"，"七分养"实质就是护理，护理学的内容很大部分是研究"七分养"的科学。从浩如烟海的医学典籍到历代名医传记中，不乏见到护理知识和技术，有许多内容对现代护理仍有指导意义。扁鹊反对迷信、巫卜，重视病情观察。他曾说："切脉、望色、听声、写形，言病之所在。"这不仅为脉学做出了重大贡献，而且提出了观察病情的方法和意义，这也是护理的重要内容。我国现存最早的医学著作《黄帝内经》（简称《内经》）阐述了不少护理理论。如书中记载了引起疾病的多种因素，如精神、情志、生活、自然环境、气候的剧烈变化，以及饮食不节、五味失调、醉酒等。这些病因学的理论，与现代护理学提出护士应了解不同患者的不同致病因素，因人而异地进行心理护理、生活护理，注意自然环境和社会环境的影响而给予个别护理相一致。书中十分重视人体对疾病的自身防御能力，将其称之为"正气"，而引起疾病的内外因素谓之"邪气"。提倡加强自身防御，"扶正祛邪"。19世纪，英国的护理学家南丁格尔也十分强调人的自身能力。她说过："帮助患者，使他处于最佳状态，以使他的自身能力更好地治疗他的疾病。"二者不谋而合。而我国的《内经》比南丁格尔领先两千多年。更值得一提的是《内经》积极提倡预防疾病。书中载有"圣人不治已病治未病"，要求做到防微杜渐，不要等到病入膏肓再治。所谓"上工救其萌芽"，即早防早治的意思。这与我国现在的卫生政策"预防为主"的精神相一致。

秦汉三国时期，华佗说过："人体欲得劳动，但不当使极尔。动摇则谷气全消，血脉流通，病不得生。"这是说只有坚持适当劳动，才能促进血液循环，促进消化功能，增强体质，抵抗疾病。他模仿虎、鹿、熊、猿、鸟五种动物的动作姿态，创制"五禽之戏"，以利活动全身、头、腰、四肢及各个关节。这是最早的体育疗法。

唐代的孙思邈是当时具有丰富医学知识和实践经验的医学家，所著《备急千金要方》一书，不仅论述了各科医学理论和总结了实践经验，而且阐述了医护人员应具备的医德，注意自身修养和正确的服务态度。他说："大为医之法，不得多语调笑，谈谑喧哗；道说是非，议论人物；炫耀声名，訾毁诸医，自矜己德。"

宋代《医说》一书中记有"早漱口，不若将卧而漱，去齿间所积，牙亦坚固"的口腔护理知识。同时代的名医陈自明著《妇人大全良方》，提供了大量妊娠期和产后的护理知识。这说明口腔护理和妇产科护理在宋代即已得到重视。

明、清之际，瘟疫流行。先后出现了不少专门研究传染病防治的医学家和一大批有关瘟疫的医学名著，其中有许多消毒隔离的护理技术，如胡正心提出用蒸汽消毒法处理传染病患者的衣物。当时还流行用艾叶、喷雄黄酒消毒的方法。

总之，从中医学发展史可以看出，中医学历史悠久，内容丰富，是历代劳动人民和医学家长期与疾病进行斗争的智慧结晶。许多医学家在治疗和用药的同时，十分重视护理。他们将护理理论结合其他医学理论，使之在防治疾病中协同发挥作用。中国古代虽然没有护理学这门独立学科，但是大量护理工作和护理理论确实存在并广为运用。那时中国也没有护士这一专业，而许多学识渊博、技能高超的中医师及患者的家属都在执行着各项护理任务。

二、中国现代护理发展概况

时代在前进，人们在生活和劳动中，对于卫生保健、医疗护理的要求逐渐提高，在西方医学的影响下，医、护各成专业，分工合作，各负其责，各司其职，条件渐趋成熟。至19世纪中叶，我国的护理专业和护理学逐步形成。

1835年，广东建立了中国第一所西医医院，两年后，这个医院开始以短训班的形式培养护士；1887年，一名美国女性在上海妇孺医院成立护训班；1888年，福州成立我国第一所护士学校；1895年、1905年，先后在北京成立护训班和护士职业学校；1907年以后，苏州、南京、福州、德州等地的医院，陆续开办了护士学校。此时，护士学校渐渐增多并趋向正规。1907年，在江西牯岭成立了"中华护士学会"，成立初期，学会理事长多由外国护士担任，直到1924年，我国护士伍哲英才首次担任学会理事长。

1949年以前护理专业发展缓慢。由于护理专业由西方传入，许多护士学校的校长或医院护理部负责人多由外国护士担任，不可避免地形成了欧美式的中国护理专业。护士学校的教科书都采用外国原著或翻译本，护士和学生的服装及护理操作规程多半沿袭西方习俗。护理专业全盘西化，否定和排斥中医护理和中医护理技术。

中华人民共和国成立后，护理事业得到党和人民政府的重视而进入迅速发展阶段。1950年，第一届全国卫生工作会议将护士教育列为中级专业教育之一，纳入了正规教育系统。同年8月，中华护士学会在北京召开第17届全国理事会和全体会员代表大会，改选了理事会，并制定了新会章，会址迁至北京。1954年，中华护士学会的学术委员会创刊《护理杂志》，1958年学会被吸收为中国科学技术协会所属团体之一。改革开放以后，护理事业进入了一个新的发展阶段。党中央非常重视护理事业，大力扶持护理临床和护理教育事业，使护理事业逐步进入一个繁荣的时代，护理模式迅速适应新的医学模式；护理工作由被动执行医嘱变为有针对性的系统化护理程序，日趋理论化、信息化、程序化；护理人才的培养由单一转向多层次、多结构；护理管理现代化；护理学术气氛空前活跃，各种护理论著如雨后春笋，频繁开展国际、国内学术交流。

可以说，中华人民共和国建立后的护理学科才逐步趋向正规、完善，尤其是中国共产党十一届三中全会以来，中国护理学科以惊人的速度纵深发展，并且向边缘学科发展。

三、中西医结合护理发展概况

1. 中西医结合医学的发展促进了中西医结合护理学的发展　自从西方医学传入我国，我国一些医家开始接受西方医学，接受科学真知，取彼之长，补己之短。唐宗海、张锡纯等医家，提出了"折衷归一""衷中参西"等中西医汇通互参之论点，其中不乏护理理论和护理技术，接受新知识，接受西方医学的新经验、新技术、新论点，实为中西医结合的尝试与先驱。在禁锢保守的封建社会晚期，汇通派在沉闷的医学界刮起一股清新之风，开中西医结合的先河，在中西医结合漫长曲折的历史中迈出了第一步。

随着中西医结合医学的发展，中西医结合护理也异军突起，独树一帜。许多从西医院校毕业的医护工作者，凭借着西医护理理论知识和技术操作的丰厚功底，学习中医护理之所长，丰富了护理理论知识和技能，在众多的高等中、西医院校开办了高级护理专业，他们运用现代科学理论和方法，进行中西医结合护理的探索与实践。

2. 中西医结合护理发展的有利因素

（1）新的医学模式与中医学的整体观念有着内在的联系，极大地启发了人们进行中西医结合护理模式和护理方法的实践。

（2）人们在长期的中医或中西医结合临床护理的实践中，获得了丰富的中医临床护理经验，使他们具备了中医和西医两方面的理论知识和临床经验。

（3）边缘学科的兴起，丰富了护理的理论知识和临床技能，促进了他们对中西医结合护理的研究。

第五节　中西医护理学的文化差异

护理文化是在一定的社会文化基础上形成的具有护理专业自身特征的一种群体文化。它是被全体护理人员接受的价值观念和行为准则，也是全体护理人员在实践中创造出来的物质成果和精神成果的集中表现。

中医古籍文献的研究层出不穷，然而在这浩瀚的研究海洋里多集中于辨证论治及方药运用方面，在中医护理与西方护理文化方面的比较性研究文献可谓凤毛麟角，本节从两者的历史与发展、哲学背景、护理程序和思维方法4个方面在中医学古籍巨著及西方护理专家的理论中找到中西护理文化的异同，以便更深刻地理解全人护理的内涵。

一、中医护理和西方护理的历史与发展之异同

中国古代哲学的特点是形神一体论，著名中医学巨著《内经》提出了"恬淡虚无，真气从之。精神内守，病安从来"，而近代物理学的研究显示，质量和能量是统一的，这与中医"气"的概念不谋而合。所以中医正是利用一些先秦时期的先进的哲学思想，构架了理论框架，这种理论框架必有其科学的内涵。《内经》已奠定了中医护理学的理论基础，因此中医护理的历史也源远流长。《内经》的正邪学说"正气存内，邪不可干"，比护理之母南

丁格尔提出的学说要早两千多年，南丁格尔指出"只有患者的自身能力才能治愈伤病……""在任何情况下，护理都是帮助患者，使其处于最佳状态，以便他的自身能力去更好地治疗他的疾病"。东汉末年，被誉为"医圣"的名医张仲景开创了辨证施护的先河。所谓辨证施护，简单地说就是根据"四诊合参"的信息，确定证候类型，并根据这一结果确定相应的护理方法。西方护理发展史有一百多年，可追溯到护士之母南丁格尔时代。南丁格尔禀持苦行僧主义，践行牺牲自己，照亮别人的思想，担任照顾伤兵的工作。她照顾患者的思维理念发展为最早护理哲学的蓝本，正如她的表述："听到了上帝的声音，去完成一项神圣的使命。"中医认为感染性疾病是风、寒、热（火）疾病状态下人体平衡破坏的一种类型，而这个内在平衡破坏的类型，才是感染性疾病的本质所在，从而达到了辨病求因。这就是辨证施护的精髓所在。例如：同是一组感冒症状的患者，"头痛、发热、恶风"，张仲景先生根据患者有汗和无汗而分别采用桂枝汤和麻黄汤治疗，在指导服药后护理时前者需同时服食热稀粥，而后者则不必服食。而西医认为都是病毒感染，治疗护理上都是给予服用抗病毒的药物，药物的剂量应标准化。中医学是建立在整体、立体思维的基础上，强调从宏观整体的角度揭示人体生命活动规律，以辨证、宏观、定性、自然疗法为特点。中医护理理论具有动态平衡的整体健康观、生命观，从整体的角度、变化的角度、功能的角度把握生命规律。中医护理的基础理论是基于几千年历史的中医基本理论，加之极具特色的护理操作技能、食疗、运动疗法、情志护理等方法，便形成了独具特色的中医护理体系。西方医学是建立在直观、线性思维的基础上的，注重探析人体微观结构和功能，以辨病、定位、定量、对抗性治疗为特点。随着西方医学的不断发展，西方护理哲学经历着不同哲学思想的洗礼。由"以任务为宗旨"的理念转变为"以患者为中心"及"整体护理"的理念。其实，中西护理哲学概念都经历了时代、环境和人物变化的影响。

二、中医护理和西方护理理论哲学背景之异同

南丁格尔曾说："要使不同个体差异的人都能达到治疗和健康所需要的最佳身心状态，本身就是一项最精细的艺术。"如何根据服务对象的文化背景及需求提供护理服务，成为广大护理人员共同关注的问题。随着社会的进步和发展，多元文化的交融成为一个国家新的特征。越来越多的护士将有机会护理来自世界各地不同文化背景的患者。美国护理学专家玛德莱娜·莱宁格在20世纪60年代首先提出的跨文化护理，又称多元文化护理理论，主要是进行与护理和健康—疾病照顾的实践、信念及价值有关的文化比较性的研究和分析。该理论实质就是对世界上不同文化的民族进行比较和分析，着重研究其传统照顾，健康与疾病，信仰与价值观，其目的是应用这些知识对不同文化背景的人提供共性的、差异的、有效的护理。莱宁格认为，护理的本质是文化关怀。关怀是护理的基本思想，是护理活动的原动力，护理关怀是以患者的健康为目的，并从整体观念出发，为患者提供符合个人独特需要的护理关怀。多元化护理是指用文化环境和文化来影响患者的心理、教养，陶冶和改变其性格、性情，使其能处于一种良好的心理状态，以利疾病的康复。多元化文化护理体现了护理的社会性质及护理更深、更广的拓展，同时将多种文化渗透到护理工作中。从多元文化护理的观点出发，护理工作应因人施护、因类施护。这与中医护理的整体观念和辨证施护理论非常接近。

西方各护理模式都以"人""环境""健康"及"护理"为元范式。纵观各自的护理理论，其中很多护理模式、基本理念都十分相近，尤其是西医护理专家南丁格尔、玛莎·罗杰斯、纽曼和中医学古籍巨著《内经》《伤寒杂病论》之护理理论在"人""环境""健康"及"护理"四个范畴，虽有着不同哲学背景，但却是相同的护理理念。

（一）　对人的认识

中医学有"人与天地相应"的著名论断，即《内经》中所说的"人以天地之气生，四时之法成"。中医学在几千年前，就形成了系统的整体、矛盾、恒动观，成为指导中医临床护理实践的理论。人体内部是一个充满矛盾、永恒运动的统一整体，人体结构的各个部分不是孤立的，诸如脏、腑、皮、肉、筋、骨、脉等形体组织，以及口、鼻、舌、目、耳、前阴、后阴等五官九窍。通过经络都能互相联系，成为不可分割的一个有内在联系的有机整体。其强调的是全人系统，即"意识、精神系统和物质系统"。中医学在本质上是将人体看成形气神的统一体，《内经》说："血气已和，营卫已通，五脏已成，神气舍心，魂魄毕具，乃成为人。"中医所谓的形气神其实与现代科学揭示的物质、信息、意识大体上是一致的。而今天，随着信息论、系统论、控制论的发展和计算机科学、神经科学与心理科学的突飞猛进，人体不仅是一种纯粹的物质存在，而是物质、信息与意识的统一。这就强调中医学是人的科学，是对人的完整认识和理解。

南丁格尔认为"人"与环境有直接关系并受其影响。现代护理学家纽曼提倡系统学说，认为"人"是一个"个案"/"个案系统"，而此个案/个案系统是一个开放系统，与环境相互影响。罗伊指出"人"是一个适应系统和生存系统，并不停地与环境互相影响。玛莎·罗杰斯强调将"人"视为一个整体，不能由任一部分来推论，也不等于所有部分之和；人是一个开放的能量场，持续与所处的独特环境交换能量和物质，生命是一种动态的改变过程，其改变朝向不可逆的、绝不重复的整体方向发展。

（二）　与环境的关系

中医护理学的整体观是指人和自然界是不断运动变化的，人不断受自然界的四时气候、地理环境、居住条件和昼夜变化的影响。如张仲景在《金匮要略·脏腑经络先后病脉证》中指出："有未至而至，有至而不至，有至而不去，有至而太过，何谓也?"师曰："冬至之后，甲子夜半少阳起，少阳之时阳始生，天得温和。以未得甲子，天因温和，此为未至而至也；以得甲子，而天未温和，此为至而不至也；以得甲子，而天大寒不解，此为至而不去也；以得甲子而天温如。盛夏五、六月时，此为至而太过也。"这条说明与时令不符反常气候的四种类型。这些反常气候，容易导致人体发生疾病。"夫人禀五常，因风气而生长，风气虽能生万物，亦能害万物，如水能浮舟，亦能覆舟。"说明了人与自然关系密切，一方面自然界提供人类赖以生存的环境；另一方面自然界亦存在致病因素，可使人发病。

南丁格尔使用空气流通、温暖、声音、光线和清洁组成环境。纽曼指出个案/个案系统与环境互动并主动去适应环境。环境是所有围绕于个案/个案系统周围的内在及外在的因素，个案可以主动去影响这些因素，或是被这些因素影响。奥伦认为人与环境形成一种统合，互相交往和互相影响。罗伊则认为"环境"是指所围绕着和影响人（适应系统）的行为及发展的条件、情况和势力。

（三）对健康的理解

在中医护理基础理论中，健康是人与自然界及自我内在的阴阳五行的平衡，如果出现阴阳某方的偏盛偏衰，阴阳互损、格拒、亡阴亡阳，或五行之间相乘相侮的失序情况，人便会生病。中医尤其强调常人的胃气，张仲景先生归纳为有胃气则生，无胃气则死。这一思想在整个辨证护理过程中，无不以胃气的盛衰来把握病情，作为决策治护原则、决预后、推生死的重要依据。有学者认为《内经》提出的健康生态的医学模式是："生命有两个目标，一个是自我稳定，另一个是对外适应。对内实现稳态属阴，对外实现适应属阳。中医认为如果人体可以实现对内稳态和对外适应，他就是健康的。"所以中医并不强调邪的彻底消灭。南丁格尔认为"护理的目标就是患者的健康"。纽曼也形容"健康"是"生存能量"和"由于系统平衡所得到的能量"，而"人的健康状况反映出系统失去平衡其不稳定性所余下的能量"。罗杰斯认为"健康是一种周期性的能量转换形态，此种形态可以互相增强并表现出整个生命的潜力"。从宏观的角度去看，国际护理协会指"健康"是一种个人身心的适应状态，并不是完全没有疾病。例如：很多人有近视、痔疮等，但仍然继续工作。中医护理与西方护理在健康哲学概念上都指出个体的健康取决于个体内在能力是否保持在完美（平衡）的状态，在理念上是一致的。

（四）对护理的理解

中医护理基本特点是整体观念和辨证施护。中医学强调"三分治、七分养"，其中"七分养"的实践就是护理。张仲景的护理学术思想中有一重要贡献是慎养，如《金匮要略·脏腑经络先后病脉证》中指出："若五脏元真通畅，人即安和，客气邪风，中人多死……若人能养慎，不令邪风干忤经络……不遗形体有衰，病则无由入其腠理。"中医护理对护理的理解是运用各种护理手段帮助阴阳失衡的人恢复阴阳平衡，如一位被细菌感染的患者应用大量的抗生素后做了各项西医检查均正常，这样西医则认为患者病已痊愈了，护患关系结束。而事实上患者白天经常出汗不止，动则甚，觉神疲乏力，中医认为是"气虚自汗"，患者仍需要治疗和护理，如采用益气固表之法使患者症状消失。

西医护理以身、心、社、灵去全面看一个人，发展为整体护理。南丁格尔指出"护理就是将患者放在最好的条件下由大自然去起作用""不论是健康的人或是生病的人，均会对自然界中一定的定律有所反应""护理特定目标是以自然力量使人们恢复健康或维持健康，进而达到最佳的健康状态"。纽曼认为"护理"就是经过正确评估环境的压力（致病因素）对个体的影响，制订护理目标与计划，以保持个体的稳定与最佳状况。罗伊指出护理人员可以运用其感觉（观察技巧），以获得患者在必要的状态下对某些变化进行反应的有关数据。西方的护理是对具体通过各种检测有阳性指征的"病"进行护理。这就导致了中西护理对"护理"在观念和理解上有较大的区别。

在"人""环境""健康"和"护理"四大元范式中，尽管在时空中有差别，但中西护理在宏观概念上都有很多相同之处，只是背后的哲学理念不同。既然中医护理和西方护理都有各自的特色和优势，亦有各自的局限和不足，因此中医护理和西方护理之间应相互学习，优势互补，相互促进和共同融合发展。

三、中医护理和西方护理的护理程序之异同

护理程序是西方护理的系统化、科学化的工作方法，由评估、诊断、计划、实施和评价等多个步骤组成，将过去以疾病为中心的护理转变为以患者为中心的系统化整体护理。而中医护理中早就有"望、闻、问、切，四诊合参"这一动态评估过程；有以病证为经，以证型为纬，以八纲辨证为总纲，以脏腑辨证为基础的辨证诊断方法；有以同病异护、异病同护为特点，重视生活、情志和饮食护理为核心的辨证施护计划。执行计划的过程就是辨证施护的实施过程。其评价是在动态的辨证过程中实现的，如一种病可能出现数证，而证在病的过程中会发生变化，由热证变寒证或由实证变虚证等；在中药用药中特别强调"中病即止"，要求护理人员及时观察用药变化，在实施辨证施护计划过程中就必须根据这些变化调整计划，这是中医护理的独特之处。

四、中医护理和西方护理的思维方法之异同

（一）中医护理的独特思维方法

1. 从宏观角度观察事物　中医学家把对天文、地理、气象、动物、植物、矿物，以及社会等观察的结果和人体的生理、病理结合起来进行研究，得出了许多正确的结论。正是这种宏观的全方位研究方法，弥补了缺乏微观的研究手段之不足，形成了自己研究方法的特色。在中医临床护理上也会运用相同的思维方法，如患者出现"便秘"，中医护理除用灌肠的方法解决问题外，还会从全身气或津液的有余和不足进行考虑，从根本解决问题。

2. 运用哲学思维　中医学家在观察和总结人体的大体解剖结构、生理功能和病理现象之后，运用中国古典哲学的思维去分析和研究这些资料，然后得出结论。中医学理论中，在事实与事实之间，往往用哲学的推理作为主要的连接纽带，在医学的术语和理论中加入哲学的内容，如五脏分阴阳，有肾阴、肾阳等，又如把补脾可以助肺的治疗方法，称为"培土生金"等。因此，在中医临床护理上就有了辨证施治，指导患者食用补脾益气的食物辅助以达到治疗的目的。

3. 注重整体上的研究　中医学家从整体上分析和归纳疾病发展的规律，提出诊断和治疗的方法较多。例如："头痛"可以从"脏腑辨证"的辨证规律考虑治疗与护理方法，也可以从"六经辨证"的辨证规律考虑治疗与护理方法。

（二）西方护理的思维方法

西方护理是一门在自然科学与社会科学理论指导下的综合性应用学科，注重局部器官与功能的病理变化，从细胞、分子水平探讨疾病的发生、发展规律，并了解人体结构与生理

学，包括体液与电解质、氧合作用、感觉功能、神经功能、内分泌功能等，从而对疾病有一个全面的认识，通过科研为护理实践活动提供适合的护理方法。尽管西医学和西医护理学在临床应用中都会用到比较、演绎、模拟、以表知里、试探法和由果析因法等方法，但均有具体的疾病诊断和治疗方法，并要求有量化的疾病病理和诊断指标，确立科学的疗效评价机制。所以西医与西方护理都是以科研所得的科学证据作为基础的实践。

其实无论是中医或西医护理，其共同的目标都是在探索生命科学，应对当代面临的全球健康挑战，推动当代护理模式的改变。总之，她们只是在不同地域和文化背景下产生不一样的护理方法与模式，其基本概念有许多共同之处，最终目的都是以解决人的健康问题为目标。

第二章　中西医结合护理学的特点与原则

第一节　中西医结合护理学的基本特点

"整体观"与"辨证论治"是中医学的基本特点。中西医结合护理学也具有这两个特点。

（一）整体观

整体观即认为所有事物都不是孤立的，而是互相联系、互相依赖、互相制约的。人体应作为统一整体加以认识。这种有机的统一整体不仅表现在脏与腑之间，同时表现在体内的脏腑和体表组织、器官之间，以及与自然界外在环境的变化等方面。人体作为有机整体，是以五脏为中心，通过经络作用来实现，它体现在脏腑与脏腑，脏腑与形体各组织、器官之间的生理、病理各个方面。全面地处理局部与整体关系，才能正确地认识疾病，取得护理工作的主动权。"整体观"还体现在人与自然界的关系上。人类生活在自然界之中，自然界的运动变化，必然直接或间接地影响人体，人体对这些影响也必然相应地做出生理或病理上的反应，在临床护理工作过程中，应注意观察和研究自然环境与人体的关系，掌握它的规律，周密考虑各方面因素，结合具体情况，制定出因时、因人、因地制宜的护理方案。

1. 因时制宜护理　中医护理十分重视季节气候对人体的影响。春温、夏热、长夏湿、秋燥、冬寒，是一年气候变化的规律，人体为适应这种气候变化，在生理上则出现相应的变化。春夏阳气发泄，气血容易趋于体表，表现为皮肤松弛、疏泄多汗等；秋冬阳气收藏，气血容易趋向于里，表现为皮肤致密、少汗多尿等。在临床护理时应根据不同季节的特点，采取不同的措施。夏令感冒，风热者多，风寒者少，由于天气炎热，腠理疏开，在用辛凉解表药时宜注意使患者不要出汗过多，以免损伤津液。冬令感冒，风寒者多，风热者少，由于天气寒冷，腠理致密，在用辛温解表药时，宜注意指导患者多饮用热粥、热汤，并加盖衣被以保暖，使邪从汗解。

2. 因人制宜护理　根据患者的年龄、性别、体质、生活习惯、精神状态的不同，采取不同的护理方法。年龄不同，生理功能、病理变化也不同。老年人气血虚衰，生理功能减退，患者多虚，即使有实邪也是正虚邪实，护理时多用补益之法。小儿生机旺盛，稚阴稚阳，脏腑娇嫩，虚实易变，要密切注意病情变化，做好生活护理，防止病情传变。对于体质属阳虚者，应注意避寒保暖，给予滋补温热食品；体质属阴虚者，阴虚易生内热，注意居室要清凉，通风良好，给予清补生津滋阴食品，忌食热补食物；肥胖的人多湿，易生痰，应给予清淡食品，忌食油腻甜食，以防助湿生痰；体瘦的人多血虚，应给予血肉有情之物，以补血强身。总之，在护理患者时，应按个体差异，区别对待，才能做到正确的护理。

3. 因地制宜护理　根据不同地区的地理环境特点，制定不同的护理原则与措施。地区不同，气候条件和生活习惯有很大差异。人体的生理活动和病理特点也不尽相同，在护理时有较大的区别。如南方气候温暖，空气潮湿，夏季患者暑热夹湿，护理时注意室内空气干燥流通，多给利湿的食物和清凉饮料；北方气候干燥少雨，冬日易感风寒，护理时要注意室内应温暖湿润，注意避寒保暖，防止受寒感冒，多给生津透表温热的食物。与地理环境有密切关系的地方病，在护理时更要注意，如"瘿"，相当于甲状腺瘤，多发生在西北高原地带及山区缺碘的地带，因此在护理时，注意给患者补食富含碘的食品。

由于人与自然界的统一关系，因人、因时、因地制宜护理已成为中医护理的特点和原则。

（二）辨证施护

辨证就是分析、辨识、认识疾病的证候；施护就是根据辨证的结果确立相应的护理原则。它是从中医学辨证施治引用到护理学上来的，也是中医普遍应用的科学方法论。辨证是决定护理的前提和依据，是疾病的原因、部位、性质，以及致病因素和抗病能力相互斗争情况的概括。施护是护理疾病的手段和方法，辨证和施护是护理疾病过程的不可分制、相互联系的两个部分，是理论和实践相结合的体现，是中西医结合护理的根本原则。在临床护理工作中，运用四诊，观察了解患者病情，将搜集的资料进行辨证分析，并制定与实施护理措施，这就是辨证施护。

1. 四诊在辨证施护中的应用　四诊即望、闻、问、切四种调查、了解疾病的方法。在护理工作中运用望、闻、问、切的方法，对患者病情做周密的观察与全面了解，再用中医学理论分析、辨别疾病的病因、病位、病情浅深，从而确立相应的护理措施。

2. 用各种辨证方法指导辨证施护

（1）八纲辨证施护

八纲，即阴、阳、表、里、寒、热、虚、实，这是辨证施护的理论基础。

表里：表证多见于外感病的初期阶段，病位较浅，患者多有发热、恶寒或恶风。护理时要注意保持室内温度适宜，空气新鲜，服解表药后观察出汗与发热的变化，出汗时切忌吹风，防止重感外邪。里证病位深，涉及脏腑寒热、虚实等，病情较重，应针对不同证候进行护理。

寒热：寒证患者表现为面色苍白、畏寒身冷等症状。护理时要保暖驱寒，病室内温度宜暖，饮食应给温热性食物、饮料，忌生冷食品。热证由于感受热邪而津液消耗，阳气偏亢，而出现面赤、身热、手足温暖、口渴、喜冷饮等症状。护理当以清热为主，病室内要通风凉爽，饮食应给凉性食物。高热患者宜进清凉饮料，并根据病情给予冷敷降温。

虚实：虚证是正气不足，机体抵抗力下降，症见面色无华、神疲乏力、语音低微等，护理应扶正气、补虚损，患者应静养，避免疲劳，预防感冒，选食富有营养的滋补之品，阴虚者宜清补，阳虚者宜温补。实证是病邪实盛，出现面赤、气粗、腹胀痛等，护理应以祛邪为主，结合其症状辨证护理。

阴阳：阴阳是八纲辨证的总纲。寒证、里证、虚证多属于阴，热证、表证、实证多属于阳。而亡阴、亡阳是由急慢性病引起的阴阳俱虚的危重证候，亡阴表现为身热、汗出、口渴喜冷饮、呼吸粗、手足温、脉洪实无力。亡阳表现为汗多、口不渴、喜热饮、手足冷、畏寒、呼吸弱、脉浮数或微细欲绝。护理时应积极救护，让患者平卧，不要搬动，严密观察患者的神志及脉象，配合医师进行抢救。

（2）脏腑辨证施护

脏腑辨证施护是根据脏腑的生理功能和病理表现来辨别疾病的证候，确定病变部位所属脏腑，从而制定出相应的护理措施。临床护理在八纲辨证的基础上，以五脏为中心，结合其相应症状进行辨证护理。

（3）其他辨证施护

①卫气营血辨证护理，是用于外感温热病的四类不同证候的护理，即卫分证、气分证、营分证、血分证。②饮食、劳伤所致疾病辨证护理。③痰饮、瘀血所致疾病辨证护理。

第二节　中西医结合护理学的原则

一、中西医结合护理学的指导思想是辩证唯物主义

中西医结合护理学是医学的一个分支，属于自然科学范畴，自然科学必须要有正确的哲学思想作为指导，辩证唯物主义思想就是中西医结合护理学指导思想的哲学基础。以"一分为二"的辩证观点，充分肯定中医与西医两者的优点，客观分析各自的缺点与不足，将二者的优点和精华，在辩证唯物论思想指导下结合起来。中医学是将两千多年临床实践总结出来的经验加以归纳、演绎、推理出来的医学体系，它受到了历代哲学思想的影响。其"天人相应"学说是机体整体观、机体与环境统一观的体现。阴阳、五行、八纲、脏腑、经络、气血津液等学说都充满对立统一的、朴素的辩证思维。体表与内脏、内脏与五官、脏腑与脏腑之间密切相关、互相联系的思想，病因病理学中的发生、发展的平衡调节观，这些都指导医疗和护理。西医学起源于古希腊与古罗马。而古希腊与罗马并没有创造出像中医学这样的伟大宝库，只是在欧洲文艺复兴之后，经过工业革命的重大变革才形成现代医学。它受发展中的自然科学影响较多，注重局部病理组织细胞的改变，观察细微、准确、客观，疾病发展过程大都可用现代仪器测定，能制作各种实验病理模型，在严格控制条件下重复各种实验研究。

然而，由于受历史条件的限制，中医、西医两个医疗体系均存在一定的缺点和不足。隶属于中医学、西医学的护理学，亦各自有其不足，因此我们在进行中西医结合护理工作时必须在辩证唯物主义思想指导下，"一分为二"地认识中西医护理的优缺点，坚持"古为今用""洋为中用"的原则，既认真继承中医药学精华，又不忽视向现代医学学习。

二、坚持中医学的基本特点

见第二章第一节。

三、充分应用西医护理理论和技术

西医护理学作为一门学科能反映自然、社会、思维等客观规律。自 19 世纪 60 年代以来，护理理论和技术不断发展。护理学除以自然科学、医学基础和临床知识为理论基础外，还包括心理学、伦理学、社会学和美学等方面的知识。它具有以下特点。

1）科学性。护理学具有广泛的科学理论基础，除上述列举的以外，还包括营养学、管理学和教育学等方面的知识。

2）技术性。护理学是一门实用科学，有专门的护理技术操作。

3）社会性。护理学受社会进步和变化的影响。

4）服务性。护理是一种服务，是帮助人的一种方式。

总之，护理学属于生命科学的范畴。西医护理学的范畴和内容有：基础护理、专科护理、护理管理、护理教育、护理科研等。可见，"护理学是医药卫生科学的组成部分，在自然科学及社会科学的理论指导下发展起来的一门综合性应用科学。其主要的任务是研究维护人的身心健康，预防疾病，在生、老、病、死的各个阶段中配合医疗，进行护理，指导康复，慰藉垂危的患者。"中西医结合护理学充分应用了这些精辟的理论和先进的护理操作技术。

四、在护理实践中进行和发展中西医结合护理

"实践是检验真理的唯一标准。"在中西医结合护理过程中，必须强调医疗实践检验的观点。无论是中医学，还是西医学，都是劳动人民长期和疾病做斗争的智慧结晶，是无数医学实践的结果，科学是不断发展的，中西医结合护理也必须在实践中前行和发展。中西医结合护理实践首要的是提高临床护理质量。我们必须在辨证与辨病相结合的护理实践中，研究总结各种疾病的护理规律。当然，实践还包括实验室的实践。充分利用现代的先进仪器设备深入研究，不断提高护理水平，完善中西医结合理论体系，提出新理论、新观点。

疾病篇

第三章 内科病证护理

第一节 支气管哮喘（哮病）

一、西医

支气管哮喘简称哮喘，是一种以慢性气道炎症和气道高反应性为特征的特异质性疾病。包括气道慢性炎症、气道对多种刺激因素呈现的高反应性、多变的可逆性气流受限和气道重塑等主要特征。临床表现为反复发作的喘息、气急、胸闷或咳嗽等症状，多于夜间及凌晨发作或加重，多数患者可自行或治疗后缓解。根据全球和我国哮喘防治指南提供的资料，经过长期规范化治疗和管理，80% 以上的患者达到哮喘的临床控制。

哮喘是最常见的慢性疾病之一，全球约有 3 亿哮喘患者，我国约有 3000 万哮喘患者。世界各国哮喘患病率为 1%～18%，我国成年人哮喘的患病率为 1.24%，哮喘患病率逐年上升。一般认为发达国家的哮喘患病率高于发展中国家，城市高于农村。哮喘死亡率为 (1.6～36.7)/10 万，多与哮喘长期控制不佳、最后一次发作时治疗不及时有关，其中大部分是可预防的。目前我国已成为全球哮喘病死率最高的国家之一。

【病因与发病机制】

1. 病因

（1）遗传因素：哮喘是一种复杂的具有多基因遗传倾向的疾病，具有家族集聚现象，亲缘关系越近，患病率越高。目前采用全基因组关联分析（genome-wide association study，GWAS）鉴定了多个哮喘易感基因。具有哮喘易感基因的人群发病与否受环境因素的影响较大。

（2）环境因素：①过敏原性因素，如室内过敏原（尘螨、家养宠物、蟑螂）、室外过敏原（花粉、草粉）、职业性过敏原（油漆、活性染料）、食物（鱼、虾、蛋类、牛奶）和药物（阿司匹林、抗生素）；②非过敏原性因素，如大气污染、吸烟、运动和肥胖等。

2. 发病机制 哮喘的发病机制尚未完全清楚，目前可概括为气道免疫 - 炎症机制、神经机制及其相互作用。

（1）气道免疫 - 炎症机制

1）气道炎症形成机制：气道慢性炎症反应是由多种炎症细胞、炎症介质和细胞因子共同参与、相互作用的结果。外源性过敏原通过吸入、食入或接触等途径进入人机体后，一方面引起典型的变态反应过程；另一方面导致气道慢性炎症。根据过敏原吸入后哮喘发生的时间，分为速发相哮喘反应（immediate asthmatic reaction，IAR）、迟发相哮喘反应（late asthmatic reaction，LAR）和双相型哮喘反应。IAR 几乎在吸入过敏原的同时立即发生，15～30分钟达高峰，2 小时逐渐恢复正常。LAR 约在吸入过敏原 6 小时后发生，持续时间长，可达数天。约半数以上患者出现迟发型哮喘反应。

2）气道高反应性（airway hyper responsiveness，AHR）：指气道对各种刺激因子如过敏原、理化因素、运动、药物等呈现的高度敏感状态，表现为患者接触这些刺激因子时气道出现过强或过早的收缩反应。目前普遍认为气道慢性炎症是导致 AHR 的重要机制之一，当气道受到过敏原或其他刺激后，多种炎症细胞释放炎症介质和细胞因子，引起气道上皮损害、上皮下神经末梢裸露等，从而导致气道高反应性。AHR 是哮喘的基本特征，可通过支气管激发试验来量化和评估，有症状的哮喘患者几乎都存在 AHR，长期吸烟、接触臭氧、病毒性上呼吸道感染、慢性阻塞性肺疾病等也可出现程度较轻的 AHR。

（2）神经调节机制：神经因素是哮喘发病的重要环节。支气管由复杂的自主神经支配，包括肾上腺素能神经、胆碱能神经和非肾上腺素能非胆碱能（non-adrenergic non-cholinergic，NANC）神经系统。哮喘患者肾上腺素受体功能低下，存在胆碱能神经张力增加时，患者对吸入组胺和醋甲胆碱的气道反应性显著增高。NANC 神经系统能释放舒张和收缩支气管平滑肌的神经介质，两者平衡失调，则可引起支气管平滑肌收缩。此外，神经源性炎症能通过局部轴突反射释放感觉神经肽而引起哮喘发作。

【临床表现】

1. 症状　典型表现为发作性伴有哮鸣音的呼气性呼吸困难，可伴有气促、胸闷或咳嗽。夜间及凌晨发作或加重是哮喘的重要临床特征。症状可在数分钟内发作，并持续数小时至数天，经平喘药物治疗后缓解或自行缓解。哮喘的具体临床表现形式及严重程度在不同时间表现为多变性。有些患者尤其青少年，其哮喘症状在运动时出现，称为运动性哮喘。此外，临床上还存在没有喘息症状的不典型哮喘，表现为发作性咳嗽、胸闷或其他症状。不典型哮喘以咳嗽为唯一症状称为咳嗽变异性哮喘，以胸闷为唯一症状称为胸闷变异性哮喘。

2. 体征　哮喘发作时的典型体征为双肺可闻及广泛的哮鸣音，呼气音延长。但非常严重的哮喘发作时，哮鸣音反而减弱，甚至完全消失，表现为"沉默肺"，是病情危重的表现。因为非发作期体检可无异常，未闻及哮鸣音，不能排除哮喘。

3. 并发症　严重发作时可并发气胸、纵隔气肿、肺不张，长期反复发作或感染可致慢性并发症如慢性阻塞性肺疾病、支气管扩张症和肺源性心脏病。

【实验室及其他检查】

1. 痰液检查　大多数哮喘患者痰液中嗜酸性粒细胞计数增高（＞2.5%），痰液中嗜酸性粒细胞计数可作为评价哮喘气道炎症指标之一，也是评估糖皮质激素治疗反应性的敏感指标。

2. 肺功能检查

（1）通气功能检测：哮喘发作时呈阻塞性通气功能障碍表现，用力肺活量（FVC）正常或下降，FEV_1、FEV_1/FVC 和呼气流量峰值（PEF）均下降，残气量及残气量与肺总量比值增加。判断气流受限的最重要指标为 $FEV_1/FVC < 70\%$ 或 FEV_1 低于正常预计值的 80%。缓解期上述通气功能指标逐渐恢复。病变迁延、反复发作者，其通气功能可逐渐下降。

（2）支气管激发试验（BPT）：用以测定气道反应性。常用吸入激发剂为醋甲胆碱和组胺。观察指标包括 FEV_1、PEF 等。结果判定与采用的激发剂有关，如 FEV_1 下降 $\geq 20\%$ 为激发试验阳性，提示存在气道高反应性。激发试验适用于非哮喘发作期、FEV_1 占正常预计值 70% 以上患者的检查。

（3）支气管舒张试验（BDT）：可测定气道的可逆性改变。常用的吸入支气管舒张药如沙丁胺醇、特布他林等。舒张试验阳性判定标准：吸入支气管舒张药 20 分钟后重复测定肺功能显示 FEV_1 较用药前增加 $\geq 12\%$ 且其绝对值增加 $\geq 200 \text{ mL}$。试验阳性提示存在可逆性的气道阻塞。

（4）呼气流量峰值（PEF）及其变异率测定：哮喘发作时 PEF 下降。监测 PEF 日间、周间变异率有助于哮喘的诊断和病情评估。PEF 平均每天昼夜变异率 $>10\%$，或 PEF 周变异率 $>20\%$，提示存在气道可逆性的改变。

3. 影像学检查　哮喘发作时胸部 X 线见双肺透亮度增加，呈过度充气状态。部分患者胸部 CT 可见支气管壁增厚、黏液阻塞。

4. 特异性过敏原的检测　外周血过敏原特异性 IgE 增高，结合病史有助于病因诊断。血清总 IgE 增高的程度可作为重症哮喘使用抗 IgE 治疗及调整剂量的依据。

5. 动脉血气分析　哮喘发作时，可出现 PaO_2 下降。重度哮喘发作时 PaO_2 下降和 $PaCO_2$ 升高，出现呼吸性碱中毒或呼吸性酸中毒。

6. 呼出气一氧化氮（FeNO）检测　FeNO 测定可以作为评估气道炎症和哮喘控制水平的指标，也可以用于判断吸入激素治疗的反应。

【诊断要点】

1. 诊断标准

（1）典型哮喘的临床症状和体征：①反复发作喘息、气急、胸闷或咳嗽，夜间及晨间多发，多与接触过敏原、冷空气、理化刺激及病毒性上呼吸道感染、运动等有关；②发作时在双肺可闻及散在或弥漫性哮鸣音，呼气相延长；③上述症状和体征可经治疗缓解或自行缓解。

（2）可变气流受限的客观检查：①支气管激发试验阳性；②支气管舒张试验阳性；③平均每天 PEF 变异率 $>10\%$ 或 PEF 周变异率 $>20\%$。

符合上述症状和体征，同时具备可变气流受限客观检查中的任意一条，并除外其他疾病所引起的喘息、气急、胸闷和咳嗽，可以诊断为哮喘。

咳嗽变异性哮喘：指咳嗽作为唯一或主要症状，无喘息、气急等典型哮喘症状，同时具备可变气流受限客观检查中的任意一条，并除外其他疾病所引起的咳嗽。

2. 哮喘的分期及控制水平分级　哮喘可分为急性发作期、慢性持续期和临床缓解期。

（1）急性发作期：指喘息、气急、胸闷或咳嗽等症状突然发生或加重，伴有呼气流量降低，常为接触过敏原等刺激物质或治疗不当所致。哮喘急性发作时严重程度可分为轻度、中度、重度和危重 4 级。

轻度：步行或上楼时气短，可有焦虑，呼吸频率轻度增加，闻及散在哮鸣音，肺通气功能和血气检查正常。

中度：稍事活动感气短，讲话常有中断。时有焦虑，呼吸频率增加，可有"三凹征"，哮鸣音响亮而弥漫，心率增快，可出现奇脉，使用支气管舒张药后 PEF 占预计值的 60% ~ 80%，SaO_2 为 91% ~ 95%。

重度：休息时感气短，端坐呼吸，只能发单字讲话，常有焦虑和烦躁，大汗淋漓，呼吸频率 >30 次/分，常有"三凹征"，哮鸣音响亮而弥漫，心率 >120 次/分，奇脉，使用支气管舒张药后 PEF 占预计值 <60% 或绝对值 <100 L/min，或作用时间 <2 小时，$PaO_2 <60$ mmHg，$PaCO_2 >45$ mmHg，$SaO_2 \leq 90\%$，pH 可降低。

危重：患者不能讲话，嗜睡或意识模糊，胸腹矛盾运动，哮鸣音减弱甚至消失，脉率变慢或不规则，严重低氧血症和高二氧化碳血症，pH 降低。

（2）慢性持续期：指患者虽然没有哮喘急性发作，但在相当长的时间内仍有不同频率和不同程度的喘息、咳嗽、胸闷等症状，可伴有肺通气功能下降。目前应用最为广泛的慢性持续期哮喘严重性评估方法为哮喘症状控制水平，具体指标见表 3-1。

表 3-1　哮喘症状控制水平的分级

A：哮喘症状控制			哮喘症状控制水平		
			良好控制	部分控制	未控制
过去 4 周患者存在：					
日间哮喘症状 >2 次/周	是□	否□	无	存在 1 ~ 2 项	存在 3 ~ 4 项
夜间因哮喘憋醒	是□	否□			
使用缓解药次数 >2 次/周	是□	否□			
哮喘引起的活动受限	是□	否□			
B：未来风险评估（急性发作风险，病情不稳定，肺功能迅速下降，药物不良反应）					
与未来不良事件风险增加的相关因素包括：					
临床控制不佳：过去 1 年频繁急性发作：曾因严重哮喘而住院治疗；FEV_1 低，烟草暴露，高剂量药物治疗					

（3）临床缓解期：指患者无喘息、气急、胸闷、咳嗽等症状 1 年以上，肺功能正常。

【治疗要点】

目前哮喘不能根治，但长期规范化治疗可使大多数患者达到良好或完全的临床控制。哮喘治疗的目标是长期控制症状、预防未来风险的发生，即在使用最小有效剂量药物治疗的基础上或不用药物，能使患者与正常人一样生活、工作和学习。

1. 确定并减少危险因素接触　部分患者能找到引起哮喘发作的过敏原或其他非特异性刺激因素，使其脱离并长期避免接触危险因素是防治哮喘最有效的方法。

2. 药物治疗 治疗哮喘的药物分为控制药物和缓解药物。控制药物，亦称抗感染药，指需要长期使用的药物，主要用于治疗气道慢性炎症，维持哮喘的临床控制。缓解药物，亦称解痉平喘药，指可按需使用的药物，能迅速解除支气管痉挛从而缓解哮喘症状。

（1）糖皮质激素：简称激素，是控制哮喘最有效的药物。激素通过作用于气道炎症形成过程中的诸多环节有效控制气道炎症。分为吸入、口服和静脉用药。

1）吸入给药：吸入性糖皮质激素（inhale corticosteroids，ICS）是目前哮喘长期治疗的首选药物。常用药物有倍氯米松、布地奈德、氟替卡松、莫米松等，通常需规律吸入 1～2 周或 2 周以上方能起效。根据哮喘病情选择吸入不同 ICS 剂量。长期吸入较大剂量 ICS（>1000 μg/d）者应注意预防全身性不良反应，为减少吸入大剂量激素的不良反应，可采用低、中剂量 ICS 与长效 β_2 受体激动药、白三烯调节剂或缓释茶碱联合使用。布地奈德和倍氯米松还有雾化用混悬液，经特定装置雾化吸入，起效快，在应用短效支气管舒张药的基础上，可用于轻、中度哮喘急性发作的治疗。

2）口服给药：常用泼尼松和泼尼松龙，起始剂量为 30～60 mg/d，症状缓解后逐渐减量至 ≤10 mg/d，之后停用，改为吸入剂。

3）静脉用药：重度或严重哮喘发作时应及早静脉给予激素，琥珀酸氢化可的松常用量 100～400 mg/d 或甲泼尼龙 80～160 mg/d。无激素依赖倾向者可在短期（3～5 天）内停药；有激素依赖倾向者应适当延长给药时间，症状缓解后逐渐减量，之后改口服和吸入剂维持。

（2）β_2 受体激动药：分为短效 β_2 受体激动药（short-acting Beta2-agonists，SABA）和长效 β_2 受体激动药（long-acting Beta2-agonists，LABA）。LABA 又分为快速（数分钟）起效和缓慢（30 分钟）起效两种。

1）SABA：哮喘急性发作治疗的首选药物，包括吸入、口服和静脉 3 种制剂，首选吸入给药，常用药物有沙丁胺醇和特布他林。吸入剂包括定量气雾剂（MDI）、干粉剂和雾化溶液。SABA 应按需间歇使用，不宜长期、单一使用。主要不良反应有心悸、骨骼肌震颤、低钾血症等。

2）LABA：目前最常用的哮喘控制性药物，与 ICS 联合应用。常用药物有沙美特罗和福莫特罗，常用 ICS 加 LABA 的联合制剂有氟替卡松/沙美特罗吸入干粉剂和布地奈德/福莫特罗吸入干粉剂。福莫特罗为快速起效的 LABA，也可按需用于哮喘急性发作的治疗。LABA 不能单独用于哮喘的治疗。

（3）白三烯调节剂：具有抗感染和舒张支气管平滑肌的作用，是目前除 ICS 外唯一可单独应用的哮喘控制性药物，适用于阿司匹林哮喘、运动性哮喘和伴有过敏性鼻炎哮喘患者的治疗。通常口服给药，常用药物有扎鲁司特和孟鲁司特。

（4）茶碱类药物：具有舒张支气管和气道抗感染作用，是目前治疗哮喘的有效药物之一。

1）口服给药：常用药物有氨茶碱和缓释茶碱，用于轻至中度哮喘急性发作及哮喘的维持治疗，一般剂量为每天 6～10 mg/kg。口服缓释茶碱适用于夜间哮喘症状的控制。小剂量缓释茶碱与 ICS 联合是目前常用的哮喘控制性药物之一。

2）静脉用药：主要用于重症和危重症哮喘。氨茶碱首剂负荷剂量为 4～6 mg/kg，加入葡萄糖溶液中缓慢静脉注射，注射速度不宜超过 0.25 mg/（kg·min），维持剂量为 0.6~0.8 mg/（kg·h）。每天最大剂量不超过 1.0 g（包括口服和静脉给药）。茶碱的主要不良反应包括恶心、呕吐、心律失常、血压下降及多尿、发热、妊娠、小儿或老年人，有肝、心、肾功能障碍及甲状腺功能亢进者尤需慎用。西咪替丁、喹诺酮类、大环内酯类等药物可影响，合用时应减少用量。

（5）抗胆碱药：有舒张支气管及减少黏液分泌的作用。分为速效抗胆碱药（short-acting muscarinic antagonists，SAMA，维持 4~6 小时）和长效抗胆碱药（long-acting muscarinic antagonists，LAMA，维持 24 小时），常用的 SAMA 异丙托溴铵有 MDI 和雾化溶液两种剂型。SAMA 主要用于哮喘急性发作的治疗，多与受体激动药联合应用。少数患者可有口苦或口干等不良反应。常用的 LAMA 噻托溴铵有干粉吸入剂和喷雾剂。LAMA 主要用于哮喘合并慢性阻塞性肺疾病及慢性阻塞性肺疾病患者的长期治疗。

（6）抗 IgE 抗体：主要用于经吸入 ICS 和 LABA 联合治疗后症状仍未控制，且血清 IgE 水平增高的重症哮喘患者。

（7）抗 IL-5 治疗：减少哮喘急性加重和改善患者生命质量，对于高嗜酸性粒细胞血症的哮喘患者治疗效果好。

3. 急性发作期的治疗　治疗目标为尽快缓解气道痉挛，纠正低氧血症，恢复肺功能。预防进一步恶化或再次发作，防治并发症。

（1）轻度：经 MDI 吸入 SABA，在第 1 小时内每 20 分钟 1~2 喷。随后可调整为每 3~4 小时 1~2 喷。效果不佳时可加服茶碱缓释片，或加用短效抗胆碱药气雾剂吸入。

（2）中度：吸入 SABA，在第 1 小时内可持续雾化吸入。联合应用 SAMA、激素混悬液雾化吸入，也可联合茶碱类药物静脉注射。在控制性药物治疗的基础上发生急性发作，应尽早口服激素，同时吸氧。

（3）重度至危重度：SABA 持续雾化吸入，联合 SAMA、激素混悬液雾化吸入及茶碱类药物静脉注射，吸氧。尽早静脉应用激素。注意维持水、电解质平衡，纠正酸碱失衡。经上述治疗病情继续恶化者应及时给予机械通气治疗，指征包括呼吸肌疲劳、$PaCO_2 \geq 45$ mmHg 和意识改变。

4. 慢性持续期的治疗　应在评估和监测患者哮喘控制水平的基础上，定期调整哮喘长期治疗方案，以维持患者的控制水平。哮喘长期治疗方案分为 5 级，以最小量、最简单的联合、不良反应最少、达到最佳哮喘控制为原则，对哮喘患者进行健康教育、有效控制环境和避免诱发因素要贯穿整个治疗过程。如果使用该级治疗方案不能使哮喘得到控制，治疗方案应该升级直至达到哮喘控制（表3-2）。当达到哮喘控制之后并能够维持至少 3 个月，且肺功能恢复并维持平稳状态，可考虑降级治疗。

表3-2　哮喘长期治疗方案

治疗方案	第1级	第2级	第3级	第4级	第5级
推荐选择控制药	不需要使用药物	低剂量 ICS	低剂量 ICS 加 LABA	中/高剂量 ICS 加 LABA	加其他治疗如口服糖皮质激素

续表

治疗方案	第1级	第2级	第3级	第4级	第5级
其他选择控制药	低剂量ICS	白三烯调节剂 低剂量茶碱	中/高剂量ICS 低剂量ICS加白三烯调节剂 低剂量ICS加茶碱	中/高剂量ICS 加LABA加LAMA 高剂量ICS加白三烯调节剂 高剂量ICS加茶碱	加LAMA 加IgE单克隆抗体 加IL-5单克隆抗体
缓解药物	按需使用SABA	按需使用SABA	按需使用SABA或低剂量布地奈德/福莫特罗或倍氯米松/福莫特罗		

注：推荐选用的治疗方案，同时考虑患者的实际情况，如经济条件和当地医疗资源等。低剂量ICS指吸入布地奈德（或等效其他ICS）200~400 μg/d；中等剂量为>400 μg/d，≤800 μg/d；高剂量为>800 μg/d，≤1600 μg/d。

5. 免疫疗法　分为特异性和非特异性两种。特异性免疫治疗（又称脱敏疗法）是指将诱发哮喘发作的特异性过敏原（如螨虫、花粉、猫毛等）配制成各种不同浓度的提取液，通过皮下注射、舌下含服或其他途径给予对该过敏原过敏的患者，提高其对此过敏原的耐受性，当再次接触过敏原时，不再诱发哮喘发作或发作程度减轻。此法适用于过敏原明确，且在严格的环境控制和药物治疗后仍控制不良的哮喘患者，一般需治疗1~2年。非特异性免疫治疗如注射卡介苗及其衍生物、转移因子和疫苗等，有一定的辅助疗效。

6. 哮喘患者的健康教育与管理　是提高疗效、减少复发、提高患者生活质量的重要措施。

【护理评估】

1. 病史

（1）患病及治疗经过：询问患者发作时的症状，如喘息、呼吸困难、胸闷或咳嗽的程度、持续时间、诱发或缓解因素。了解既往和目前的检查结果、治疗经过和病情严重程度。了解患者对所用药物的名称、剂量、用法、疗效、不良反应等知识的掌握情况，尤其是患者能否掌握药物吸入技术，是否进行长期规律的治疗，是否熟悉哮喘急性发作先兆和正确处理方法，急性发作时有无遵医嘱治疗等。评估疾病对患者日常生活和工作的影响程度。

（2）评估与哮喘有关的病因和诱因：①有无接触过敏原，室内是否密封窗户，是否使用地毯、化纤饰品，是否有空调等可造成室内空气流通减少的因素存在，室内有无尘螨滋生、动物皮毛和排泄物、蟑螂等；②有无主动或被动吸烟、吸入污染空气，有无接触花粉、草粉、油漆、饲料和活性染料等；③有无进食虾蟹、鱼、牛奶、蛋类等食物；④有无服用阿司匹林、抗生素等药物史；⑤有无受凉、气候变化、剧烈运动、妊娠等诱发因素；⑥有无哮喘家族史。

（3）心理-社会状况：哮喘是一种气道慢性炎症性疾病，患者对环境多种激发因子易过敏，发作性症状反复出现，严重时可影响睡眠和体力活动。评估患者有无烦躁、焦虑、恐惧等心理反应；有无忧郁、悲观情绪，以及对疾病治疗失去信心等。评估家属对疾病知识的了解程度和对患者关心程度、经济情况和社区医疗服务情况等。

2. 身体评估

（1）全身状态：评估患者的生命体征和精神状态，有无嗜睡、意识模糊等意识状态改变，有无痛苦面容，观察呼吸频率和脉率的情况，有无奇脉。

（2）皮肤、黏膜：观察口唇、面颊、耳郭等皮肤有无发绀，唇舌是否干燥，皮肤有无多汗、弹性降低。

（3）胸部：胸部有无过度充气，观察有无辅助呼吸肌参与呼吸和"三凹征"。听诊肺部有无哮鸣音和呼气音延长，有无胸腹反常运动，应注意非常严重的哮喘发作时，可不出现哮鸣音。

3. 实验室及其他检查

（1）痰液检查：痰涂片有无嗜酸性粒细胞增多。

（2）动脉血气分析：有无 PaO_2 降低，$PaCO_2$ 是否增高，有无呼吸性酸中毒或呼吸性碱中毒。

（3）肺功能检查：有无 FEV_1/FVC、$FEV_1\%$ 预计值、PEF 等下降，有无残气量和肺总量增加，有无残气/肺总量增高。

（4）胸部 X 线/CT 检查：有无肺透亮度增加，注意观察有无气胸、纵隔气肿、肺不张等并发症的征象。

（5）特异性过敏原的检测：有无特异性 IgE 增高。

【常用护理诊断/问题】

1. 气体交换受损　与支气管痉挛、气道炎症、气道阻力增加有关。
2. 清理呼吸道无效　与支气管黏膜水肿、分泌物增多、痰液黏稠、无效咳嗽有关。
3. 知识缺乏　缺乏正确使用定量雾化吸入器用药的相关知识。

【目标】

1. 患者呼吸困难缓解，能进行有效呼吸。
2. 能够进行有效的咳嗽，排出痰液。
3. 能够正确使用定量雾化吸入器。

【护理措施及依据】

1. 气体交换受损

（1）环境与体位：有明确过敏原者应尽快脱离，提供安静、舒适、温度湿度适宜的环境，保持室内清洁、空气流通。根据病情提供舒适体位，如为端坐呼吸者提供床旁桌支撑，以减少体力消耗。病室不宜摆放花草，避免使用皮毛、羽绒或蚕丝织物等。

（2）饮食护理：大约20%的成年患者和50%的患儿可因不适当饮食而诱发或加重哮喘，应提供清淡、易消化、足够热量的饮食，避免进食硬、冷、油煎食物。若能找出与哮喘发作有关的食物，如鱼、虾、蟹、蛋类、牛奶等，应避免食用。某些食物添加剂如酒石黄和亚硝酸盐可诱发哮喘发作，应当引起注意。有烟酒嗜好者戒烟酒。

（3）口腔与皮肤护理：哮喘发作时，患者常会大量出汗，应每天进行温水擦浴，勤换衣服和床单，保持皮肤的清洁、干燥和舒适。协助并鼓励患者咳嗽后用温水漱口，保持口腔清洁。

（4）缓解紧张情绪：哮喘新近发生和重症发作的患者，通常会出现紧张甚至惊恐不安的情绪，多巡视患者，耐心解释病情和治疗措施，给予心理疏导和安慰，消除过度紧张情绪，对减轻哮喘发作的症状和控制病情有重要意义。

（5）用药护理：观察药物疗效和不良反应。

1）糖皮质激素：吸入药物治疗的全身性不良反应少，少数患者可出现口腔念珠菌感染和声音嘶哑，指导患者吸药后及时用清水含漱口咽部，选用干粉吸入剂或加用除雾器可减少上述不良反应。口服用药宜在饭后服用，以减少对胃肠道黏膜的刺激。气雾吸入糖皮质激素可减少其口服量，当用吸入剂替代口服剂时，通常需同时使用 2 周后再逐步减少口服量，指导患者不得自行减量或停药。

2）β_2 受体激动药：①指导患者遵医嘱用药，不宜长期、单一、大量使用，因为长期应用可引起 β_2 受体功能下降和气道反应性增高，出现耐药性；②指导患者正确使用雾化吸入器，以保证药物的疗效；③用药过程中观察有无心悸、骨骼肌震颤、低血钾等不良反应。

3）茶碱类药物：静脉注射时浓度不宜过高，速度不宜过快，注射时间宜在 10 分钟以上，以防中毒症状发生。不良反应有恶心、呕吐、心律失常、血压下降及多尿，偶有呼吸中枢兴奋，严重者可致抽搐甚至死亡。由于茶碱的"治疗窗"窄及茶碱代谢存在较大的个体差异，用药时监测血药浓度可减少不良反应的发生，其安全浓度为 $6 \sim 15 \, \mu g/mL$。发热、妊娠、小儿或老年人，有心、肝、肾功能障碍及甲状腺功能亢进者不良反应增加。合用西咪替丁、喹诺酮类、大环内酯类药物可影响茶碱代谢而使其排泄减慢，应减少用药量。茶碱缓（控）释片有控释材料，不能嚼服，必须整片吞服。

4）其他：抗胆碱药吸入后，少数患者可有口苦或口干感。酮替芬有镇静、头晕、口干、嗜睡等不良反应，对高空作业人员、驾驶员、操纵精密仪器者应予以强调。白三烯调节剂的主要不良反应是轻微的胃肠道症状，少数有皮疹、血管性水肿、转氨酶升高，停药后可恢复。

（6）氧疗护理：重症哮喘患者常伴有不同程度的低氧血症，应遵医嘱给予鼻导管或面罩吸氧，吸氧流量为 $1 \sim 3 \, L/min$，吸入氧浓度一般不超过 40%。为避免气道干燥和寒冷气流的刺激而导致气道痉挛，吸入的氧气应尽量温暖湿润。在给氧过程中，监测动脉血气分析。如哮喘严重发作，经一般药物治疗无效，或患者出现神志改变、$PaO_2 < 60 \, mmHg$、$PaCO_2 > 50 \, mmHg$ 时，应准备进行机械通气。

（7）病情观察：观察哮喘发作的前驱症状，如鼻咽痒、打喷嚏、流涕、眼痒等黏膜过敏症状。哮喘发作时，观察患者意识状态、呼吸频率、节律、深度、是否有辅助呼吸肌参与呼吸运动等，监测呼吸音、哮鸣音变化，监测动脉血气和肺功能情况，了解病情和治疗效果。哮喘严重发作时，如经治疗病情无缓解，需做好机械通气的准备工作。加强对急性期患者的监护，尤其夜间和凌晨是哮喘易发作的时间，应严密观察病情。

2. 清理呼吸道无效

（1）促进有效排痰：痰液黏稠者可定时给予蒸汽或氧气雾化吸入，指导患者进行有效咳嗽、协助叩背，以促进痰液排出，无效者可用负压吸引器吸痰。

（2）补充水分：哮喘急性发作时，患者呼吸增快、出汗，常伴脱水、痰液黏稠，形成痰栓阻塞小支气管加重呼吸困难。应鼓励患者每天饮水 2500 ~ 3000 mL，以补充丢失的水分，稀释痰液。重症者应建立静脉通路，遵医嘱及时、充分补液，纠正水、电解质和酸碱平衡紊乱。

（3）病情观察：观察患者咳嗽情况、痰液性状和量。

3. 知识缺乏　缺乏正确使用定量雾化吸入器用药的相关知识。

（1）定量雾化吸入器（MDI）：MDI 的使用需要患者协调呼吸动作，正确使用是保证吸入治疗成功的关键。①介绍雾化吸入器具：根据患者的文化层次、学习能力，提供雾化吸入器的学习资料。②演示 MDI 的使用方法：打开盖子，摇匀药液，深呼气至不能再呼时张口，将 MDI 喷嘴置于口中，双唇包住咬口，以慢而深的方式经口吸气，同时以手指按压喷药，至吸气末屏气 10 秒，使较小的颗粒沉降在气道远端，然后缓慢呼气，休息 3 分钟后可再重复使用 1 次。③反复练习使用：医护人员演示后，指导患者反复练习，直至患者完全掌握。④特殊 MDI 的使用：对不易掌握 MDI 吸入方法的儿童或重症患者，可在 MDI 上加储药罐，可以简化操作，增加吸入到下呼吸道和肺部的药物量，减少雾滴以免在口咽部沉积引起刺激，增加雾化吸入疗效。

（2）干粉吸入器：常用的有都保装置和准纳器。

1）都保装置：储存剂量型涡流式干粉吸入器，如布地奈德/福莫特罗吸入干粉剂。指导患者都保装置的使用方法：①旋转并拔出瓶盖，确保红色旋柄在下方。②拿直都保，握住底部红色部分和都保中间部分，向某一方向旋转到底，再向反方向旋转到底，即完成一次装药。在此过程中，会听到一次"咔嗒"声。③先呼气（勿对吸嘴呼气），将吸嘴含于口中，双唇包住吸嘴用力深长地吸气，然后将吸嘴从嘴部移开，继续屏气 5 秒后恢复正常呼吸。

2）准纳器：常用的有福替卡松/沙美特罗吸入干粉剂等。指导患者准纳器的使用方法：①一手握住准纳器外壳，另一手拇指向外推动准纳器的滑动杆直至发出"咔嗒"声，表明准纳器已做好吸药的准备；②握住准纳器并使其远离口，在保证平稳呼吸的前提下，尽量呼气；③将吸嘴放入口中，深长、平稳地吸气，将药物吸入口中，屏气约 10 秒；④拿出准纳器，缓慢恢复呼气，关闭准纳器（听到"咔哒"声表示关闭）。

【评价】

1. 患者呼吸频率、节律平稳，无呼吸困难和奇脉。

2. 能选择合适的排痰方法排出痰液，咳嗽、咳痰程度减轻，次数减少。

3. 能描述雾化吸入器的种类、适应证和注意事项，掌握正确使用方法。

【其他护理诊断/问题】

1. 活动耐力下降　与缺氧、呼吸困难有关。
2. 焦虑　与哮喘长期存在且反复急性发作有关。
3. 潜在并发症　呼吸衰竭、纵隔气肿等。

二、中医

哮病是由于宿痰伏肺，遇诱因或感邪引触，导致痰阻气道，气道挛急，肺失肃降，肺气上逆所致的一种发作性痰鸣气喘疾病。发作时以喉中哮鸣有声，呼吸急促困难，甚则喘息不能平卧为主要临床表现。哮病是一种反复发作、缠绵难愈的疾病。部分儿童在青少年至成年期间，肾气日盛，正气渐充，辅以药物治疗，可以终止发作。但中老年、体弱久病者，难以根除，可发展为肺胀。

《内经》虽无哮病之名，但在许多篇章里，均有关于哮病症状、病因病机的记载。汉代张仲景《金匮要略·肺痿肺痈咳嗽上气病脉证并治》曰："咳而上气，喉中水鸡声，射干麻黄汤主之。"指出了哮病发作时的典型症状及治疗，并从病理上将其归属于痰饮病中的"伏饮"证。元代朱丹溪首创"哮喘"病名，在《丹溪心法》一书中做专篇论述，并认为"哮喘必用薄滋味，专主于痰"，提出"未发以扶正气为主，既发以攻邪气为急"的治疗原则。明代虞抟《医学正传》则进一步对哮与喘做了明确的区别，指出"哮以声响言，喘以气息言"。后世医家鉴于"哮必兼喘"，故一般通称"哮喘"，而简名"哮证""哮病"。

【病因病机】

哮病的发生，乃宿痰内伏于肺，复因外感、饮食、情志、劳倦等诱因引触，以致痰阻气道，气道挛急，肺失肃降，肺气上逆所致。病位在肺，涉及脾肾；其病理因素以痰为主，痰的产生责之于肺不能布散津液，脾不能转输精微，肾不能蒸化水液，以致津液凝聚成痰，伏藏于肺，成为哮病发生的"夙根"；发作时的基本病理变化为痰阻气闭，以邪实为主。本病若长期反复发作，寒痰伤及脾肾之阳，痰热耗灼肺肾之阴，则可从实转虚，在平时表现为肺、脾、肾等脏气虚弱之候。

1. 外邪侵袭　外感风寒或风热之邪，未能及时表散，邪气内蕴于肺，壅遏肺气，气不布津，聚液生痰而成哮。

2. 饮食不当　贪食生冷，脾阳受困，寒饮内停，或嗜食肥甘，积痰蒸热，或因进食海腥等发物，而致脾失健运，饮食不归正化，水湿不运，痰浊内生，上干于肺，壅阻肺气而发哮病。因体质因素导致对食物的敏感性差异，古有"食哮""鱼腥哮""卤哮""糖哮""醋哮"等病名。

3. 情志失调　忧郁恼怒、思虑过度等，导致肝气郁结，木不疏土；或郁怒伤肝，肝气横逆，木旺乘土，均致脾失健运，失于转输，水湿蕴成痰浊，上干于肺，阻遏肺气发为哮病。

4. 体虚　病后素体禀赋薄弱，体质不强，或病后体弱（如幼年患麻疹、顿咳或反复感冒、咳嗽日久等）导致肺、脾、肾虚损，痰浊内生，成为哮病之因。肺气耗损，气不化津，痰饮内生；或阴虚火盛，热蒸液聚，痰热胶瘤；或脾虚水湿不运，肾虚水湿不能蒸化，痰浊内生，均可成为哮病之因。一般体质不强者多以肾虚为主，多见于幼儿，故有"幼稚天哮"之名，病后所致者以肺脾虚为主。

【诊断与鉴别诊断】

（一）诊断依据

1. 发作时喉中哮鸣有声，呼吸困难，甚则张口抬肩，不能平卧，或唇甲青紫，约数分钟、数小时后缓解。

2. 呈反复发作性。常由气候突变、饮食不当、情志失调、劳累等诱发。发作前多有鼻痒、打喷嚏、咳嗽、胸闷、情绪不宁等先兆。

3. 多有过敏史或家庭史。

4. 平时可一如常人，或稍感疲劳、纳差。但病程日久，反复发作，导致正气亏虚，可常有轻度哮鸣，甚至在大发作时持续难平，出现喘脱。

（二）病证鉴别

1. 喘证　哮病与喘证都有呼吸急促的表现，哮必兼喘，而喘未必兼哮。喘以气息言，以呼吸急促困难为主要特征；哮以声响言，以发作时喉中哮鸣有声为主要临床特征。哮病为一种反复发作的独立性疾病，喘证是多种肺系急慢性疾病中的一个症状。

2. 支饮　支饮虽然也有痰鸣气喘的症状，但多系慢性咳嗽经久不愈，逐渐加重而成，病势时轻时重，发作与间歇界限不清，以咳嗽和气喘为主，于哮病之间歇发作，突然起病，迅速缓解，喉中哮鸣有声，轻度咳嗽或不咳有明显的差别。

【辨证施护】

（一）辨证要点

1. 辨虚实　哮病属邪实正虚之证，发作时以邪实为主，症见呼吸困难，呼气延长，喉中痰鸣有声，痰黏量少，咳吐不利，甚则张口抬肩，不能平卧，端坐俯伏，胸闷窒塞，烦躁不安，或伴寒热，苔腻，脉实。未发时以正虚为主，肺虚者，气短声低，咳痰清稀色白，喉中常有轻度哮鸣音，自汗恶风；脾虚者，食少，便溏，痰多；肾虚者，平素短气息促，动则为甚，吸气不利，腰酸耳鸣。

2. 辨痰性质　痰有寒痰、热痰、痰湿、风痰之异，分别引起冷哮、热哮、风痰哮。一般冷哮多为寒痰伏肺，症见哮鸣如水鸡声，咳痰清稀，或色白如泡沫，口不渴，舌质淡，苔白滑，脉浮紧；热哮多为痰热壅盛，症见痰鸣如吼，胸高气粗，咳痰黄稠胶黏，咳吐不利，口渴喜饮，舌质红，苔黄腻，脉滑数；风痰哮寒热征象不明显，症见喘咳胸满，但坐不得卧，痰涎涌盛，喉如拽锯，咳痰黏腻难出，反复发作，时发时止，发时喉中哮鸣，止时如常人，或伴恶风、汗出，或咽干口燥、面色潮红或萎黄不华。

（二）证候分型

1. 发作期

（1）冷哮

证候表现：呼吸急促，喉中哮鸣有声，胸膈满闷如塞，咳不甚，痰少咳吐不爽，或清稀呈泡沫状，口不渴，或渴喜热饮，面色青晦，形寒怕冷，天冷或受寒易发；舌质淡，舌苔白滑，脉弦紧或浮紧。

证候分析：寒痰伏肺，遇感触发，痰升气阻，以致呼吸急促、哮鸣有声；肺气郁闭，不得宣畅，则见胸膈满闷如塞，咳反不甚而咳痰量少；阴盛于内，阳气不能宣达，则面色青晦，形寒怕冷；病因于寒，内无郁热，故口不渴而喜热饮；外寒每易引动内饮，故天冷或受寒则发；舌质淡，苔白滑，脉弦紧或浮紧皆为寒盛之象。

护治法则：温肺散寒，化痰平喘（治疗代表方：射干麻黄汤或小青龙汤加减）。

（2）热哮

证候表现：气粗息涌，喉中痰鸣如吼，胸高胁胀，咳呛阵作，咳痰色黄或白，黏浊稠厚，咳吐不利，烦闷不安，汗出，面赤，口苦，口渴喜饮；舌质红，苔黄腻，脉滑数。

证候分析：痰热壅肺，肺失清肃，肺气上逆，故喘而气粗息涌，喉鸣如吼，胸高胁胀，呛咳阵作；热蒸液聚生痰，痰热胶结，则咳痰黏浊稠厚，色黄或白，咳吐不利；痰火郁蒸，则烦闷，自汗，面赤，口苦；病因于热，热伤津液，故不恶寒而口渴喜饮；舌质红，苔黄腻，脉滑数均为痰热内盛之征。

护治法则：清热宣肺，化痰定喘（治疗代表方：定喘汤或越婢加半夏汤加减）。

（3）寒包热哮

证候表现：喉中哮鸣有声，胸膈烦闷，呼吸急促，喘咳气逆，咳痰不爽，痰黏色黄，或黄白相间，烦躁，发热，恶寒，无汗，身痛，口干欲饮，大便偏干；舌尖边红，苔白腻，脉弦紧。

证候分析：痰热壅肺，复感风寒，客寒包火，肺失宣降，故喉中哮鸣有声，呼吸急促，咳喘气逆；热郁蒸痰，气机不畅，则胸膈烦闷，咳痰不爽，痰黏色黄或黄白相间；里热较盛而烦躁，口干欲饮，便干，舌苔白腻；发热，恶寒，无汗，头身痛，脉弦紧均为表寒之象。

护治法则：解表散寒，清化痰热（治疗代表方：小青龙加石膏汤、厚朴麻黄汤加减）。

（4）风痰哮

证候表现：喉中痰涎壅盛，声如拽锯，或鸣声如吹哨笛，喘急胸满，但坐不得卧，咳痰黏腻难出，或为白色泡沫痰液，无明显寒热倾向，面色青暗，起病多急，发前自觉鼻、咽、眼、耳发痒，打喷嚏，鼻塞，流涕，胸部憋闷随之迅即发作；舌苔厚浊，脉滑实。

证候分析：风痰阻肺，冲击声门故喉中痰涎壅盛，声如拽锯，或鸣声如吹哨笛；肺气郁闭，升降失司则喘急胸满，或胸部憋闷，但坐不得卧；风痰壅盛则咳痰黏腻难出，或为白色泡沫痰；风邪外袭，官窍不利则起病多急，发前自觉鼻、咽、眼、耳发痒，打喷嚏，鼻塞，流涕随之迅即发作；无热象则无明显寒热倾向，面色青暗；舌苔厚浊，脉滑实为风痰壅盛之象。

护治法则：祛风涤痰，降气平喘（治疗代表方：三子养亲汤加减）。

（5）虚哮

证候表现：喉中哮鸣如鼾，声低，气短息促，动则喘甚，发作频繁，甚则持续喘哮，口唇、爪甲青紫，咳痰无力，痰涎清稀或质黏起沫，面色苍白或额红唇紫，口不渴或咽干口渴，形寒肢冷或烦热；舌质淡或偏红，或紫暗，脉沉细或细数。

证候分析：哮病久发，肺肾两虚，摄纳失常则喉中哮鸣如鼾，声低，气短息促，动则喘甚；肺不主气，肾不纳气故发作频繁，甚则持续喘哮；肺失治节，瘀血内阻则口唇、爪甲青紫，舌质紫暗；气虚肺不布津，津凝为痰故咳痰无力，痰涎清稀或质黏起沫；阳虚失温则面色苍白，形寒肢冷，口不渴，舌质淡，脉沉细；额红唇紫，咽干口渴，烦热，舌质红，脉细数皆为阴虚内热之征。

护治法则：补肺纳肾，降气化痰（治疗代表方：平喘固本汤加减）。

2. 缓解期

（1）肺脾气虚

证候表现：气短声低，喉中有轻度哮鸣声，痰多质稀，色白，自汗，怕风，常易感冒，倦怠无力，食少便溏，每因劳倦、气候变化、饮食不当而引发，发病前喷嚏频作，鼻塞流涕；舌质淡，苔白，脉细弱。

证候分析：哮病日久，肺虚不能主气，气不布津，痰饮内蕴故气短声低，喉中有哮鸣音，咳痰清稀色白；卫阳虚弱，不能充实腠理，故平时自汗怕风，易于感冒，每因气候变化而诱发；外邪犯肺，肺气失宣则发前打喷嚏、鼻塞流清涕；脾主运化水湿，脾气亏虚，聚湿生痰，上贮于肺，故平素痰多；脾主肌肉，气虚则倦怠乏力，脾虚不能运化水湿，则食少便溏；面色㿠白，舌苔淡白，脉象虚细均为气虚征象。

护治法则：健脾益气，补土生金（治疗代表方：六君子汤加减）。

（2）肺肾两虚

证候表现：短气息促，动则为甚，吸气不利，咳痰质黏起沫，脑转耳鸣，腰膝酸软，心慌，不耐劳累，或五心烦热，颧红，口干，舌质红少苔，脉细数；或畏寒肢冷，面色苍白，舌苔淡白，质胖，脉沉细。

证候分析：久病肾虚，摄纳失常，气不归元，故平素短气喘息，动则为甚，吸气不利；肾虚水泛或虚火灼津为痰，则咳痰起沫，或痰少质黏；肾虚水泛为痰，水饮凌心则心悸；肾虚精气匮乏，失于充养故腰酸腿软，脑转耳鸣，心慌劳累后易发；阳虚外寒则畏寒肢冷，自汗，面色苍白，舌淡苔白；五心烦热，颧红，口干，舌质红少苔，脉细数为阴虚内热之象。

护治法则：补肺益肾（治疗代表方：生脉地黄汤合金水六君煎加减）。

【护理措施】

1. 起居护理　室内空气新鲜，温湿度适宜。冷哮病适宜阳光充足，热哮病适宜凉爽通风。环境整洁、安静、安全，避免接触花粉、动物皮毛等致敏物质及烟尘异味刺激。哮证发作时绝对卧床休息，给氧。缓解期适当下床活动，循序渐进地加强身体锻炼，肺阴亏虚者易感外邪，应注意防寒保暖，肾气亏虚者宜起居有常，节制房事，避免劳欲过度。

2. 病情观察　观察哮病发作时的持续时间、诱发因素、生命体征、神志、面色，有无恶寒、发热、汗出、咳痰等伴随症状，尤其是呼吸频率、节律、强弱及呼吸道是否通畅。如哮喘持续发作或痰阻气道咳吐不利，见胸部憋闷如窒、汗出肢冷、面青唇紫、烦躁不安或神昏嗜睡、脉大无根等，要立即报告医师，及时救护。

3. 饮食护理　饮食宜清淡、富有营养，尤其注意饮食宜忌，禁食曾诱发哮病的食物，勿过食生冷、辛辣、肥腻、海腥发物等，饮食不宜过饱、过咸、过甜，戒烟酒。冷哮者饮食宜温，可用豆豉、葱白、生姜等辛温之品以助散寒，也可食用干姜茯苓粥；热哮者宜凉性饮食，但不可过食生冷，可服食荞麦、枇杷、柚子等以清热化痰，禁食胡椒、肉桂等辛辣燥热之品；肺气亏虚者可适当食用羊肺、黄芪、灵芝等；脾气亏虚者饮食应定时、定量、少食多餐，食物软烂易消化，宜食山药、红枣等，或柚子肉炖鸡、山药半夏粥、参芷粥等；肾气亏虚者可食用核桃、黑木耳、桑椹、蛤蚧、紫河车、冬虫夏草等。

4. 情志护理　哮病易反复发作，患者常有悲观失望的情绪，要多予以关心、安慰，消除其不良情绪。哮喘发作时来势凶猛，患者多表现为惊恐万分，然"恐则气下""惊则气乱"，故应安慰患者及其家属，以防症状加重。在哮病缓解期注意情志调养，避免急躁易怒、忧愁郁闷等不良情绪，培养其乐观、积极、豁达、宽容的心理素质。

5. 用药护理　发现患者有打喷嚏、咳嗽等发作先兆征象时，应立即给药以制止发作，可选择气雾剂对准口喷用。中药汤剂冷哮宜热服，热哮、肺脾肾虚哮证宜温服。服用含麻黄的汤药后，要注意观察患者心率、血压的变化及汗出情况。

6. 适宜技术　可行耳穴压豆法，取肺、气管、肾上腺、交感等穴，喘息气促者加肾，痰多者加脾，胸闷者加神门，发热者加耳尖放血。热哮者可取双侧肺俞、大椎、双风门、伏兔、丰隆等穴行拔火罐以缓解症状。或选择背部（肺俞、定喘）、胸部（膻中、中府、天突）、上肢部（天府、尺泽、列缺）行刮痧疗法。哮证反复发作者可针刺定喘、膏肓、肺俞、太渊等穴，肺虚者可用梅花针轻叩鱼际、前臂内侧、手太阴肺经循行部位、两侧胸锁乳突肌。缓解期可艾灸肺俞、肾俞，或拔罐大椎、双侧肺俞、双侧膈俞，也可在三伏天行穴位贴敷，如白芥子膏贴敷以减少发作次数及减轻症状。行贴敷疗法时注意观察贴敷部位皮肤有无红、肿、痒、痛等反应。

【健康教育】

1. 加强环境卫生，室内严禁吸烟，尽量不用皮毛、丝棉、羽绒等制成的被褥，勿养宠物。避免接触易引起过敏、咳嗽的刺激性物质，在花粉飞扬的季节减少户外活动。起居有常，做好防寒保暖工作，防止外邪诱发哮病。

2. 饮食有节，温凉适度，宜清淡而富营养，忌生冷、肥腻、辛辣、过咸、过甜、海腥发物等食品。禁食曾引起哮病发作之物，慎用易致过敏的食物。戒烟酒。

3. 保持心情舒畅，心胸豁达，心态宁静，避免忧思郁怒及紧张焦虑等不良情志刺激，以减少各种诱发因素。

4. 缓解期适当体育锻炼，可选择太极拳、散步、慢跑、呼吸操等方法坚持锻炼，但忌剧烈运动。也可经常按摩足三里、合谷、后溪、昆仑等穴以增强抗病能力。

第二节　急性气管支气管炎（咳嗽）

一、西医

急性气管支气管炎是以气管为主并可累及支气管的急性自限性炎症（1～3周）。根据2011年欧洲呼吸学会定义，急性气管支气管炎是无慢性肺部疾病者出现以咳嗽为主的急性症状，可以伴有咳痰或其他提示下呼吸道感染的临床征象（气急、喘息、胸部不适/疼痛），而不能以其他原因来解释（如鼻窦炎或支气管哮喘）。

【病因与发病机制】

感染是最主要病因，非感染因素可能在发病中起重要作用，过度劳累和受凉是常见诱因。

1. 感染　病毒或细菌感染均可导致本病，一般认为以病毒最为常见。可由病毒、细菌直接感染，或急性上呼吸道病毒、细菌感染迁延而来，也可在病毒感染后继发细菌感染。常见的病毒有腺病毒、呼吸道合胞病毒、流感病毒等。细菌以肺炎球菌、流感嗜血杆菌、链球菌和葡萄球菌常见。近年来支原体和衣原体感染引起的急性气管支气管炎有所上升。

2. 理化因素　过冷空气、粉尘、刺激性气体或烟雾（氨气、氯气、二氧化硫、二氧化氮等），可刺激气管 – 支气管黏膜而引起本病。

3. 过敏反应　花粉、有机粉尘、真菌孢子等的吸入，寄生虫（如钩虫、蛔虫的幼虫）移行至肺，或对细菌蛋白质过敏等，均可引起本病。

【临床表现】

好发于寒冷季节或气候突变时，临床主要表现为咳嗽和咳痰。

1. 症状　起病较急，常先有鼻塞、流涕、咽痛、声音嘶哑等急性上呼吸道感染症状，继之出现咳嗽、咳痰，开始为频繁干咳或少量黏液痰，2～3天后痰由黏液性转为黏液脓性，痰量亦增多，偶有痰中带血。全身症状一般较轻，可有低热或中等程度发热伴乏力等，最多3～5天后恢复正常。累及气管可在深呼吸和咳嗽时感胸骨后疼痛；伴支气管痉挛时，可有胸闷和气促。咳嗽、咳痰可延续2～3周，吸烟者则更长，少数可演变为慢性支气管炎。

2. 体征　两肺呼吸音粗，可闻及散在干湿啰音，啰音部位常不固定，咳嗽后可减少或消失。支气管痉挛时可闻及哮鸣音。

【实验室及其他检查】

病毒感染时，血常规白细胞计数多正常；细菌感染较重时，白细胞计数和中性粒细胞增高。痰涂片或培养可发现致病菌。X线胸片多无异常，或仅有肺纹理增粗、紊乱。

【诊断要点】

根据急性上呼吸道感染后出现咳嗽、咳痰等呼吸道症状，体检肺部有散在干、湿啰音，胸部 X 线检查正常或仅有肺纹理增粗、紊乱可做出临床诊断。进行病原学检查可明确病因。

【治疗要点】

1. 病因治疗　避免吸入粉尘和刺激性气体，及时应用药物控制气管－支气管炎症。细菌感染可给予青霉素类、头孢菌素、大环内酯类等，或根据细菌培养和药敏试验结果选用敏感抗生素控制感染。

给药以口服为主，必要时可经注射给药。

2. 对症治疗　①止咳、祛痰：剧烈干咳者，可选用喷托维林、氢溴酸右美沙芬等止咳药，有痰患者则不宜给予可待因等强力镇咳药；痰液不易咳出者，可用溴己新、复方氯化铵合剂或盐酸氨溴索，也可给予雾化治疗帮助祛痰，还可选用兼有镇咳和祛痰作用的复方甘草合剂。②平喘：喘息时加用氨茶碱、$β_2$ 受体激动剂和糖皮质激素等药物。③休息：以全身不适及发热为主要症状者，应卧床休息，注意保暖，多饮水，必要时服用退热药。

【常用护理诊断/问题、措施及依据】

清理呼吸道无效　与呼吸道感染、痰液黏稠有关。

（1）病情观察：密切观察咳嗽、咳痰的情况，能否有效咳出痰液，详细记录痰液的颜色、性质、气味和量等。

（2）环境与休息：为患者提供安静、舒适的治疗环境，保持室内空气清新、洁净，注意通风。维持适宜的室内温度（18～20 ℃）和湿度（50%～60%），以充分发挥呼吸道的自然防御功能。患者保持舒适体位，采取坐位和半坐位有利于改善呼吸和咳嗽排痰。

（3）饮食护理：慢性咳嗽会使机体能量消耗增加，应给予足够热量的饮食，适当增加蛋白质和维生素的摄入，避免油腻、辛辣刺激性食物。无心、肾功能异常的患者应给予充足的水分，使每天饮水量达到 1.5～2 L，有利于呼吸道黏膜的湿润，使痰液稀释容易排出。

（4）促进有效排痰：包括有效咳嗽、气道湿化、胸部叩击、体位引流和机械吸痰等措施。

1）有效咳嗽：适用于神志清楚、一般状况良好、能够配合的患者。实施前评估患者自主和反射性咳嗽的能力，实施过程中注意：①指导患者有效咳嗽的方法。患者尽量取舒适和放松的体位，坐位身体前倾是最佳的咳嗽体位，轻微的颈部弯曲更容易咳嗽；先示范并指导患者进行深而慢的腹式呼吸 5～6 次，可将手放在腹部连续呼气 3 次，感觉腹肌收缩；然后深吸气，屏气 3～5 秒后发出急剧的 2～3 次短促有力的咳嗽，帮助痰液咳出。②经常变换体位有利于痰液咳出。③对于腹部肌肉无力，不能有效咳嗽的患者，在深吸气准备咳嗽时医护人员可将手从患者剑突下向上向里用力推，帮助患者快速吸气，引起咳嗽。④对于胸痛不敢咳嗽的患者，可采取相应措施帮助患者缓解因咳嗽引起的疼痛加重，如胸部有伤口可用双手或枕头轻压伤口两侧，避免咳嗽时胸廓扩展牵拉伤口引起疼痛。疼痛剧烈时可遵医嘱给予止痛药物，30 分钟后再进行有效咳嗽。

2）气道湿化：适用于痰液黏稠不易咳出者。气道湿化包括湿化治疗和雾化治疗两种方法。湿化治疗是通过湿化装置，将水或溶液蒸发成水蒸气或小水滴，以提高吸入气体的湿度，达到湿润气道黏膜、稀释痰液的目的。雾化吸入又称气胶吸入疗法，是指使用特制的气溶胶发生装置，使药物和水分形成气溶胶的液体或固体微粒，吸入后沉积于呼吸道和肺内，达到治疗疾病、改善症状的目的。治疗注意事项：①防止窒息。呼吸道干稠的分泌物经湿化膨胀后，如不能及时排出，会进一步加重气道狭窄及阻塞，甚至发生窒息死亡。治疗过程中加强病情观察，尤其是体弱、咳嗽无力者，及时帮助患者排出痰液。②避免湿化不足及湿化过度。湿化不足会导致气道黏液栓形成，引起气道阻力增加、低通气及气道陷闭。患者如出现痰液黏稠，感觉鼻面部干燥时应考虑湿化不足。长时间吸入高湿度（相对湿度100%，温度37～40℃）的气体可使气道黏膜纤毛系统受损，破坏肺泡表面活性物质，引起肺萎陷及肺顺应性降低等，导致低氧血症等。如患者出现频繁咳嗽或痰液稀薄，需要频繁排痰或吸引，常提示湿化过度。③控制湿化温度。湿化温度在30℃以下可引起支气管黏膜纤毛运动减弱，甚至诱发支气管哮喘发作；湿化温度超过40℃同样降低支气管黏膜纤毛系统的运动功能，甚至出现呼吸道灼伤，患者表现为自觉呼吸道灼热感明显，并有出汗、呼吸急促等，严重者引发高热反应。湿化温度一般控制在35～37℃。④防止感染。严格消毒湿化装置，更换湿化瓶及湿化液时严格无菌操作，加强口腔护理，避免呼吸道交叉感染。

3）胸部叩击：通过叩击所产生的振动和重力作用，使滞留在气道内的分泌物松动，移行到中心气道，通过咳嗽的方式排出体外。叩击禁用于骨折及肿瘤的区域、肺栓塞、严重胸壁疼痛、不稳定型心绞痛及有明显出血倾向的患者。叩击时患者取侧卧位或坐位，叩击者手指弯曲并拢，掌侧呈杯状，以手腕的力量，叩击被引流的肺叶。叩击需持续一段时间或直到患者需要改变体位想要咳嗽。叩击注意事项：①评估。叩击前听诊肺部有无呼吸音异常及干、湿啰音，明确痰液潴留的位置。②叩击前准备。用单层薄布覆盖叩击部位，以防直接叩击引起皮肤发红，但覆盖物不宜太厚，以免降低叩击效果。③叩击要点。叩击时避免叩击乳房、心脏及骨突出的部位（如脊椎、肩胛骨、胸骨）及衣服拉链、纽扣处等；叩击力量适中，以患者不感到疼痛为宜；每次叩击时间以3～5分钟为宜，应安排在餐后2小时至下一餐前30分钟完成，以免引发呕吐；叩击时应密切注意患者的反应。④叩击后护理。协助患者排痰并做好口腔护理，去除痰液的异味；询问患者的感受，观察痰液情况，复查生命体征和肺部呼吸音、啰音的变化。

4）体位引流：通过适当的体位摆放，使患者受累肺段的支气管尽可能垂直于地面，利用重力的作用使支气管内的分泌物流向气管，然后通过咳嗽等方式排出体外。体位引流的原则是病变的部位在高处，引流支气管开口位于低处。体位引流适用于肺脓肿、支气管扩张症等有大量痰液的患者。禁用于有明显呼吸困难和发绀，心肌梗死、心功能不全等严重心血管疾病，出血性疾病，肺水肿，肺栓塞，急性胸部损伤及年老体弱不能耐受的患者。

5）机械吸痰：适用于痰液黏稠、无力咳出、意识不清或建立人工气道的患者。可经口、鼻腔及气管插管或气管切开处进行负压吸痰。吸痰注意事项：①每次吸引时间不超过15秒；②吸痰动作迅速、轻柔，将不适感降到最低；③吸痰前后适当提高吸入氧气浓度，避免低氧血症的发生；④严格无菌操作，避免呼吸道交叉感染；⑤吸痰过程中注意观察患者生命体征、血氧饱和度等的变化。

（5）用药护理：遵医嘱使用抗生素、止咳及祛痰药物。用药期间注意观察药物疗效及不良反应。痰液多且排痰困难的患者慎用可待因等强镇咳药，以免抑制咳嗽反射，加重痰液的积聚。

【其他护理诊断/问题】

1. 气体交换受损　与过敏、炎症引起支气管痉挛有关。
2. 疼痛　胸痛与咳嗽、气管炎症有关。

【健康指导】

1. 疾病预防　指导戒烟，冬季注意防寒，避免急性上呼吸道感染等诱发因素。增强体质，可选择合适的体育活动，如健身操、太极拳、跑步等，可进行耐寒训练，如冷水洗脸、冬泳等。
2. 疾病知识指导　患病期间增加休息时间，避免劳累；饮食宜清淡、富含营养；遵医嘱用药，如 2 周后症状仍持续应及时就诊。

【预后】

预后良好，多数患者在 1 周内恢复，有少数患者因延误治疗或治疗不当反复发作，演变为慢性支气管炎。

二、中医

咳嗽是肺系疾病的主要证候之一，是因邪犯肺系或脏腑功能失调，导致肺失宣肃，肺气上逆作声，以咳嗽、咳痰为主要临床表现的病证。它既是肺系疾病的一个主要症状，又是一种独立的病证分别言之，有声无痰为咳，有痰无声为嗽，一般多为痰声并见，难以截然分开，故以咳嗽并称。咳嗽根据病因分为外感和内伤。外感咳嗽病位浅，病情轻，及时正确治疗容易治愈，若延误失治，反复发作，则可由外感咳嗽转内伤咳嗽，病位由肺累及他脏，病程缠绵难愈，预后较差。

《内经》最早对咳嗽的成因、症状及证候分类、病理、治疗等问题进行了较为详细的论述。如《素问·宣明五气》说："五气所病……肺为咳。"指出咳嗽病位在肺。《素问·咳论》指出咳嗽系由"皮毛先受邪气，邪气以从其合也""五脏六腑，皆令人咳，非独肺也"。说明外邪犯肺或脏腑功能失调而影响肺者均可致咳。隋代巢元方《诸病源候论·咳嗽候》将咳嗽分为 10 种，除五脏咳外，尚有风咳、寒咳、久咳、胆咳、厥阴咳等。明代张景岳《景岳全书·咳嗽》中，首次执简驭繁，将咳嗽分为外感、内伤两大类。清代喻昌在《医门法律》中论述了燥伤及肺为病而致咳嗽的证治，创立温润和凉润治咳之法。历代医家对咳嗽的认识十分丰富，提供了非常宝贵的临床经验。

【病因病机】

咳嗽病因有外感、内伤两类。外感咳嗽为六淫外邪侵袭肺系，内伤咳嗽为饮食、情志及肺脏自病等致脏腑功能失调，内邪干肺。其基本病机为内外邪气犯肺，肺失宣肃，肺气上逆。病位在肺，与肝脾有关，久则及肾。病理因素为痰与火，痰有寒热之别，火有虚实之分，痰可郁而化火，火能炼液灼津为痰。

1. 外感六淫　六淫外邪，侵袭肺系，多因天气冷热失常，气候突变，人体未能适应，卫外功能减退或失调，外邪从口鼻或皮毛而入，肺卫受感，致肺气壅遏不宣，清肃之令失常，使痰液滋生，阻塞气道，影响肺气之出入，引起咳嗽。四时主气不同，故感邪亦有区别，"风为六淫之首"，故外感咳嗽以风为先，夹有寒、热、湿、燥之邪，临床以风寒、风热、风燥咳嗽较为多见。

2. 内邪干肺　内伤咳嗽总由脏腑功能失调，影响及肺所致。可分为肺脏自病和他脏病变涉及肺两端。

3. 肺脏自病　常由肺系疾病迁延不愈，肺脏虚弱，或其他脏腑有病，累及肺脏，阴伤气耗，肺主气功能失调而致肺失肃降，气逆为咳。肺阴不足易致阴虚火炎，灼津为痰，肺失濡润，气逆作咳，引起咳嗽。

4. 他脏及肺　由饮食不节，嗜食生冷，嗜酒过度，或过食肥厚辛辣之品，损伤脾胃，脾失健运，酿湿生痰，壅遏肺气；或因情志抑郁，肝失疏泄，气郁化火，木火刑金，肺失肃降；或年老体弱，肾精亏损，气失摄纳等导致。

【诊断与鉴别诊断】

（一）诊断依据

1. 以咳嗽、咳痰为主要表现，或伴有喉痒。

2. 根据病史的新久、起病的缓急、是否兼有表证，判断外感咳嗽或内伤咳嗽。外感咳嗽，多起病急，病程短，常伴恶寒发热等肺卫表证；内伤咳嗽常反复发作，病程长，多伴其他兼证。

（二）病证鉴别

1. 哮病与喘证　哮病和喘证虽然也会兼见咳嗽，但各以哮、喘为其主要临床表现。哮病主要表现为喉中哮鸣有声，呼吸气促困难，甚则喘息不能平卧，发作与缓解均迅速。喘证主要表现为呼吸困难，甚至张口抬肩，鼻翼煽动，不能平卧。

2. 肺胀　肺胀常伴有咳嗽症状，但肺胀有久患咳、哮、喘等病证的病史，除咳嗽症状外，还有胸部膨满、胸闷如塞、喘逆上气、烦躁心慌，甚至颜面紫暗、肢体水肿等症，病情缠绵，经久难愈。

3. 肺痨　肺痨以干咳，或痰中带血，或咳血痰为特征，常伴有低热、盗汗、消瘦等症状。其发病多为体质虚弱、气血不足、痨虫侵肺所致。与咳嗽的症状、发病机制不同。

4. 肺痈　肺痈与咳嗽之风热犯肺、痰热郁肺证类似，均可出现咳嗽、黄痰，但肺痈以咳吐大量腥臭脓血痰为特征，多伴有咳嗽、胸痛、发热等症，病机为热壅血瘀、蕴毒化脓而成痈，与咳嗽不同。

5. 肺癌　肺癌常以阵发性呛咳或痰血为主要症状，多发于40岁以上吸烟男性，胸部X

线、CT 检查及痰细胞学检查等有助于确诊。

【辨证施护】

（一）辨证要点

1. 辨外感内伤　外感咳嗽，多为新病，起病急，病程短，常伴恶寒、发热、头痛等肺卫表证。内伤咳嗽，多为久病，常反复发作，病程长，可伴见他脏兼证。

2. 辨寒热虚实　外感咳嗽以风寒、风热、风燥为主者多属实证，而内伤咳嗽中痰湿、痰热、肝火多属邪实，日久伤肺，可与正虚并见。恶寒，咳痰，鼻涕清稀色白，多属寒；恶风，咳痰，鼻涕黏稠而黄，多属热；病势急，病程短，咳声洪亮有力属实；病势缓，病程长，咳声低弱，气怯，乏力属虚。

3. 辨痰的性质　咳嗽痰少，或干咳无痰者，多属燥热、阴虚；痰多者，常属痰湿、痰热、虚寒；痰白清稀者，属寒；痰白而稠厚者，属湿；痰黄而黏稠者，属热；痰中带血者，多属肺热或肺阴虚。

（二）证候分型

1. 外感咳嗽

（1）风寒袭肺

证候表现：咳嗽声重，气急，咽痒，咳痰稀薄色白，鼻塞，流清涕，头痛，肢体酸楚，或恶寒发热，无汗；舌苔薄白，脉浮或浮紧。

证候分析：风寒之邪外束肌表，内袭于肺，肺卫失宣，肺气闭郁，不得宣通，故咳嗽声重，气急咽痒；寒邪郁肺，气不布津，凝聚为痰，故痰白清稀；风寒外束于表，皮毛闭塞，卫阳被遏，故见鼻塞，流清涕，头痛，肢体酸楚，或恶寒发热，无汗等风寒表证；舌苔薄白，脉浮紧均为风寒袭肺之象。

护治法则：疏风散寒，宣肺止咳（治疗代表方：三拗汤合止嗽散加减）。

（2）风热犯肺

证候表现：咳嗽频剧，气粗或咳声嘶哑，喉燥咽痛，咳痰不爽，痰黏稠或稠黄，咳时汗出，鼻流黄涕，口渴，头痛，身楚，恶风，身热；舌质红，苔薄黄，脉浮数或浮滑。

证候分析：风热犯肺，肺失清肃则见咳嗽频剧，气粗或咳声嘶哑；肺热伤津则见口渴，喉燥咽痛；肺热内郁，蒸液成痰故痰黏而稠，咳吐不爽；风热犯表，卫表不和而见鼻流黄涕、头痛、汗出、四肢酸楚、恶风、身热等表热证；舌质红、苔薄黄、脉浮数皆为风热犯肺之征。

护治法则：疏风清热，宣肺止咳（治疗代表方：桑菊饮加减）。

（3）风燥伤肺

证候表现：干咳，连声作呛，无痰或痰少而黏，不易咳出，喉痒，唇鼻干燥，咳甚则胸痛，或痰中带血丝，口干，咽干而痛，或鼻塞，头痛，微寒，身热；舌质红，苔薄白或薄黄，干而少津，脉浮数或小数。

证候分析：风燥伤肺，肺失清润，故见干咳作呛；燥热灼津则咽喉口鼻干燥，痰黏不易咳出；燥热伤肺，肺络受损，故痰中夹血；本证多发于秋季，乃燥邪与风热并见的温燥证，故见风燥外客、卫表不和的表证，如鼻塞、头痛、微寒、身热；舌质红，苔薄白或薄黄，干而少津，脉浮数均为温燥伤肺的表现。

护治法则：疏风清肺，润燥止咳（治疗代表方：桑杏汤加减）。

2. 内伤咳嗽

（1）痰湿蕴肺

证候表现：咳嗽痰多，咳声重浊，痰白黏腻或稠厚或稀薄，每于晨间咳痰尤甚，因痰而嗽，痰出则咳缓，胸闷脘痞，呕恶纳差，腹胀，体倦，大便时溏；舌苔白腻，脉濡滑。

证候分析：痰湿蕴肺，肺失宣降，故咳嗽痰多，咳声重浊，痰白黏腻或稠厚或稀薄；晨间痰壅，故咳痰尤甚，痰出则咳缓；湿痰中阻，脾为湿困，故兼胸闷脘痞，呕恶纳差，腹胀，大便时溏等症；苔白腻，脉濡滑为痰湿内盛之征。

护治法则：燥湿化痰，理气止咳（治疗代表方：二陈平胃散合三子养亲汤加减）。

（2）痰热郁肺

证候表现：咳嗽气息粗促，或喉中有痰声，痰多，质稠色黄，咳吐不爽，或有热腥味，或咳吐血痰，胸胁胀满，咳时引痛，面赤；或有身热，口干而黏，欲饮水；舌质红，苔薄黄腻，脉滑数。

证候分析：痰热壅阻肺气，肺失清肃，故咳嗽气息粗促，痰多质黏稠、色黄、咳吐不爽；痰热郁蒸，则痰有腥味；热伤肺络，故胸胁胀满，咳时引痛，或咳吐血痰；肺热内郁，则有身热、口干欲饮；舌质红，苔薄黄腻，脉滑数均为痰热蕴肺之征。

护治法则：清热化痰，肃肺止咳（治疗代表方：清金化痰汤加减）。

（3）肝火犯肺

证候表现：气逆作咳阵作，咳时面红目赤，咳引胸痛，可随情绪波动而增减，烦热咽干，常感痰滞咽喉，咳之难出，量少质黏，或痰如絮条，口干口苦，胸胁胀痛；舌质红，苔薄黄少津，脉弦数。

证候分析：肝失条达，郁结化火，上逆侮肺，肺失肃降，以致气逆作咳，咳则连声；肝火上炎，故咳时面红，口苦咽干；木火刑金，炼液成痰，肺热津亏，则痰黏或成絮条，难以咳出；肝脉布两胁，上注于肺，肝肺络气不和，故胸胁胀痛，咳而引痛；舌质红，苔薄黄少津，脉弦数皆为肝火肺热之征。

护治法则：清肺泻肝，顺气降火（治疗代表方：黛蛤散合黄芩泻白散加减）。

（4）肺阴亏耗

证候表现：干咳，咳声短促，痰少黏白，或痰中夹血，或声音逐渐嘶哑，午后潮热，颧红，手足心热，夜寐盗汗，口干咽燥，起病缓慢，日渐消瘦，神疲；舌质红，少苔，脉细数。

证候分析：肺阴亏虚，虚热内灼，肺失滋润，肃降无权，肺气上逆，则干咳，咳声短促；虚火灼津为痰，肺损络伤，故痰少黏白或见夹血丝；阴虚肺燥，津液不能濡润上承，则咳声逐渐嘶哑，口干咽燥；阴虚火旺故午后潮热，手足心热，颧红，盗汗；阴精不能充养而致形瘦神疲；舌质红，少苔，脉细数，为肺阴亏虚、阴虚内热之征。

护治法则：滋阴润肺，化痰止咳（治疗代表方：沙参麦冬汤加减）。

【护理措施】

1. 起居护理　保持室内空气清新流通，温湿度适宜，避免尘埃和烟雾等刺激。风寒袭肺者室内宜偏暖，切勿当风受凉；风热犯肺者衣被适中，不宜过暖；风燥伤肺者室内湿度宜稍高；痰湿蕴肺者室内温度应适宜，不宜太高；痰热郁肺者室内温度宜偏低；肝火犯肺和肺阴亏虚者室温宜偏低，湿度宜偏高。汗出多者应及时擦汗更衣。加强口腔护理，可用金银花液漱口。嘱患者注意休息和气候变化，可适当户外活动。

2. 病情观察　注意观察咳嗽的声音、时间、节律、性质及有无恶寒、发热、汗出、咳痰等伴发症状。咳嗽时作，发于白昼，鼻塞声重，多为外感咳嗽；晨起咳嗽阵发加剧，咳声重浊，多为痰湿或痰热咳嗽；夜卧咳嗽较重，持续难已，短气乏力，多为气虚咳嗽；午后、黄昏咳嗽加重，咳声轻微短促或痰中带血者，多为肺燥阴虚。观察痰的色、质、量及咳吐情况，痰白而稀薄者多属风、属寒；痰黄而稠者属热；痰多稀薄者属痰湿、虚寒；咳而少痰或干咳无痰者则为燥热、气火、阴虚；咳痰有热腥味或腥臭气者为痰热。观察药后寒热、汗出、咳嗽及咳痰情况，若年老患者突然出现烦躁不安、神志不清、面色苍白或发绀、出冷汗、呼吸急促、喉间痰鸣辘辘，应考虑发生窒息的可能，配合医师抢救。

3. 饮食护理　饮食宜清淡、易消化，忌肥甘厚腻、辛辣刺激之物，戒烟，如为过敏性体质患者，应忌食鱼腥虾蟹。风寒袭肺者可适当进食葱白、生姜、茴香、紫苏叶等辛温发散之品，忌生冷瓜果、冰制饮料；风热犯肺者宜食疏风清热之品，如菊花、白萝卜、梨、薄荷叶等，忌辛热助火之品，避免食用酸涩之物；燥邪伤肺者宜多食黄瓜、番茄、油菜等多汁蔬菜及梨、枇杷等新鲜水果，也可服用川贝炖梨，以清热润肺化痰，忌温燥、煎炸之品；痰湿蕴肺者应饮食有节，配健脾利湿化痰的食物，如薏苡仁、扁豆，忌糯米、甜食及肥肉类；痰热郁肺者宜食竹笋、豆芽等寒凉的食物，忌辛热之品；肝火犯肺者可选用疏肝泻火的食物，如芹菜、香菇、柑橘等，忌油炸、香燥之品；肺阴亏耗者可选银耳、百合、甲鱼等滋阴之品，多食水果，或用麦冬、沙参等养阴之品泡水代茶饮，或食用杏仁猪肺粥。

4. 情志护理　病程较长者应予安慰和鼓励，消除思想顾虑，增强治疗的信心。保持心情愉悦，避免精神刺激，指导患者学会自我情绪调节。对肝火犯肺者要劝慰其戒怒、宽容，保持心情舒畅，避免因情绪波动而加重病情。

5. 用药护理　外感咳嗽者，忌用敛肺、收涩的镇咳药，以免肺气郁遏不得宣畅，不能达邪外出，服用的汤药多为发散之品，不宜久煎，以免降低药效。汤药服用时温凉适宜，热证凉服，寒证、虚证温服。服药后注意观察寒热、汗出、咳嗽及咳痰情况，寒证服药后加盖衣被注意观察畏寒、汗出情况；热证应注意服药后身热、咽痛、咳声嘶哑、喉痒等症状改善情况；肺阴亏耗者注意服药后潮热、盗汗、口干咽燥、手足心热等症状的缓解情况。指导患者遵医嘱服用祛痰、止咳的药物，并观察服药后的效果，咳嗽剧烈时即刻给药，服用化痰止咳药液后，不要立即饮水以免冲淡药液降低疗效。

6. 适宜技术　咳嗽可灸天突、肺俞、风门、合谷、至阳等穴位；咳逆不止灸两侧乳根穴、气海、大椎等；咽痒咳嗽者用艾条温和灸天突；痰多黏稠者可用鹿蹄草、鱼腥草等中药进行雾化吸入，以化痰止咳；咳而无力者，可翻身拍背等助痰排出。外感咳嗽可取大椎、膻中穴行拔罐法，先拔大椎，后拔膻中，痰多者加丰隆，身热、咽痛者在大椎、身柱等穴采用刺罐法。外感发热者取大椎、大杼、风池、肺俞、脾俞、膻中、曲池、尺泽、列缺、合谷等穴行刮痧法，痰多者加足三里、丰隆。咳嗽反复者可于夏季三伏天行穴位贴敷，选天突、定喘、肺俞、膏肓、脾俞等穴。

【健康教育】

1. 注意四时气候变化，随气温冷暖增减衣被，防寒保暖，避免外邪侵袭。改善生活环境，消除烟尘及有害气体的污染。

2. 增强体质，适当进行锻炼。根据自身体质选择活动项目，如散步、呼吸操、太极拳等。平素易感冒者，可常按摩迎香穴，艾灸足三里，也可坚持行耐寒锻炼，如用冷水洗脸、冷水浴等。

3. 注意饮食有节，忌肥甘、辛辣、过咸之品，戒烟，忌酒。

4. 注意调节情志，保持乐观情绪，解除顾虑及烦恼，避免急躁易怒。

第三节　慢性阻塞性肺疾病（肺胀）

一、西医

慢性阻塞性肺疾病（chronic obstructive pulmonary disease，COPD）简称慢阻肺，主要特征是持续存在的呼吸系统症状和气流受限，通常与显著暴露于有害颗粒或气体引起的气道和（或）肺泡异常有关。肺功能检查对确定气流受限有重要意义，在吸入支气管舒张药后$FEV_1/FVC < 70\%$表明存在持续气流受限。

COPD 与慢性支气管炎及肺气肿密切相关。当慢性支气管炎和肺气肿患者肺功能检查出现气流受限时，则可诊断为 COPD。如患者只有慢性支气管炎和（或）肺气肿，而无持续气流受限，则不能诊断为 COPD。

一些已知病因或具有特征病理表现的疾病也可导致持续气流受限，如支气管扩张症、肺结核纤维化病变、严重的弥漫性实质性肺疾病、弥漫性细支气管炎及闭塞性细支气管炎等，但均不属于 COPD。

COPD 是呼吸系统疾病中的常见病和多发病，患病率和病死率均居高不下。2018 年发布的我国 COPD 流行病学调查结果显示，20 岁及 20 岁以上人群 COPD 的患病率为 8.6%，40 岁以上人群的患病率高达 13.7%。在我国，COPD 是导致慢性呼吸衰竭和慢性肺源性心脏病最常见的病因，约占全部病例的 80%。因肺功能进行性减退，严重影响患者的劳动力和生活质量，造成巨大的社会和经济负担。

【病因与发病机制】

本病的病因与慢性支气管炎相似，可能是多种环境因素与机体自身因素长期相互作用的结果。本病的发病机制包括以下几个方面。

1. 炎症机制　气道、肺实质及肺血管的慢性炎症是 COPD 的特征性改变，中性粒细胞、巨噬细胞、T 淋巴细胞等炎症细胞均参与了 COPD 的发病过程。

2. 蛋白酶 - 抗蛋白酶失衡机制　蛋白水解酶对组织有损伤和破坏作用；抗蛋白酶对弹性蛋白酶等多种蛋白酶有抑制功能，其中 α - 抗胰蛋白酶是活性最强的一种。蛋白酶增多或抗蛋白酶不足均可导致组织结构破坏，产生肺气肿。吸入有害气体和有害物质可以导致蛋白酶产生增多或活性增强，抗蛋白酶产生减少或灭活加快；氧化应激、吸烟等危险因素也可以降低抗蛋白酶的活性。

3. 氧化应激机制　许多研究表明，COPD 患者的氧化应激增加。氧化物可直接作用并破坏许多生物大分子导致细胞功能障碍或细胞死亡，还可以破坏细胞外基质；引起蛋白酶 - 抗蛋白酶失衡；促进炎症反应。

4. 其他机制　自主神经功能失调、营养不良、气温变化等。上述机制共同作用，最终产生小气道病变和肺气肿病变，两者的共同作用，造成 COPD 特征性的持续性气流受限。

【病理】

COPD 的病理改变：主要表现为慢性支气管炎及肺气肿的病理变化。肺气肿的病理改变可见肺过度膨胀，弹性减退，外观灰白或苍白，表面可见多个大小不一的大疱。按累及小叶部位，可将阻塞性肺气肿分为小叶中央型、全小叶型和混合型三类，以小叶中央型多见。

【临床表现】

1. 症状　起病缓慢，病程较长，早期可以没有自觉症状。主要症状包括以下几项。

（1）慢性咳嗽：常晨间咳嗽明显，夜间阵咳或排痰，随病程发展可终身不愈。

（2）咳痰：一般为白色黏液或浆液性泡沫痰，偶可带血丝，清晨排痰较多。急性发作期痰量增多，可有脓性痰。

（3）气短或呼吸困难：是 COPD 的标志性症状，最初在较剧烈活动时出现，后逐渐加重，以致在日常活动甚至休息时也感到气短。

（4）喘息和胸闷：急性加重期支气管分泌物增多，胸闷和气促加剧；部分患者特别是重度患者或急性加重时可出现喘息。

（5）其他：晚期患者有体重下降、食欲减退和营养不良等。

2. 体征　早期可无异常体征，视诊有桶状胸，部分患者呼吸变浅、频率增快等。触诊双侧语颤减弱。叩诊呈过清音，心浊音界缩小，肺下界和肝浊音界下降。听诊两肺呼吸音减弱、呼气期延长，部分患者可闻及湿啰音和（或）干啰音。

3. COPD 的病情严重程度评估

（1）稳定期 COPD 的病情严重程度评估

1）肺功能评估：可使用 GOLD 分级，COPD 患者吸入支气管舒张药后 $FEV_1/FVC < 70\%$，再根据 FEV_1 下降程度进行气流受限的严重程度分级（表 3-3）。

表 3-3 COPD 患者气流受限严重程度的肺功能分级

肺功能分级	患者肺功能 FEV_1 占预计值的百分比（%）
GOLD 1 级：轻度	≥80
GOLD 2 级：中度	50～79
GOLD 3 级：重度	30～49
GOLD 4 级：极重度	<30

2）症状评估：可采用改良版英国医学研究委员会呼吸困难问卷（mMRC 问卷）评估（表 3-4）。

表 3-4 mMRC 问卷

mMRC 分级	呼吸困难症状
0 级	剧烈运动时出现呼吸困难
1 级	平地快步行走或爬缓坡时出现呼吸困难
2 级	由于呼吸困难，平地行走时比同龄人慢或需要停下来休息
3 级	平地行走 100 米左右或数分钟后即需要停下来喘气
4 级	因严重呼吸困难而不能离开家，或在穿脱衣服即出现呼吸困难

3）急性加重风险评估：上一年发生 2 次及以上急性加重，或 1 次及以上需要住院治疗的急性加重，均提示今后急性加重风险增加。

依据上述肺功能改变、临床症状和急性加重风险等，即可对稳定期 COPD 患者的病情严重程度做出综合性评估，并依据评估结果选择稳定期的主要治疗药物（表 3-5）。

表 3-5 稳定期 COPD 患者病情严重程度的综合性评估及主要治疗措施

患者综合评估组	特征	上一年急性加重次数	mMRC 分级或 CAT 评分	首选治疗药物
A 组	低风险，症状少	≤1 次	0～1 级或 <10	SAMA 或 SABA，必要时
B 组	低风险，症状多	≤1 次	≥2 级或 ≥10	LAMA 和（或）LABA
C 组	高风险，症状少	≥2 次*	0～1 级或 <10	LAMA，或 LAMA 加 LABA，或 ICS 加 LABA
D 组	高风险，症状多	≥2 次*	≥2 级或 ≥10	LAMA 加 LABA，或加 ICS

注：SABA，短效 β_2 受体激动药；SAMA，短效抗胆碱药；LABA，长效 β_2 受体激动药；LAMA，长效抗胆碱药；ICS，吸入糖皮质激素；*，或因急性加重住院≥1 次。

（2）COPD 急性加重期病情严重程度评估：细菌或病毒感染是导致病情急性加重常见的原因。COPD 急性加重是指咳嗽、咳痰、呼吸困难比平时加重，或痰量增多，或咳黄痰，需要改变用药方案。根据临床征象将 COPD 急性加重期分为 3 级（表 3-6）。

表3-6　COPD急性加重期的临床分级

	Ⅰ级	Ⅱ级	Ⅲ级
呼吸衰竭	无	有	有
呼吸频率/（次/分）	20~30	>30	>30
应用辅助呼吸肌群	无	有	有
意识状态改变	无	无	有
低氧血症	能通过鼻导管或文丘里面罩28%~35%浓度吸氧而改善	能通过文丘里面罩28%~35%浓度吸氧而改善	不能通过文丘里面罩吸氧或>40%吸氧浓度而改善
高碳酸血症	无	有，$PaCO_2$增加到50~60 mmHg	有，$PaCO_2$增加到>60 mmHg，或存在酸中毒（pH≤7.25）

4. COPD并发症　慢性呼吸衰竭、自发性气胸和慢性肺源性心脏病等。

【实验室及其他检查】

1. 肺功能检查　是判断持续气流受限的主要客观指标，FEV_1/FVC是COPD的一项敏感指标，吸入支气管舒张药后$FEV_1/FVC<70\%$可确定为持续气流受限。肺总量（TLC）、功能残气量（FRC）和残气量（RV）增高，肺活量（VC）减低，表明肺过度充气。

2. 影像学检查　COPD早期胸片可无常变化，以后可出现肺纹理增粗、紊乱和肺气肿等改变。胸部CT检查可见COPD小气道病变的表现、肺气肿的表现及并发症的表现，高分辨率CT对辨别小叶中央型或全小叶型肺气肿及确定肺大疱的大小和数量，有较高的敏感性和特异性。

3. 动脉血气分析　对判断COPD晚期患者发生低氧血症、高碳酸血症、酸碱平衡失调及呼吸衰竭有重要价值。

4. 其他　COPD合并细菌感染时，出现外周血白细胞增高、核左移，血C反应蛋白浓度升高。痰培养可能检出病原菌。

【诊断要点】

根据吸烟等高危因素史、临床症状和体征等资料，临床可以怀疑COPD。肺功能检查见持续气流受限是COPD诊断的必备条件，吸入支气管舒张药后$FEV_1/EVC<70\%$为确定存在持续气流受限的界限，并排除可以引起类似症状和肺功能改变的其他疾病，则可明确诊断为COPD。

【治疗要点】

1. 稳定期治疗

（1）患者教育与管理：最重要的是劝导患者戒烟，这是减慢肺功能损害最有效的措施。

（2）支气管舒张药：是 COPD 稳定期患者最主要的治疗药物，可依据患者病情严重程度用药后患者的反应等因素选用。联合应用不同药理机制的支气管舒张药可增加治疗效果。

1）β_2 受体激动药：短效制剂如沙丁胺醇气雾剂，每次 $100 \sim 200$ μg（$1 \sim 2$ 喷），雾化吸入，疗效持续 $4 \sim 5$ 小时，每 24 小时 $\leqslant 12$ 喷。长效制剂如沙美特罗和福莫特罗等每天 2 次吸入，达特罗每天 1 次吸入。

2）抗胆碱能药：短效制剂如异丙托溴铵气雾剂，雾化吸入，疗效持续 $6 \sim 8$ 小时，每次 $40 \sim 80$ μg（$2 \sim 4$ 喷），每天 $3 \sim 4$ 次。长效制剂有噻托溴铵粉吸入剂，剂量 18 $\mu g/d$，每天 1 次吸入。

3）茶碱类药：茶碱缓（控）释片每次 0.2 g，每 12 小时 1 次；或氨茶碱每次 0.1 g，每天 3 次。

（3）糖皮质激素：对高风险患者（C、D 组患者），研究显示长期吸入糖皮质激素与长效受体激动药的联合制剂可增加运动耐量、减少急性加重发作频率、提高生活质量。常用剂型有沙美特罗加氟替卡松、福莫特罗加布地奈德。

（4）祛痰药：对于痰不易咳出者可应用盐酸氨溴索每次 30 mg，每天 3 次；或 N－乙酰半胱氨酸每次 0.6 g，每天 2 次；或羧甲司坦每次 0.5 g，每天 3 次。

（5）长期家庭氧疗：对 COPD 伴有慢性呼吸衰竭的患者可提高生活质量和生存率，对血流动力学、运动能力和精神状态产生有益的影响。使用指征：①$PaO_2 < 55$ mmHg 或 $SaO_2 \leqslant 88\%$，有或没有高碳酸血症；②PaO_2 $55 \sim 60$ mmHg 或 $SaO_2 < 89\%$，并有肺动脉高压、右心衰竭或红细胞增多症。一般用鼻导管吸氧，氧流量为 $1 \sim 2$ L/min，吸氧时间 > 15 h/d，目的是使患者在海平面、静息状态下，达到 $PaO_2 \geqslant 60$ mmHg 和（或）使 SaO_2 升至 90% 以上。

2. 急性加重期治疗

（1）确定病因和病情严重程度：首先确定导致病情急性加重的原因并根据病情严重程度决定门诊或住院治疗。

（2）支气管舒张药：同稳定期用药，有严重喘息症状者可给予较大剂量雾化吸入治疗，如沙丁胺醇 1000 μg 加异丙托溴铵 $250 \sim 500$ μg，通过小型雾化器进行吸入治疗以缓解症状。

（3）低流量吸氧：氧疗是 COPD 急性加重期的基础治疗，可用鼻导管或通过文丘里面罩吸氧。鼻导管给氧时，吸入的氧浓度与给氧流量有关，估算公式为吸入氧浓度 $FiO_2(\%) = 21 + 4 \times$ 氧流量。一般吸入氧浓度为 $28\% \sim 30\%$，应避免吸入氧浓度过高而引起二氧化碳潴留。

（4）抗生素：COPD 急性加重并有脓性痰是应用抗生素的指征。应根据所在地常见病原菌及药物敏感情况选用抗生素治疗。门诊可选用阿莫西林－克拉维酸、头孢唑肟、头孢呋辛、左氧氟沙星、莫西沙星口服治疗。病情较重者可用第 3 代头孢菌素，如头孢曲松加入生理盐水每天 1 次静脉滴注。住院患者可用 β－内酰胺类/β－内酰胺酶抑制剂、大环内酯类或喹诺酮类，一般静脉滴注给药。

（5）糖皮质激素：住院治疗的急性加重期患者可口服泼尼松龙 $30 \sim 40$ mg/d，或静脉给予甲泼尼龙 $40 \sim 80$ mg/d，连续 $5 \sim 7$ 天。

（6）机械通气：对于并发较严重呼吸衰竭的患者可使用机械通气治疗。

（7）其他：合理补充液体和电解质以保持机体水、电解质平衡。

3. 外科治疗　仅适用于少数有特殊指征的患者，手术方式包括肺大疱切除术和肺减容手术。

【常用护理诊断/问题、措施及依据】

1. 气体交换受损　与气道阻塞、通气不足、呼吸肌疲劳、分泌物过多和肺泡呼吸面积减少有关。

（1）休息与活动：中度以上 COPD 急性加重期的患者应卧床休息，协助患者采取舒适体位，极重度患者宜采取身体前倾位，使辅助呼吸肌参与呼吸。视病情安排适当的活动，以不感到疲劳、不加重症状为宜。室内保持合适的温度湿度，冬季注意保暖，避免直接吸入冷空气。

（2）病情观察：观察咳嗽、咳痰及呼吸困难的程度，监测动脉血气分析和水、电解质及酸碱平衡情况。

（3）氧疗护理：呼吸困难伴低氧血症者，遵医嘱给予氧疗。一般采用鼻导管持续低流量吸氧，氧流量 $1 \sim 2$ L/min，应避免吸入氧浓度过高而引起二氧化碳潴留。对于 COPD 伴有慢性呼吸衰竭的患者，提倡长期家庭氧疗。氧疗有效的指标：患者呼吸困难减轻、呼吸频率减慢、发绀减轻、心率减慢、活动耐力增加。

（4）用药护理：遵医嘱应用抗生素、支气管舒张药和祛痰药，注意观察疗效及不良反应。

（5）呼吸功能锻炼：COPD 患者需要增加呼吸频率来代偿呼吸困难，这种代偿多数依赖于辅助呼吸肌参与呼吸，即胸式呼吸。然而胸式呼吸的效能低于腹式呼吸，患者容易疲劳，因此护士应指导患者进行缩唇呼吸、膈式或腹式呼吸、吸气阻力器的使用等呼吸训练，以加强胸、膈呼吸肌的肌力和耐力，改善呼吸功能。

1）缩唇呼吸：缩唇呼吸的技巧是通过缩唇形成的微弱阻力来延长呼气时间，增加气道压力，延缓气道塌陷。患者闭嘴经鼻吸气，然后通过缩唇（吹口哨样）缓慢呼气，同时收缩腹部吸气与呼气时间比为 $1:2$ 或 $1:3$。

2）膈式或腹式呼吸：患者可取立位、平卧位或半卧位，两手分别放于前胸部和上腹部。用鼻缓慢吸气时，膈肌最大程度下降、腹肌松弛、腹部凸出、手感到腹部向上抬起。呼气时经口呼出，腹肌收缩、膈肌松弛、膈肌随腹腔内压增加而上升，推动肺部气体排出，手感到腹部下降。另外，可以在腹部放置小枕头等帮助训练腹式呼吸。如果吸气时，物体上升，证明是腹式呼吸。缩唇呼吸和腹式呼吸每天训练 $3 \sim 4$ 次，每次重复 $8 \sim 10$ 次。腹式呼吸需要增加能量消耗，因此只能在疾病恢复期或出院前进行训练。

2. 清理呼吸道无效　与分泌物增多而黏稠、气道湿度减低和无效咳嗽有关。

（1）保持呼吸道通畅：①湿化气道。痰多黏稠、难以咳出的患者需多饮水，以达到稀释痰液的目的，也可遵医嘱每天进行雾化吸入。②有效咳痰。如晨起时咳嗽，排出夜间积在肺内的痰液；就寝前咳嗽排痰有利于患者的睡眠。咳嗽时，患者取坐位，头略前倾，双肩放松，屈膝，前臂垫枕，如有可能应使双足着地，有利于胸腔的扩展，增加咳痰的有效性。咳痰后恢复坐位，进行放松性深呼吸。③协助排痰。护士或家属给予胸部叩击或体位引流，有利于分泌物的排出。也可用特制的按摩器协助排痰。

（2）用药护理：注意观察药物疗效和不良反应。①止咳药：喷托维林是非麻醉性中枢镇咳药，不良反应有口干、恶心、腹胀、头痛等。②祛痰药：溴己新偶见恶心、转氨酶增高，消化性溃疡者慎用。盐酸氨溴索是润滑性祛痰药，不良反应较轻。

（3）病情观察：密切观察咳嗽、咳痰的情况，包括痰液的颜色、量及性状，以及咳痰是否顺畅。

3. 焦虑　与健康状况的改变、病情危重、经济状况有关。

（1）去除产生焦虑的原因：COPD 患者因长期患病、社会活动减少、经济收入降低等因素失去自信，易形成焦虑和抑郁的心理状态，部分患者因此不愿意配合治疗，护士应帮助患者消除焦虑的原因。

（2）帮助患者树立信心：护士应根据患者及其家属对疾病的认知和态度及由此引起的心理、性格、生活方式等方面的改变与患者及其家属共同制订和实施康复计划，避免诱因，定期进行呼吸肌功能锻炼，坚持合理用药，减轻症状，增强战胜疾病的信心。

（3）应用放松技术：指导患者缓解焦虑的方法，如听轻音乐、下棋、做游戏等娱乐活动，以分散注意力，减轻焦虑。

【其他护理诊断/问题】

1. 活动耐力下降　与疲劳、呼吸困难、氧供与氧耗失衡有关。
2. 营养失调：低于机体需要量　与食欲降低、摄入减少、腹胀、呼吸困难、痰液增多有关。

【健康指导】

1. 疾病预防　指导戒烟是预防 COPD 的重要措施，最重要的是劝导吸烟的患者戒烟，这是减慢肺功能损害最有效的措施之一。对吸烟的患者采用多种宣教措施，有条件者可以考虑使用辅助药物。吸烟者戒烟能有效延缓肺功能进行性下降。控制职业和环境污染，减少有害气体或粉尘、通风不良的烹饪或燃料烟雾的吸入，防治呼吸道感染对预防 COPD 也十分重要。对于患有慢性支气管炎等 COPD 高危人群应定期进行肺功能监测，及早发现 COPD 并及时采取干预措施。COPD 的早期发现和早期干预十分重要。

2. 疾病知识指导　教会患者和家属依据呼吸困难与活动之间的关系，或采用呼吸困难问卷、自我评估测试问卷，判断呼吸困难的严重程度，以便合理安排工作和生活。使患者理解康复锻炼的意义，发挥患者的主观能动性，制订个体化锻炼计划，进行腹式/膈式呼吸或缩唇呼吸训练等，以及步行、慢跑、气功等体育锻炼。指导患者识别使病情恶化的因素，在呼吸道传染病流行期间尽量避免到人群密集的公共场所；潮湿、大风、严寒气候时避免室外活动，根据气候变化及时增减衣物，避免受凉感冒。

3. 饮食指导　呼吸功的增加可使热量和蛋白质消耗增多，导致营养不良。应制订足够热量和蛋白质的营养丰富的饮食计划。正餐进食量不足时，应安排少量多餐，避免在餐前和进餐时过多饮水。腹胀的患者应进软食。避免进食产气食物，如汽水、啤酒、豆类、马铃薯和胡萝卜等；避免进食易引起便秘的食物，如油煎食物、干果、坚果等。

4. 心理指导　引导患者适应慢性病并以积极的心态对待疾病，培养生活兴趣，如听音乐、养花种草等爱好，以分散注意力，减少孤独感，缓解焦虑、紧张的精神状态。

5. 家庭氧疗指导　护士应指导患者及其家属做到：①了解氧疗的目的、必要性及注意事项；②注意安全，供氧装置周围严禁烟火，防止氧气燃烧爆炸；③氧疗装置定期更换、清洁、消毒。

【预后】

COPD 预后与病情轻重及是否合理治疗有关，积极治疗可延缓病情进展。

二、中医

肺胀是指多种慢性肺系疾病反复发作，迁延不愈，导致肺气胀满，不能敛降，以胸部膨满、憋闷如塞，喘息上气，咳嗽痰多，烦躁心悸，面色晦暗，或唇甲发绀，脘腹胀满，肢体水肿等为主要临床表现的病证。严重者可出现神昏、痉厥、出血、喘脱等危重证候。发病年龄多为老年。本病多属积渐而成，病程缠绵，时轻时重，常反复发作，迁延难愈。

《内经》就有关于肺胀病名的记载，指出了其病因病机及证候表现。如《灵枢·胀论》说："肺胀者，虚满而喘咳。"汉代张仲景《金匮要略·肺痿肺痈咳嗽上气病脉证并治》指出："咳而上气，此为肺胀，其人喘，目如脱状。"书中所记载应用越婢加半夏汤、小青龙加石膏汤等方药进行辨证论治，至今仍被临床所沿用。隋代巢元方《诸病源候论·咳逆短气候》记载肺胀的发病机制是由于"肺虚，为微寒所伤，则咳嗽。嗽则气还于肺间，则肺胀，肺胀则气逆。而肺本虚，气为不足，复为邪所乘，壅痞不能宣畅，故咳逆短气也"。元代朱丹溪提出肺胀的发生与痰瘀互结、阻碍肺气有关。清代张璐《张氏医通》认为肺胀以"实证居多"。清代李用粹《证治汇补·咳嗽》提出对肺胀的辨证施治当分虚实两端，"又有气散而胀者，宜补肺，气逆而胀者，宜降气，当参虚实而施治"，对肺胀的临床辨治有一定的参考价值。

【病因病机】

肺胀的发生，多因久病肺虚，致痰瘀潴留，肺气壅滞，肺不敛降，气还肺间，胸膺胀满而成，每因复感外邪诱使发作或加剧。病变首先在肺，继则累及脾肾，后期及心。

1. 久病肺虚　因慢性肺系疾病如久咳、久哮、久喘等迁延失治，导致痰浊潴留，伏着于肺，肺气壅滞不畅，久则肺气胀满不能敛降，而成肺胀。

2. 感受外邪　素体肺虚导致卫外不固，外感六淫之邪反复乘袭，诱导本病发作，致使病情日益加重。

3. 年老体虚　年老体虚，肺肾俱衰，正虚不能卫外，是六淫外邪反复乘袭的基础，感邪后正不胜邪而病益重，反复罹病而正更虚，如是循环反复，从而导致肺胀形成。

【诊断与鉴别诊断】

（一）诊断依据

1. 临床上以咳、喘、痰、胀、瘀为主症，表现为咳逆上气、痰多、胸部膨满、憋闷如塞、喘息、动则加剧，甚则鼻煽气促、张口抬肩、目胀如脱、烦躁不安等，日久可见心慌动悸、面唇发绀、脘腹胀满、肢体水肿，严重者可出现喘脱或伴发悬饮、鼓胀、神昏、谵语、痉厥、出血等证。

2. 有慢性肺系疾病病史多年，反复发作，时轻时重，经久难愈。多见于老年人。

3. 常因外感而诱发，其他如劳倦过度、情志刺激等也可诱发。

（二）病证鉴别

1. 哮证　哮证是一种发作性的痰鸣气喘疾病，常突然发病，经治疗或可自行缓解，以夜间发作多见；肺胀是多种慢性肺部疾病长期反复发作、迁延不愈发展而来，以喘促、咳嗽、咳痰、胸部膨满、憋闷如塞等为临床特征，二者有明显的区别。哮证长期反复发作，可发展为肺胀。

2. 喘证　喘证是以喘促、呼吸困难为临床表现，可见于哮证、肺胀、胸痹等多种急、慢性疾病的过程中。肺胀为多种慢性肺部疾病长期反复发作、迁延不愈而成，临床除喘促、呼吸困难外，尚有咳嗽、咳痰、胸部膨满、憋闷如塞等特征，喘促仅是肺胀的一个症状。

【辨证施护】

（一）辨证要点

1. 辨虚实标本　肺胀总属本虚标实之证，但有偏实与偏虚的不同。一般感邪时偏于邪实，平时偏于本虚。偏虚者有气（阳）虚、阴阳两虚等不同，为肺、脾、肾、心亏损所致，早期以气虚为主，或为气阴两虚，病位在肺、脾、肾，后期气虚及阳，甚则可见阴阳两虚，病变以肺、肾、心为主；偏实者须分清痰浊、水饮、血瘀的偏盛及兼感外邪所属，早期以痰浊为主，渐而痰瘀并重，并可兼见气滞、水饮错杂为患，后期痰瘀壅盛，正气虚衰，标实与本虚并重。

2. 辨证候轻重　肺胀若无外邪侵袭于肺，病情稳定，仅见喘咳上气，胸闷胀满，动则加重，证候相对较轻。凡见鼻煽气促，张口抬肩，目胀欲脱，烦躁不安，痰多难咳，则提示病情加重。若见心慌动悸、面唇发绀、肢体水肿、神昏、谵语、痉厥、出血、喘脱等候，则属肺胀危症，需急救处理。

（二）证候分型

1. 痰浊壅肺

证候表现：胸膺满闷，咳嗽，痰多、色白黏腻或呈泡沫，短气喘息，稍劳即著，畏风易汗，脘腹痞胀，纳少，泛恶，便溏，倦怠乏力，或面色紫暗，唇甲青紫；舌质偏淡或淡胖，或舌质紫暗，舌下青筋显露，苔薄腻或浊腻，脉细滑。

证候分析：肺虚脾弱，痰浊内生，上逆于肺，肺气壅塞，失于宣降，则胸膺满闷，咳嗽，痰多、色白黏腻；痰从寒化成饮，则呈泡沫状；肺气虚弱，复加气因痰阻，故短气喘息，稍劳即著；肺虚卫表不固，则畏风易汗；痰浊蕴于中焦，脾失健运，升降失常，故见脘腹痞胀，纳少，泛恶，便溏，倦怠乏力；若痰浊阻肺，肺气壅滞，血行瘀滞，则面色暗紫，唇甲青紫，舌质紫暗，舌下青筋显露；舌质偏淡或淡胖，苔薄腻或浊腻，脉滑，皆为痰浊内盛之候。

护治法则：化痰降气，健脾益肺（治疗代表方：苏子降气汤合三子养亲汤加减）。

2. 痰热郁肺

证候表现：咳逆，喘息气粗，胸满，咳痰黄或白，黏稠难咳，身热，烦躁，目睛胀突，溲黄便干，口渴欲饮，或发热、微恶寒，咽痒疼痛，身体酸楚，出汗；舌质红或边尖红，苔黄或黄腻，脉滑数或浮滑数。

证候分析：本证由痰浊郁而化热，或寒邪入里化热，或风热入里，热与痰结而成。痰热壅肺，肺气郁闭，清肃失司，肺气上逆，故咳逆喘息气粗，胸满，咳痰黄或白，黏稠难咳；痰热扰心，则烦躁；里热炽盛，津液耗伤，故身热，目睛胀突，口渴欲饮，便干，溲黄；复感外邪，风热犯肺，故见发热、微恶寒，咽痒疼痛，身体酸楚，出汗，脉浮等表证；舌质红，苔黄或黄腻，脉滑数均为痰热内郁之征。

护治法则：清肺化痰，降逆平喘（治疗代表方：越婢加半夏汤或桑白皮汤加减）。

3. 痰蒙神窍

证候表现：意识蒙眬，表情淡漠，嗜睡，或烦躁不安，或昏迷，谵妄，撮空理线，或肢体响动，抽搐，咳逆喘促，咳痰黏稠或黄黏不爽，或伴痰鸣，唇甲青紫；舌质暗红或淡紫，或紫绛，苔白腻或黄腻，脉细滑数。

证候分析：心主神明，痰迷心窍，蒙蔽神机，则出现神志异常。如以痰浊上蒙为主，则多见意识蒙眬，表情淡漠，嗜睡；如痰热扰神，则见烦躁不安；如以痰热闭窍为主，则见昏迷，谵妄，撮空理线；痰热内耗营阴，肝风内动，则肢体响动，抽搐；痰浊或痰热蕴肺，故咳逆喘促，咳痰黏稠或黄黏不爽，或伴痰鸣；痰闭胸阳，血行瘀滞，则唇甲青紫，舌质暗红或淡紫或紫绛；舌苔白腻或黄腻，脉细滑数为痰浊或痰热内蕴之象。

护治法则：涤痰，开窍，息风（治疗代表方：涤痰汤加减，另可服中成药至宝丹或安宫牛黄丸）。

4. 阳虚水泛

证候表现：咳喘不能平卧，咳痰清稀，胸满气憋，面浮，下肢肿，甚则一身悉肿，腹部胀满有水，尿少，脘痞，纳差，心悸，怕冷，面唇青紫；舌胖质暗，苔白滑，脉沉细滑或结代。

证候分析：肺脾肾阳气衰微，气不化水，水邪泛滥则面浮，肢体尽肿，甚则腹腔积液；水饮上凌心肺故心悸，咳喘，咳痰清稀；痰饮阻滞胸肺，气机不畅，则胸闷气憋。脾阳虚衰，健运失职则脘痞，纳少；阳虚寒水内盛，故怕冷，尿少；阳虚血脉失于温煦而瘀滞，则面唇青紫，舌质暗，脉结代；舌胖，苔白滑，脉沉细滑为阳虚水停之征。

护治法则：温肾健脾，化饮利水（治疗代表方：真武汤合五苓散加减）。

5. 肺肾气虚

证候表现：呼吸浅短难续，甚则张口抬肩，倚息不能平卧，咳嗽，痰如白沫，咳吐不利，胸满窒闷，声低气怯，心悸，形寒汗出，或腰膝酸软，小便清长，或尿有余沥，或咳则小便自遗；舌淡或暗紫，苔白润，脉沉细数无力，或有结代。

证候分析：肺肾两虚，肺不主气，肾不纳气，故呼吸浅短难续，甚则张口抬肩，倚息不能平卧，声低气怯；肺肾虚弱，痰饮犯肺，故咳嗽，痰色白如泡沫，咳吐不利；气机不利，气滞胸中，则胸满闷窒；肺虚表卫不固，则形寒，汗出；肺病及心，心气虚弱，故心悸，脉结代；肺虚失治节，气不帅血，气滞血瘀，则见面色晦暗，舌暗紫；肾虚腰膝失养，则腰膝酸软；肾气不固，膀胱失约，故小便清长或尿有余沥，或咳则小便自遗；舌质淡，苔白润，脉沉细虚数无力为肺肾两虚之征。

护治法则：补肺纳肾，降气平喘（治疗代表方：平喘固本汤合补肺汤加减）。

【护理措施】

1. 起居护理　病室应经常通风，保持空气新鲜，温湿度适宜，避免寒冷或干燥空气、烟尘及特殊异味的气体刺激，给予氧气吸入。痰浊壅肺、阳虚水泛、痰蒙神窍者室温可稍高，安排在向阳的房间，防寒保暖；痰热郁肺者室内宜凉爽、湿润，避免直接吹风。患者宜安静卧床休息，取半卧位或身体前倾坐位。缓解期适当进行活动，可先在室内活动，根据病情逐渐增加活动量，如打太极拳、做呼吸操等以增强体质，改善肺功能。

2. 病情观察　注意观察神志、肤色、体温、呼吸、咳嗽、咳痰、血压情况，观察痰的色、质、量，汗出、缺氧及舌苔、脉象等情况。呼吸困难者予以持续低流量给氧，保持呼吸道通畅，如患者出现面色青紫、四肢厥逆、大汗淋漓、脉微欲绝等亡阳征象，应立即报告医师，并配合抢救处理。

3. 饮食护理　饮食宜清淡、富有营养，多食果蔬，忌辛辣刺激、生冷、油腻、海腥发物等，戒烟。痰浊壅肺者宜莱菔子、白果、粳米同煮粥，早、晚餐温热服之；痰热郁肺口渴，舌红津伤者，可多予以梨汁、荸荠汁、莱菔汁；肺肾气虚者缓解期可服蛤蚧、紫河车粉、沙参百合粥、黄芪党参粥或独参汤等，也可服食蛤蚧粥；阳虚水泛、水肿明显者应忌盐，水肿消退后可进低盐饮食，或食用鲤鱼赤豆汤、赤小豆粥、薏苡仁粥、大枣粥等以利水湿。

4. 情志护理　肺胀患者病程长，病情缠绵，反复发作，经久难愈，易产生忧郁、焦虑心理，对治疗缺乏信心。宜加强情志调理，避免不良刺激，指导自我调节情志的方法，避免忧郁恼怒等不良情绪，嘱家属多给予关心与精神支持，使患者保持良好的心态，增强战胜疾病的信心。

5. 用药护理　伴外感风寒者汤药应热服；痰浊壅肺、阳虚水泛者汤剂宜温热服；脾肾阴虚、痰热郁肺者宜温凉服；痰蒙神窍者可服用至宝丹或安宫牛黄丸以豁痰开窍醒神，慎用镇静剂，以免抑制呼吸。服药后注意观察神志、呼吸、胸闷、咳嗽、咳痰、发绀、水肿等症状是否改善，应用利尿剂者注意观察尿量。

6. 适宜技术　阳虚水泛者艾灸大椎、肺俞、脾俞、肾俞、命门、足三里、三阴交等穴以温阳化气行水。痰蒙神窍者可针刺水沟、间使、内关、丰隆等穴以开窍豁痰。虚证患者可灸足三里穴，亦可自我按摩肾俞、涌泉等穴，或取神门、肝、肾、皮质下、内分泌、肾上腺、平喘、肺等耳穴，用王不留行贴压，左右耳穴交替，每日按压数次。亦可行夏季穴位贴敷，选肺俞、心俞、膈俞、定喘等穴，以扶正祛邪。

【健康教育】

1. 生活起居有常，避风寒，勿过劳，禁烟酒，息恼怒。调理情志，保持心情舒畅，避免焦虑、烦躁等不良情绪。

2. 进行适当的锻炼，如散步、太极拳、呼吸保健操，以增强体质；也可坚持耐寒训练，如冷水洗脸、温水擦浴等，提高机体抗御风寒的能力。

3. 饮食宜清淡、易消化、富营养，忌肥甘厚腻、生冷煎炸、海腥发物之品。有水肿者应予以低盐或无盐饮食。

4. 有条件者家中配备吸氧设备，每日定时家庭氧疗以改善呼吸功能。

5. 预防感冒，出现发热、咳嗽、咳痰、呼吸困难、胸闷、发绀等临床表现时应及时到医院诊治。

第四节　肺结核（肺痨）

一、西医

肺结核是结核分枝杆菌引起的肺部慢性传染性疾病。结核病是传染性疾病领域死亡人数第一位的呼吸道传染病，严重危害人民群众的健康。目前，全球结核病负担占比最高的三个国家是印度（27%）、中国（14%）和俄罗斯（8%）。据 WHO《2021 年全球结核病报告》，2020 年全球约有 1000 万人罹患结核病，这一数据近年下降极其缓慢。更值得关注的是耐药结核病仍构成公共卫生威胁。我国 2020 年新发结核患者 84.2 万例。随着结核病防治工作的大力开展，结核病总的疫情虽有明显下降，但流行形势仍十分严峻。因此，结核病的防治仍是一个需要高度重视的公共卫生问题。

【病因与发病机制】

1. 结核分枝杆菌　典型的结核分枝杆菌是细长稍弯曲、两端圆形的杆菌，分为人型、牛型、非洲型和鼠型 4 类，其中引起人类结核病的主要为人型结核分枝杆菌，其余型少见。结核分枝杆菌的生物学特性如下。

（1）抗酸性：结核分枝杆菌耐酸染色呈红色，可抵抗盐酸酒精的脱色作用，故又称抗酸杆菌。

（2）生长缓慢：结核分枝杆菌为需氧菌，在良好的实验室培养条件下，12～24 小时分裂一次，相比每隔15～60分钟就有规律增殖一次的大部分可培养细菌来说，结核分枝杆菌的生长是相当缓慢的。一般需培养4周才能形成1 mm左右的菌落。

（3）抵抗力强：结核分枝杆菌对干燥、酸、碱、冷有较强的抵抗力。在干燥的环境中，可存活6～8个月，甚至数年，阴湿环境中能生存5个月以上。一般的化学消毒剂如除污剂或合成洗涤剂对结核分枝杆菌不起作用。但结核分枝杆菌对热、光照和紫外线照射非常敏感，在烈日下暴晒2～7小时可被杀死；紫外线灯照射30分钟有明显杀菌作用；煮沸5分钟即可被杀死。常用杀菌药中，含70%的酒精最佳，接触2分钟即可杀菌。5%苯酚或1.5%煤酚皂（来苏儿液）可以杀菌但需时较长，如5%苯酚需24小时才能杀死痰中的结核分枝杆菌。将痰吐在纸上直接焚烧是最简易的灭菌方法。

（4）菌体结构复杂：结核分枝杆菌菌体成分复杂，主要是类脂质、蛋白质及多糖类。类脂质占50%～60%，与结核病的组织坏死、干酪液化、空洞发生及结核变态反应有关；菌体蛋白质是结核菌素的主要成分，诱发皮肤变态反应；多糖类参与血清反应等免疫应答。

2. 肺结核的传播　飞沫传播是肺结核最重要的传播途径。传染源主要是痰中带菌的肺结核患者，尤其是未经治疗者。传染性的大小取决于痰内细菌量的多少，痰涂片检查阳性者属于大量排菌；痰涂片阴性而仅痰培养阳性者属于微量排菌。患者在咳嗽、咳痰、打喷嚏或高声说笑时，可产生大量的含有结核菌的微滴，1～5 μm大小的微滴可较长时间悬浮于空气中，在空气不流通的室内可达5小时，与患者密切接触者可能吸入而感染。

3. 结核分枝杆菌感染和肺结核的发生与发展

（1）人体感染后的反应：结核菌进入人体后，可发生两种主要反应。

1）免疫反应：由于结核菌为细胞内寄生菌，主要是细胞免疫，表现为淋巴细胞致敏和吞噬细胞的功能增强。人体对结核菌的免疫力有非特异性免疫力和特异性免疫力两种，后者是通过接种卡介苗或感染结核菌后所获得的免疫力，其免疫力强于前者，但两者保护作用都是相对的。机体免疫力强可防止发病或使病变趋于局限，而生活贫困、年老、糖尿病、硅沉着病及有免疫缺陷等情况，由于机体免疫力低下而易患结核病。

2）Ⅳ型变态反应（又称迟发型超敏反应）：在结核菌侵入人体后4～8周，机体组织对结核菌及其代谢产物可发生Ⅳ型变态反应。此时如用结核菌素做皮肤试验，呈阳性反应。免疫力与Ⅳ型变态反应之间关系复杂，尚不十分清楚，大致认为两者既有相似又有独立的一面，变态反应不等于免疫力。

（2）原发感染与继发感染

1）原发感染：指机体首次感染结核分枝杆菌。人体初次感染后，若结核分枝杆菌未被吞噬细胞完全清除，并在肺巨噬细胞内外生长繁殖，这部分肺组织即出现炎性病变，称为原发病灶。由于机体缺乏特异性免疫及变态反应，原发病灶中的结核菌被吞噬细胞沿淋巴管携至肺门淋巴结，引起肺门淋巴结肿大。原发病灶和肿大的气管、支气管淋巴结合称为原发综合征。原发病灶继续扩大，结核菌可直接或经血液播散至邻近组织器官，引起相应部位的结核感染。

随着机体对结核菌的特异性免疫力加强，原发病灶炎症迅速吸收或留下少量钙化灶，肿大的肺门淋巴结逐渐缩小、纤维化或钙化，播散到全身各器官的结核分枝杆菌大部分被消灭，这就是原发感染最常见的良性过程。但仍有少量结核分枝杆菌没有被消灭，长期处于休眠状态，成为继发性结核的潜在病灶。当人体免疫功能降低时，潜在病灶中的细菌可重新生长、繁殖，发生继发性结核病。

2）继发感染：指初次感染后再次感染结核分枝杆菌，多为原发感染时潜伏下来的结核菌重新生长、繁殖所致，称内源性复发，也可以受分枝杆菌再次感染而发病，称为外源性重染。由于机体此时对结核菌已有一定的特异性免疫力，故病变常较局限，发展也较缓慢，较少发生全身播散，但局部病灶有渗出、干酪样坏死乃至空洞形成的倾向。

继发型肺结核的发病方式有两种。一种发病慢，临床症状少而轻，多发生在肺尖或锁骨下，痰涂片检查阴性，预后良好；另一种发病快，几周内即出现广泛的病变、空洞和播散，痰涂片检查阳性，有传染性，是防治工作的重点，多发生于青春期女性、营养不良、抵抗力弱的群体及免疫功能受损者。

4. 结核的基本病理改变　结核病的基本病理改变为渗出、增生（结核结节形成）和干酪样坏死。渗出性病变通常出现在结核炎症的早期或病灶恶化时；增生性病变多发生于疾病恢复阶段，多在菌量较少而机体抵抗力较强时发生，典型的改变是结核结节形成，为结核病的特征性病变；干酪样坏死病变常发生于机体抵抗力降低或菌量过多、变态反应过于强烈时，干酪样坏死组织发生液化经支气管排出形成空洞，其内含有大量结核菌，肉眼下见病灶是黄灰色，质松而脆，状似干酪，故称干酪样坏死。由于在结核病的病理过程中，破坏与修复常同时进行，故上述 3 种基本病变可同时存在于一个病灶中。多以某一病变为主，且可相互转变。

【临床表现】

各型肺结核的临床表现不尽相同，但有共同之处。

1. 症状

（1）全身症状：发热最常见，多为长期午后低热。部分患者有乏力、食欲减退、盗汗和体重减轻等全身毒性症状。育龄女性可有月经失调或闭经。若肺部病灶进展播散时，可有不规则高热、畏寒等。

（2）呼吸系统症状

1）咳嗽、咳痰：是肺结核最常见症状。多为干咳或咳少量白色黏液痰。有空洞形成时，痰量增多；合并细菌感染时，痰呈脓性且量增多；合并厌氧菌感染时有大量脓臭痰；合并支气管结核时表现为刺激性咳嗽。

2）咯血：1/3～1/2 的患者有不同程度的咯血，患者常有胸闷、喉痒和咳嗽等先兆，以少量咯血多见，少数严重者可大量咯血。

3）胸痛：炎症波及壁层胸膜时可引起胸痛，为胸膜炎性胸痛，随呼吸运动和咳嗽加重。

4）呼吸困难：当病变广泛和（或）患结核性胸膜炎有大量胸腔积液时，可有呼吸困难。多见于干酪性肺炎和大量胸腔积液患者，也可见于纤维空洞性肺结核的患者。

2. 体征　因病变范围和性质而异。病变范围小可无异常体征。渗出性病变范围较大或干酪样坏死时可有肺实变体征。慢性纤维空洞型肺结核或胸膜粘连增厚时，可有胸廓塌陷，纵隔及气管向患侧移位。结核性胸膜炎早期有局限性胸膜摩擦音，以后出现典型胸腔积液体征。支气管结核可有局限性哮鸣音。

3. 并发症　可并发自发性气胸、脓气胸、支气管扩张症、慢性肺源性心脏病。结核分枝杆菌随血行播散可并发淋巴结、脑膜、骨及泌尿生殖器官等肺外结核。

【实验室及其他检查】

1. 痰结核分枝杆菌检查　是确诊肺结核最特异的方法，也是制定化疗方案和考核疗效的主要依据。临床上以直接涂片镜检最常用，若抗酸杆菌阳性，肺结核诊断基本可成立。为提高检出率，应收集患者深部痰液并连续多次送检，痰结核菌培养的敏感性和特异性高于涂片法，一般需培养 2~6 周，培养至 8 周仍未见细菌生长则报告为阴性。其他如 PCR、基因芯片技术等方法也可为诊断提供帮助。

2. 影像学检查　不同类型肺结核的 X 线影像具有各自特点，胸部 X 线检查是诊断肺结核的常规首选方法，可以早期发现肺结核，用于诊断、分型、指导治疗及了解病情变化。胸部 CT 检查能发现微小或隐蔽性病变、了解病变范围及进行肺部病变鉴别。

3. 结核菌素试验　目前我国推广的方法是国际通用的结核菌素纯蛋白衍化物（purified protein derivative，PPD）皮内注射法，以便结核感染率的比较。通常取 0.1 mL（551 U）结核菌素，在左前臂屈侧上中 1/3 交界处做皮内注射，以局部出现 7~8 mm 大小的圆形橘皮样皮丘为宜。注射 72 小时（48~96 小时）后测量皮肤硬结的横径和纵径，得出平均直径 =（横径 + 纵径）/2。阴性：硬结直径 < 5 mm 或无反应；阳性：硬结直径 ≥ 5 mm，其中 < 10 mm 一般为阳性，10~15 mm 为中度阳性，> 15 mm 或局部出现双圈水疱、坏死或淋巴管炎为强阳性。

结核菌素试验常作为结核分枝杆菌感染的流行病学指标，也是卡介苗接种后效果的验证指标，但其对成年人结核病的诊断意义不大。由于我国是结核病高疫情国家，据估计全国有近半数人口曾受到结核分枝杆菌感染，故用 5IU 结核菌素进行检查，其阳性结果仅表示曾有结核分枝杆菌感染，并不一定患有结核病。结核菌素试验对婴幼儿的诊断价值较成年人大，因年龄越小，自然感染率越低，3 岁以下强阳性反应者，应视为有新近感染的活动性结核病。结核菌素试验阴性除提示没有结核菌感染外，还见于初染结核菌 4~8 周，机体变态反应尚未充分建立；机体免疫功能低下或受抑制时，如严重营养不良、重症结核、肿瘤、人类免疫缺陷病毒（human immunodeficiency virus，HIV）感染、使用糖皮质激素及免疫抑制剂等情况下，结核菌素反应也可暂时消失，待病情好转结核菌素试验又会转为阳性反应。

4. 纤维支气管镜检查　对支气管结核的诊断有重要价值。也可取肺内病灶进行活检，提供病理学诊断。

【诊断要点】

（一）诊断方法

根据结核病的症状和体征、肺结核接触史，结合胸部 X 线检查及痰结核分枝杆菌检查多可做出诊断。值得注意的是部分患者无明显症状，故 X 线健康检查是发现早期肺结核的主要方法。

（二）肺结核的诊断程序

1. 可疑症状患者筛选　咳嗽持续 2 周以上、咯血、午后低热、乏力、盗汗、月经不调或闭经，且有肺结核接触史或肺外结核者应考虑肺结核的可能性，需进行抗酸杆菌和胸部 X 线检查。

2. 是否为肺结核　凡 X 线检查肺部发现有异常阴影者，必须通过系统检查，确定病变是结核性或其他性质。如果难以确定，可经 2 周短期观察后复查，大部分炎症病变会有所变化，而肺结核变化不大。

3. 有无活动性　如果诊断为肺结核，应进一步明确有无活动性，活动性病变必须给予治疗。病原学阳性是肺结核活动性判断的"金标准"。对于病原学阴性者，推荐采用 BALF 进行结核分枝杆菌培养，必要时进行肺活检，尽可能获得病原学证据。有无活动性病变还可凭借胸片病变表现辨别。胸片表现为钙化、硬结或纤维化，痰检查不排菌，无任何症状，为无活动性肺结核。

4. 是否排菌　确定活动后还要明确是否排菌，是确定传染源的重要方法。痰菌检查记录格式分别以涂（＋）、涂（－）、培（＋）、培（－）表示痰菌阳性或阴性。患者无痰或未查痰者，注明"无痰"或"未查"。

（三）肺结核分类标准和诊断要点

目前我国实施的是《WS196—2017 结核病分类》卫生行业标准，突出了对痰结核分枝杆菌检查和化学治疗史的描述，使分类法更符合现代结核病控制的概念和实用性。

1. 结核病的分类和诊断要点

新的分类标准将结核病分为 5 种类型。

（1）原发性肺结核：也称初染结核，包括原发综合征及胸内淋巴结结核，多见于少年儿童及从边远山区、农村初进城市的成年人。症状多轻微而短暂，多有结核病密切接触史，结核菌素试验多为强阳性。X 线胸片表现为哑铃形阴影，即原发病灶、引流淋巴管炎和肿大的肺门淋巴结，形成典型的原发综合征。原发病灶一般吸收较快，不留任何痕迹。

（2）血行播散型肺结核：包括急性、亚急性和慢性 3 种类型。多见于婴幼儿和青少年，成年人也可发生，系病变中结核分枝杆菌侵入血管所致。起病急、持续高热、中毒症状严重，约一半以上的患者并发结核性脑膜炎。X 线显示双肺满布粟粒状阴影，常在症状出现 2 周左右出现，其大小、密度和分布均匀，结节直径 2 mm 左右。

（3）继发性肺结核：包括浸润性肺结核、纤维空洞性肺结核和干酪性肺炎等。多由体内潜伏病灶中的结核菌重新活动而发病，少数为外源性再感染，多见于成年人，病程长，易反复。其中浸润性肺结核为肺结核中最常见的一种类型，多见于成年人。

1）浸润性肺结核：多发生在肺尖和锁骨下。X 线显示为片状、絮状阴影，可融合形成空洞。

2）空洞性肺结核：空洞形态不一，多由干酪渗出病变溶解形成，洞壁不明显，有多个空腔。空洞性肺结核多有支气管播散，临床表现为发热、咳嗽、咳痰和咯血，患者痰中经常排菌。

3）结核球：由纤维组织包绕干酪样结核病变或阻塞性空洞被干酪物质充填而形成的球形病灶，一般为单个，直径 1~3 mm，多位于肺的上叶。一般表现为球形块状影，轮廓清楚，密度不均，可含有钙化灶或透光区，周围可有散在的纤维增殖性病灶，常称为"卫星灶"。是相对稳定的病灶，可长期保持静止状态，但当机体抵抗力降低时，病灶可恶化进展。

4）干酪性肺炎：发生于免疫力低下、体质衰弱、大量结核分枝杆菌感染的患者，或有淋巴结支气管瘘，淋巴结内大量干酪样物质经支气管进入肺内。分为大叶性干酪性肺炎和小叶性干酪性肺炎。

5）纤维空洞性肺结核：肺结核未及时发现或治疗不当，使空洞长期不愈，反复进展恶化，双侧或单侧的空洞壁增厚和广泛纤维增生，造成肺门抬高，肺纹理呈垂柳样，纵隔向患侧移位，健侧可发生代偿性肺气肿。

（4）结核性胸膜炎：包括结核性干性胸膜炎、结核性渗出性胸膜炎、结核性脓胸，以结核性渗出性胸膜炎最常见。

（5）其他肺外结核：按部位和脏器命名，如骨关节结核、肾结核、肠结核等。

（6）菌阴肺结核：3 次痰涂片及 1 次培养阴性的肺结核。诊断标准为：①典型肺结核临床症状和胸部 X 线表现；②抗结核治疗有效；③临床可排除其他非结核性肺部疾病；④PPD（SIU）强阳性，血清抗结核抗体阳性；⑤痰结核菌聚合酶链反应（PCR）和探针检查呈阳性；⑥肺外组织病理证实结核病变；⑦支气管肺泡灌洗液中检出抗酸分枝杆菌；⑧支气管或肺部组织病理证实结核病变。具备①~⑥中 3 项或⑦和⑧中任何 1 项可确诊。

2. 病变范围及空洞部位　按右、左侧，分上、中、下肺野记述。以第 2 前肋和第 4 前肋下缘内侧端将两肺分为上、中、下肺野。

3. 治疗状况记录

（1）初治，是指符合下列任何 1 条者：①未开始抗结核治疗的患者；②正进行标准化学治疗方案用药而未满疗程的患者；③不规则化学治疗未满 1 个月的患者。

（2）复治，符合下列任何 1 条者为复治：①初治失败的患者；②规则用药满疗程后痰菌又再次转为阳性的患者；③不规律化学治疗超过 1 个月的患者；④慢性排菌患者。

（四）肺结核的记录方式

按结核病分类、病变部位、范围、痰菌情况、化学治疗史、并发症、并存病、手术等顺序书写。血行播散型肺结核可注明"急性"或"慢性"，继发性肺结核可注明"浸润性""纤维空洞性"等。并发症如支气管扩张症等，并存病如糖尿病，手术如肺切除术。

记录举例：①纤维空洞性肺结核双上涂（＋），复治；②肺右上叶切除术后；③2 型糖尿病。

【治疗要点】

1. 肺结核化学治疗　化学治疗的主要作用在于迅速杀死病灶中大量繁殖的结核分枝杆菌，使患者由传染性转为非传染性，中断传播，防止耐药性产生，最终达到治愈的目的。自20世纪60年代起，结核病化学治疗成为控制结核病的有效方法，使新发结核病治愈率达95%以上。但20世纪80年代中期以来，结核病出现全球性恶化趋势，90%的结核病患者来自发展中国家。为帮助患者规律服药和完成疗程，1991年WHO将全程督导短程化学治疗（directly observed treatment short-course，DOTS）正式确定为官方策略。DOTS是救治结核患者最可行的方法，是预防结核病进一步传播的最佳方式，也是使耐药性结核病不至极端恶化的希望。这一策略是国际上公认的最符合成本－效益原则的结核病控制策略。

（1）肺结核化学治疗的生物学机制

1）细菌生长速度与药物作用：结核分枝杆菌根据其代谢状态分为A、B、C、D四群。①A菌群生长繁殖旺盛，致病力强，占细菌的绝大部分。大量的A群细菌多位于巨噬细胞外和肺空洞干酪液化部分，已被抗结核药所杀灭，也易产生耐药变异菌。②B菌群处于半静止状态，多位于巨噬细胞内酸性环境中和空洞壁坏死组织中。③C菌群处于半静止状态，可有突然间歇性短暂的生长繁殖，存在于干酪坏死灶中。④D菌群为休眠菌，不繁殖，数量很少，无致病力和传染性。抗结核药物对不同菌群的作用各异，通常多数抗结核药物可以作用于A菌群，如异烟肼和利福平具有早期杀菌作用，在治疗的48小时内可迅速杀菌，使菌群数量明显减少，传染性降低或消失，痰菌转阴。B菌群和C菌群由于处于半静止状态，抗结核药物的作用相对较差，有"顽固菌"之称。杀灭B和C菌群以防复发。抗结核药物对D菌群无作用。

2）耐药性：耐药性分为先天耐药和继发耐药。①先天耐药为结核分枝杆菌在自然繁殖中，由于染色体基因突变而出现的极少量天然耐药菌。单用一种药物可杀灭大量敏感菌，但对天然耐药菌无效，最终菌群中以天然耐药菌为主，使该抗结核药物治疗失败。②继发耐药是药物与结核分枝杆菌接触后，部分细菌发生诱导变异，逐渐能适应在含药环境中继续生存。

3）间歇化学治疗：结核分枝杆菌与不同药物接触后产生不同时间的延缓生长期。在结核分枝杆菌重新生长繁殖前再次投以高剂量药物，可使细菌持续受抑制直至最终被消灭。如结核分枝杆菌接触异烟肼和利福平24小时后分别可有6~9天和2~3天的延缓生长期。间歇化学治疗减少了投药次数，节省了费用，也减轻了督导治疗的工作量和药物的不良反应。

4）顿服：抗结核药物血中高峰浓度的杀菌作用优于经常性维持较低药物浓度水平的情况。相同剂量药物1次顿服较每天分2次或3次服用血药浓度峰值高3倍。

（2）化学治疗的原则：早期、规律、全程、适量和联合治疗是化学治疗的原则。整个化疗方案分强化和巩固两个阶段。

1）早期：指一旦发现和确诊结核后均应立即给予化学治疗。早期病灶内结核菌以A群为主，局部血流丰富，药物浓度高，可发挥其最大的抗菌作用，以迅速控制病情及减少传染性。

2）规律：严格按化疗方案的规定用药，不可随意更改方案、遗漏或随意中断用药，以免细菌产生耐药。

3）全程：指患者必须按治疗方案，坚持完成规定疗程，是提高治愈率和减少复发率的重要措施。

4）适量：指严格遵照适当的药物剂量用药。用药剂量过低不能达到有效血药浓度，影响疗效，易产生耐药性；剂量过大易发生药物不良反应。

5）联合：指根据病情及抗结核药的作用特点，联合使用两种以上药物。联合用药可杀死病灶中不同生长速度的菌群，提高疗效，还可减少和预防耐药菌的产生，增加药物的协同作用。

（3）常用抗结核药物：抗结核药物依据其抗菌能力分为杀菌药与抑菌药。常规剂量下药物在血液中（包括巨噬细胞内）的浓度达到试管内最低抑菌浓度10倍以上时才能起杀菌作用，否则仅有抑菌作用。异烟肼（INH，H）和利福平（RFP，R）在巨噬细胞内外均能达到杀菌浓度，称全杀菌药。异烟肼是单一抗结核药中杀菌力，特别是早期杀菌力最强者，其对不断繁殖的结核菌（A群）作用最强。利福平对A、B、C菌群均有作用。吡嗪酰胺（PZA，Z）和链霉素（SM，S）为半杀菌药。吡嗪酰胺能杀灭巨噬细胞内酸性环境中的结核菌，是目前B菌群最佳的半杀菌药。链霉素主要杀灭巨噬细胞外碱性环境中的结核菌。乙胺丁醇（EMB，E）为抑菌药，与其他抗结核药联用可延缓其他药物耐药性的发生。其他抗结核药物有乙硫异烟胺、丙硫异烟胺、阿米卡星、氧氟沙星、对氨基水杨酸等。常用抗结核药的剂量、主要不良反应和注意事项见表3-7。

表3-7　常用抗结核药成年人剂量、不良反应和注意事项

药名（缩写）	抗菌特点	每天剂量/g	主要不良反应	注意事项
异烟肼 （INH，H）	全杀菌药	0.3	周围神经炎、偶有肝功能损害	避免与抗酸药同时服用，注意消化道反应、肢体远端感觉及精神状态
利福平 （RFP，R）	全杀菌药	0.45~0.6*	肝功能损害、过敏反应	体液及分泌物会呈橘黄色，使角膜接触镜永久变色；监测肝毒性及过敏反应；注意药物相互作用：利福平会加快口服避孕药、降糖药、茶碱、抗凝血药等药物的排泄，降低上述药物疗效
链霉素 （SM，S）	半杀菌药	0.75~1.0△	听力障碍、眩晕、肾功能损害	注意听力变化及有无平衡失调，用药前和用药后1~2个月进行听力检查；了解尿常规及肾功能的变化
吡嗪酰胺 （PZA，Z）	半杀菌药	1.5~2.0	胃肠道不适、肝功能损害、高尿酸血症、关节痛	监测肝功能，尤其是ALT水平；注意关节疼痛、皮疹等反应，监测血尿酸浓度
乙胺丁醇 （EMB．E）	抑菌药	0.75~1.0**	视神经炎	检查视觉灵敏度和颜色的鉴别力（用药前、用药后每1~2个月1次）

注：*体重<50 kg用0.45 g，>50 kg用06 g；S、Z用量亦按体重调节；△老年人每天0.75 g；**前2个月25 mg/kg，其后减至15 mg/kg。

（4）化学治疗方案：整个化疗分为强化和巩固两期。强化期旨在有效杀灭繁殖菌，迅速控制病情；巩固期的目的是杀灭生长缓慢的结核菌，以提高治愈率，减少复发。总疗程6～8个月，其中初治为强化期2个月/巩固期4个月，复治为强化期2个月/巩固期6～10个月。①初治涂阳肺结核的常用治疗方案（含初治涂阴有空洞形成或粟粒型肺结核）：2HRZE/4HR、2H，R，Z，E，/4H，R，等；②复治涂阳肺结核的常用治疗方案有：2HRZES/6～10HRE. 2H，R，Z，E，5，/6～10H，RE，或3HRZE/6～10HRE等；③初治涂阴肺结核的常用治疗方案有：2HR7. /4HR、2H，RZ，/4H，R。其中药物前面的数字分别代表强化期和巩固期的月数，而药物后面的下标代表每周服药的次数，无下标者表示为每天服用。

2. 对症治疗

（1）毒性症状：一般在有效抗结核治疗1～3周消退，不需要特殊处理。中毒症状重者，可在应用有效抗结核药的基础上短期加用糖皮质激素，以减轻中毒症状和炎症反应。

（2）咯血：咯血量较少时，嘱卧床休息（患侧卧位），消除紧张，口服止血药。中等或大量咯血时应严格卧床休息，取患侧卧位，保证气道通畅，注意防止窒息，并配血备用。大量咯血患者可用垂体后叶激素，缓慢静脉注射（15～20分钟）或静脉滴注。必要时可经支气管镜局部止血，或插入球囊导管，压迫止血。咯血窒息是致死的主要原因，需严加防范和紧急抢救。

3. 手术治疗　适用于经合理化学治疗无效、多重耐药的厚壁空洞、大块干酪灶、结核性脓胸、支气管胸膜瘘和大咯血保守治疗无效者。

【常用护理诊断/问题、措施及依据】

1. 知识缺乏　缺乏结核病治疗的相关知识。

（1）指导患者坚持用药：①抗结核化疗对控制结核病起决定性作用，护士应向患者及其家属反复强调化疗的重要性及意义，督促患者按医嘱服药，坚持完成规则、全程化疗，以提高治愈率、减少复发；②向患者说明化疗药的用法、疗程、可能出现的不良反应及表现，督促患者定期检查肝功能及听力情况，如出现巩膜黄染、肝区疼痛、胃肠不适、眩晕、耳鸣等不良反应要及时与医师联系，不要自行停药，大部分不良反应经相应处理可以消除。

（2）正确留取痰标本：肺结核患者有间断且不均匀排菌的特点，故需多次查痰，护士应指导患者正确留取痰标本，其要点是：患者需首先以清水漱口数次，以减少口腔杂菌污染；之后用力咳出深部第一口痰，并留于加盖的无菌容器中；标本留好后尽快送检，一般不超过2小时；若患者无痰，可用高渗盐水（3%～10%）超声雾化吸入导痰。通常初诊患者应留3份痰标本（即时痰、清晨痰和夜间痰），夜间无痰者，应在留取清晨痰后2～3小时再留1份。复诊患者应每次送检2份痰标本（夜间痰和清晨痰）。

（3）休息：合理休息可以调整新陈代谢，使机体各器官的功能得以调节与平衡，并使机体耗氧量减低，呼吸次数和深度亦降低，使肺获得相对休息，有利于病灶愈合。休息的程度与期限取决于患者的代谢功能、病灶的性质与病变趋势。①肺结核患者症状明显，有咯血、高热等严重结核病毒性症状，或结核性胸膜炎伴大量胸腔积液者，应卧床休息。恢复期可适当增加户外活动，以提高机体的抗病能力。轻症患者应避免劳累和重体力劳动，保证充足的睡眠和休息，做到劳逸结合。②有效抗结核治疗4周以上且痰涂片证实无传染性或传染性极低的患者，应恢复正常的家庭和社会生活，可减轻患者的社会隔离感和焦虑情绪。

2. 营养失调　与低于机体需要量及机体消耗增加、食欲减退有关。

（1）制订饮食计划：肺结核是一种慢性消耗性疾病，宜给予高热量、高蛋白、富含维生素和易消化饮食，忌烟酒及辛辣刺激食物。蛋白质可增加机体的抗病能力及机体修复能力，建议每天蛋白质摄入量为 1.5~2.0 g/kg，其中鱼、肉、蛋、牛奶等优质蛋白摄入量占一半以上；多进食新鲜蔬菜和水果，以补充维生素。食物中的维生素 C 有减轻血管渗透性的作用，可以促进渗出病灶的吸收；维生素 B 对神经系统及胃肠神经有调节作用，可促进食欲。

（2）增进食欲：增加膳食品种，饮食中注意加具有促进消化、增进食欲作用的食物，如藕粉、新鲜水果，于正餐前后适量摄入；选用合适的烹饪方法，保证饭菜的色、香、味以促进食欲，尽量采用患者喜欢的烹饪方法，增进患者的食欲；进餐时应心情愉快，可促进食物的消化吸收。食欲减退者可少量多餐。

（3）监测体重：每周测体重 1 次并记录，了解营养状态是否改善。

3. 潜在并发症　大咯血、窒息。

（1）休息与体位：小量咯血者以静卧休息为主，大量咯血者应绝对卧床休息、尽量避免搬动。取患侧卧位，可减少患侧胸部的活动度，既防止病灶向健侧扩散，同时有利于健侧肺的通气功能。

（2）饮食护理：大量咯血者应禁食，小量咯血者宜进少量流质饮食，因过冷或过热食物均易诱发或加重咯血。多饮水，多食富含纤维素食物，以保持排便通畅，避免排便时腹压增加而引起再度咯血。

（3）对症护理：安排专人陪护并安慰患者。保持口腔清洁，咯血后为患者漱口、擦净血迹，防止因口咽部异物刺激引起剧烈咳嗽而诱发咯血，及时清理患者咯出的血块及污染的衣物、被褥，有助于稳定情绪增加安全感，避免因精神过度紧张而加重病情。对于神经极度紧张、剧烈咳嗽的患者，可建议给予小剂量镇静药或镇咳药。

（4）保持呼吸通畅：痰液黏稠、无力咳出者，可鼻腔吸痰。重症患者在吸痰前后提高吸氧浓度，避免吸痰引起低氧血症。指导并协助患者将气管内痰液和积血轻轻咳出，保持气道通畅。咯血时轻轻拍击健侧背部，嘱患者不要屏气，以免诱发喉头痉挛，使血液引流不畅形成血块，导致窒息。

（5）用药护理：①垂体后叶激素可收缩小动脉，减少肺血流量，从而减轻咯血。但也能引起子宫、肠道平滑肌收缩和冠状动脉收缩，故冠心病、高血压患者及孕妇忌用，静脉滴注时速度勿过快，以免引起恶心便意、面色苍白等不良反应。②年老体弱、肺功能不全者在应用镇静药和镇咳药后，应注意观察呼吸中枢和咳嗽反射受抑制情况，以早期发现因呼吸抑制导致的呼吸衰竭和不能咯出血块而发生窒息。

（6）窒息的抢救：对大咯血及意识不清的患者，应在病床旁备好急救设备，一旦患者出现窒息征象，应立即取头低脚高45°俯卧位，头偏向一侧，轻拍背部，迅速排出气道和口咽部的血块，或直接刺激咽部以咳出血块。必要时用吸痰管进行负压吸引。给予高浓度吸氧。做好气管插管或气管切开的准备与配合工作，以解除呼吸道阻塞。

（7）病情观察：密切观察患者咯血的量、颜色、性质及出血的速度，观察生命体征及意识状态的变化，有无胸闷、气促、呼吸困难、发绀、面色苍白、出冷汗、烦躁不安等窒息征象；有无阻塞性肺不张、肺部感染及休克等并发症的表现。

【其他护理诊断/问题】

1. 体温过高　与结核菌感染有关。
2. 疲乏　与结核病毒性症状有关。
3. 有孤独的危险　与隔离性治疗有关。

【健康指导】

1. 疾病预防指导

（1）控制传染源：控制传染源的关键是早期发现和彻底治愈肺结核患者。肺结核病程长、易复发和具有传染性，必须长期随访。对确诊的结核患者，应及时转至结核病防治机构进行统一管理，并实行 DOTS。

（2）切断传播途径：①开窗通风，保持空气新鲜，可有效降低结核病传播。涂阳肺结核患者住院治疗时需进行呼吸道隔离，每天紫外线消毒病室。②结核菌主要通过呼吸道传播，患者咳嗽或打喷嚏时应用双层纸巾遮掩；不随地吐痰，痰液应吐入带盖的容器内，用含氯消毒液浸泡 1 小时后再弃去，或吐入纸巾中，含有痰液的纸巾应焚烧处理；接触痰液后用流动水清洗双手。③餐具煮沸消毒或用消毒液浸泡消毒，同桌共餐时使用公筷，以防传染。④衣物、寝具、书籍等污染物可在烈日下暴晒进行消杀。

（3）保护易感人群：①卡介苗接种。卡介苗是一种无毒的牛型结核菌活菌疫苗，接种后可使未受过结核菌感染者获得对结核病的特异性免疫力。其接种对象主要为未受感染的新生儿、儿童及青少年。②化学药物预防。对于高危人群，如与涂阳肺结核患者有密切接触且结核菌素试验强阳性者、HIV 感染者、长期使用糖皮质激素及免疫抑制剂者、糖尿病等，可以服用异烟肼和（或）利福平以预防发病。

2. 疾病知识　指导患者合理安排休息，恢复期逐渐增加活动，以提高机体免疫力但应避免劳累；保证营养的摄入，戒烟酒，避免情绪波动及呼吸道感染。指导患者及其家属保持居室通风、干燥，按要求对痰液及污染物进行消毒处理。与涂阳肺结核患者密切接触的家属必要时应接受预防性化学治疗。

3. 用药指导与病情监测　向患者强调坚持规律、全程、合理用药的重要性，保证 DOTS 顺利完成。督促患者治疗期间定期复查胸片和肝、肾功能，指导患者观察药物疗效和不良反应，若出现药物不良反应及时就诊。定期随访。

【预后】

肺结核的病因明确，有成熟的预防和治疗手段，只要切实执行，本病大部分可获临床治愈或痊愈，人群的发病率也将得到有效控制。

二、中医

肺痨是正气虚弱，感染痨虫，侵入肺脏所致，以咳嗽、咯血、潮热、盗汗及身体逐渐消瘦等为主要临床表现的一种具有传染性的慢性虚弱性病证。肺痨的转归与预后取决于正气的盛衰，如早期诊断及治疗，病情可得到控制或治愈；若正气虚弱，治疗不及时，迁延日久，每多演变恶化，全身虚弱症状明显。

肺痨的文献记载始见《内经》。如《素问·玉机真脏论》说："大骨枯槁，大肉陷下，胸中气满，喘息不便，内痛引肩项，身热，脱肉……肩髓内消。"对本病的临床特点已有所论述。《灵枢·玉版》说："咳，脱形；身热，脉小以疾。"描述了肺痨的一些主症。华佗《中藏经·传尸》说："人之血气衰弱，脏腑虚羸……或因酒食而遇，或问病吊丧而得……钟此病死之气，染而为疾，故曰传尸也。"指出本病具有传染性。唐代王焘《外台秘要·传尸》则进一步说明了本病的危害，"传尸之候，莫问老少男妇，皆有斯疾……不解疗者，乃至灭门"。唐代孙思邈《千金要方》把"尸注"列入肺脏篇，明确病位主要在肺。元代葛可久《十药神书》为我国现存的第一部治疗肺痨的专著，明代虞抟《医学正传·劳极》则明确提出杀虫与补虚的两大治疗原则。

【病因病机】

肺痨的致病因素主要有内外两方面。外因系指感染痨虫，内因指由于禀赋不足、酒色劳倦、病后失调、营养不良所致正气虚弱，两者往往互为因果。痨虫蚀肺，耗损肺阴，进而演变发展，可致阴虚火旺，或导致气阴两虚，甚至阴损及阳。病位在肺，病变可传及脾、肾等脏。

1. 感染痨虫　感染痨虫是导致本病发生的外因，可通过与患者亲密接触或问病、看护、吊丧等致病。

2. 正气虚弱　先天禀赋薄弱，调摄失宜，或后天起居不慎，忧思劳倦，酒色过度，致正气损伤；或大病久病后失调，如麻疹、外感久咳不愈；或患有宿疾如消渴、虚劳等，正气亏虚，抗病力弱；或生活贫困，营养不良，或产后体虚不复，在正虚的基础上感染痨虫而发病。

【诊断与鉴别诊断】

（一）诊断依据

1. 有与肺痨患者的长期密切接触史。
2. 以咳嗽、咯血、潮热、盗汗及形体明显消瘦为主要临床表现。
3. 初期仅感疲乏无力，干咳，食欲缺乏，形体逐渐消瘦。

（二）病证鉴别

1. **虚劳**　肺痨与虚劳都具有消瘦、疲乏、食欲缺乏等虚证特征，肺痨可发展为虚损。

肺痨主要病变在肺，具有传染性，以阴虚火旺为病理特点，以咳嗽、咯血、潮热、盗汗、消瘦为主要临床症状；而虚劳则由多种原因导致，病程较长，病势缠绵，病变为五脏虚损而以脾肾为主，一般无传染性，以气、血、阴、阳亏虚为病理特点，是多种慢性虚损病证的总称。

2. 肺痿 肺痨与肺痿两者病位均在肺，但肺痿是肺部多种慢性疾病后期转归而成，如肺痈、肺痨、咳嗽日久等，若导致肺叶痿弱不用，俱可成肺痿。肺痨晚期，如出现干咳、咳吐涎沫等症，即已转属肺痿。在临床上肺痿是以咳吐浊唾涎沫为主症，而肺痨是以咳嗽、咯血、潮热、盗汗为特征。

【辨证施护】

（一）辨证要点

1. 辨脏腑及病理性质 辨阴虚、阴虚火旺、气虚的不同，掌握肺与脾、肾的关系，本病病变脏腑主要在肺，以肺阴虚为主。久则损及脾肾两脏，肺损及脾，以气阴两伤为主；肺肾两伤，元阴受损，则表现阴虚火旺之象；甚则由气虚而致阳虚，表现阴阳两虚之候。

2. 辨病情轻重 根据四大主症的情况辨病情轻重。一般症状不典型或及时抗痨治疗的患者病情多轻，表现为微咳、低热、轻度盗汗、疲乏无力，偶或痰中夹有少量血丝；典型病例出现咳呛气急、痰少质黏、咳引胸痛，或伴咯血、潮热盗汗、口干多饮，病情较重；后期出现大骨枯槁、大肉陷下、骨髓内消、肌肤甲错、喑哑气喘、面唇发绀、大便溏泄、肢体水肿等为危候。

（二）证候分型

1. 肺阴亏损
证候表现：干咳，咳声短促，少痰或痰中有时带血，如丝如点，色鲜红，午后自觉手足心热，皮肤干灼；或见少量盗汗，口干咽燥，胸闷隐痛；舌质红，苔薄少津，脉细或兼数。
证候分析：痨虫蚀肺，阴津受伤，阴虚肺燥，肺失滋润故干咳痰少，咳声短促；肺损络伤，则痰中时夹血丝、血点，胸闷隐痛；阴虚生热，虚热内灼，故见手足心热，皮肤灼热；肺阴耗伤，津不上承，故口干咽燥；舌质红，苔薄少津，脉细或兼数均属阴虚有热之象。
护治法则：滋阴润肺，杀虫止咳（治疗代表方：月华丸加减）。

2. 虚火灼肺
证候表现：呛咳气急，痰少质黏，反复咯血，量多色鲜，五心烦热，颧红，口渴心烦，或吐痰黄稠量多，急躁易怒，胸胁掣痛，失眠多梦，男子梦遗，女子月经不调，骨蒸潮热，盗汗量多，形体日渐消瘦；舌质红绛而干，苔薄黄或剥，脉细数。
证候分析：肺痨日久，肺虚及肾，肾阴亏耗，虚火灼津，炼液成痰，故痰少质黏，呛咳气急；虚火灼伤肺络，故反复咯血，血色鲜红量多；阴虚火旺，则午后潮热，骨蒸颧红，五心烦热；虚火迫津外泄，故夜卧盗汗；肾阴不足，心肝火旺，故心烦口渴，急躁易怒，失眠多梦；肝脾脉络失和，故胸胁掣痛；若感受火热之邪，热壅痰盛，则吐痰黄稠量多；相火偏旺，扰动精室，则梦遗失精；冲任失养，则月经不调；阴精耗损，不能充养身形，则形体日瘦；舌质红绛，苔黄或剥，脉细数均属肺肾阴虚、燥热较盛之候。

护治法则：滋阴降火（治疗代表方：百合固金汤合秦艽鳖甲散加减）。

3. 气阴耗伤

证候表现：咳嗽无力，痰中偶夹有血，血色淡红，气短声低，神疲倦怠，午后潮热，热势一般不剧，身体消瘦，食欲缺乏，面色㿠白，盗汗，颧红；舌质嫩红，边有齿痕，苔薄，脉细弱而数。

证候分析：肺脾同病，阴伤气耗，清肃失司，肺不主气故咳嗽无力；气阴两虚，肺虚络损则痰中夹血，血色淡红；肺阴亏损，阴虚内热，故午后潮热、颧红；肺虚及脾，脾气受损，肺脾气弱，故气短声低，神疲倦怠，面色㿠白；脾虚失运，故食欲缺乏；舌质嫩红，边有齿痕，苔薄，脉细弱而数均为肺脾同病，气阴两虚之象。

护治法则：养阴润肺，益气健脾（治疗代表方：保真汤或参苓白术散加减）。

4. 阴阳虚损

证候表现：痰中或见夹血，血色暗淡，咳逆喘息少气，形体羸弱，大肉尽脱，劳热骨蒸，面浮肢肿，潮热，形寒，自汗，盗汗，声嘶失音，心慌，唇紫，肢冷，五更泄泻，口舌生糜，男子遗精、阳痿，女子经少、经闭，舌光质红少津；或舌淡体胖、边有齿痕，脉微细而数，或虚大无力。

证候分析：肺痨日久，阴伤及阳，肺脾肾三脏俱虚，为本病晚期证候。精气虚竭，无以充养形体，形体羸弱，大肉尽脱；肺虚气逆则咳逆喘息少，气道失润，金破不鸣而声嘶；肺肾阴虚，虚火内盛，则劳热骨蒸，潮热盗汗；脾肾两虚，水液代谢失常故见面浮肢肿；病及于心，心失所养，则心慌，唇紫；虚火上炎则口舌生糜；卫阳不固则形寒自汗；精气虚竭，无以充养，命门火衰故男子遗精、阳痿；精血亏虚，无以资助冲任之化源，故女子经少或经闭；舌光质红少津，或舌淡体胖、边有齿痕，脉微细数、虚大无力，为阴阳俱衰之象。

护治法则：温补脾肾，滋养精血（治疗代表方：补天大造丸加减）。

【护理措施】

1. 起居护理　病室应安静整洁，空气新鲜、流通，阳光充足，温湿度适宜。每天用紫外线照射消毒。肺阴亏损、虚火灼肺者室温宜凉爽湿润，避免干燥；气阴耗伤和阴阳虚损者室温宜偏暖，病室向阳，防寒保暖。衣被适中，汗出湿衣应及时用干毛巾擦干，避风更衣，以防当风受凉。注意休息，不宜过度活动、劳累，可适当散步和做呼吸操等，病情较重者宜卧床休息。咳喘少气、呼吸困难者予以氧气吸入。肺痨患者应注意隔离，到定点专科医院治疗，嘱患者勿随地吐痰。

2. 病情观察　观察患者病证特点、主要症状表现及病情变化。观察患者咳嗽、咳痰情况，咯血的色、质、量及时间，潮热的时间和热势，有无胸痛、盗汗，消瘦的情况，以及舌苔、脉象的变化等，做好记录。若出现胸闷、咽痒有血腥味等咯血先兆或咯血量多、汗出肢冷、面色苍白、血压下降、脉微欲绝等气随血脱征象，或热势有增无减、咯血不止等，均需立即通知医师，并配合抢救处理。咯血量多时应保持呼吸道通畅，防止窒息。

3. 饮食护理　饮食宜富营养，高蛋白和高热量，多食奶类、蛋类、鱼虾、瘦肉、豆制品等食物，多食新鲜蔬果，忌辛辣、动火伤阴之品，禁烟酒。肺阴亏损者可食百合、梨、藕、枇杷、银耳、燕窝、蜂蜜等以滋阴润肺，也可服虫草老鸭煲；虚火灼肺出现骨蒸盗汗者可多食荸荠、藕等，或用浮小麦、瘪桃干煎汤代茶饮，或服用天地粥；痰中带血或咯血者可食鲜藕汁、鲜百合汁和冰糖蒸梨，不宜过食生冷；气阴耗伤者饮食宜补脾养肺，少食多餐，可选食山药、黄芪、白扁豆、薏苡仁、百合、莲子肉、银耳、虫草等煨鸭、煨粥；便溏者可食用山药鸡蛋黄粥、黄芪薏苡仁粥等，忌肥甘厚腻生冷之物；阴阳虚损者可适当服用紫河车、冬虫夏草、蛤蚧、灵芝等，或五味鸡补益精血。

4. 情志护理　肺痨病程长，病情反复，患者易出现焦虑和恐惧心理。应对患者进行心理疏导，坚持长期规范治疗，帮助其建立科学调养、战胜疾病的信心。虚火灼肺者情绪急躁，在做好心理疏导的同时，多与家属交流，帮助消除不良情绪；阴阳虚损者多为晚期重症，患者年高体衰，病延日久或久治未果或出现多种并发症，预后差，多数患者失去战胜疾病的信心，应积极配合医师对家属及患者加强宣教和心理支持。

5. 用药护理　应按时服药。肺阴亏损者中药汤剂宜温服；虚火灼肺者宜稍凉服；气阴耗伤者宜温服；阴阳虚损者中药汤剂宜用文火煎，温服。服药后应注意观察药后反应。咳嗽、潮热、盗汗和咯血症状减轻是疾病经治后改善的表现，反之，诸症不减反加重应及时报告医师，查找原因，加强综合治疗。服用抗结核药的患者应遵医嘱服药，不可自行随意减药，以免影响治疗效果。

6. 适宜技术　肺痨阴虚盗汗者可用浮小麦泡茶饮用，也可用敷脐法，取五倍子粉加白醋调成糊状，临睡前敷填神阙穴，或用煅牡蛎、烧龙骨粉纱布包扎，用以扑身，以收敛止汗。肺痨日久者可用五灵脂、白芥子、甘草、大蒜泥共研细末，加入少量醋，摊纱布上，敷颈椎至腰椎夹脊旁开0.5寸处。

【健康教育】

1. 起居有常，注意劳逸结合，节制房事，适当进行体育锻炼以增强体质。不随地吐痰，打喷嚏时用纸巾遮挡口鼻，防止飞沫病菌传给他人。做好痰具、用具及房间空气的消毒工作。

2. 保持乐观情绪，安心静养，戒恼怒忧虑。遵医嘱坚持治疗，巩固疗效，定期复查，以得到及时的治疗和保健。

3. 加强饮食调养，饮食宜易消化、富营养，多食用补益肺脾肾之品，忌辛辣、煎炸、油腻、生冷食物，戒烟酒。

4. 儿童应预防接种卡介苗。

第五节　特发性肺纤维化（肺痿）

一、西医

特发性肺纤维化（idiopathic pulmonary fibrosis，IPF）是一种慢性、进行性、纤维化性间质性肺炎，组织学和（或）胸部 HRCT 特征性表现为普通型间质性肺炎（usual interstitial pneumonia，UIP），病因不清，好发于老年人。

IPF 是临床最常见的一种特发性间质性肺炎，其发病率呈现上升趋势。美国 IPF 的患病率和年发病率分别是（14～42.7）/10 万和（6.8～16.3）/10 万。我国缺乏相应的流行病学资料，但是临床实践中发现近年来 IPF 病例呈明显增多的趋势。

UIP 是 IPF 的特征性病理改变类型。UIP 的组织学特征是病变呈斑片状分布，主要累及胸膜下外周肺腺泡或小叶。低倍镜下病变呈时相不一，表现纤维化、蜂窝状改变、间质性炎症和正常肺组织并存，致密的纤维瘢痕区伴散在的成纤维细胞灶。

【病因与发病机制】

至今有关 IPF 的病因还不清楚。危险因素包括吸烟和环境暴露（如金属粉尘、木尘等），吸烟指数超过 20 包年，患 IPF 的危险性明显增加。还有研究提示了 IPF 与病毒感染（如 EB 病毒）的关系，但是病毒感染在 IPF 的确切作用不明确。IPF 常合并胃食管反流（CER），提示胃食管反流致微小吸入可能与 IPF 发病有关，但是二者之间的因果关系还不十分清楚。家族性 IPF 病例的报道提示 IPF 存在一定的遗传易感性，但是还没有特定的遗传异常被证实。

目前认为 IPF 起源于肺泡上皮反复发生微小损伤后的异常修复。在已知或未知的遗传或环境因素的多重持续损伤下，受损的肺上皮细胞启动"重编程"，导致细胞自噬降低，凋亡增加，上皮再生修复不足，残存细胞发生间充质样转化，呈现促纤维化表型，大量分泌促纤维化因子，形成促纤维化微环境，使成纤维细胞活化转变为肌成纤维细胞，产生过量的细胞外基质沉积，导致纤维瘢痕与蜂窝囊形成、肺结构破坏和功能丧失。

【临床表现】

1. 多于 50 岁以后发病，呈隐匿起病，主要表现为活动性呼吸困难，渐进性加重，常伴干咳。全身症状不明显，可以有不适、乏力和体重减轻等，但很少发热。75% 有吸烟史。

2. 约半数患者可见杵状指，90% 的患者可在双肺基底部闻及吸气末细小的 velcro 啰音。在疾病晚期可出现明显发绀、肺动脉高压和右心功能不全征象。

【实验室及其他检查】

1. 胸部 X 线   通常显示双肺外带、胸膜下和基底部分布明显的网状或结节模糊影，伴有蜂窝样变和下叶肺容积减低。

2. 胸部 HRCT   可以显示 UIP 的特征性改变，诊断 UIP 的准确性大于 90%，因此 HRCT 已成为诊断 IPF 的重要方法，可以替代外科肺活检。HRCT 的典型 UIP 表现为：①病变呈网格改变，蜂窝改变伴或不伴牵拉支气管扩张；②病变以胸膜下、基底部分布为主。

3. 肺功能   主要表现为限制性通气功能障碍、弥散量降低伴低氧血症或 I 型呼吸衰竭。早期静息肺功能可以正常或接近正常，但运动肺功能表现 $P_{(A-a)}O_2$ 增加和氧分压降低。

4. 血液化验   血液涎液化糖链抗原（KL-6）增高，ESR、抗核抗体和类风湿因子可以轻度增高，但没有特异性。结缔组织疾病相关自身抗体检查有助于 IPF 的鉴别。

5. BALF/TBLB　BALF 细胞分析多表现为中性粒细胞和（或）嗜酸性粒细胞增加。BALF 或 TBLB 对于 IPF 无诊断意义。

6. 外科肺活检　对于 HRCT 呈不典型 UIP 改变，诊断不清楚，没有手术禁忌证的患者应该考虑外科肺活检。IPF 的组织病理类型是 UIP，UIP 的病理诊断标准为：①明显纤维化、结构变形伴或不伴蜂窝肺，胸膜下、间质分布；②斑片肺实质纤维化；③成纤维细胞灶。

【诊断要点】

1. IPF 诊断遵循如下标准　①ILD，但排除了其他原因（如环境、药物和结缔组织疾病等）；②HRCT 表现为 UIP 型，或联合 HRCT 和外科肺活检病理表现诊断为 UIP。

2. IPF 急性加重　IPF 患者出现新的弥漫性肺泡损伤导致急性或显著的呼吸困难恶化即 AE-IPF。诊断标准：①过去或现在诊断 IPF；②1 个月内发生显著的呼吸困难加重；③CT 表现为 UIP 背景下出现新的双侧磨玻璃影伴或不伴实变影；④不能完全由心力衰竭或液体过载解释。

【鉴别诊断】

IPF 的诊断需要排除其他原因的 ILD。UIP 是诊断 IPF 的"金标准"，但 UIP 也可见于慢性过敏性肺炎、石棉沉着病、结缔组织病等。过敏性肺炎多有环境抗原暴露史（如饲养鸽子、鹦鹉等），BAL 细胞分析显示淋巴细胞比例增加。石棉沉着病、硅沉着病或其他职业尘肺多有石棉、二氧化硅或其他粉尘接触史。结缔组织病多有皮疹、关节炎、全身多系统累及和自身抗体阳性。

【治疗要点】

IPF 不可治愈，治疗目的是延缓疾病进展，提高生活质量，延长生存期。包括抗纤维化药物治疗、非药物治疗、合并症治疗、姑息治疗、疾病的监测、患者教育和自我管理。

1. 抗纤维化药物治疗　循证医学证据证明吡非尼酮和尼达尼布治疗可以减慢 IPF 肺功能下降，为 IPF 患者带来希望。吡非尼酮是一种多效性的吡啶化合物，具有抗感染抗纤维化和抗氧化特性。尼达尼布是一种多靶点酪氨酸激酶抑制剂，能够抑制血小板衍化生长因子受体（PDGFR）、血管内皮生长因子受体（VEGFR）及成纤维细胞生长因子受体（FGFR）。两种药物作为抗纤维化药物，已开始在临床用于 IPF 的治疗。N-乙酰半胱氨酸作为一种祛痰药，高剂量（1800 mg/d）时具有抗氧化作用，进而有抗纤维化作用，对部分 IPF 患者可能有用。

2. 非药物治疗　IPF 患者尽可能进行肺康复训练，静息状态下存在明显的低氧血症（$PaO_2 < 55$ mmHg），患者还应该实行长程氧疗，但是一般不推荐使用机械通气治疗 IPF 所致的呼吸衰竭。

3. 肺移植　目前 IPF 最有效的治疗方法，合适的患者应该积极推荐肺移植。

4. 合并症治疗　积极治疗合并存在的胃-食管反流及其他合并症，但是对 IPF 合并的肺动脉高压多不推荐给予波生坦等进行针对性治疗。

5. IPF 急性加重的治疗　由于 IPF 急性加重病情严重,病死率高,虽然缺乏随机对照研究,临床上仍然推荐高剂量激素治疗。氧疗、防控感染、对症支持治疗是 IPF 急性加重患者的主要治疗手段。一般不推荐使用机械通气治疗 IPF 所致的呼吸衰竭,但可以酌情使用无创机械通气。

6. 对症治疗　减轻患者因咳嗽、呼吸困难、焦虑带来的痛苦,提高生活质量。

7. 加强患者教育与自我管理　建议吸烟者戒烟,预防流感和肺炎。

【护理措施及依据】

所有患者均需进行临床护理和康复指导,具体方法如下。

1. 心理护理　因肺间质纤维化病情反复、易进展性加重、预后效果差,患者经常会出现悲哀、悲观、恐惧等负面情绪,护理人员需主动与患者交流,讲解良好心态与情绪的重要性,通过肢体语言暗示家属多鼓励、支持患者,保持乐观心态,关爱患者,并告知患者肺间质纤维化病因、治疗方法、注意事项等,提高患者治疗依从性。

2. 对症护理　气短加重时给予持续吸氧,改善静息呼吸困难、活动喘息;若患者咳嗽时痰量增多、湿咳、体温升高,则可能提示为细菌感染,需要采集患者痰液标本进行痰培养并送检,科学用药,咳嗽频繁者禁止使用强力镇咳药,避免抑制呼吸中枢;病情加重时密切监测血氧饱和度与心电图,维持血氧饱和度 >90%,必要时分析动脉血气,及时发现二氧化碳潴留、低氧血症,合理调节用氧量;发热者若体温 < 37.5 ℃,则综合考虑为非体液免疫反应所引起,可自行退热,若体温 >39 ℃,则应用物理降温,如温水擦拭、冰袋冷敷头部。

3. 氧疗护理　对于二氧化碳潴留或进行性气短者,可进行持续低流量吸氧,氧流量控制在 1~2 L/min,实现气道湿化;对于呼吸困难、憋气、胸闷者,可进行中流量吸氧,氧流量控制在 3~5 L/min,维持血氧饱和度 >90%,必要时可进行高流量、高浓度吸氧;对于呼吸衰竭者,可进行机械通气。

4. 用药护理　糖皮质激素使用后能抑制肺泡巨噬细胞活性、减少肺泡巨噬细胞数量与细胞因子合成量、抗感染、抑制免疫反应,故需要严格按照医嘱定时定量用药,叮嘱患者自行随意加减药物或停药的危害性,防止停药导致病情反复,同时给予富含钾、钙的食物,如橘子汁、虾皮、牛奶等,避免低钾血症、低钙血症,长期使用糖皮质激素可能致使骨质疏松、白念珠菌感染,故叮嘱患者多参与体育活动,预防病理性骨折,并每天检查患者口腔黏膜,告知患者每天刷牙 2~3 次,感染者需进行抗真菌治疗,另外严格落实无菌操作,减少侵袭性操作,减少感染风险。

5. 康复指导　指导患者及早进行系统化呼吸功能锻炼,以有氧运动为主,比如慢跑、有效咳嗽、呼吸操等,运动强度以患者喘憋、不感疲劳为准,防止活动过度,并告知患者及其家属病情诱发因素,比如呼吸道感染、刺激性气体、吸烟等,叮嘱患者形成规律作息,注意劳逸结合,介绍氧疗知识,出院后指导患者用便捷式血氧饱和度监测仪定期测量血氧饱和度,告知患者一旦出现咳嗽咳痰、气短胸闷、发热、呼吸困难等症状,及时到门诊复查,防止耽误病情。

【健康指导】

1. 运动康复指导　指导患者进行缩唇呼吸、腹式呼吸等呼吸肌训练以提升支气管内压，增强肺泡换气，防止小气道过早闭合，从而改善缺氧。同时，通过腹肌的舒张与收缩增强膈肌运动，降低呼吸功耗，缓解气促等症状；采用多功能阻力式下肢康复健身机和上肢有氧训练机进行运动康复。

2. 营养指导　对患者营养状况进行风险评估，明确患者饮食习惯，提高患者食欲，鼓励进食、注重饮食成分的选择、必要时可给予患者静脉营养。在不影响患者病情的情况下，应尽量满足患者饮食需要，提供高热量、高蛋白、维生素丰富、易消化食物，少食多餐，同时要避免辛辣刺激；服用激素药物期间指导患者多食用富含钙、钾的食物，如牛奶、鱼、虾皮等，防止患者出现低钙血症、低钾血症。

3. 家庭氧疗指导　护士应指导患者和家属做到：①了解氧疗的目的、必要性及注意事项；②注意安全，供氧装置周围严禁烟火，防止氧气燃烧爆炸；③氧疗装置定期更换、清洁、消毒。

【预后】

IPF 诊断后中位生存期为 2 ~ 3 年，但 IPF 自然病程及结局个体差异较大。大多数患者表现为缓慢逐步可预见的肺功能下降；少数患者在病程中反复出现急性加重；极少数患者呈快速进行性发展。影响 IPF 预后的因素包括：呼吸困难、肺功能下降和 HRCT 纤维化及蜂窝样改变的程度，6 分钟步行试验（6MWT）的结果，尤其是这些参数的动态变化。基线状态下 DLCO < 40% 预计值和 6MWT 时 SpO_2 < 88%，6 ~ 12 个月 FVC 绝对值降低 10% 以上或 DLCO 绝对值降低 15% 以上都是预测死亡风险的可靠指标。

二、中医

肺痿是以咳吐浊唾涎沫为主要临床表现的病证，多由其他肺系疾病（如久咳、久喘等）迁延不愈或失治误治后，耗伤肺气、灼伤肺津，致使肺虚，津气亏损失于濡养，导致肺叶痿弱不用而得，为肺脏的慢性虚损性疾病。西医学中的间质性肺疾病、慢性阻塞性肺疾病、支气管扩张、肺纤维化等发展到一定阶段均属本病范畴，可参照本节辨证论治。

肺痿病名首见于东汉张仲景《金匮要略·肺痿肺痈咳嗽上气病脉证治》，该篇对肺痿的病因、病机、临床表现、辨证论治等均有较为系统的论述，奠定了后世医家肺痿辨证论治的基础。张仲景认为，肺痿因"重亡津液"得之，病机总属"肺燥津伤""肺气虚冷"两端，肺燥津伤者，"寸口脉数，其人咳，口中反有浊唾涎沫"，可予麦门冬汤滋阴润燥；肺气虚冷者，"吐涎沫而不咳者，其人不渴，必遗尿，小便数"，"必眩，多涎唾"，可予甘草干姜汤温肺复气。晋代葛洪《肘后备急方》治肺痿有四方，总以益气温阳、滋阴润燥为法。隋代巢元方在《诸病源候论·咳嗽病诸候》中对肺痿的病因病机又有新的认识，其首提"肺气壅塞"说，明确了"邪实"在肺痿发病中的作用，且对该病的转归亦进行了探讨，其言"咳唾咽燥欲饮者必愈；欲咳而不能咳、唾干沫，而小便不利者难治。"唐代孙思邈《千金要方·肺痿门》明确提出该病分为热在上焦和肺中虚冷，认为"肺痿虽有寒热之分，从无实热之例"。在治疗上概要为虚寒可用生姜甘草汤、甘草汤；虚热可用炙甘草汤、麦门冬汤、白虎加人参汤，对《金匮要略》的治法有所补充。唐代王焘《外台秘要·咳嗽门》指出肺痨久嗽，劳热熏肺，肺阴大伤，可进一步发展成肺痿。

及至清代，众医家在肺痿本虚论的基础上，对其治疗方法进行了补充。清代张璐《张氏医通·肺痿》将其治疗要点概括为："缓而图之，生胃津，润肺燥，下逆气，开积痰，止浊唾，补真气……散火热"七个方面。旨在"以通肺之小管"，"以复肺之清肃"。清代沈金鳌《杂病源流犀烛·肺病源流》说："其症之发，必寒热往来，自汗，气急，烦闷多唾，或带红线脓血，宜急治之，切忌升散辛燥温热。大约此症总以养肺、养气、养血、清金、降火为主。"进一步指出肺痿的用药宜忌。清代叶天士《叶选医衡》亦有"患此必十死八九，最为难治"的论述，均说明了本病为疑难病、危候，预后差，死亡率高。另外，历代医家均认识到肺痿是多种肺系疾病的慢性转归，肺痈、肺痨、久嗽、喘哮等伤肺，均有转化为肺痿的可能。

【病因病机】

肺痿病因主要包括久病损肺、误治津伤、外感六淫、情志失调及药食失宜等，而以久病损肺为最常见。

1. 久病损肺　肺痈、肺痨、久哮、久嗽、消渴、热病等，迁延日久，或热或寒，损肺致痿。如痰热久嗽，热灼阴伤，或肺痨久嗽，虚热内灼，耗伤阴津，或肺痈余毒未清，灼伤肺阴，或消渴津液耗伤，或热病之后，邪热伤津，津液大亏，以致热壅上焦，消灼肺津，变生涎沫，肺燥阴竭，肺失濡养，日渐枯萎。若大病久病之后，耗伤阳气，或内伤久咳，冷哮不愈，肺虚久喘等，肺气日耗，渐而伤阳，或虚热肺痿日久，阴损及阳，亦可致肺虚有寒，气不化津，津液失于温摄，反为涎沫，肺失濡养，肺叶渐痿不用。此即《金匮要略》所谓"肺中冷"之类。

2. 误治津伤　因医者误治，滥用汗吐下等治法，重亡津液，肺津大亏，肺失濡养，发为肺痿。如《金匮要略·肺痿肺痈咳嗽上气病脉证治》说："热在上焦者，因咳为肺痿，肺痿之病……或从汗出，或从呕吐，或从消渴，小便利数，或从便难，又被快药下利，重亡津液，故得之。"

3. 外感六淫　肺为华盖，合皮毛，开窍于鼻，六淫多从皮毛、口鼻侵入人体。肺痿的发病，在外感六淫中，主要与风、燥、热（暑、火、疫疠、毒）邪关系密切。邪气入里犯肺，伤津耗气，肺失气津濡养，肺叶痿弱不用，终致肺痿。

4. 情志失调　内伤七情首伤脏腑气机，肺主气，司呼吸，气机逆乱则劫肺络之气，致肺络失调，肺失濡养，日久成痿；又肺与悲应，悲则气消，七情之中，悲对肺痿的形成意义相对较大，悲忧日久，可致肺络失充为痿。本病病位在肺，与五脏相关，尤其与脾、肾关系密切；病性总属本虚标实，本虚主要包括气虚、阴虚、津伤，标实则以痰瘀阻络为主。基本病机有上焦虚热、肺中虚冷及邪壅阻肺，其中，肺津不足贯穿疾病发展的始终。肺痿总以本虚为主，但在其发展过程中，多虚实夹杂，其中，痰瘀阻络为其邪实病机特点。气津不足，肺失所养，宣肃失常，肺络不能正常吸入清气化生宗气，而宗气贯心脉行气血，宗气不足致气虚血瘀；肺布津功能失宜，则致津停成痰；痰阻血行，痰凝气滞，气滞血瘀，血瘀津停，痰、瘀多互结。又"久病多瘀""久病多痰""久病入络"，肺痿多由久病转归，肺痿既成又难速愈，故肺痿痰、瘀、络病多并见，终成痰瘀阻络之象。上焦虚热，熏蒸肺叶，津枯则痿而不用；若肺气虚寒，则肺叶失于温养，日久亦痿而不用。正如清代尤怡《金匮要略心典·肺痿肺痈咳嗽上气》所云："肺为娇脏，热则气烁，故不用而痿；冷则气沮，故不用而痿"。清代魏荔彤《金匮要略方论本义》所言更为形象："肺叶如草木之花叶，有热之痿，如日炙之则枯；有冷之痿，如霜杀之则干矣。"然阴阳互根，上焦虚热与肺气虚寒可相互影响。盖上焦虚热，肺津不足，肺失濡养，阴病及阳，可致肺中虚冷。而肺气虚寒，温化失权，亦可致肺津生化不足或气不布津，致肺津相对不足。清代陈修园《金匮要略浅注》据经"肺喜温而恶寒""肺喜润而恶燥"之论，认为肺"温则润，寒则燥"，提示了肺中虚冷确可致肺津不足。可见，在肺痿形成之初，上焦虚热与肺中虚冷病机可单见，但随着疾病进展，二者必兼夹，而肺津不足将会贯穿肺痿疾病发展的始终。

另外，肺痿本身既可由某些肺病实证转化而来，疾病进展过程中又可因虚致实，导致痰、瘀、气滞等邪实征象，根据患者体质、病因、病程长短等因素的不同，肺痿患者邪实的偏重亦有所异，应具体分析，不得一概而论，但总以痰瘀阻络为其邪实关键。又"子病及母"，"金水相生"，肺朝百脉，助心行血，肝与肺共司气机升降及气血运行，故肺痿日久，可影响脾胃、肾、心、肝之功能，表现相应症状，当知犯何逆，随证治之。

【诊断与鉴别诊断】

（一）诊断

1. 有多种慢性肺系疾病史，久病体虚。

2. 临床以咳吐浊唾涎沫为主要症状。唾呈细沫稠黏，或白如雪，或带白丝，咳嗽，或不咳，气息短，或动则气喘。

3. 常伴有面色白，或青苍，形体瘦削，神疲，头晕，或时有寒热等全身证候。

肺部高分辨 CT、血气分析等检查有助于本病的诊断。

（二）鉴别诊断

1. 肺痈　肺痈失治久延，可以转为肺痿，但二者在病因病机、病性、主症、脉象等各方面均存在差异。肺痿多因久病肺虚、误治津气亏损致虚热肺燥或虚寒肺燥而成，以咳吐浊唾涎沫为主症，病性总属本虚标实而以本虚为主；而肺痈多因外感风热、痰热内盛致热壅血瘀、蕴酿成痈、血败肉腐化脓而成，以咳则胸痛、吐痰腥臭，甚则咳吐脓血为主症，病性属实。肺痿脉象多为虚数或虚弱，肺痈则为浮数、滑数。

2. 肺痨　肺痨是痨虫入侵所致的具有传染性的慢性虚弱性疾病，主症为咳嗽、咯血、潮热、盗汗及身体逐渐消瘦等，与肺痿以吐涎沫为主症有别，但肺痨后期可以转为肺痿。

【辨证施护】

1. 虚热证

临床表现：咳吐浊唾，或咳痰带血，咳声不扬，甚则音嘎，气急喘促，口渴咽燥，可伴潮热盗汗，形体消瘦，皮毛干枯；舌红而干，脉虚数。

麦门冬汤由麦门冬、人参、半夏、甘草、粳米、大枣组成；清燥救肺汤由桑叶、石膏、杏仁、甘草、麦冬、人参、阿胶、胡麻仁、炙枇杷叶组成。前方润肺生津，降逆下气；后方养阴润燥，清金降火。如肺胃火盛，虚烦呛咳，加芦根、竹叶；咳唾浊痰，口干欲饮，加天花粉、知母、川贝母等；津伤较著者，加北沙参、天门冬、玉竹等；潮热较著者，加胡黄连、银柴胡、地骨皮、白薇等。

护治法则：滋阴清热，生津润肺（治疗代表方：麦门冬汤合清燥救肺汤）。

2. 虚寒证

临床表现：咳吐涎沫，不渴，短气不足以息，头眩，神疲乏力，食少，形寒，小便数，或遗尿；舌质淡，脉虚弱。

甘草干姜汤由甘草、干姜组成；生姜甘草汤由人参、生姜、甘草、大枣组成。前方甘辛合用，甘以滋液，辛以散寒；后方则以补脾助肺、益气生津为主。如脾气虚弱，纳少神疲，加白术、茯苓；肺虚失约，唾沫多而尿频者，加益智仁、白果等；肾虚而不能纳气者，加钟乳石、五味子，另吞服蛤蚧粉（每次 2 g，一日 2 次）。

护治法则：温肺益气，生津润肺（治疗代表方：甘草干姜汤或生姜甘草汤）。

【护理措施】

1. 生活护理　合理安排生活起居，养成良好的生活习惯；病室定期通风换气、消毒，保持床褥、贴身衣物清洁干燥，防止感染；及时根据天气增减衣物，避免着凉；避免出入人群密集的公共场所，防止呼吸道感染。

2. 情志护理　久病伤肝，则疏泄失常，患者因疾病等因素易产生焦虑、烦躁、忧郁等情绪，需与患者进行有效的沟通，让患者了解到"怒伤肝、忧伤肺、思伤脾、恐伤肾"的致病特点，认识到情志对疾病的影响，采取关心、安慰、暗示、鼓励等方法对患者进行情绪上的疏导，也可通过移情易性的方法，将患者的注意力转移到其感兴趣的事情或话题，或听舒缓的音乐，如《春江花月夜》《江南丝竹乐》等，缓解或消除患者的不良情绪，帮助患者建立治疗疾病的信心。

3. 中医膳食护理　对咳嗽严重的患者，可在饮食中加陈皮或梨；萝卜、生姜有宣肺止咳的效果，有条件的可给予雪梨银耳汤，可清肺祛痰。

4. 运动护理　适当进行运动锻炼，如散步、打太极、练八段锦等，增强呼吸肌运动功能，同时加强免疫力，但避免剧烈运动。

5. 中医特色护理　穴位贴敷，以肺俞、定喘、天突等穴为主穴，辨证论治加辅穴进行穴位贴敷治疗，6 ~ 8 h/次，1 次/日；耳穴埋豆，以肺、神门、皮质等穴为主进行治疗；艾灸，以大椎、足三里、三阴交为主行艾灸治疗。

【预防调护】

预防的重点在于积极治疗咳喘等肺部疾病，防止其向肺痿转变，同时根据个人情况，加强体育锻炼；慎起居，生活规律，视气候随时增减衣服。时邪流行时，尽量减少外出，避免接触患者。本病治疗时间长，要劝说患者安心养病，不可急躁。注意耐寒锻炼，适应气候变化，增强肺卫功能。戒烟，减少对呼吸道的刺激，以利肺气恢复。饮食清淡，忌寒凉油腻。居处要清洁，避免烟尘刺激。

编者们立项 2022 年度青岛市中医药科技项目《以专病护士为主导的肺间质纤维化中医延续性护理方案的临床研究》（课题编号：2022-zyym06），基于中医诊疗方案、中医肺康复技术，从辨证施养、辨证施膳、辨证施术 3 个维度系统地构建肺间质纤维化中医延续性护理方案。客观、全面地评估肺间质纤维化中医延续性护理方案临床疗效，以形成科学化、系统化、完整性的肺间质纤维化中医延续护理方案，提高患者生活质量，拓展护理服务范围，创新服务方式，促进健康管理和服务水平提高。

第六节　冠状动脉硬化性心脏病（胸痹心痛）

一、西医

冠状动脉粥样硬化性心脏病指冠状动脉粥样硬化使血管腔狭窄或阻塞，导致心肌缺血缺氧或坏死而引起的心脏病，简称冠心病。

动脉粥样硬化是因动脉内膜积聚的脂质外观呈黄色粥样而得名。其特点是受累动脉的病变从内膜开始，先后有脂质积聚、纤维组织增生和钙质沉着，并有动脉中层的逐渐退变和钙化，在此基础上继发斑块内出血、斑块破裂及局部血栓形成。冠心病是动脉粥样硬化导致器官病变的最常见类型，也是严重危害人类健康的常见疾病。我国冠心病死亡率农村地区高于城市地区，男性高于女性，总体呈上升趋势，农村地区上升更明显。急诊经皮冠状动脉介入治疗率明显增加，溶栓治疗率下降，但总再灌注治疗率并未提高。

【病因与发病机制】

（一）病因

本病病因尚未完全明确。研究表明，本病是多种因素作用于不同环节所致的冠状动脉粥样硬化，这些因素亦称为危险因素。主要危险因素如下。

1. 年龄、性别　本病多见于 40 岁以上人群，40 岁以后发病明显增加，但近年来发病年龄有年轻化趋势。女性发病率较低，与雌激素有抗动脉粥样硬化的作用有关，故女性在绝经期后发病率迅速增高。

2. 血脂异常　脂质代谢异常是粥样硬化最重要的危险因素。总胆固醇（TC）、甘油三酯、低密度脂蛋白胆固醇（LDL-C）或极低密度脂蛋白胆固醇增高，高密度脂蛋白胆固醇降低、载脂蛋白 A 降低、载脂蛋白 B 增高，脂蛋白（a）增高都被认为是危险因素，目前最肯定的是 LDL-C 的致动脉粥样硬化作用。在临床实践中降低 LDL-C 水平是治疗的靶目标。

3. 高血压　血压增高与本病密切相关。60%～70% 的冠状动脉粥样硬化患者有高血压，高血压患者患冠心病的概率增高 3～4 倍。可能由于高血压使内皮细胞损伤，LDL-C 易进入动脉壁，并刺激平滑肌细胞增生，引起动脉粥样硬化。

4. 吸烟　吸烟者的发病率和死亡率增高 2～6 倍，且与每天吸烟的支数成正比。被动吸烟也是危险因素。吸烟者前列环素释放减少，血小板易在动脉壁黏附聚集；使血中的 HDL-C 降低、TC 增高，易致动脉粥样硬化。烟草中的尼古丁可直接作用于冠状动脉和心肌，导致动脉痉挛和心肌损伤。

5. 糖尿病和糖耐量异常　糖尿病患者发病率比非糖尿病者高出数倍，且病变进展迅速。糖尿病者多伴有高甘油三酯血症或高胆固醇血症，如同时伴有高血压，冠状动脉硬化的发病率明显增高。糖尿病患者还常有凝血因子Ⅷ增高及血小板功能增强，加速血栓形成并引起动脉管管腔闭塞。近年来研究认为，胰岛素抵抗和动脉粥样硬化的发生有密切关系，Ⅱ型糖尿病患者常有胰岛素抵抗和高胰岛素血症伴发冠心病。

其他危险因素包括：①肥胖；②家族史；③A 型性格；④口服避孕药；⑤不良饮食习惯，如进食过多的高热量、高动物脂肪、高胆固醇饮食等。

（二）发病机制

正常情况下，冠状动脉血流量有很大的储备力量，机体在剧烈体力活动、情绪激动时，对氧的需求增加，冠状动脉适当扩张，血流量增加（可增加 6～7 倍），达到供求平衡。当冠状动脉粥样硬化致冠脉狭窄或部分闭塞时，其血流量减少，对心肌的供血量相对固定。在休息时尚能维持供需平衡，可无症状；在劳累、情绪激动、饱餐、寒冷等情况下，心脏负荷突然增加，心率加快、心肌张力和心肌收缩力增加等致使心肌耗氧量增加，而狭窄冠状动脉的供血却不能相应增加以满足心肌对血液的需求时，即可引起心绞痛。

产生疼痛感觉的直接因素，可能是在缺血、缺氧的情况下，心肌内积聚过多的代谢产物，如乳酸、丙酮酸、磷酸等酸性物质，或类似激肽的多肽类物质，刺激心脏内自主神经传入纤维末梢，经第 1～5 胸交感神经节和相应的脊髓段，传至大脑，产生疼痛感觉。这种痛觉反映在与自主神经进入水平相同脊髓段的脊神经所分布的区域，即胸骨后及两臂的前内侧与小指，尤其是在左侧，产生相应部位放射痛。

【临床分型】

根据病理解剖和病理生理变化，本病有不同的临床分型。1979 年 WHO 曾将本病分为隐匿型或无症状性冠心病、心绞痛、心肌梗死、缺血性心肌病、猝死型。近年趋于根据发病特点和治疗原则将本病分为慢性冠脉疾病（或称慢性缺血综合征）和急性冠脉综合征两大类。前者包括稳定型心绞痛、隐匿型冠心病和缺血性心肌病。后者包括不稳定型心绞痛、非 ST 段抬高心肌梗死、ST 段抬高心肌梗死，也有将冠心病猝死包括在内。

稳定型心绞痛

稳定型心绞痛亦称劳力性心绞痛，是在冠状动脉狭窄的基础上，由于心肌负荷的增加而引起心肌急剧的、暂时的缺血与缺氧的临床综合征。本病的临床重要特征是在数月内，疼痛发作的程度、频率、持续时间、性质和诱因无明显变化。

【临床表现】

1. 症状

以发作性胸痛为主要临床表现，典型疼痛的特点如下。

（1）部位：主要在胸骨体之后，可波及心前区，手掌大小范围，界限不很清楚，常放射至左肩、左臂内侧达环指和小指，或至颈、咽或下颌部。

（2）性质：胸痛常为压迫、发闷或紧缩性，也可有烧灼感，但不像针刺或刀割样锐性痛，偶伴濒死感。有些患者仅觉胸闷而非胸痛。发作时，患者往往不自觉地停止正在进行的活动，直至症状缓解。

（3）诱因：体力劳动、情绪激动、饱餐、寒冷、吸烟、心动过速、休克等均可诱发。疼痛多发生于劳动或情绪激动的当时，而不是在其之后发生。

（4）持续时间：疼痛一般持续数分钟至十余分钟，多为 3～5 分钟。

（5）缓解方式：一般在停止原来诱发症状的活动后即可缓解；舌下含服硝酸甘油等硝酸酯类药物也能在几分钟内缓解。

2. 体征 平时一般无异常体征。心绞痛发作时，患者可出现表情焦虑、出冷汗、心率增快、血压升高，心尖部听诊有时出现第四或第三心音奔马律；可有暂时性心尖部收缩期杂音，是乳头肌缺血以致功能失调引起二尖瓣关闭不全所致。

【实验室及其他检查】

1. 血糖和血脂检查 可以了解冠心病危险因素；胸痛明显的患者需要查血清心肌损伤标志物，包括心肌肌钙蛋白、肌酸激酶（CK）和同工酶（CK-MB）。

2. 心电图检查 是发现心肌缺血、诊断心绞痛最常用的检查方法。主要包括静息心电图、运动心电图和 24 小时动态心电图。约有半数患者静息心电图正常，可有陈旧性心肌梗死的改变或非特异性 ST 段和 T 波异常。心绞痛发作时，多数患者出现暂时性心内膜下心肌缺血引起的 ST 段压低（≥0.1 mV），T 波低平或倒置；在平时有 T 波持续倒置的患者，发作时可变为直立。心电图负荷试验及 24 小时动态心电图可显著提高上述心肌缺血性改变的检出率。

3. 冠状动脉多层螺旋 CT 造影 通过冠状动脉二维或三维重建，有助于对冠脉管腔狭窄程度和管壁钙化情况的判断。未发现钙化及狭窄病变者可基本上排除冠心病；但对管腔狭窄严重程度的判断有一定的局限性，尤其是当有管壁钙化存在时。

4. 放射性核素检查 主要包括核素心肌显像和负荷试验、放射性核素心腔造影和 PET-CT 心肌显像。前者利用放射性铊心肌显像所示灌注缺损提示心肌供血不足或血供消失，对心肌缺血诊断较有价值；放射性核素心腔造影可测定左心室射血分数及显示心肌缺血区室壁局部运动障碍；PET-CT 通过心肌灌注和代谢显像匹配分析可准确评估心肌活力。

5. 有创性检查冠状动脉造影　是目前冠心病临床诊断的"金标准"。可显示冠状动脉各主干及分支狭窄性病变的部位并估计其严重程度，对明确诊断、指导治疗和预后判断意义重大。冠脉内超声显像、冠脉内光学相干断层扫描、冠脉血流储备分数测定等也可用于冠心病的诊断并有助于指导介入治疗。

6. 超声心动图检查　多数患者静息时检查无异常，有陈旧性心肌梗死或严重心肌缺血者可探测到缺血区心室壁的运动异常。

【诊断要点】

根据冠心病的各种危险因素、典型的发作性胸痛和心肌缺血的检查证据，除外其他原因引起的心绞痛，一般即可建立诊断。根据加拿大心血管学会分级，可将心绞痛严重程度分为 4 级（表 3-8）。

表 3-8　心绞痛分级

分级	分级标准
Ⅰ 级	一般日常活动不引起心绞痛，用力、速度快、长时间的体力活动引起发作
Ⅱ 级	日常体力活动稍受限、情绪激动时受限更明显
Ⅲ 级	日常体力活动稍受限，以一般速度在一般条件下平地步行 1 km 或上 1 层楼即可引起心绞痛发作
Ⅳ 级	轻微活动即可引起心绞痛，甚至休息时也有发作

【治疗要点】

稳定型心绞痛的治疗原则是改善冠状动脉血供和降低心肌耗氧，减轻症状和（或）缺血发作；积极治疗动脉粥样硬化，避免各种诱发因素和纠正各种危险因素；预防心肌梗死和猝死，提高生活质量。

1. 发作时的治疗

（1）休息：发作时立即休息，一般患者停止活动后症状即逐渐消失。

（2）药物治疗：宜选用作用较快的硝酸酯制剂，这类药物除可扩张冠状动脉、增加冠状动脉血流量外，还可扩张外周血管，减轻心脏负荷和减少心肌耗氧量，从而缓解心绞痛。常用药物：①硝酸甘油。0.5 mg 舌下含服，1～2 分钟显效，约 30 分钟后作用消失；每隔 5 分钟可重复 1 次，但一般连续服用不超过 3 次；还可采用喷雾剂，每次 0.4 mg，15 分钟内不超过 1.2 mg。主要的不良反应包括头痛、面色潮红、低血压，首次服用时应注意防止发生直立性低血压。②硝酸异山梨酯。5～10 mg 舌下含化，2～5 分钟见效，作用维持 2～3 小时。

2. 缓解期的治疗　缓解期一般不需要卧床休息。应尽量避免各种明确的诱因。药物治疗以减轻症状、改善缺血及预后的药物为主。非药物治疗包括运动锻炼疗法、血管重建治疗、增强型体外反搏等。

（1）药物治疗

1）改善心肌缺血及减轻症状的药物

①β受体拮抗药：能抑制心脏β肾上腺素能受体，减慢心率、减弱心肌收缩力、降低血压，从而降低心肌耗氧量，可以减少心绞痛发作和增加运动耐量。长期应用还能降低心绞痛患者死亡和心肌梗死的风险。推荐使用无内在拟交感活性的受体拮抗药，如美托洛尔、比索洛尔等，只要无禁忌证（严重心动过缓和高度房室传导阻滞、窦房结功能紊乱、支气管痉挛或哮喘），应作为稳定型心绞痛的初始治疗药物。

②硝酸酯制剂：为非内皮依赖性血管扩张药，能减少心肌需氧和改善心肌灌注，从而降低心绞痛发作的频率和减轻症状。由于此类药物可反射性引起交感神经活性加强而使心率加快、心肌耗氧量增加，因此临床上常与β受体拮抗药或非二氢吡啶类钙通道阻滞药等负性心率药物联合使用，其抗心绞痛作用优于单独用药。常用药物有二硝酸异山梨酯、单硝酸异山梨酯。在服药期间，每天用药应留有充足的无药间期，以减少耐药性的发生。

③钙通道阻滞药：抑制钙离子内流和心肌细胞兴奋 – 收缩耦联中钙离子的利用，抑制心肌收缩；并通过扩张冠状动脉，解除冠状动脉痉挛，改善心内膜下心肌的供血；扩张周围血管、减轻心脏负荷，从而缓解心绞痛；还可以降低血黏度，抗血小板聚集，改善心肌的微循环。常用药物有维拉帕米、硝苯地平缓释制剂、地尔硫䓬。

④其他：曲美他嗪，通过抑制脂肪酸氧化和增加葡萄糖代谢，提高氧利用率而改善心肌缺血。中医中药治疗目前以"活血化瘀""芳香温通"和"祛痰通络"法为常用疗法。此外，针刺或穴位按摩治疗也可能有一定疗效。

2）预防心肌梗死和改善预后的药物

①环氧化酶（COX）抑制剂：通过抑制血小板环氧化酶活性而阻断血栓素A的合成，达到抗血小板聚集的作用，包括不可逆COX抑制剂（阿司匹林）和可逆COX抑制剂（吲哚布芬）。阿司匹林是抗血小板治疗的"基石"，患者若没有用药禁忌证都应该服用。阿司匹林的最佳剂量范围为 75～150 mg/d。其主要不良反应为胃肠道出血或过敏。吲哚布芬胃肠反应小，出血风险少，可考虑用于胃肠道出血或消化性溃疡病史等阿司匹林不能耐受患者的替代治疗，维持剂量为每次 100 mg，每天 2 次。

②P_2Y_{12}受体拮抗剂：通过阻断血小板的 P_2Y_{12} 受体抑制ADP诱导的血小板活化。目前临床常用药物有氯吡格雷和替格瑞洛。主要用于支架植入以后及有阿司匹林禁忌证的患者，常用维持剂量为氯吡格雷每次 75 mg，每天 1 次；或替格瑞洛每次 90 mg，每天 2 次。

③调血脂药物：首选他汀类药物，如辛伐他汀、阿托伐他汀、普伐他汀等，该类药物能有效降低TC和LDL-C，延缓斑块进展，使斑块稳定。所有的冠心病患者，无论其血脂水平如何，都应该服用他汀类药物，并根据目标LDL-C水平调整剂量。其他降低LDL-C水平的药物包括胆固醇吸收抑制剂依折麦布和前蛋白转化酶枯草溶菌素9抑制剂。

④ACEI或ARB：在稳定型心绞痛患者中，合并糖尿病、心力衰竭或左心室收缩功能不全的高危患者应该使用ACEI，常用药物有卡托普利、依那普利、培哚普利等。若患者发生刺激性干咳等情况不能耐受ACEI，可服用ARB，常用药物有氯沙坦、缬沙坦等。

（2）冠状动脉血运重建治疗：稳定型心绞痛患者可择期进行血运重建治疗。常用方法包括：①经皮冠状动脉介入治疗（percutaneous coronary intervention，PCI）。②冠状动脉旁路移植术（coronary artery bypass grafting，CABG）。通过选取患者自身的大隐静脉作为旁路移植材料，一端吻合在主动脉，另一端吻合在有病变的冠状动脉段的远端；或游离乳内动脉与病变冠状动脉远端吻合，引主动脉的血流以改善病变冠状动脉所供血心肌的血流供应。PCI或 CABG 的选择需要根据冠状动脉病变情况、患者对开胸手术的耐受程度和患者的意愿等综合因素而定。但是，对全身情况能够耐受开胸手术的患者、左主干合并 2 支以上冠脉病变或多支血管病变合并糖尿病者，首选 CABG。

（3）增强型体外反搏（enhanced external counterpulsation，EECP）：EECP 装置是具有我国自主知识产权的下半身气囊序贯加压式体外反搏器。EECP 治疗能降低患者心绞痛发作频率，改善运动负荷试验中的心肌缺血情况，能使 75%~80% 的患者症状获得改善。药物治疗难以奏效又不适宜血管重建术的慢性稳定型心绞痛患者可试用。一般每天 1 小时，12 天为 1个疗程。

【常用护理诊断/问题、措施及依据】

1. 疼痛　胸痛与心肌缺血、缺氧有关。

（1）休息与活动：心绞痛发作时应立即停止正在进行的活动，就地休息。

（2）心理护理：安慰患者，解除紧张不安的情绪，以减少心肌耗氧量。

（3）疼痛观察：评估患者疼痛的部位、性质、程度、持续时间，观察患者有无焦虑、出冷汗、恶心、呕吐等伴随症状。疼痛发作时测血压、心率，做心电图，为判断病情提供依据。

（4）用药护理：①心绞痛发作时给予舌下含服硝酸甘油（嚼碎后含服效果更好），用药后注意观察患者胸痛变化情况，如服药后 3~5 分钟仍不缓解可重复使用。对于心绞痛发作频繁者，可遵医嘱给予硝酸甘油静脉滴注，应使用微量泵控制滴速，以防低血压发生。部分患者用药后出现面部潮红、头部胀痛、头晕、心动过速、心悸等不适，应告知患者是由药物所产生的血管扩张作用导致，以解除顾虑。②应用他汀类药物时，应严密监测转氨酶及肌酸激酶等生化指标，及时发现药物可能引起的肝功能损害和肌病。采用强化降脂治疗时，应注意监测药物的安全性。

（5）PCI 护理。

（6）减少或避免诱因：疼痛缓解后，与患者一起分析引起心绞痛发作的诱因。保持排便通畅，切忌用力排便，以免诱发心绞痛；调节饮食，禁烟酒；保持心境平和，改变焦躁易怒、争强好胜的性格等。

2. 活动耐力下降　与心肌氧的供需失调有关。

（1）评估活动受限程度：评估患者由心绞痛发作而导致的活动受限程度。

（2）制订活动计划：心绞痛发作时应立即停止活动，缓解期的患者一般不需要卧床休息。根据患者的活动能力制订合理的活动计划，鼓励患者参加适当的体力劳动和体育锻炼，最大活动量以不发生心绞痛症状为度，避免竞赛活动和屏气用力动作，避免精神过度紧张的工作和长时间工作。适当运动有利于侧支循环的建立，提高患者的活动耐力。对于规律性发作的劳力性心绞痛,可进行预防用药,如在就餐、排便等活动前含服硝酸甘油。

(3)观察与处理活动中不良反应:监测患者活动过程中有无胸痛、呼吸困难、脉搏增快等反应,出现异常情况应立即停止活动,并给予含服硝酸甘油、吸氧等处置。

【其他护理诊断/问题】

知识缺乏:缺乏纠正危险因素、控制诱发因素及预防心绞痛发作的知识。

【健康指导】

1. 疾病知识　指导生活方式的改变是冠心病治疗的基础。应指导患者:①合理膳食。宜摄入低热量、低脂、低胆固醇、低盐饮食,多食蔬菜、水果和粗纤维食物如芹菜、糙米等,预防便秘,避免暴饮暴食,注意少量多餐。②戒烟限酒。③适量运动。运动方式应以有氧运动为主,每天30分钟,注意运动的强度和时间因病情和个体差异而不同。④心理平衡。调整心态,减轻精神压力,逐渐改变急躁易怒性格,保持心理平衡。可采取放松技术或与他人交流的方式缓解压力。

2. 避免诱发因素　告知患者及其家属过劳、情绪激动、饱餐、用力排便、寒冷刺激等都是心绞痛发作的诱因,应注意尽量避免。

3. 病情监测　指导教会患者及其家属心绞痛发作时的缓解方法,胸痛发作时应立即停止活动或舌下含服硝酸甘油。如服用硝酸甘油不缓解,或心绞痛发作比以往频繁、程度加重、疼痛时间延长,应立即到医院就诊,警惕心肌梗死的发生。不典型心绞痛发作时可能表现为牙痛、上腹痛等,为防止误诊,可先按心绞痛发作处理并及时就医。告知患者应定期复查心电图、血压、血糖、血脂、肝功能等。

4. 用药指导　指导患者出院后遵医嘱服药,不要擅自增减药量,自我监测药物的不良反应。外出时随身携带硝酸甘油以备急需。硝酸甘油见光、受潮易分解,应放在棕色瓶内密闭保存,以免见光、潮解失效。药瓶开封后每6个月更换1次药物,以确保疗效。

【预后】

稳定型心绞痛患者除用药物或血管重建手段防止心绞痛再次发作外,在阻止动脉粥样硬化病情进展、预防心肌梗死等方面综合管理可以显著改善预后。

二、中医

胸痹心痛是邪痹心络,气血不畅所致,以膻中和左胸部发作性憋闷、疼痛,甚则心痛彻背、短气、喘息不得卧等为主要临床表现的病证。轻者仅感胸闷如窒,呼吸欠畅;重者则有胸痛;严重者心痛彻背、背痛彻心,或发展为真心痛。本病多在中年以后发生,男性多于女性,如治疗及时得当,病情可缓解,如反复发作,失治或调理不当,病情则较为深重。

《内经》中最早描述了胸痹的病名、病位、症状,并把心痛严重并迅速造成死亡者称为"真心痛"。如《素问·缪刺论》有"卒心痛""厥心痛"之称。《灵枢·五邪》说:"邪在心,则病心痛。"《灵枢·厥病》有"心痛间,动作痛益甚""痛如以锥针刺其心""真心痛，手足青至节，心痛甚，旦发夕死，夕发旦死"等描述。汉代张仲景《金匮要略·胸痹心痛短气病脉证治》正式提出"胸痹"的名称，把病因病机归纳为"阳微阴弦"，即"上焦阳气不足，下焦阴寒气盛"的本虚标实证，并提出了"温通散寒，宣痹化湿"的治疗原则，制定了代表方剂如瓜蒌薤白半夏汤、瓜蒌薤白白酒汤及人参汤等。元代危亦林在《世医得效方》中用芳香温通的方法，以苏合香丸治疗"暴卒心痛"。明代王肯堂《证治准绳》中明确指出心痛、胸痛、胃脘痛之别，用失笑散及大剂量红花、桃仁、降香治疗。明代秦景明《症因脉治》提出胸痹的发生与七情六欲、过食辛热有关。清代王清任《医林改错》用血府逐瘀汤活血化瘀通络治疗胸痹心痛。

【病因病机】

本病的发生与寒邪内侵、年迈体虚、情志不遂、饮食不节等因素有关。病理性质分虚实两个方面，虚为气虚、血虚、阴伤、阳衰；实为寒凝、血瘀、气滞、痰浊。其病位在心，但与肝、脾、肾有关。

1. 寒邪内侵 寒主收引，可抑遏阳气，即暴寒折阳，又可使血行瘀滞，发为本病。素体阳衰，胸阳不足，阴寒之邪乘虚侵袭，寒凝气滞，致使胸阳痹阻，气机不畅而成胸痹；或阴寒凝结，日久寒邪伤人阳气，心阳虚衰，心脉痹阻，亦可成胸痹。

2. 年迈体虚 本病多见于中老年人，年过半百，肾中精气渐衰。肾阳虚衰，则不能鼓动五脏之阳，使心气不足或心阳不振，血脉失于温运，痹阻不畅而致胸痹；肾阴亏虚，则不能濡养五脏之阴，使心阴内耗，心脉不充，发为胸痹。心阴不足，心火燔炽，下汲肾水，耗伤肾阴；心肾阳虚，阴寒之邪上乘，阻滞气机，胸阳失运，发生胸痹。

3. 饮食不节 嗜食膏粱厚味，或嗜烟酗酒，湿热蕴积，郁结中焦，损伤脾胃，灼津为痰，阻塞经络，气机不畅，心脉闭阻而成胸痹。如痰浊留恋日久，痰阻血瘀，亦成本病。

4. 情志不遂 忧思伤脾，脾失健运，转输失能，津液不布，聚湿生痰，痰聚心胸，胸阳痹阻，发为胸痹；郁怒伤肝，肝失疏泄，郁久化火，灼津生痰或气郁血滞，血行不利，脉络不通，而发胸痹。

【诊断与鉴别诊断】

（一）诊断依据

1. 以胸部闷痛为主症，多见膻中或心前区突发憋闷疼痛，可有闷痛、绞痛、刺痛、隐痛或灼痛，呈发作性或持续不能缓解，疼痛常可窜及肩背、前臂、咽喉、胃脘部等。

2. 常伴有心悸、气短、自汗，甚则喘息不能平卧。严重者可见胸部剧烈疼痛，面色苍白，汗出肢冷，唇甲青紫，脉散乱或脉微欲绝等危象，甚至发生猝死。

3. 多见于中年以上，常因劳累过度、情绪波动、寒冷刺激或暴饮暴食之后而发作。

4. 心电图、心功能测定、心肌标志物、血清酶学、冠脉造影等检查有助于明确诊断。

（二）病证鉴别

1. 真心痛 是胸痹进一步发展而成的重症。胸痹是因心脉挛急而发作的胸闷痛，疼痛程度较轻，持续时间较短，服用芳香温通药物可以缓解；而真心痛因心脉闭塞而猝发胸中剧痛，疼痛程度较重，持续不解，常伴有面白唇紫、四肢厥冷、大汗淋漓、脉微欲绝或结代等危象，服用芳香温通药物不能缓解。

2. 胃脘痛　以心窝部以下、脐以上部位疼痛为主，局部可有压痛，发作多与饮食有关，伴有泛酸、嗳气、嘈杂、呃逆等症状；胸痹多见胸中闷痛，诱因亦可与饮食有关，但休息、服药后常可缓解，伴心悸、气短等症，由于心与胃脘部位相近，胸痹发作时，可向胃脘部放射，故胸痹症状不典型时易混淆，胃脘部突发的绞痛，应首先考虑真心痛，迅速鉴别，加以救治。从持续时间来鉴别，则胃脘痛持续时间较长，胸痹持续时间较短。

3. 悬饮　与胸痹均有胸痛。悬饮为胸胁胀痛，伴有咳嗽、咳痰等肺系证候，转侧或呼吸时疼痛尤甚，肋间饱满，持续时间长；胸痹则为胸中闷痛，伴心悸、气短等证候，疼痛可向肩背部、前臂放射，常由感受风寒、情志不遂、劳倦暴食后而突然发作，持续时间短，休息或服药后得以缓解。

【辨证施护】

（一）辨证要点

1. 辨标本虚实
胸痹属本虚标实证。
（1）本虚：应辨气、血、阴、阳的不同。心气不足者，表现为胸中闷痛，常因劳累诱发，伴心悸、乏力、气短，舌淡胖或有齿痕，脉沉细或结代；心阳不振者，表现为胸闷气短，畏寒肢冷，神疲乏力，面色㿠白，自汗，舌质淡胖，脉沉细或沉迟；血虚者，表现为心悸怔忡，失眠多梦，面色无华，脉细或涩；气阴两虚者胸中隐痛，时作时止，缠绵不休，动则多发，伴口干，舌质红，少苔，脉沉细而促；若出现精神萎靡，表情淡漠，面色苍白，大汗淋漓，四肢厥冷，舌质暗淡，脉微欲绝，则为阳气欲脱之危象。
（2）标实：应辨气滞、血瘀、痰浊、寒凝的不同。气滞表现为胸闷重而痛轻，胸胁胀满，善太息，苔薄白，脉弦；血瘀表现为胸中刺痛，多在夜间发作，痛有定处，面色晦暗，口唇爪甲青紫，舌紫暗或有瘀斑、瘀点，脉结代或涩；痰浊表现为胸中窒闷疼痛，肢体沉重，唾吐痰涎，面色萎黄或水肿，苔白腻或黄腻，脉弦滑或弦数；寒凝表现为胸痛如绞，遇寒发作或加剧，伴四肢逆冷，面色青白，舌质淡，苔薄白，脉细。

2. 辨病势顺逆　疼痛持续时间短者为轻症；疼痛持续时间长，反复发作，甚至数小时不得缓解者为重症或危象；疼痛遇劳而发，休息或服药后得减为顺证，服药后不能缓解为危候。一般疼痛发作次数与病情轻重程度成正比，但亦有发作次数不多而病情较重的，尤其是在安静或睡眠时发作者病情较重。

（二）证候分型

1. 心血瘀阻
证候表现：心胸刺痛，痛有定处，入夜加重，甚则心痛彻背，背痛彻心，或痛引肩背，伴胸闷憋气；舌质紫暗，有瘀斑、瘀点，苔薄白，脉弦涩。

证候分析：瘀血阻于心脉，络脉不通则痛，故见心胸刺痛，痛有定处；血属阴，夜亦属阴，故入夜加重；心脉瘀阻，心失所养，故胸闷憋气；舌质紫暗，有瘀斑、瘀点，苔薄白，脉弦涩均为瘀血内停、气机阻滞之候。

护治法则：活血化瘀，通脉止痛（治疗代表方：血府逐瘀汤加减）。

2. 气滞心胸

证候表现：心胸满闷，隐痛阵发，时有太息，忧思郁怒时诱发或加重；伴胃脘部胀满，得嗳气或矢气则舒；苔薄白或薄腻，脉弦细。

证候分析：心胸满闷，隐痛阵发为肝气郁滞之象；情志不遂，肝气郁结，致血行失畅，脉络失养而加重；气郁日久，横逆犯脾，脾土受抑，升降受阻，运化失职，则见胃脘胀满，得嗳气或矢气则舒；苔薄白或薄腻，脉弦细，亦为肝失疏泄、气机郁滞之象。

护治法则：疏肝理气，活血通络（治疗代表方：柴胡疏肝散加减）。

3. 痰浊闭阻

证候表现：胸闷如窒，闷重而痛轻，痛引肩背，痰多气短，肢体沉重，阴雨天诱发或加重；伴倦怠乏力，少气懒言，纳呆便溏；舌体胖大，边有齿痕，苔厚腻或白滑，脉滑。

证候分析：痰为阴邪，重浊黏滞，阻于心脉，胸阳失展，故胸闷如窒；痰浊阻滞心脉故痛引肩背；脾主四肢，痰浊困脾，脾失健运，故肢体沉重；心脾气虚则倦怠乏力，气短，痰多；舌体胖大，边有齿痕，苔腻，脉滑，皆气虚而痰浊内阻之征。

护治法则：通阳泄浊，豁痰宣痹（治疗代表方：瓜蒌薤白半夏汤合涤痰汤加减）。

4. 寒凝心脉

证候表现：胸痛如绞，猝然发作，痛彻肩背，胸闷气短，喘息不宁，骤感风寒则诱发或加重；伴形寒肢冷，面色苍白；舌质淡，苔薄白，脉沉紧或沉细。

证候分析：素体阳虚，寒从内生，阴寒凝滞，胸阳不振，骤感风寒则胸痛如绞，猝然发作；胸阳痹阻，气机不畅，故胸闷气短、喘息不宁；阳虚生寒，不达四末，故形寒肢冷；面色苍白，舌质淡，脉沉细，均为寒凝心脉、阳气不运之候；若心痛彻背，背痛彻心，脉沉紧者，为阴寒凝滞之重症。

护治法则：辛温散寒，宣通心阳（治疗代表方：枳实薤白桂枝汤合当归四逆汤加减）。

5. 气阴两虚

证候表现：心胸隐痛，时作时止，动则益甚，心悸心烦，神疲乏力，头晕气短，声息低微，面色㿠白；舌质胖嫩，边有齿痕，苔薄白，脉虚细缓或结代。

证候分析：气虚则血运不畅，阴虚则脉络不利，气血凝滞而心胸隐痛，时作时止；气虚则乏力气短，舌质胖嫩，边有齿痕，苔薄白，脉细数；阴血虚则心悸眩晕；气阴两虚重症，气不运血，血不养心，气血瘀滞则脉细缓或结代。

护治法则：益气养阴，活血通脉（治疗代表方：生脉散合人参养荣汤加减）。

6. 心肾阴虚

证候表现：心痛憋闷，心悸盗汗，心烦失眠，腰膝酸软，头晕耳鸣，口干便秘；舌红少津，苔少，脉细数或促代。

证候分析：病延日久，阴虚血滞，痹阻心脉，故见心痛憋闷；肾阴虚，五脏失其所养，心肾阴虚而生内热，故心悸盗汗，心烦失眠，腰膝酸软，头晕耳鸣；口干便秘，舌红少津，苔少，脉细数或促代皆阴虚血滞之征。

护治法则：滋阴清火，养心和络（治疗代表方：天王补心丹合炙甘草汤加减）。

7. 心肾阳虚

证候表现：胸闷痛而气短，遇寒或劳累则诱发或加重，心悸汗出，神倦乏力，畏寒肢冷，水肿，面色㿠白；舌质淡胖，边有齿痕，苔白或腻，脉沉细迟。

证候分析：心肾阳虚，胸阳不运，气机不畅，血行瘀滞，故胸闷痛而气短，遇寒加重；心阳不振则心悸汗出，神倦乏力；阳气不达四肢，故畏寒肢冷；面色㿠白，舌质淡胖，边有齿痕，苔白或腻，脉沉细迟，亦为阳气虚衰之征。

护治法则：温补阳气，振奋心阳（治疗代表方：参附汤合右归饮加减）。

【护理措施】

1. 起居护理　病室环境保持安静，避免噪声刺激，定时开窗通风，保持空气新鲜，温湿度适宜，不可汗出当风，防止寒邪入侵。胸闷心痛发作时，应绝对卧床休息，给予氧气吸入，限制探视。协助患者日常生活，缓解期适当下床活动，注意劳逸结合，避免过劳诱发疾病或加重病情。保持大便通畅，排便困难时嘱患者切忌屏气用力，必要时给予缓泻剂，如麻仁丸、番泻叶等。心肾阳虚及寒凝心脉者尤其要注意保暖，室温宜偏高，随气候变化调整衣被厚薄；痰浊内阻者胸闷痰多时可协助患者取半卧位。

2. 病情观察　密切观察胸闷、胸痛的部位、性质、程度、持续时间、诱发因素及伴随症状，及时辨明证候的标本虚实及病势顺逆发展。详细记录心率、心律、血压、面色、神志、舌苔、脉象的变化，必要时进行心电监护。若患者出现胸中剧痛，有窒息及濒死感，含服硝酸甘油等药物不得缓解，伴精神萎靡、四肢厥冷、大汗淋漓、面色苍白、脉微欲绝等表现时，应考虑为真心痛，及时救治。心肾阳虚者注意观察水肿的情况，并记录24小时的出入量。

3. 饮食护理　饮食以清淡为原则，给予低盐、低脂、低胆固醇、高纤维素、易消化的食物。饮食宜规律，平素宜多食蔬果及易消化食物，少量多餐，忌饱餐，勿食辛辣刺激、膏粱厚味之品，戒烟、酒。不饮浓茶、咖啡。心血瘀阻者宜食活血化瘀通络之品，如薤白、大蒜、山楂等，可少量饮酒以助活血化瘀之功；寒凝心脉者宜食辛温散寒之品，如生姜红糖茶等，亦可在饮食中佐以葱、椒等调味，忌生冷食物；气滞心胸者宜多食疏肝理气之品，如佛手茶等；痰浊内阻者宜多食化痰之品，如荸荠、枇杷等；气阴两虚者宜食补气养阴之品，如山药百合粥等；心肾阴虚者宜食滋养心肾之品，如百合绿豆汤、枸杞茶等；心肾阳虚者宜食温补心肾之品，如羊肉、狗肉等。

4. 情志护理　胸痛发作时，应陪伴安抚患者，适当采取转移法、诱导法，放松心情，切忌忧思恼怒，积极配合治疗，避免情绪紧张，平时注意保持心情舒畅，不宜观看引起恐怖、兴奋、紧张、刺激的影视节目或书报，不宜过度交谈，以免引起情绪波动。

5. 用药护理　中药汤剂一般宜温服。胸痹发作时遵医嘱给予硝酸甘油或速效救心丸舌下含服，或选用芳香温通的药物，如冠心苏合丸等，注意观察药后反应，包括药物起效的时间、疼痛缓解的程度、心律、心率、血压、脉象等变化若症状未缓解，应及时通知医师，采取必要的措施。心肾阳虚者，中药汤剂宜浓煎，少量多次分服。痰浊内阻者，可予以鲜竹沥水化痰。

6. 适宜技术　心胸疼痛者可取心、交感、皮质下等穴，用王不留行行耳穴贴压；便秘者，可按摩腹部、足三里，或艾灸足三里、大肠俞和脾俞、胃俞；胸背闷痛者可用川乌、细辛等研末制成药熨袋，热熨背部；夜寐不安者，睡前用热水洗脚，嘱患者双脚交替按摩涌泉穴，以助患者入睡，缓解紧张情绪。

【健康教育】

1. 居室安静、通风、温湿度适宜。起居有节，避风寒，保持充足的睡眠。注意劳逸适度，动而有节，控制体重，增强机体抗病能力。

2. 饮食应清淡少盐，少食肥甘厚腻。少量多餐，忌暴饮暴食，多吃水果蔬菜，戒烟酒。保持大便通畅，切忌努责。

3. 重视情志调摄，平素保持愉快平和的心理状态，避免喜怒忧思过度。

4. 积极治疗高血压、糖尿病、高脂血症等疾病，指导患者遵医嘱服药，自我监测药物不良反应，定期进行心电图、血糖、血脂检查。

5. 常备芳香温通药物，若猝发胸中大痛应及时服药，保持镇静，平卧休息。如服用药物不得缓解，应及时到医院诊治。

第七节　高血压（眩晕）

一、西医

高血压是以体循环动脉压升高为主要临床表现的心血管综合征，可分为原发性高血压和继发性高血压。原发性高血压又称高血压病，是心脑血管疾病最重要的危险因素，可损伤心、脑、肾等重要脏器的结构和功能，最终导致这些器官功能衰竭。继发性高血压是由某些确定疾病或病因引起的血压升高，约占5%。

高血压患病率在不同国家、地区或种族之间有差别，工业化国家较发展中国家高，美国黑种人约为白种人的2倍。我国高血压患病率男性高于女性；患病率及血压水平随年龄增长而升高，老年人以收缩期高血压多见；患病率存在地区、城乡和民族差别，北方高、南方低的现象仍存在，但目前呈现出大中型城市患病率较高、农村地区患病率增长速度较城市快、高原少数民族地区患病率较高的特点。2012—2015年全国调查显示，我国18岁及以上居民高血压患病率为27.9%（标化率为23.2%），然而知晓率、治疗率和控制率分别为51.6%、45.8%和16.8%，因此高血压防治任务仍然十分艰巨。

【病因与发病机制】

原发性高血压是在一定的遗传背景下多种环境因素的交互作用，使正常血压调节机制失代偿所致。因此，高血压是多因素、多环节、多阶段和个体差异性较大的疾病。

1. 与高血压发病有关的因素

（1）遗传因素：原发性高血压有明显的家族聚集性，双亲均患高血压者，其子女发病概率高达46%，约60%的高血压患者有高血压家族史。高血压的遗传可能存在主要基因显性遗传和多基因关联遗传两种方式。在遗传表型上，不仅血压升高发生率体现遗传性，而且在血压升高程度、并发症发生及其他有关因素（如肥胖）方面，也有遗传性。

（2）环境因素

1）饮食：高钠低钾饮食是我国人群重要的高血压发病危险因素，且中国人群普遍对钠敏感。高蛋白质摄入、饮食中饱和脂肪酸或饱和脂肪酸与不饱和脂肪酸比值较高也属于升压因素。饮酒与血压水平线性相关。叶酸缺乏导致血浆同型半胱氨酸水平增高，与高血压发病呈正相关，尤其增加高血压引起脑卒中的风险。

2）精神应激：城市脑力劳动者高血压患病率超过体力劳动者，长期精神紧张是高血压患病的危险因素，因精神紧张可激活交感神经，使血压升高。长期噪声环境中的工作者患高血压较多。

3）吸烟：吸烟可使交感神经末梢释放去甲肾上腺素增加，使血压增高，同时，吸烟所引发的氧化应激可通过损害一氧化氮介导的血管舒张引发血压增高。

（3）其他因素：超重和肥胖是高血压患病的重要危险因素，腹型肥胖者容易发生高血压。50%的睡眠呼吸暂停低通气综合征患者患有高血压，且血压升高程度与疾病病程和严重程度有关。口服避孕药、麻黄碱、糖皮质激素、非甾体抗炎药、甘草等也可使血压升高。此外，糖尿病、血脂异常、大气污染、久坐或运动不足等均是高血压的危险因素。

2. 发病机制

（1）神经机制：各种原因使大脑皮质下神经中枢功能发生变化，神经递质浓度与活性异常，导致交感神经系统活性亢进，血浆儿茶酚胺浓度升高，小动脉收缩增强，导致血压上升。

（2）肾脏机制：各种原因引起肾性水钠潴留，机体为避免心排血量增高使组织过度灌注，全身阻力小动脉收缩增强，导致外周血管阻力增高。也可能通过排钠激素分泌释放增加使外周血管阻力增高。

（3）激素机制：肾素－血管紧张素－醛固酮系统激活，肾小球入球小动脉的球旁细胞分泌肾素，激活从肝脏产生的血管紧张素原，生成血管紧张素Ⅰ（ATⅠ），然后经血管紧张素转换酶（ACE）生成血管紧张素Ⅱ（ATⅡ）。作用于血管紧张素受体，使小动脉平滑肌收缩，刺激肾上腺皮质球状带分泌醛固酮，通过交感神经末梢突触前膜的正反馈使去甲肾上腺素分泌增加。这些作用均可使血压升高，参与高血压发病并维持。

（4）血管机制：大动脉、小动脉结构和功能的变化在高血压发病中发挥着重要作用。血管内皮细胞通过生成、激活和释放各种血管活性物质，如一氧化氮、前列环素、内皮素等，调节心血管功能；年龄增长及各种心血管危险因素导致血管内皮细胞功能异常，影响动脉弹性；小动脉结构和功能改变，影响外周压力反射点的位置或反射波强度，对脉压增大起重要作用。

（5）胰岛素抵抗（insulin resistance，IR）：指必须以高于正常的胰岛素释放水平来维持正常的糖耐量，表示机体组织对胰岛素处理葡萄糖的能力减退。约50%原发性高血压患者存在IR，尤其在肥胖、甘油三酯增高、高血压及糖耐量减退同时并存的四联症患者中最为明显。多数认为IR引起继发性高胰岛素血症，高胰岛素血症使肾脏水钠的重吸收增加，交感神经系统活动亢进，动脉弹性减退，导致血压升高。

【临床表现】

1. 一般表现

（1）症状：原发性高血压大多数起病缓慢，无特殊症状，导致诊断延迟，仅在测血压时或发生心、脑、肾并发症时才被发现。常见症状有头晕、头痛、颈项板紧、疲劳、心悸、耳鸣等，在紧张或劳累后加重，但并不一定与血压水平成正比，也可出现视物模糊、鼻出血等较重症状。

（2）体征：一般较少，应重点检查周围血管搏动、血管杂音、心脏杂音等项目。心脏听诊可闻及主动脉瓣区第二心音亢进、收缩期杂音或收缩早期喀喇音。

2. 高血压急症和亚急症

（1）高血压急症：指原发性或继发性高血压患者，在某些诱因作用下，血压突然和显著升高（一般超过180/120 mmHg），同时伴有进行性心、脑、肾等重要靶器官功能不全的表现。高血压急症包括高血压脑病（血压极度升高突破了脑血流自动调节范围，表现为严重头痛、恶心、呕吐及嗜睡、癫痫发作和昏迷）、颅内出血（脑出血和蛛网膜下隙出血）、脑梗死、急性心力衰竭、急性冠状动脉综合征、主动脉夹层、子痫、急性肾小球肾炎等。少数患者舒张压持续≥130 mmHg，伴有头痛，视物模糊，眼底出血、渗出和视盘水肿，肾脏损害突出，持续蛋白尿、血尿及管型尿，称为恶性高血压。应注意血压水平的高低与急性靶器官损害的程度并非成正比，但如血压不及时控制在合理范围内会对脏器功能产生严重影响，甚至危及生命。

（2）高血压亚急症：指血压显著升高但不伴靶器官损害。患者可以有血压明显升高造成的症状，如头痛、胸闷、鼻出血和烦躁不安等。高血压亚急症与高血压急症的唯一区别标准是有无新近发生的急性进行性严重靶器官损害。

3. 并发症

（1）脑血管病：包括脑出血、脑血栓形成、腔隙性脑梗死和短暂性脑缺血发作（transient ischemic attack，TIA）。长期高血压使脑血管发生缺血与变性，容易形成微动脉瘤，从而发生脑出血。高血压促使脑动脉粥样硬化，可并发脑血栓形成。脑小动脉闭塞性病变，主要发生在大脑中动脉的垂直穿透支，引起腔隙性脑梗死。

（2）心力衰竭和冠心病：左心室后负荷长期增高可致心室肥厚、扩大，最终导致心力衰竭。长期血压升高引起动脉血管内膜的机械性损伤，脂质易沉积于血管壁，导致附壁血栓形成；高血压患者交感神经兴奋，释放儿茶酚胺过多，可直接损伤动脉血管壁，还可引起冠状动脉痉挛，加速冠状动脉粥样硬化的进程，导致冠心病。

（3）慢性肾衰竭：长期持久的血压升高可致进行性肾小球硬化，并加速肾动脉粥样硬化的发生，出现蛋白尿、肾损害，晚期可有肾衰竭。

（4）主动脉夹层：本症是血液渗入主动脉壁中层形成的夹层血肿，是猝死的病因之一。

（5）视网膜病变：视网膜小动脉早期发生痉挛，随着病程进展出现硬化改变。血压急骤升高可引起视网膜渗出、出血和视盘水肿。

【实验室及其他检查】

检查的目的是明确危险因素，寻找继发性高血压存在的证据，是否伴有靶器官损害，检查应遵从由简入繁的顺序。

1. 基本项目　血生化（血钾、空腹血糖、血清总胆固醇、甘油三酯、高密度脂蛋白胆固醇、低密度脂蛋白胆固醇、尿酸和肌酐）；血常规；尿液分析（尿蛋白、尿糖和尿沉渣镜检）；心电图。

2. 推荐项目　24 小时动态血压监测、超声心动图、颈动脉超声、餐后 2 小时血糖、血同型半胱氨酸、尿白蛋白定量、尿蛋白定量、眼底检查、X 线胸片、脉搏波传导速度及踝臂指数等。

3. 选择项目　对疑似继发性高血压的患者，可以根据需要选择。如血浆肾素活性，血和尿醛固酮、皮质醇，血游离甲氧基肾上腺素及甲氧基去甲肾上腺素，血和尿儿茶酚胺，动脉造影、肾和肾上腺超声、CT 或 MRI、睡眠呼吸监测等。对有并发症的高血压患者，应进行相应的心、脑、肾功能检查。

【诊断要点】

1. 高血压的定义及分级　高血压被定义为未使用降压药情况下，非同日 3 次测量诊室血压，收缩压≥140 mmHg 和（或）舒张压≥90 mmHg；既往有高血压史，现正在服降压药，虽血压＜140/90 mmHg，仍可诊断为高血压。根据血压升高水平，进一步将高血压分为 1～3 级，具体见表 3-9。

表 3-9　血压水平分类和定义（《中国高血压防治指南 2018 年修订版》）

类别	收缩压/mmHg		舒张压/mmHg
正常血压	＜120	和	＜80
正常高值	120～139	和（或）	80～89
高血压	≥140	和（或）	≥90
1 级高血压（轻度）	140～159	和（或）	90～99
2 级高血压（中度）	160～179	和（或）	100～109
3 级高血压（重度）	≥180	和（或）	≥110
单纯收缩期高血压	≥140	和（或）	＜90

注：以上标准用于＞18 岁人群，当收缩压和舒张压分属于不同分级时，以较高的级别作为标准。

目前我国仍以诊室血压作为高血压诊断的依据，有条件的应同时采用家庭血压或动态血压诊断高血压，其中家庭血压≥135/85 mmHg，动态血压24小时平均值≥130/80 mmHg、白天平均值≥135/85 mmHg 或夜间平均值≥120/70 mmHg 为高血压诊断的阈值，与诊室血压的140/90 mmHg 相对应。动态血压监测是由仪器自动定时测量血压，每隔15～30分钟自动测压，连续24小时或更长时间。可评估24小时血压昼夜节律、直立性低血压、餐后低血压等，可诊断"白大衣高血压"、发现隐蔽性高血压和顽固性高血压。动态血压监测已成为诊断高血压、评估心脑血管疾病发生风险和降压疗效、指导个体化治疗不可或缺的检测手段。

2. 心血管风险分层　高血压患者的预后不仅与血压升高水平有关，而且与其他心血管危险因素及靶器官损害程度有关（表3-10）。因此，从指导治疗和判断预后的角度，对高血压患者做心血管风险分层，即根据血压升高水平、其他心血管危险因素、靶器官损害和伴随临床疾病情况，将高血压患者分为低危、中危、高危和很高危4个层次（表3-11）。

【治疗要点】

治疗高血压的主要目的是最大限度地降低心脑血管并发症的发生与死亡总体危险。因此，在治疗高血压的同时，应干预所有其他可逆性心血管危险因素、靶器官损害及各种并存的临床情况。在患者能耐受的情况下，逐步降压达标，一般高血压患者，应将血压降至140/90 mmHg 以下；老年（≥65岁）高血压患者，血压应降至<150/90 mmHg，如果能耐受，可进一步降至<140/90 mmHg；一般糖尿病或慢性肾脏病或病情稳定的冠心病合并高血压患者，血压控制目标130/80 mmHg。

表3-10　影响高血压患者心血管预后的重要因素（《中国高血压防治指南2018年修订版》）

心血管危险因素	靶器官损害	伴随临床疾病
高血压（1～3级） 男性>55岁；女性>65岁 吸烟或被动吸烟 糖耐量受损（2小时血糖7.8～11.0 mmol/L）和（或）空腹血糖异常（6.1～6.9 mmol/L） 血脂异常 TC≥5.2 mmol/L 或 LDL-C≥3.4 mmol/L 或 HDL-C<1.0 mmol/L 早发心血管病家族史（一级亲属发病年龄<50岁） 腹型肥胖或肥胖 高同型半胱氨酸血症	左心室肥厚 颈动脉超声IMT>0.9 mm 或动脉粥样斑块 颈-股动脉脉搏波速度>12 m/s 踝臂指数<0.9 估算的肾小球滤过率降低[eGFR 30～59 mL/(min·1.73 m²)]或血清肌酐轻度升高：男性115～133 μmol/L，女性107～124 μmol/L 微量白蛋白尿：30～300 mg/24 h 或白蛋白/肌酐比≥30 mg/g（3.5 mg/mmol）	脑血管病 脑出血，缺血性脑卒中，短暂性脑缺血发作 心脏疾病 心肌梗死史，心绞痛，冠状动脉血运重建，慢性心力衰竭，心房颤动 肾脏疾病 糖尿病肾病，肾功能受损[eGFR<30 mL/(min·1.73 m²)]，血肌酐升高（男性≥133 μmol/L，女性≥124 μmol/L），蛋白尿（≥300 mg/24 h） 外周血管疾病 视网膜病变 出血或渗出，视盘水肿 糖尿病

注：TC，总胆固醇；LDL-C，低密度脂蛋白胆固醇；HDL-C，高密度脂蛋白胆固醇；IMT，颈动脉内膜中层厚度。

表 3-11　高血压患者心血管风险水平分层标准（《中国高血压防治指南 2018 年修订版》）

其他危险因素和病史	血压			
	收缩压 130～139 mmHg 和（或）舒张压 85～89 mmHg	1 级高血压	2 级高血压	3 级高血压
无		低危	中危	高危
1～2 个危险因素	低危	中危	中危/高危	很高危
≥3 个危险因素，靶器官损害，或慢性肾脏病 3 期，无并发症的糖尿病	中危/高危	高危	高危	很高危
临床并发症，或慢性肾脏病 >4 期，有并发症的糖尿病	高危/很高危	很高危	很高危	很高危

1. 非药物治疗　主要指生活方式干预，即去除不利于身体和心理健康的行为和习惯。健康的生活方式可以预防或延迟高血压的发生，也可降低血压，提高降压药物的疗效，降低心血管风险。适用于各级高血压患者（包括使用降压药物治疗的患者）。主要措施包括：①控制体重；②减少食物中钠盐的摄入量，并增加钾盐的摄入量；③减少脂肪摄入；④戒烟限酒；⑤增加运动；⑥减轻精神压力，保持心理平衡；⑦必要时补充叶酸制剂。

2. 药物治疗

（1）药物治疗时机：①高危、很高危患者，应立即开始降压药物治疗；②中危、低危患者在改善生活方式下分别随访 1 个月和 3 个月，多次测量血压仍≥140/90 mmHg，可开始降压药物治疗。

（2）降压药物的种类与作用特点：目前常用降压药物可归纳为 5 类，即利尿药、β 受体拮抗药、钙拮抗剂（CCB）、血管紧张素转化酶抑制剂（ACEI）、血管紧张素 Ⅱ 受体拮抗药（ARB）。

1）利尿药：主要通过排钠，降低细胞外容量，减轻外周血管阻力发挥降压作用。噻嗪类使用最多，适用于轻、中度高血压患者。降压起效较平稳、缓慢，持续时间相对较长，作用持久。痛风患者禁用。

2）β 受体拮抗药：主要通过抑制过度激活的交感神经活性、抑制心肌收缩力、减慢心率发挥降压作用；降压起效较迅速、强力。适用于各种不同程度的高血压患者，尤其是心率较快的中青年患者或合并心绞痛、慢性心力衰竭的患者，对老年高血压疗效相对较差。

3）钙拮抗剂：主要通过阻断血管平滑肌细胞上的钙离子通道，发挥扩张血管、降低血压的作用。对老年高血压患者有较好的降压疗效；高钠摄入和非甾体抗炎药不影响降压疗效；可用于合并糖尿病、冠心病或外周血管病的患者。降压起效迅速，降压疗效和降压幅度相对较强，剂量与疗效呈正相关。

4）血管紧张素转化酶抑制剂：通过抑制血管紧张素转化酶阻断肾素血管紧张素 Ⅱ 的生成，抑制激肽酶的降解而发挥降压作用。降压起效缓慢，逐渐增强，在 3～4 周时达最大作用。特别适用于伴有心力衰竭、心肌梗死、心房颤动、蛋白尿、糖耐量减退或糖尿病肾病的高血压患者。

5）血管紧张素Ⅱ受体拮抗药：通过阻断血管紧张素Ⅱ受体发挥降压作用。降压起效缓慢，但持久而平稳，在6~8周时达最大作用。低盐饮食或与利尿药联合使用能明显增强疗效。

（3）降压药物应用原则：①小剂量开始，初始治疗时通常采用较小的有效治疗剂量，并根据需要，逐步增加剂量。②优先选择长效制剂，其目的主要是有效控制夜间血压与晨峰血压，有效预防心脑血管并发症发生。③联合用药，2级以上高血压为达到目标血压常需联合治疗。对血压≥160/100 mmHg或高于目标血压20/10 mmHg或高危及以上的患者，起始即可采用小剂量两种降压药联合治疗。④个体化，根据患者具体情况及个人意愿或长期承受能力，选择适合患者的降压药物。

联合用药方案：我国临床优先推荐的几种联合用药方案是ACE/ARB + 二氢吡啶类CCB；ACEI/ARB + 噻嗪类利尿药；二氢吡啶类CCB + 噻嗪类利尿药；二氢吡啶类CCB + β受体拮抗药。3种降压药的联合治疗方案除有禁忌证外必须包含利尿药。

3. 高血压急症的治疗

（1）处理原则：①及时降压。选择有效的降压药物，静脉给药，持续监测血压。②控制性降压。血压控制是在保证重要脏器灌注基础上的迅速降压，初始阶段（一般数分钟至1小时内）降压的目标为平均动脉压的降低幅度不超过治疗前水平的25%；在其后2~6小时应将血压降至安全水平（一般为160/100 mmHg左右）。临床情况稳定后，在之后的24~48小时逐步将血压降至正常水平。同时，针对不同的靶器官损害进行相应处理。③合理选择降压药。要求药物起效迅速，短时间内达到最大作用；作用持续时间短，停药后作用消失较快；不良反应较小。④避免使用的药物：治疗开始时不宜使用强力的利尿药。

（2）降压药物的选择：①硝普钠，为首选药物，能同时直接扩张动脉和静脉，降低心脏前、后负荷，降压效果迅速。开始以10 μg/min静脉泵入，逐渐增加剂量，根据血压水平调节速率。②硝酸甘油，扩张静脉和选择性扩张冠状动脉与大动脉，降低动脉压作用不及硝普钠。开始时以5~10 μg/min静脉泵入。③尼卡地平，二氢吡啶类钙通道阻滞药，降压的同时能改善脑血流量。从0.5 μg/(kg·min)开始，逐步增加至10 μg/(kg·min)。④拉贝洛尔，兼有α受体拮抗作用的受体拮抗药，起效较迅速，但持续时间较长。缓慢静脉注射20~100 mg，然后以0.5~2 mg/min静脉滴注。

4. 高血压亚急症的治疗　高血压亚急症患者，可在24~48小时将血压缓慢降至160/100 mmHg，大多数高血压亚急症患者可通过口服降压药控制，如口服CCB、ACEI、ARB和β受体拮抗剂，也可根据情况应用袢利尿药。

【护理评估】

1. 病史

（1）患病及治疗经过：了解患者确诊高血压的时间，既往血压控制情况及血压最高水平，伴随症状及程度；是否使用降压药治疗，其疗效及不良反应；是否遵从医嘱治疗，对不遵从医嘱者，进一步评估不遵从的原因。评估患者有无冠心病、心力衰竭、脑血管病、周围血管病、糖尿病、痛风、血脂异常、支气管痉挛、睡眠呼吸暂停低通气综合征、肾脏疾病等病史；直系亲属中有无高血压、糖尿病、冠心病、脑卒中家族史及其发病年龄。

（2）目前病情与一般状况：评估患者目前血压水平、有无伴随症状及程度；有无跌倒等受伤的危险；有无心血管危险因素、靶器官损害程度及伴随的临床疾病，评估患者的心血管风险程度。评估患者与疾病相关的生活方式，如是否存在膳食脂肪、盐摄入过多；是否有烟酒嗜好；体力活动及体重变化情况；是否服用使血压升高的药物等。

（3）心理 - 社会状况：评估患者的性格特点、文化程度、工作环境、心理状况及有无精神创伤史等；对高血压疾病相关知识的了解程度；患者的社会支持情况。

2. 身体评估　正确测量血压和心率，必要时测定立卧位血压和四肢血压；测量体重指数、腰围及臀围；评估有无继发性高血压的相关体征（如触诊肾脏增大提示多囊肾或嗜铬细胞瘤；股动脉脉搏消失或延迟出现、下肢血压低于上臂血压提示主动脉缩窄等）；听诊颈动脉、胸主动脉、腹主动脉和股动脉有无杂音等。

3. 实验室及其他检查　根据检查结果，了解患者是否存在危险因素、是否伴有靶器官损害，并寻找继发性高血压存在的证据等。

【常用护理诊断/问题】

1. 疼痛　头痛与血压升高有关。
2. 有受伤的危险　与头晕、视物模糊、意识改变或发生直立性低血压有关。
3. 潜在并发症　高血压急症。

【目标】

1. 患者头痛症状减轻或消失。
2. 掌握高血压和直立性低血压的临床表现和预防措施，住院期间无受伤情况出现。
3. 能自觉避免高血压急症的诱发因素，一旦出现高血压急症，患者能够得到及时有效的救治。

【护理措施及依据】

1. 疼痛　头痛

（1）减少引起或加重头痛的因素：为患者提供安静、温暖、舒适的环境，尽量减少探视。护士操作应相对集中，动作轻巧，防止过多干扰患者。头痛时嘱患者卧床休息，高床头，改变体位时动作要慢。避免劳累、情绪激动、精神紧张、环境嘈杂等不良因素。向患者解释头痛主要与高血压有关，血压恢复正常且平稳后头痛症状可减轻或消失。指导患者使用放松技术，如心理训练、音乐治疗、缓慢呼吸等。

（2）用药护理：遵医嘱应用降压药物治疗，密切监测血压变化以判断疗效，并注意观察药物的不良反应。如噻嗪类利尿药可引起低钾血症和影响血尿酸代谢，痛风患者禁用。保钾利尿药可引起高血钾，不宜与 ACEI 合用，肾功能不全者慎用。β 受体拮抗剂可导致心动过缓、乏力、四肢发冷，对心肌收缩力、窦房结及房室传导有抑制作用，并可增加气道阻力，急性心力衰竭、哮喘、病态窦房结综合征、房室传导阻滞患者禁用。二氢吡啶类钙通道阻滞药可引起心率加快、面部潮红、头痛、下肢水肿等，非二氢吡啶类可抑制心脏收缩功能和传导功能，导致二度至三度房室传导阻滞。血管紧张素转化酶抑制剂主要是可引起刺激性干咳和血管性水肿。

2. 有受伤的危险

（1）避免受伤：定时测量患者血压并做好记录。患者有头晕、眼花、耳鸣、视物模糊等症状时，应嘱患者卧床休息，如厕或外出时有人陪伴。伴恶心、呕吐的患者，应将痰盂放在患者伸手可及处，呼叫器也应放在患者手边，防止取物时跌倒。避免迅速改变体位，活动场所应设有相关安全设施，必要时加用床挡。

（2）直立性低血压的预防及处理：直立性低血压是指在体位变化时发生的血压突然过度下降（先让患者平卧 5 分钟后测量血压，改为直立位后 1 分钟和 3 分钟再分别测量血压，若站立位血压较平卧位时收缩压/舒张压下降 >20/10 mmHg，或下降幅度为原来血压的30%以上），同时伴有头晕或晕厥、乏力、心悸、出汗、恶心、呕吐等供血不足的症状。①向患者讲解直立性低血压的表现，尤其是在联合用药、服首剂药物或加量时应特别注意。②预防方法：避免长时间站立，尤其在服药后最初几小时；改变姿势，特别是从卧位、坐位起立时动作宜缓慢；服药后应休息一段时间再进行活动；不宜大量饮酒。③一旦发生直立性低血压，应平卧，且下肢取高位，以促进下肢血液回流。

3. 潜在并发症　高血压急症

（1）避免诱因：向患者讲明高血压急症的诱因，应避免情绪激动、劳累、寒冷刺激和随意增减药量。

（2）病情监测：定期监测血压，一旦发现血压急剧升高、剧烈头痛、呕吐、大汗、视物模糊、面色及意识状态改变、肢体运动障碍等症状，立即通知医师。

（3）急症护理：患者应绝对卧床休息，避免一切不良刺激和不必要的活动，协助生活护理。安抚患者情绪，必要时应用镇静药。并发急性左心衰者给予高流量氧疗，加强心电监护。昏迷的患者应保持呼吸道通畅，头偏向一侧，防止窒息；烦躁或抽搐的患者应防止坠床。迅速建立静脉通路，遵医嘱尽早应用降压药物进行控制性降压。应用硝普钠时，应注意避光，并持续监测血压，严格遵医嘱控制滴速。当患者出现剧烈头痛、恶心、呕吐时，考虑为脑水肿，可根据医嘱用 20% 甘露醇 250 mL 快速静脉滴注，也可遵医嘱使用地塞米松 10 ~ 20 mg 静脉注射。对抽搐的患者，可遵医嘱静脉注射地西泮或 10% 水合氯醛保留灌肠。

【评价】

1. 患者头痛症状减轻或消失。

2. 能够掌握高血压和直立性低血压的临床表现和预防措施，未发生受伤。

3. 能够自觉避免高血压急症的诱发因素，未发生高血压急症或高血压急症得到了及时有效处理。

【其他护理诊断/问题】

1. 活动耐力下降　与长期血压升高致心功能减退有关。
2. 焦虑　与血压控制不满意、已发生并发症有关。
3. 知识缺乏　缺乏疾病预防、保健知识和高血压用药知识。

【健康指导】

1. 疾病知识指导　让患者了解病情，包括高血压分级、危险因素、同时存在的临床疾病情况及危害，了解降压目标（详见本节"治疗要点"），以及控制血压及终身治疗的必要性。

2. 生活方式指导　告知患者改变不良生活习惯，不仅可以预防或延迟高血压的发生，还可以降低血压，提高降压药物的疗效，从而降低心血管风险。

（1）饮食指导：①减少钠盐摄入，告知患者钠盐可升高血压及高血压的发病风险，每天钠盐摄入量应低于 6 g，增加钾盐摄入，建议使用可定量的盐勺。减少味精、酱油等调味品的使用，减少咸菜、火腿、卤制、腌制等食品的摄入。②限制总热量，尤其要控制油脂类的摄入量。③营养均衡，适量补充蛋白质，增加新鲜蔬菜和水果，增加膳食中钙的摄入。

（2）控制体重：高血压患者应控制体重。告知患者高血压与肥胖密切相关。减轻体重可以改善降压药物的效果及降低心血管事件的风险。最有效的减重措施是控制能量摄入和增加体力活动。

（3）戒烟限酒：吸烟是心血管事件的主要危险因素，被动吸烟也会显著增加发生心血管疾病的风险。指导患者戒烟，必要时可药物干预。指导患者限酒，不提倡高血压患者饮酒，如饮酒则应少量，白酒、葡萄酒（或米酒）与啤酒的量分别少于 50 mL、100 mL、300 mL。

（4）运动指导：定期的体育锻炼可增加能量消耗、降低血压、改善糖代谢等。指导患者根据年龄和血压水平及个人兴趣选择适宜的运动方式，合理安排运动量。建议每周 4 ～ 7 天、每次累计 30 ～ 60 分钟的中等强度运动，如步行、慢跑、骑车、游泳和跳舞等。运动形式可采取有氧、抗阻和伸展运动等，以有氧运动为主。运动强度因人而异，常用运动时最大心率来评估运动强度，中等强度运动为能达到最大心率的 60% ～ 70% 的运动量。高危患者运动前需进行评估。

3. 用药指导　①强调长期药物治疗的重要性，降压治疗的目的是使血压达到目标水平，从而降低脑卒中、急性心肌梗死和肾脏疾病等并发症发生和死亡的危险。②遵医嘱按时按量服药，告之有关降压药的名称、剂量、用法、作用及不良反应，并提供书面说明材料。③不能擅自突然停药，经治疗血压得到满意控制后，可遵医嘱逐步减少剂量。如果突然停药，可导致血压突然升高，特别是冠心病患者突然停用 β 受体拮抗药可诱发心绞痛、心肌梗死等。

4. 家庭血压监测指导　家庭血压监测可获取日常生活状态下患者的血压信息，可帮助排除"白大衣高血压"，检出隐蔽性高血压，在增强患者参与诊治的主动性、改善患者治疗依从性等方面具有优点。应教会患者和家属正确的血压监测方法，推荐使用合格的上臂式自动血压计自测血压。血压未达标者，建议每天早、晚各测量血压1次，每次测量2~3遍，连续7天，以后6天血压平均值作为医师治疗的参考。血压达标者，建议每周测量1次。指导患者掌握测量技术，规范操作，如实记录血压测量结果，随访时提供给医护人员作为治疗参考。

5. 心理指导　应采取各种措施，帮助患者预防和缓解精神压力，纠正和治疗病态心理，必要时建议患者寻求专业心理辅导或治疗。

6. 定期随访　经治疗后血压达标者，可每3个月随访1次；血压未达标者，建议每2~4周随访1次。当出现血压异常波动或出现症状时，随时就诊。

【预后】

绝大部分高血压可以预防，可以控制。高血压一旦发生，就需要终身管理。高血压的危害性除与患者血压水平相关外，还取决于同时存在的其他心血管病危险因素、靶器官损伤及合并的其他疾病情况。如得到合理正确的治疗，一般预后良好，死亡原因以脑血管病常见，其次为心力衰竭和肾衰竭。

二、中医

眩晕是由风阳上扰、痰瘀内阻等导致脑窍失养，脑髓不充，以头晕目眩、视物运转为主要临床表现的病证。"眩"指目眩，即视物昏花，模糊不清，或眼前发黑；"晕"为头晕，即感觉自身或周围景物旋转不定，两者常同时出现，一般统称为"眩晕"。轻者闭目即止；重者如坐舟车，旋转不定，不能站立，或伴恶心、呕吐、面色苍白、汗出，甚则仆倒等症状。本病可反复发作，妨碍正常的工作和生活，严重者可发展为中风或厥证、脱证而危及生命。

眩晕病证首见于《内经》，称之为"眩冒"。《素问·至真要大论》云："诸风掉眩，皆属于肝。"指出眩晕与肝脏关系密切。《灵枢·口问》曰："上气不足，脑为之不满，耳为之苦鸣，头为之苦倾，目为之眩。"指出了眩晕的病因、病机、病位，还描述了眩晕的典型症状。汉代张仲景《金匮要略·痰饮咳嗽病脉证并治》说："心下有支饮，其人苦冒眩，泽泻汤主之。"认为痰饮乃眩晕的重要致病因素，并主张以泽泻汤治疗痰饮眩晕。明代张景岳在《景岳全书·眩运》中强调了"无虚不作眩"的论点。明代虞抟《医学正传·眩运》还记载了"眩运者，中风之渐也"，认识到眩晕与中风之间存在一定内在联系。

【病因病机】

眩晕多由饮食不节、情志内伤、年高虚损、病后体虚、跌仆外伤及作息不规律等，导致气血肾精亏虚，脑髓失养；或肝阳痰火上逆，扰动清窍所致。病理性质有虚实两端，虚证居多，常由肝肾阴虚、气血亏虚、肾精亏虚等致病；实证多由痰浊阻遏、痰火气逆、风邪外犯、瘀血闭窍等致病。其病位在头窍，病变脏腑与肝、脾、肾相关。

1. 情志内伤　素体阳盛，或恼怒忧郁太过，情志不遂，肝气郁结，肝失条达，气郁化火，灼伤肝阴，肝阳化风，风阳上扰清窍，发为眩晕。

2. 年高肾亏　肾为先天之本，主藏精生髓，脑为髓之海。若年高肾亏，髓海不足，无以充盈于脑；体虚多病，损伤肾精肾气；房事过度，耗伤阴精，导致髓海空虚，发为眩晕。或因长期抑郁恼怒，情志不畅，气郁化火，或肝病、温热病后期，耗伤肝阴，肝阴不足，头目不得滋养，亦可发为眩晕。

3. 病后体虚　久病体虚，耗伤气血，或失血之后，虚而未复，以致气血两虚，气虚则清阳不升，血虚则清窍失养，发为眩晕。

4. 饮食不节　饮食不节，伤及脾胃，气血生化乏源，清窍失养；或嗜酒无度，过食肥甘，损伤脾胃，以致脾失健运，水湿内停，聚湿生痰，痰阻中焦，使清阳不升，脑失所养，发为眩晕。

5. 外感六淫　寒则收引，热则弛张，巅顶之上唯风可到，湿性黏滞，燥性干涩，均可致经脉运行失度，挛急异常，而致脑失所养，发为眩晕。

此外跌仆坠损，头颅外伤，瘀血内停，阻滞经脉，或气滞血瘀，气虚血瘀，或痰瘀交阻，气血不能上荣于头目，脑失所养，以致眩晕时作。

【诊断与鉴别诊断】

（一）诊断依据

1. 头晕目眩，视物旋转，轻者闭目即止，重者如坐车船，甚则仆倒。
2. 严重者可伴有头痛，项强，恶心呕吐，眼球震颤，耳鸣耳聋，汗出，面色苍白等症状。
3. 多因情志不畅、饮食不节、跌仆损伤等诱发。起病多缓慢，逐渐加重，或反复发作。也可见急性起病者。

（二）病证鉴别

1. 中风　中风以猝然昏仆，不省人事，伴有半身不遂，口眼㖞斜，言语謇涩或失语，或不经昏仆，仅以口眼㖞斜、半身不遂为特征，部分中风患者以眩晕、头痛为先兆表现。眩晕严重时与中风昏仆之证相似，也可见仆倒在地，但无神昏、㖞僻之证。

2. 厥证　厥证以突然昏仆、不省人事、四肢厥冷为特征，发作后可在短时间内苏醒。严重者，可一厥不复而死亡。眩晕发作严重时，亦有欲仆或晕旋仆倒的表现，但无神昏表现。

【辨证施护】

（一）辨证要点

1. 辨脏腑病位　眩晕病在清窍，与肝、脾、肾三脏密切相关。肝阳上亢者，多兼见头胀头痛、面色潮红、烦躁易怒、口苦、脉弦等；痰湿中阻者，多兼见头重耳鸣、呕恶纳呆、苔腻等；脾胃虚弱、气血不足者，多兼见面色㿠白、乏力、纳呆等；肾精不足者，多兼见腰膝酸软、耳鸣如蝉等。

2. 辨标本虚实　眩晕多属本虚标实之证，肝肾阴亏、气血不足为病之本，风、火、痰、瘀为病之标。虚证者，病程较长，反复发作，遇劳即发，伴双目干涩，腰膝酸软，或神疲乏力，面色㿠白，脉细或弱，由精血不足或气血亏虚引起。实证者，起病急骤，病程较短，眩晕重，视物旋转，伴恶心呕吐、痰涎壅盛、头痛、面赤等症。其中痰湿所致者，头重昏蒙，胸闷呕恶，苔腻脉滑；瘀血所致者，头昏头痛，痛有定处，舌紫暗，有瘀斑、瘀点；肝阳风火所致者，可见面赤，烦躁，口苦，肢体麻木震颤，甚至昏仆，脉弦有力。

（二）证候分型

1. 肝阳上亢

证候表现：头晕目眩，耳鸣，头目胀痛，急躁易怒，失眠多梦，健忘，遇烦劳郁怒而加重，面红耳赤，肢体震颤，口干口苦；舌质红，苔薄黄，脉弦或数。

证候分析：肝阳化风，肝风内动，上扰头目，则眩晕欲仆；肝阳亢逆无制，气血上冲，则见头痛且胀，面红目赤，耳鸣；肝主疏泄，情志不和，肝失条达，则急躁易怒；恼怒劳累，可致气火内郁，暗耗阴液，而阴不制阳，故能加重诸症；肢体震颤为肝风内动表现；心悸健忘，失眠多梦乃阴虚心神失养表现；舌质红，苔黄，脉弦均为阴虚阳亢之象。

护治法则：平肝潜阳，滋养肝肾（治疗代表方：天麻钩藤饮加减）。

2. 痰浊中阻

证候表现：眩晕，头重昏蒙，视物旋转；伴胸闷作恶，呕吐痰涎，脘腹痞闷，食少多寐；舌体胖大、边有齿痕，苔白腻，脉弦滑。

证候分析：痰浊中阻，清阳不升，可致眩晕，浊阴不降，则头重昏蒙；痰浊中阻，阻碍气机，气机不利，故胸闷作恶、脘腹痞满；呕吐痰涎为痰浊壅盛之象；纳少多寐为脾气虚弱表现；舌胖大、边有齿痕，苔白腻，脉弦滑均为脾虚、痰湿壅盛之征。

护治法则：燥湿祛痰，健脾和胃（治疗代表方：半夏白术天麻汤加减）。

3. 瘀血阻窍

证候表现：眩晕，头痛如刺；伴心悸不寐，神疲健忘，耳鸣耳聋，面色黧黑，口唇紫暗；舌质暗、有瘀斑，脉涩或细涩。

证候分析：瘀血阻窍，脑络不通，脑失所养，故眩晕时作，健忘耳鸣；瘀血为有形之邪，气机受阻，不通则痛，故头痛如刺；瘀血阻络，气血不利，肌肤失养，故面色黧黑，口唇紫暗；心血瘀阻，心神失养，故心悸失眠；舌质紫暗、有瘀斑，脉弦涩或细涩为瘀血之征。

护治法则：祛瘀生新，通窍活络（治疗代表方：通窍活血汤加减）。

4. 气血亏虚

证候表现：眩晕动则加重，遇劳即发；伴神疲乏力，倦怠懒言，面色无华，唇甲淡白，心悸少寐，纳少腹胀；舌质淡，苔薄白，脉细弱。

证候分析：气虚则清阳不展，血虚则脑失所养，皆能发生眩晕，劳则耗气，故动则加剧；神疲懒言为气虚之象；血不养心则心悸少寐；血虚不能充盈脉络，故唇甲淡白，脉细弱；气血两虚不能上荣，故面色无华，舌质淡。

护治法则：补益气血，调养心脾（治疗代表方：归脾汤加减）。

5. 肝肾阴虚

证候表现：头晕目眩，耳鸣如蝉，日久不愈，伴精神萎靡，腰膝酸软，少寐多梦，健忘，两目干涩，视力减退；或遗精滑泄，或口燥咽干，五心烦热，咽干口燥，舌质红，苔少，脉细数；或面色㿠白，形寒肢冷，舌质淡，苔白，脉弱尺甚。

证候分析：肝肾阴虚，脑髓失充，头目失养，故头晕目眩，耳鸣如蝉，健忘，久发不已；肝开窍于目，肝阴不足，目失滋养，故两目干涩，视力减退；腰为肾府，肾主骨生髓，肾阴不足，髓减骨弱，故腰膝酸软；阴虚生内热，虚热内蒸则五心烦热；虚热内扰则心神不安，故少寐多梦；阴津亏虚，则咽干口燥；舌质红，苔少，脉细数为阴虚之象。

护治法则：滋养肝肾，填精补髓（治疗代表方：左归丸加减）。

【护理措施】

1. 起居护理　居室光线柔和，温湿度适宜，避免强光和噪声刺激，重者卧床休息，轻者可闭目养神。指导患者变换体位或蹲、起、站立时应动作缓慢，避免头部过度动作，下床活动时要陪护在旁，防止发生意外。肝阳上亢、肾精不足者居处宜凉爽；气血亏虚、瘀血阻窍者居处室温稍偏高，应做好保暖工作，预防感冒；痰浊中阻者居处宜干燥、温暖。劳逸结合，保证充足睡眠，适当体育锻炼，增强体质。

2. 病情观察　注意观察眩晕发作的时间、程度、规律、诱发因素和伴随症状；注意观察眩晕发作前的先兆症状，如胸闷、泛恶等；监测血压、脉象变化，如出现剧烈头痛、呕吐、视物模糊、语言謇涩、肢体麻木、血压持续上升或胸闷、胸痛、冷汗等，应考虑中风、厥脱之危象，迅速报告医师，及时处理。

3. 饮食护理　饮食宜清淡、易消化、富有营养，多吃蔬菜水果，忌辛辣刺激、热性动火、肥甘厚腻之品。肝阳上亢者，宜多食平肝降火、清利头目之品，如菊花、芹菜、萝卜等；痰湿中阻者，饮食应限盐，多食降火祛痰、健脾运湿之品，如芹菜、白菜、冬瓜、赤小豆等；气血亏虚者，宜多食益气补血之品，如鸡肉、蛋类、鱼类、瘦肉、猪血及大枣、龙眼、黑芝麻等，忌食生冷；肾阴不足者，应多食填精补髓、滋阴潜阳之品，如黑豆、芝麻、淡菜、龟肉等，忌食动火生阳之品，如辣椒、醪糟、葱姜等。

4. 情志护理　指导患者自我调控情志的方法，避免易引发烦恼、易怒的环境。认真倾听患者的倾诉，鼓励其抒发心中的郁闷和不快，缓解、改善不良情绪。肝阳上亢者，情绪易激动，应指导患者移情易性，减轻患者的精神压力；肾虚者，避免引起不必要的惊恐。

5. 用药护理　中药汤剂一般宜温服，观察用药后反应。眩晕发作时暂停服用中药汤剂。肝阳上亢者汤药宜凉服；气血亏虚者宜温服；补益药宜早、晚温服；痰湿眩晕伴呕吐者，可用姜汁数滴滴舌后，少量频服中药，服药后观察疗效和有无不良反应。

6. 适宜技术　眩晕发作时，可按揉风池、风府、太阳、百会等穴；或取内耳、额、枕、神门、肝、脾等穴，用王不留行耳穴贴压。气血亏虚者可用艾条灸百会穴；肝阳上亢者可以三棱针点刺头维、太阳、耳尖放血；伴有头痛实证者，可用皮肤针于太阳、印堂、百会等穴，点刺出血数滴，以缓解症状；眩晕伴恶心、呕吐可指压内关穴。高血压引起的眩晕可用双手揉搓耳郭降压沟。

【健康教育】

1. 注意劳逸结合，适当锻炼，增强体质。避免从事繁重的脑力和体力劳动，不宜从事高空作业的工作。因颈椎病引起的眩晕，不宜伏案过久，不宜睡卧高枕。平素避免做头部旋转动作，外出时不宜乘坐高速车、船。

2. 学会自我调节情绪，切忌忧思恼怒，以免诱发或加重眩晕，甚至引发中风。重视原发病的治疗，严格遵医嘱服药，不得擅自增减药量。

3. 饮食宜清淡，忌暴饮暴食或肥甘厚腻之品，戒烟酒。肝阳上亢者，可常食芹菜粥，或直接以芹菜凉拌佐食；气血亏虚者，可服食黄芪粥、莲子红枣粥等；痰浊中阻者，可用荷叶粥，以升清降浊。

4. 眩晕伴有恶心呕吐、出冷汗、头痛、肢体发麻、语言不利、胸闷、胸痛、心悸及全身乏力等症状时，应及时就诊，以防并发症或中风、厥脱等危重症。

第八节　急性脑血管病（中风）

一、西医

脑血管疾病（cerebrovascular disease，CVD）是指脑血管病变导致脑功能障碍的一类疾病的总称，包括血管腔闭塞或狭窄、血管破裂、血管畸形、血管壁损伤或通透性发生改变等各种脑血管病变引起的局限性或弥漫性脑功能障碍。脑卒中是指各种原因引起的脑血管疾病急性发作，包括缺血性脑卒中和出血性脑卒中，其临床特征通常表现为患者迅速出现局限性或弥漫性脑功能障碍。

《中国脑卒中防治报告2020》显示，我国脑卒中患病率为1471/10万，年发病率为201/10万，农村居民脑卒中死亡率为160/10万，城市居民脑卒中死亡率为129/10万。在全球范围内，我国已经成为卒中终身风险最高和疾病负担最重的国家。

我国脑血管病的流行病学特征包括：①年龄特征。平均发病年龄在65岁左右，发病呈年轻化趋势。②性别差异。男性高于女性。③地域特征。北高南低，中部突出。④城乡差异。农村高于城市。⑤类型差异。缺血性卒中发病率持续上升，而出血性卒中发病率呈缓慢下降趋势。脑血管病是危害中老年人身体健康和生命的主要疾病之一，其患病率、发病率和死亡率随着年龄的增长而增高，其造成的危害随着人口老龄化的加剧而日益加重。

（一）脑梗死

脑梗死又称缺血性脑卒中，指各种脑血管病变所致脑部血液供应障碍，导致局部脑组织缺血、缺氧性坏死，而迅速出现相应神经功能缺损的一类临床综合征。脑梗死是卒中最常见类型，占70%～80%。由脑供血动脉闭塞或严重狭窄所致的脑梗死包括脑血栓形成和脑栓塞。

Ⅰ 脑血栓形成

脑血栓形成即动脉粥样硬化性血栓性脑梗死，是在脑动脉粥样硬化等动脉壁病变的基础上，脑动脉主干或分支管腔狭窄、闭塞或形成血栓，造成该动脉供血区局部脑组织血流中断而发生缺血、缺氧性坏死，引起偏瘫、失语等相应的神经症状和体征。脑血栓形成是临床最常见的脑血管疾病，也是脑梗死最常见的临床类型，约占全部脑梗死的60%。

【病因与发病机制】

1. 脑动脉粥样硬化为脑血栓形成最常见和基本的病因，常伴高血压，且两者互为因果。糖尿病和高脂血症可加速脑动脉粥样硬化的进程。

2. 动脉炎结缔组织疾病、细菌和钩端螺旋体等感染均可致脑动脉炎症，使管腔狭窄或闭塞。

3. 其他真性红细胞增多症、血小板增多症、弥散性血管内凝血、脑淀粉样血管病、颅内外夹层动脉瘤等。尚有极少数病因不明者。

在脑动脉粥样硬化致血管腔狭窄的基础上，因动脉壁粥样斑块内新生的血管破裂形成血肿，可使斑块进一步隆起直至完全闭塞管腔，导致急性供血中断；或因斑块表面纤维帽破裂，粥样物自裂口排入血流，遗留粥瘤样溃疡，排入血流的坏死物质和脂质形成胆固醇栓子，引起动脉管腔闭塞；动脉粥样硬化斑块脱落、各种病因所致动脉内膜炎等引起血管内皮损伤后，血小板黏附于局部，释放血栓素A2、5-羟色胺、血小板活化因子等，使更多血小板黏附、聚集而形成血栓，致动脉管腔闭塞。睡眠状态、心力衰竭、心律失常和失水等致心排血量减少、血压下降、血流缓慢的因素，均可促进血栓形成。

脑动脉粥样硬化所致管腔狭窄或血栓形成，通常发生于存在动脉粥样斑块的血管内皮损伤处或血流产生漩涡的血管分支处，颈内动脉系统约占80%，椎基底动脉系统约为20%。闭塞好发部位依次为颈内动脉、大脑中动脉、大脑后动脉、大脑前动脉及椎基底动脉。血栓形成后，动脉供血减少或完全中断，若侧支循环不能有效代偿，病变动脉供血区的脑组织则缺血、水肿、坏死、软化，3~4周后液化坏死的脑组织被清除，脑组织萎缩，小病灶形成胶质瘢痕，大病灶形成中风囊。

急性脑梗死病灶由缺血中心区及其周围的缺血半带组成。缺血中心区脑组织已发生不可逆性损害。缺血半带是指梗死灶中心坏死区周围可恢复的部分血流灌注区，因此区内有侧支循环存在而可获得部分血液供给，尚有大量可存活的神经元，如血流迅速恢复，神经细胞可存活并恢复功能；反之，中心坏死区则逐渐扩大。有效挽救缺血半暗带脑组织的治疗时间，称为治疗时间窗。目前研究表明，在严格选择病例的条件下，急性缺血性脑卒中溶栓治疗时间窗一般不超过6小时；机械取栓的治疗时间窗一般不超过8小时，个别患者可延长至24小时。如果血运重建的时间超过其治疗时间窗，则不能有效挽救缺血脑组织，甚至可能因再灌注损伤和继发脑出血而加重脑损伤。

【临床表现】

脑梗死的临床表现与梗死部位、受损区侧支循环等情况有关。

1. 临床特点　①多见于 50 岁以上有动脉粥样硬化、高血压、高血脂、糖尿病者；②安静或睡眠中发病，部分患者发病前有肢体麻木、无力等前驱症状或短暂脑缺血发作；③起病缓慢，症状多在发病后 10 小时或 1~2 天达高峰；④以偏瘫、失语、偏身感觉障碍和共济失调等局灶定位症状为主；⑤部分患者可有头痛、呕吐、意识障碍等全脑症状。

2. 临床类型

根据起病形式和病程可分为以下临床类型。

（1）完全型：起病后 6 小时内病情达高峰，病情重，表现为一侧肢体完全瘫痪甚至昏迷，需与脑出血进行鉴别。

（2）进展型：发病后症状在 48 小时内逐渐进展或呈阶梯式加重。

（3）缓慢进展型：起病 2 周以后症状仍逐渐发展。多见于颈内动脉颅外段血栓形成，与全身或局部因素所致脑灌注减少有关，应注意与颅内肿瘤、硬膜下血肿进行鉴别。

（4）可逆性缺血性神经功能缺失：症状和体征持续时间超过 24 小时，但在 1~3 周完全恢复，不留任何后遗症。可能与缺血未导致不可逆的神经细胞损害，侧支循环代偿迅速而充分，发生的血栓不牢固，伴发的血管痉挛及时解除等有关。

【实验室及其他检查】

1. 血液检查　血液检查包括血常规、血糖、血脂、肾功能、凝血功能等。这些检查有助于发现脑梗死的危险因素并对病因进行鉴别。

2. 影像学检查　影像学检查可直观显示脑梗死的部位、范围、血管分布、有无出血、陈旧和新鲜梗死灶等，帮助临床判断组织缺血后是否可逆、血管状况，以及血流动力学改变。帮助选择溶栓患者、评估继发出血的危险程度。

（1）头颅 CT：是最常用的检查。脑梗死发病 24 小时内一般无影像学改变，24 小时后梗死区呈低密度影像。发病后尽快进行 CT 检查，有助于早期脑梗死与脑出血的鉴别。脑干和小脑梗死及较小梗死灶，CT 难以检出。

（2）MRI：与 CT 相比，此检查可以发现脑干、小脑梗死及小灶梗死。功能性 MRI，如弥散加权成像在症状出现数分钟内就可显示缺血灶，并可早期确定大小、部位与时间，对早期发现小梗死灶较常规 MRI 更敏感。

（3）血管造影：DSA 和 MRA 可以发现血管狭窄、闭塞和其他血管病变，如动脉炎、动脉瘤和动静脉畸形等。其中 DSA 是脑血管病变检查的"金标准"。

（4）经颅多普勒超声检查：对评估颅内外血管狭窄、闭塞、血管痉挛或侧支循环建立的程度有帮助。用于溶栓治疗监测，对判断预后有参考意义。

【诊断要点】

根据以下临床特点可明确诊断：①中老年患者，存在动脉粥样硬化、高血压、高血糖等脑卒中的危险因素；②静息状态下或睡眠中起病，病前有反复的 TIA 发作史；③偏瘫、失语、感觉障碍等局灶性神经功能缺损的症状和体征在数小时或数天内达高峰，多无意识障碍；④结合 CT 或 MRI 可明确诊断。应注意与脑栓塞和脑出血等疾病相鉴别。

【治疗要点】

卒中患者应收入卒中单元。卒中单元是指提高住院卒中患者疗效的医疗管理模式，专为卒中患者提供药物治疗、肢体康复、语言训练、心理康复和健康康复的组织系统。卒中单元的核心工作人员包括临床医师、专业护士、物理治疗师、职业治疗师、语言训练师和社会工作者。将卒中的急救、治疗、护理及康复有机地融为一体，使患者得到及时、规范的诊断和治疗，能有效降低病死率和致残率、提高生活质量、缩短住院时间和减少花费，并有利于出院后的管理和社区治疗。

治疗应遵循超早期、个体化和整体化的原则。①超早期治疗：发病后力争于治疗时间窗内选用最佳治疗方案；②个体化治疗：根据患者的年龄、病情严重程度、临床类型及基础疾病等采取最适当的治疗；③整体化治疗：采取病因治疗、对症治疗、支持治疗和康复治疗等综合措施，同时对高危因素进行预防性干预。重点是急性期的治疗。

1. 急性期治疗

（1）早期溶栓：在发病后 3~4.5 小时进行溶栓使血管再通，及时恢复血流和改善组织代谢，可以挽救梗死周围仅功能改变的缺血半暗带组织。缺血半暗带即围绕在缺血中心坏死区以外的可逆性损伤组织，由于其存在大动脉残留血流和（或）侧支循环，故脑缺血程度较轻，仅功能缺损，具有可逆性。缺血中心区和缺血半暗带是一个动态的病理生理过程，随着缺血程度的加重和时间的延长，中心坏死区逐渐扩大，缺血半暗带逐渐缩小。溶栓治疗是目前最重要的恢复血流措施。重组组织型纤溶酶原激活剂（rt-PA）和尿激酶（UK）是我国目前使用的主要溶栓药物。①rt-PA：可与血栓中纤维蛋白结合成复合体，后者与纤溶酶原有高度亲和力，使之转变为纤溶酶，溶解新鲜的纤维蛋白。rt-PA 只引起局部溶栓，而不产生全身溶栓状态。剂量为 0.9 mg/kg（最大剂量 90 mg），其中输注总量的 10% 在最初 1 分钟内静脉注射，其余输液泵持续静脉滴注 1 小时。②UK：可渗入血栓内，同时激活血栓内和循环中的纤溶酶原，起到局部溶栓作用，并使全身处于溶栓状态。剂量为 100 万~150 万 IU，溶于生理盐水 100~200 mL 中，持续静脉输注 30 分钟。应用溶栓药物期间应严密监护患者。

（2）调整血压：急性期脑梗死血压的调控应遵循个体化、慎重、适度原则。缺血性脑卒中后 24 小时内血压升高的患者应谨慎处理，应首先针对导致血压升高的相关因素如疼痛、呕吐、颅内压增高、焦虑卒中后应激状态等采取措施。建议患者血压维持在较平时稍高水平，以保证脑部灌注，防止梗死面积扩大。卒中发作后血压≥220/110 mmHg 时，初始降压 <15% 相对安全。

（3）防治脑水肿：脑水肿常于发病后 3~5 天达高峰，多见于大面积梗死。严重脑水肿和颅内压增高是急性重症脑梗死的常见并发症和主要死亡原因。当患者出现剧烈头痛、喷射性呕吐、意识障碍等高颅压征象时，常用 20% 甘露醇 125~250 mL，快速静脉滴注，每 6~

8 小时 1 次；心、肾功能不全的患者可改用呋塞米 20~40 mg 静脉注射，每 6~8 小时 1 次。亦可用 10% 复方甘油、白蛋白等。

（4）控制血糖：急性期患者血糖升高较常见，可能为原有糖尿病的表现或应激反应。血糖超过 10 mmol/L 时可给予胰岛素治疗。应加强血糖监测，可将高血糖患者血糖控制在 7.8~10 mmol/L，血糖低于 3.3 mmol/L 时，可给予 10%~20% 葡萄糖口服或注射治疗。目标是达到正常血糖。

（5）抗血小板聚集：未行溶栓治疗的患者应在发病后 48 小时内服用阿司匹林 150~300 mg/d，但不主张在溶栓后 24 小时内应用，以免增加出血风险。急性期过后可改为预防剂量（50~300 mg/d）。不能耐受阿司匹林者可口服氯吡格雷 75 mg/d。

（6）抗凝治疗：常用药物包括肝素、低分子量肝素和华法林。一般不推荐发病后急性期应用，抗凝药物可预防卒中复发、阻止病情恶化或改善预后。对于长期卧床患者，尤其是合并高凝状态有深静脉血栓形成和肺栓塞趋势者，可应用低分子量肝素预防治疗。心房颤动者可遵医嘱使用华法林和利伐沙班等新型口服抗凝药治疗。

（7）脑保护治疗：应用胞磷胆碱、钙通道阻滞药尼莫地平、自由基清除剂依达拉奉、脑活素等药物，可通过降低脑代谢，干预缺血引发细胞毒性机制而减轻缺血性脑损伤。

（8）中医中药治疗：丹参、川芎、三七、葛根、银杏叶制剂等可抗血小板聚集和降低血液黏滞度、抗凝、改善脑循环。

（9）血管内介入治疗：包括动脉溶栓、桥接、机械取栓、血管成形和支架术等。在发病 6 小时内对于静脉溶栓治疗无效或不适合静脉溶栓的大血管闭塞患者，给予机械取栓，距最后正常时间 6~24 小时者，经严格临床及影像学评估后，可进行血管内机械取栓治疗。

（10）早期康复治疗：如果患者神经功能缺损的症状和体征不再加重，生命体征稳定，即可进行早期康复治疗，目的是减少并发症出现和纠正功能障碍，调控心理状态，为提高患者的生活质量打好基础。如加强卧床患者体位的管理：进行良肢位的摆放，加强呼吸道管理和皮肤的管理以预防感染和压力性损伤，进行肢体被动或主动运动以防关节挛缩和肌肉萎缩等。

2. 恢复期治疗　继续稳定患者的病情，高血压患者控制血压，高血脂患者调节血脂等。恢复期患者的患侧肢体由迟缓性瘫痪逐渐进入痉挛性瘫痪，康复治疗是重要的治疗手段。原则是综合各种康复手段如物理疗法、针灸、言语训练、认知训练、吞咽功能训练、合理使用各种工具，促进患者患肢随意运动的出现，强化日常生活活动能力训练，为患者早日回归家庭和社会做好必要的准备。

【护理评估】

1. 病史
（1）病因和危险因素：了解患者有无颈动脉狭窄、高血压、糖尿病、高脂血症、TIA 病史，有无脑血管疾病的家族史，有无长期高盐、高脂饮食和烟酒嗜好，是否进行体育锻炼等。详细询问 TIA 发作的频率与表现形式，是否进行正规、系统的治疗。是否遵医嘱正确服用降压、降糖、调脂、抗凝及抗血小板聚集药物，治疗效果及目前用药情况等。

（2）起病情况和临床表现：了解患者发病的时间、急缓及发病时所处状态，有头晕、肢体麻木等前驱症状。是否存在肢体瘫痪、失语、感觉和吞咽障碍等局灶定位症状和体征，有无剧烈头痛、喷射性呕吐、意识障碍等全脑症状和体征及其严重程度。

（3）心理－社会状况：观察患者是否存在因疾病所致焦虑等心理问题；了解患者和家属对疾病发生的相关因素、治疗和护理方法、预后、如何预防复发等知识的认知程度；患者家庭条件与经济状况及家属对患者的关心和支持度。

2. 身体评估

（1）生命体征：监测血压、脉搏、呼吸、体温。大脑半球大面积脑梗死患者因脑水肿导致高颅压，可出现血压和体温升高、脉搏和呼吸减慢等生命体征异常。

（2）意识状态：有无意识障碍及其类型和严重程度。脑血栓形成患者多无意识障碍，如发病时或病后很快出现意识障碍，应考虑椎基底动脉系统梗死或大脑半球大面积梗死。

（3）头颈部：双侧瞳孔大小、是否等大及对光反射是否正常；视野有无缺损；有无眼球震颤、运动受限及眼睑闭合障碍；有无面部表情异常、口角㖞斜和鼻唇沟变浅；有无听力下降或耳鸣；有无饮水呛咳、吞咽困难或咀嚼无力；有无失语及其类型；颈动脉搏动强度、有无杂音。优势半球病变时常出现不同程度的失语，大脑后动脉血栓形成可致对侧同向偏盲，椎基底动脉系统血栓形成可致眩晕、眼球震颤、复视、眼肌麻痹、发音不清、吞咽困难等。

（4）四肢、脊柱：有无肢体运动和感觉障碍；有无步态不稳或不自主运动。四肢肌力、肌张力，有无肌萎缩或关节活动受限；皮肤有无水肿、多汗、脱屑或破损；括约肌功能有无障碍。大脑前动脉血栓形成可引起对侧下肢瘫痪，颈动脉系统血栓形成主要表现为病变对侧肢体瘫痪或感觉障碍。如为大脑中动脉血栓形成，瘫痪和感觉障碍限于面部和上肢；后循环血栓形成可表现为小脑功能障碍。

3. 实验室及其他检查

（1）血液检查：血糖、血脂、血液流变学和凝血功能检查是否正常。

（2）影像学检查：头部 CT 和 MRI 有无异常及其出现时间和表现形式；DSA 和 MRA 是否显示有血管狭窄、闭塞、动脉瘤和动静脉畸形等。经颅多普勒超声检查有无颅内血管狭窄、闭塞、痉挛或侧支循环情况。

【常用护理诊断／问题】

1. 躯体移动障碍　与运动中枢损害致肢体瘫痪有关。
2. 吞咽障碍　与意识障碍或延髓麻痹有关。

【目标】

1. 患者能掌握肢体功能锻炼的方法并主动配合进行肢体功能的康复训练，躯体移动能力逐步增强。

2. 能采取有效的沟通方式表达自己的需求，能掌握语言功能训练的方法并主动配合康复活动，语言表达能力逐步增强。

3. 能掌握恰当的进食方法，并主动配合进行吞咽功能训练，营养需要得到满足，吞咽功能逐渐恢复。

【护理措施及依据】

1. 躯体移动障碍

（1）生活、安全及康复护理。

（2）心理护理：因偏瘫、失语及肢体和语言功能恢复速度慢、耗时长，日常生活需依赖他人照顾，可使患者产生焦虑、抑郁等心理问题，进而影响疾病的康复和患者生活质量。应关心、尊重患者，鼓励其表达自己的感受，避免任何刺激和伤害患者的言行。多与患者和家属沟通，耐心解答患者和家属提出的问题，解除患者思想顾虑。鼓励患者和家属主动参与治疗、护理活动。

（3）用药护理：患者常联合应用溶栓、抗凝、脑代谢活化剂等多种药物治疗。护士应熟悉患者所用药物的药理作用、用药注意事项、不良反应和观察要点，遵医嘱正确用药。

1）溶栓药物：应遵循患者进入医院到溶栓给药时间≤60分钟的原则，快速完成用药前准备，建立单独静脉通路输注溶栓药物，遵医嘱给药。密切观察病情，如出现严重头痛、血压骤升、恶心、呕吐，或意识水平、言语、肌力等神经功能恶化表现，应立即询问医师是否停用溶栓药物，并做好再次行 CT 检查的准备。观察有无口鼻腔、呼吸道、消化道、皮肤、黏膜出血等表现，发现异常应及时报告医师处理。

2）20% 甘露醇：选择较粗大的静脉给药，以保证药物能快速静脉滴注（125～250 mL 在 15～30 分钟滴完），注意观察用药后患者的尿量和尿液颜色，准确记录 24 小时出入量；定时复查尿常规、血生化和肾功能，观察有无药物结晶阻塞肾小管所致少尿、血尿、蛋白尿及血尿素氮升高等急性肾损伤的表现；观察有无脱水速度过快所致头痛、呕吐、意识障碍等低颅压综合征的表现，并注意与高颅压进行鉴别。

2. 吞咽障碍

（1）吞咽功能评估：观察患者能否经口进食及进食类型（固体、半流食、流食）、进食量和进食速度，饮水时有无呛咳；评估患者吞咽功能及营养状态。

（2）经口进食的护理：①体位选择。能坐起的患者采取坐位进食，头略前屈，不能坐起的患者取仰卧位下将床头摇起30°，头下垫枕使头部前屈。②食物的选择。选择患者喜爱的营养丰富易消化的食物，为防止误吸，便于食物在口腔内的移送和吞咽，可通过改变食物性状，使其易于形成食团便于吞咽。食物性状的改变是通过切碎、研磨或与液体混合等，也可将稀薄的液体增加增稠剂，使原食品黏稠度进行机械改变从而使其更易食用，且不易松散，有一定黏度，能够变形，利于顺利通过口腔和咽部，不易粘在黏膜上。③吞咽方法的选择。空吞咽和吞咽食物交替进行；侧方吞咽指吞咽时头侧向健侧肩部，防止食物残留在患侧梨状隐窝内，尤其适合偏瘫的患者；点头样吞咽指吞咽时配合头前屈、下颌内收如点头样的动作，以加强对气道的保护，利于食物进入食管。

（3）防止误吸、窒息：因疲劳有增加误吸的危险，所以进食前应注意休息；应保持进餐环境的安静、舒适；告知患者进餐时不要讲话，减少进餐时环境中分散注意力的干扰因素，如关闭电视和收音机、停止护理活动等，以免呛咳和误吸；因用吸管饮水需要比较复杂的口腔肌肉功能，所以患者不可用吸管饮水、饮茶，用杯子饮水时，保持水量在半杯以上，以防患者低头饮水的体位增加误吸的危险；床旁备吸引装置，如果患者呛咳、误吸或呕吐，应立即指导其取头侧位，及时清理口、鼻腔内分泌物和呕吐物，保持呼吸道通畅，预防窒息和吸入性肺炎。

（4）肠内营养的护理：对严重吞咽困难且预计＞7天者，或需机械通气并伴随意识水平下降的危症患者，应尽早开始肠内营养，并根据患者的营养风险、吞咽能力、意识水平、预期持续时间和并发症风险等因素选择肠内营养的途径。急性经口摄入不足者可采用经鼻胃管喂养；经口摄入不足并伴有上消化道功能障碍，或不耐受经鼻胃管喂养或有反流和误吸高风险者可采用经鼻肠管喂养；必要时可采用经皮内镜胃造瘘喂养。卒中患者管饲应特别注意：①每次管饲前用注射器抽吸患者的胃内容物，监测胃残留量，观察有无消化道出血；②注意观察有无误吸高风险、胃肠动力极其不佳、明显呕吐腹胀等情况并及时处理，以保证患者安全及肠内营养顺利进行；③正在管饲的患者需要吸痰时，应停止喂养，采用浅部吸痰、体位管理、减少刺激等措施减少误吸和反流。

【评价】

1. 患者掌握肢体功能锻炼的方法并在医护人员和家属协助下主动活动，肌力增强，生活自理能力提高，无压力性损伤和坠积性肺炎等并发症。

2. 能通过非语言沟通表达自己的需求，主动进行语言康复训练，语言表达能力增强。

3. 掌握正确的进食或鼻饲方法，吞咽功能逐渐恢复，未发生营养不良、误吸、窒息等并发症。

【其他护理诊断/问题】

1. 有失用综合征的危险　与意识障碍、偏瘫所致长期卧床有关。

2. 焦虑/抑郁　与瘫痪、失语、缺少社会支持及担心疾病预后有关。

3. 知识缺乏　缺乏疾病治疗、护理、康复和预防复发的相关知识。

【健康指导】

1. 疾病预防指导　对有发病危险因素或病史者，指导进食高蛋白、高维生素、低盐、低脂清淡饮食，多食新鲜蔬菜、水果、谷类、鱼类和豆类，保持能量供需平衡，戒烟、限酒；应遵医嘱规则用药，控制血压、血糖、抗血小板聚集，调节血脂；告知患者改变不良生活方式，坚持每天进行30分钟以上的慢跑、散步等运动，合理休息和娱乐；对于有TIA发作史的患者，指导患者在改变体位时应缓慢，避免突然转动颈部，洗澡时间不宜过长，水温不宜过高，外出时有人陪伴，气候变化时注意保暖，防止感冒。

2. 疾病知识指导　告知患者及其家属疾病的基本病因和主要危险因素、早期症状和及时就诊的指征；指导患者遵医嘱正确服用降压、降糖和调脂药物，定期复查。

3. 康复指导　告知患者和家属康复治疗的知识和功能锻炼的方法，帮助分析和消除不利于疾病康复的因素，落实康复计划，并与康复治疗师保持联系，以便根据康复情况及时调整康复训练方案。食物少量多餐，逐步过渡到普通食物；进食时取坐位，颈部稍前屈（易引起咽反射）；软腭冰刺激；咽下食物练习呼气或咳嗽（预防误咽）；构音器官的运动训练（有助于改善吞咽功能）。

4. 鼓励生活自理　鼓励患者从事力所能及的家务劳动，日常生活不过度依赖他人；告知患者和家属功能恢复需经历的过程，使患者和家属克服急于求成的心理，做到坚持锻炼，循序渐进。嘱家属在物质和精神上对患者提供帮助和支持，使患者体会到来自多方面的温暖，树立战胜疾病的信心。同时，也要避免患者产生依赖心理，增强自我照顾能力。

【预后】

脑血栓形成急性期病死率为 5%～15%，致残率达 50% 以上，存活者中 40% 以上可复发，且复发次数越多，病死率和致残率越高。影响预后的因素较多，最重要的是神经功能缺损的严重程度、患者年龄和疾病的病因等。积极处理各项可干预的脑卒中危险因素和应用抗血小板聚集药物，可降低卒中复发的危险性。

Ⅱ　脑栓塞

脑栓塞是指各种栓子（如心脏内的附壁血栓、动脉粥样硬化的斑块、脂肪、肿瘤细胞、纤维软骨或空气等）随血流进入脑动脉，使血管急性闭塞或严重狭窄，导致局部脑组织缺血、缺氧性坏死，而迅速出现相应神经功能缺损的一组临床综合征。脑栓塞栓子来源分为心源性、非心源性、来源不明性 3 种类型。心源性脑栓塞约占全部脑梗死的 20%。

【病因与发病机制】

根据栓子来源分为 3 类。

1. 心源性　为脑栓塞最常见病因，80% 以上心脏来源的栓子导致脑栓塞。引起脑栓塞常见的心脏疾病有以下几种：①非瓣膜性心房颤动。心源性脑栓塞中最常见的病因，其发病机制为心房颤动导致血流缓慢淤滞，在低剪切力和其他因素作用下激活凝血级联反应，形成红细胞–纤维蛋白原血栓，导致脑栓塞。②风湿性心脏瓣膜病。狭窄的瓣膜表面不规则，逐渐出现粘连、钙化，从而激活血小板导致血栓形成；风湿性心脏瓣膜病常合并心房颤动，导致心房和心室扩大，增加了血栓形成的风险。③感染性心内膜炎。心瓣膜上的炎性赘生物脱落导致栓塞，并可引起颅内感染。④心肌梗死。心肌梗死面积较大或合并慢性心力衰竭，可致血液循环淤滞形成附壁血栓。⑤二尖瓣脱垂。心脏收缩时脱垂的二尖瓣突入左心房，引起严重的血液反流，易导致附壁血栓形成。⑥其他。如卵圆孔未闭、病态窦房结综合征、非细菌性血栓性心内膜炎等。

2. 非心源性　心脏以外的栓子随血流进入颅内引起栓塞。常见原因有以下几种：①动脉粥样硬化斑块脱落性栓塞。主动脉弓或颈动脉粥样硬化斑块脱落形成栓子，沿颈内动脉或椎基底动脉进入颅内。②脂肪栓塞。可见于长骨骨折或手术后。③空气栓塞。可见于静脉穿刺、人工气腹等。④癌栓塞。恶性肿瘤可浸润、破坏血管，瘤细胞进入血液形成癌栓。⑤感染性栓塞。如败血症的菌栓或脓栓、寄生虫虫卵栓子等。

3. 来源不明性　部分患者栓子的来源不明。

脑栓塞的病理改变与脑血栓形成基本相同，但由于栓塞性梗死发展快，一般没有充足的时间建立侧支循环，故栓塞性梗死较血栓性梗死发病更快，局部脑缺血更严重。脑栓塞引起的脑组织坏死分为缺血性、出血性和混合性梗死，其中出血性梗死占 30% ～ 50%，可能为栓塞区域缺血坏死的血管壁在血压作用下发生破裂出血所致。

【临床表现】

1. 任何年龄均可发病，非瓣膜性心房颤动、急性心肌梗死引起的脑栓塞以中老年人为多。癫痫脑栓塞多在活动中发病，无明显前驱症状。

2. 起病急，局灶性神经功能缺损的表现常在数秒至数分钟内达到高峰，是所有急性脑血管病中发病速度最快者。

3. 以偏瘫、失语等局灶定位症状为主要表现，有无意识障碍及其程度取决于栓塞血管的大小和梗死的部位与面积，重者可表现为突发昏迷、全身抽搐、因脑水肿或颅内高压继发脑疝而死亡。

4. 多有导致栓塞的原发病和同时并发的脑外栓塞的表现，如心房颤动的第一心音强弱不等、心律不规则、脉搏短绌；心脏瓣膜病的心脏杂音；肺栓塞的气急、发绀、胸痛和咯血；肾栓塞的腰痛和血尿；皮肤栓塞的瘀点或瘀斑。

与脑血栓形成相比，脑栓塞易导致多发性梗死，并易复发和出血，病情波动较大，病初病情较为严重。但因血管的再通，部分患者临床症状可迅速缓解；如并发出血，则临床症状亦可急剧恶化；如栓塞再发，稳定或一度好转的临床症状可再次加重。此外，如栓子来源未消除，脑栓塞可反复发作；感染性栓子栓塞并发颅内感染，病情较危重。

【实验室及其他检查】

1. 头颅 CT 检查　可显示脑栓塞的部位和范围。CT 检查在发病后 24 ～ 48 小时病变部位呈低密度影像。发生出血性梗死时，在低密度梗死区可见 1 个或多个高密度影像。

2. 脑脊液检查　大面积梗死脑脊液压力增高，如非必要，应尽量避免此检查。亚急性感染性心内膜炎所致脑脊液含细菌栓子，白细胞增高；脂肪栓塞所致脑脊液可见脂肪球；出血梗死时脑脊液呈血性或镜检可见红细胞。

3. 其他　应常规进行心电图、胸部 X 线和超声心动图检查。心电图检查可作为确定心律失常的依据并协助诊断心肌梗死；超声心动图检查有助于证实是否存在心源性栓子。疑为感染性心内膜炎时，应进行血常规和血细菌培养等检查。

【诊断要点】

既往有风湿性心脏瓣膜病、心房颤动及大动脉粥样硬化、严重骨折等病史，突发偏瘫、失语等局灶性神经功能缺损，症状在数秒至数分钟内达高峰，即可做出临床诊断。头颅 CT 和 MRI 检查可确定栓塞的部位、数目及是否伴发出血，有助于明确诊断。应注意与脑血栓形成和脑出血等相鉴别。

【治疗要点】

包括脑栓塞和原发病的治疗。

1. 脑栓塞治疗　与脑血栓形成的治疗相同，包括急性期的综合治疗，尽可能恢复脑部血液循环，进行物理治疗和康复治疗等。因本病易并发脑出血，溶栓治疗应严格掌握适应证。

（1）心源性栓塞：因心源性脑栓塞容易再复发，所以，急性期应卧床休息数周，避免活动量过大，减少再发的危险。

（2）感染性栓塞：感染性栓塞应用足量有效的抗生素，禁行溶栓或抗凝治疗，以防感染在颅内扩散。

（3）脂肪栓塞：应用肝素、低分子右旋糖酐、5% $NaHCO_3$，以及脂溶剂等静脉滴注溶解脂肪。

（4）空气栓塞：指导患者采取头低左侧卧位，进行高压氧治疗。

2. 原发病治疗　心脏瓣膜病的介入和手术治疗、感染性心内膜炎的抗生素治疗和控制心律失常等，可消除栓子来源，防止复发。

3. 抗凝和抗血小板聚集治疗　应用肝素、华法林、阿司匹林，能防止被栓塞的血管发生逆行性血栓形成和预防复发。研究证据表明，脑栓塞患者抗凝治疗导致的梗死区出血很少对最终转归带来不利影响。

当发生出血性梗死时，应立即停用溶栓、抗凝和抗血小板聚集的药物，防止出血加重，并适当应用止血药物、脱水降颅压、调节血压等。脱水治疗过程中应注意保护心功能。

【常用护理诊断/问题、措施及依据】

详见本节"脑血栓形成"。

【健康指导】

告知患者和家属本病的常见病因和控制原发病的重要性；指导患者遵医嘱长期抗凝治疗，预防复发；在抗凝治疗中定期门诊复诊，监测凝血功能，及时在医护人员指导下调整药物剂量。其他详见本节"脑血栓形成"。

【预后】

脑栓塞预后与被栓塞血管大小、栓塞部位、栓子数目等有关。急性期病死率为5%~15%，多死于严重脑水肿、脑疝、肺部感染和心力衰竭等。心肌梗死所致者预后较差，存活的患者多遗留严重后遗症。脑栓塞易复发，10%~20%的患者在1~2周再发，再发者病死率更高。

（二）脑出血

脑出血（intracerebral hemorrhage，ICH）又称自发性脑出血，是指原发性非外伤性脑实质内出血。该病占急性脑血管病的 20%～30% 。发病率为 45 人/10 万，急性期病死率为 30%～40% ，是急性脑血管病中病死率最高的。在脑出血中大脑半球出血约占 80% ，脑干和小脑出血约占 20% 。

【病因与发病机制】

1. 病因　最常见病因为高血压合并细、小动脉硬化，其他病因包括动静脉畸形、脑淀粉样血管病、血液病（再生障碍性贫血、白血病、原发免疫性血小板减少症、血友病等）、烟雾病、抗凝及溶栓治疗等。

脑淀粉样血管病又称嗜刚果红性血管病，指淀粉样物质沉积在脑内血管导致症状性脑血管功能障碍的一种疾病。该病是自发性（非创伤性）颅内出血，特别是脑叶出血的原因之一。临床特点是血管破裂而致反复和多灶的自发性颅内出血，是老年人的一种卒中类型。

烟雾病因颈内动脉颅内起始段狭窄或闭塞，脑底出现异常的小血管团，在脑血管造影上形似烟雾而得名，又称脑底异常血管网病。本病可继发于钩端螺旋体脑动脉炎、脑动脉硬化及放射治疗后。儿童和青壮年多见，性别无明显差异。表现为缺血或出血性脑卒中。由于病因不清，尚无特殊治疗方法。对脑缺血者可给予扩张血管药等治疗。若为病因明确的继发性病变，针对病因治疗。急性脑内出血造成脑压迫者，应紧急手术清除血肿。外科治疗可行颞浅动脉 – 大脑中动脉吻合术。

2. 发病机制　颅内动脉壁薄弱，中层肌细胞和外膜结缔组织较少，且无外弹力层。①长期高血压致脑细小动脉发生玻璃样变及纤维素性坏死，管壁弹性减弱，当情绪激动、用力过度等使血压骤然升高时，血管易破裂出血；在血流冲击下，弹性减弱的病变血管壁向外膨出形成微小动脉瘤，当血压剧烈波动时，微小动脉瘤破裂导致出血；②高血压可致远端血管痉挛，引起小血管缺血、缺氧、坏死而发生出血；③高血压脑出血的发病部位以基底核区多见，是因为供应此处的豆纹动脉从大脑中动脉成直角发出，在原有血管病变的基础上，承受压力较高的血流冲击，易导致血管破裂出血，又称为出血动脉。

基底核区出血占全部脑出血的 70%（以壳核出血最为常见）。因壳核、丘脑出血常累及内囊，并以内囊损害体征为突出表现，又称内囊区出血。壳核出血称内囊外侧型，丘脑出血称内囊内侧型。脑出血后，出血形成的血肿和血肿周围脑组织水肿，引起颅内压升高，使脑组织受压移位，形成脑疝。脑疝是导致患者死亡的直接原因。

【临床表现】

临床表现的轻重主要取决于出血量和出血部位。出血量小者，可表现为单纯某一症状或体征，无全脑症状或较轻；出血量大者；发病立即昏迷，全脑症状明显，出现脑水肿或脑疝。发生在脑干的出血，即使出血量不大，病情也较凶险。

1. 临床特点　①多见于 50 岁以上有高血压病史者，男性较女性多见，冬季发病率较高；②体力活动或情绪激动时发病，多无前驱症状；③起病较急，症状于数分钟至数小时达高峰；④有肢体瘫痪、失语等局灶定位症状和剧烈头痛、喷射性呕吐、意识障碍等全脑症状；⑤发病时血压明显升高。

2. 不同部位出血的表现

（1）壳核出血：最常见，占脑出血的50%～60%，是豆纹动脉尤其是外侧支破裂所致，分为局限型（血肿局限于壳核内）和扩延型（血肿向内扩展波及内囊外侧）。患者常出现病灶对侧偏瘫、偏身感觉障碍和同向性偏盲（三偏征），双眼球不能向病灶对侧同向凝视；优势半球损害可有失语。出血量小者（＜30 mL）临床症状较轻；出血量大者（＞30 mL）可有意识障碍，引起脑疝甚至死亡。

（2）丘脑出血：占脑出血的10%～15%，是丘脑穿通动脉或丘脑漆状体动脉破裂所致，分为局限型（血肿局限于丘脑）和扩延型（出血侵及内囊内侧）。患者常有"三偏征"，通常感觉障碍重于运动障碍。深、浅感觉均有障碍，但深感觉障碍更明显，可伴有偏身自发性疼痛和感觉过敏。可出现特征性眼征，如两眼不能向上凝视或凝视鼻尖、眼球会聚障碍和瞳孔对光反射迟钝等。优势侧出血可出现丘脑性失语（言语缓慢而不清、重复语言、发音困难、复述相对较好，朗读存在障碍等），也可出现丘脑性痴呆（记忆力减退、计算力下降、情感障碍、人格改变等）。

（3）脑干出血：约占脑出血的10%，绝大多数为脑桥出血（脑干出血最常见部位），系基底动脉的脑桥支破裂所致。偶见中脑出血，延髓出血罕见。脑桥出血患者常表现为突发头痛、呕吐、眩晕、复视、交叉性瘫痪或偏瘫、四肢瘫等。大量出血（血肿＞5 mL）者，血肿波及脑桥双侧基底和被盖部，患者立即昏迷、双侧瞳孔缩小如针尖样（交感神经纤维受损所致，对光反射存在）、呕吐咖啡色样胃内容物（应激性溃疡）、中枢性高热、中枢性呼吸衰竭和四肢瘫痪，多于48小时内死亡。出血量少者无意识障碍。中枢性高热为丘脑下部散热中枢受损所致，表现为体温迅速升高，达39～40 ℃，躯干温度高，肢体温度次之，解热镇痛药无效，物理降温疗法有效。

（4）小脑出血：约占脑出血的10%，多为小脑上动脉破裂所致。发病突然，眩晕和共济失调明显，可伴频繁呕吐和枕部疼痛。小量出血者主要表现为小脑症状，如眼球震颤、病变侧共济失调、站立和步态不稳等，无肢体瘫痪。出血量较大者，尤其是小脑蚓部出血，发病时或发病后12～24小时出现颅内压迅速增高、昏迷、双侧瞳孔缩小如针尖样、呼吸节律不规则、枕骨大孔疝形成而死亡（血肿压迫脑干之故）。

（5）脑室出血：占脑出血的3%～5%，分为原发性和继发性。原发性脑室出血多由脉络丛血管或室管膜下动脉破裂所致，继发性脑室出血是指脑实质出血破入脑室。出血量较少时，仅表现为头痛、呕吐、脑膜刺激征阳性，多无意识障碍及偏瘫、失语等局灶性神经体征，易被误诊为蛛网膜下隙出血。出血量大时，很快进入昏迷或昏迷逐渐加深、双侧瞳孔缩小如针尖样、四肢肌张力增高、脑膜刺激征阳性、早期出现去大脑强直发作；常出现丘脑下部受损的症状及体征，如上消化道出血、中枢性高热、大汗、急性肺水肿、血糖增高、尿崩症等，预后差，多迅速死亡。

（6）脑叶出血：占脑出血的5%～10%，常由脑淀粉样血管病、脑动静脉畸形、高血压、血液病等所致。出血以顶叶最为常见，其次为颞叶、枕叶及额叶。临床可表现为头痛、呕吐等，肢体瘫痪较轻，昏迷少见。额叶出血可有前额痛、呕吐、对侧偏瘫和精神障碍，优势半球出血可出现运动性失语。顶叶出血偏瘫较轻，而偏侧感觉障碍显著；对侧下象限盲；

优势半球出血可出现混合性失语。颞叶出血表现为对侧中枢性面瘫及以上肢为主的瘫痪；对侧上象限盲；优势半球出血可出现感觉性或混合性失语；可有颞叶癫痫、幻嗅、幻视等。枕叶出血表现为对侧同向性偏盲，可有一过性黑蒙和视物变形；多无肢体瘫痪。

【实验室及其他检查】

1. 头颅 CT 检查　是确诊脑出血的首选检查方法，可清晰、准确地显示出血部位、出血量大小、血肿形态、脑水肿情况及是否破入脑室等，有助于指导治疗、护理和判定预后。发病后即刻出现边界清楚的高密度影像。

2. 头颅 MRI 检查　对检出脑干、小脑的出血灶和监测脑出血的演进过程优于 CT，比 CT 更易发现脑血管畸形、肿瘤及血管癌等病变。

3. 脑脊液检查　脑脊液压力增高，血液破入脑室者脑脊液呈血性。重症依据临床表现可确诊者不宜进行此项检查，以免诱发脑疝。

4. DSA 检查　可显示脑血管的位置、形态及分布等，易于发现脑动脉瘤、脑血管畸形及烟雾病等脑出血的病因。

5. 其他　包括血常规、血生化、凝血功能、心电图等，有助于了解患者的全身状态。重症脑出血急性期白细胞、血糖和血尿素氮明显增高。

【诊断要点】

50 岁以上中老年患者，有长期高血压病史，情绪激动或体力活动时突然发病，迅速出现头痛、呕吐等颅内压增高的表现和偏瘫、失语等局灶性神经功能缺损的症状，血压明显升高，可伴有意识障碍，应高度怀疑脑出血。头颅 CT、MRI 检查有助于明确诊断。

【治疗要点】

治疗原则为脱水降颅压、调整血压、防止继续出血、减轻血肿所致继发性损害、促进神经功能恢复、防治并发症。

1. 一般治疗　卧床休息 2~4 周，密切观察生命体征，保持呼吸道通畅，吸氧，保持肢体的功能位。通过鼻饲维持营养供给，积极预防感染，维持水、电解质平衡等。

2. 脱水降颅压　脑出血后 48 小时脑水肿达高峰，维持 3~5 天后逐渐降低，可持续 2~3 周或更长。脑水肿可使颅内压增高，并致脑疝形成，是导致患者死亡的直接原因，也是影响功能恢复的主要因素。积极控制脑水肿、降低颅内压是脑出血急性期治疗的重要环节。可选用：①20% 甘露醇 125~250 mL，快速静脉滴注，每 6~8 小时 1 次，疗程 7~10 天；②呋塞米 20~40 mg 静脉注射，每天 2~4 次；③甘油果糖 500 mL 静脉滴注，3~6 小时滴完，每天 1~2 次，脱水降颅压作用较甘露醇缓和，用于轻症患者、重症患者病情好转期和肾功能不全者。

3. 调控血压　脑出血后血压升高，是机体对颅内压升高的自动调节反应，以保持相对稳定的脑血流量，当颅内压下降时血压也随之下降。因此，脑出血急性期一般不予应用降压药物，而以脱水降颅压治疗为基础。对于收缩压为 150~220 mmHg 的患者，无急性降压治疗禁忌证的脑出血患者，将收缩压降至 140 mmHg 是安全的，并且可能改善患者的功能预后。当患者收缩压 >220 mmHg 时，应持续静脉输注降压药物并密切监测血压，避免血压波动。收缩压目标值是 160 mmHg。脑出血患者血压降低速度和幅度不宜过快、过大，以免造成脑部低灌注；血压过低者，应进行升压治疗以维持足够的脑灌注。急性期血压突然下降提示病情危重。脑出血恢复期应将血压控制在正常范围。

4. 止血和凝血治疗　仅用于并发消化道出血或有凝血障碍时，对高血压性脑出血无效。常用氨基己酸、氨甲苯酸等。应激性溃疡导致消化道出血时，可用西咪替丁、奥美拉唑等药物。

5. 外科治疗　壳核出血量 ≥30 mL，丘脑出血 ≥15 mL，小脑出血 ≥10 mL 或直径 ≥3 cm，或合并大量脑积水，重症脑室出血，脑出血合并脑血管畸形、动脉瘤等血管病变，可考虑行开颅血肿清除、脑室穿刺引流、经皮钻孔血肿穿刺抽吸等手术治疗。一般认为手术宜在发病后 24 小时内进行。

6. 亚低温疗法　亚低温疗法是在应用肌松药和控制呼吸的基础上，采用降温毯、降温仪、降温头盔等进行全身和头部局部降温，将温度控制在 32 ~ 35 ℃。局部亚低温治疗是脑出血的一种新的辅助治疗方法，可减轻脑水肿，减少自由基生成，促进神经功能缺损恢复，改善患者预后，且无不良反应，安全有效。是脑出血的辅助治疗方法，可能有一定效果，可在临床中试用。

7. 康复治疗　早期将患肢置于功能位。患者生命体征稳定、病情控制后，应尽早进行肢体、语言功能和心理的康复治疗，以促进神经功能恢复，提高生存质量。

【护理评估】

1. 病史

（1）病因和危险因素：询问患者既往有无高血压、动脉粥样硬化、血液病和家族脑卒中病史；是否遵医嘱进行降压、抗凝等治疗和治疗效果及目前用药情况；了解患者的性格特点、生活习惯与饮食结构。

（2）起病情况和临床表现：了解患者是在活动时还是安静状态下发病；发病前有无情绪激动、活动过度、疲劳、用力排便等诱因和头晕、头痛、肢体麻木等前驱症状；发病时间及病情发展的速度；是否存在剧烈头痛、喷射性呕吐、意识障碍、烦躁不安等颅内压增高的表现及其严重程度。

（3）心理-社会状况：了解患者是否存在因突然发生肢体残疾或瘫痪卧床，生活需要依赖他人而产生的焦虑、恐惧、绝望等心理反应；患者及其家属对疾病的病因和诱因、治疗护理经过、防治知识及预后的了解程度；家庭成员组成、家庭环境及经济状况和家属对患者的关心、支持程度等。

2. 身体评估　血压升高程度；有无中枢性高热和呼吸节律（潮式、间停、抽泣样呼吸等）、频率和深度的异常；脉率和脉律；瞳孔大小及对光反射有无异常；有无意识障碍及其程度；有无失语及其类型；有无肢体瘫痪及其类型、性质和程度；有无吞咽困难和饮水呛咳；有无排便、排尿障碍；有无颈部抵抗等脑膜刺激征和病理反射；机体营养状态。

3. 实验室及其他检查

（1）头颅 CT 检查：有无高密度影像及其出现时间。

（2）头颅 MRI 和 DSA 检查：有无脑血管畸形、肿瘤及血管瘤等病变的相应表现。

（3）脑脊液检查：观察颜色及压力有无增高。

（4）血液检查：有无白细胞、血糖和血尿素氮增高及其程度等。

【常用护理诊断/问题】

1. 意识障碍　与脑出血、脑水肿有关。

2. 潜在并发症　脑疝。

3. 潜在并发症　上消化道出血。

【目标】

1. 患者不发生因意识障碍导致的误吸、窒息、感染和压力性损伤等并发症。

2. 配合药物治疗，预防脑疝发生，发生脑疝时能及时识别。

3. 预防上消化道出血，发生出血时能及时发现。

【护理措施及依据】

1. 意识障碍

（1）生活护理：卧气垫床，保持床单位清洁、干燥，减少对皮肤的机械性刺激，定时给予翻身、拍背，预防压力性损伤；做好大小便的护理，保持外阴部皮肤清洁，预防尿路感染；注意口腔卫生，不能经口进食者应每天口腔护理 2～3 次，防止口腔感染；谵妄躁动者加床挡，必要时做适当的约束，防止坠床和自伤、伤人；慎用热水袋，防止烫伤。

（2）饮食护理：给予高维生素、高热量饮食，补充足够的水分；遵医嘱鼻饲流质者应定时喂食，保证足够的营养供给；进食时及进食后 30 分钟内抬高床头防止食物反流。

（3）保持呼吸道通畅：平卧头侧位或侧卧位，开放气道，取下活动性义齿，及时清除口鼻分泌物和吸痰，防止舌根后坠、窒息、误吸或肺部感染。

（4）病情监测：严密监测并记录生命体征及意识、瞳孔变化，观察有无恶心、呕吐及呕吐物的性状与量，准确记录出入水量，预防消化道出血和脑疝发生。

2. 潜在并发症　脑疝

（1）病情评估：颅内疾病（脑水肿、血肿、脓肿、肿瘤）引起颅内压增高，部分脑组织从压力较高处向压力低处移动，通过正常生理孔道疝出的病理过程称为脑疝，是脑出血患者最常见的直接死亡原因。应密切观察瞳孔、意识、体温、脉搏、呼吸、血压等生命体征，如患者出现剧烈头痛、喷射性呕吐、烦躁不安、血压升高、脉搏减慢、意识障碍进行性加重、双侧瞳孔不等大、呼吸不规则等脑疝的先兆表现时，应立即报告医师。

（2）急救配合护理：为患者吸氧并迅速建立静脉通路，遵医嘱快速静脉滴注甘露醇或静脉注射呋塞米，甘露醇应在 15～30 分钟滴完，避免药物外渗。注意甘露醇的致肾衰作用，观察尿量和尿液颜色，定期复查电解质。备好气管切开包、脑室穿刺引流包、呼吸机、监护仪和抢救药品等。

3. 潜在并发症　上消化道出血

（1）病情监测：观察患者有无恶心、上腹部疼痛、饱胀、呕血黑便、尿量减少等症状和体征。胃管鼻饲的患者，每次鼻饲前先抽吸胃液，并观察其颜色，如为咖啡色或血性，提示发生出血。观察患者大便的量、颜色和性状，进行大便隐血试验以及时发现小量出血。观察患者有无面色花白、口唇发绀。皮肤湿冷、烦躁不安、尿量减少、血压下降等失血性休克的表现，如有则配合抢救，迅速建立静脉通路，遵医嘱补充血容量、纠正酸中毒、应用血管活性药物和 H_2 受体拮抗药或质子泵抑制剂。

（2）心理护理：告知患者和家属上消化道出血的原因。上消化道出血是急性脑血管病的常见并发症，系病变导致下丘脑功能紊乱，引起胃肠黏膜血流量减少，胃、十二指肠黏膜出血性糜烂，点状出血和急性溃疡所致。应安慰患者，消除其紧张情绪，创造安静舒适的环境，保证患者休息。

（3）饮食护理：遵医嘱禁食，出血停止后给予清淡、易消化、无刺激性、营养丰富的温凉流质饮食，少量多餐，防止胃黏膜损伤及加重出血。

（4）用药护理：遵医嘱应用 H_2 受体拮抗药如雷尼替丁，质子抑制剂如奥美拉唑，以减少胃酸分泌，冰盐水＋去甲肾上腺素胃管注入止血，枸橼酸铋钾口服保护胃黏膜等。注意观察药物的疗效和不良反应，如奥美拉唑可能致转氨酶升高，枸橼酸铋钾致大便发黑（注意与上消化道出血所致的黑便相鉴别）等。

【评价】

1. 患者没有发生因意识障碍而并发的误吸、窒息，压力性损伤和感染。
2. 发生脑疝、上消化道出血时得到及时发现与抢救。
3. 能适应长期卧床的状态，生活需要得到满足。

【其他护理诊断/问题】

1. 生活自理缺陷　与脑出血所致偏瘫，共济失调或医源性限制（绝对卧床）有关。
2. 有失用综合征的危险　与脑出血所致意识障碍运动障碍或长期卧床有关。

【健康指导】

1. 疾病预防指导　指导高血压患者避免使血压骤然升高的各种因素，如保持情绪稳定和心态平和，避免过分喜悦、愤怒、焦虑、恐惧、悲伤等不良心理和惊吓等刺激；建立健康的生活方式，保证充足睡眠，适当运动，避免体力或脑力过度劳累和突然用力；低盐、低脂、高蛋白、高维生素饮食；戒烟酒；养成定时排便的习惯，保持大便通畅。

2. 用药指导与病情监测　告知患者和家属关于疾病的基本病因，主要危险因素和防治原则，如遵医嘱正确服用降压药物，维持血压稳定。教会患者及其家属测量血压的方法和对疾病早期表现的识别，发现血压异常波动或无诱因的刚烈头痛、头晕、晕厥、肢体麻木、乏力或语言交流困难等症状，应及时就医。

3. 康复指导　教会患者和家属自我护理的方法和康复训练技巧，如向健侧和患侧的翻身训练。桥式运动等肢体功能训练及语言和感觉功能训练的方法；使患者和家属认识到坚持主动或被动康复训练的意义。

【预后】

脑出血的预后与出血量、出血部位及有无并发症有关。轻型病例治疗后可明显好转，甚至恢复工作；脑干、丘脑和脑室大量出血预后较差。脑出血死亡率约为40%，脑水肿、颅内压增高和脑疝形成是导致患者死亡的主要原因。

二、中医

中风是卒中的俗称，是由于阴阳失调，气血逆乱，导致脑络痹阻或血溢脑脉之外，以突然昏仆、半身不遂、口眼㖞斜、言语謇涩或不语、偏身麻木为主要临床表现的病证。轻者仅见半身不遂和口眼㖞斜，重者可见剧烈头痛、呕吐、昏仆等症。根据病情的轻重缓急，中风分为中经络与中脏腑，两者可以互相转化。中经络者，一般无神志改变而病轻。中脏腑者，常有神志不清而病重。本病多见于中老年人，一年四季皆可发病，但以冬春季节最为多见。中风具有起病急、变化快、发病率、致死率和致残率高的特点，严重危害中老年人的健康。

关于中风的记载，在病名方面，始见于《内经》，虽未有"中风"之名，但对卒中、昏迷有"仆击""大厥""薄厥"等描述，对半身不遂有"偏枯""偏风""身偏不用""风痱"等名称。《金匮要略》首创"中风"之名。在病因方面，唐宋以前多以"内虚邪中"立论。如《灵枢·刺节真邪》曰："虚邪偏客于身半，其入深，内居营卫，营卫稍衰，则真气去，邪气独留，发为偏枯。"唐宋以后，对中风的病因学说有了较大的发展，其中刘完素力主"心火暴盛，水不制火"，李杲认为"正气自虚"，朱丹溪则主张"痰湿生热"。元代王履从病因学角度将中风分为"真中风"和"类中风"两种，以区分"外风"致病和"内风"致病。明代医家张景岳倡导非风之说，提出了内伤积损的论点。明清医家李中梓将中风中脏腑分为闭证与脱证，并沿用至今。在治疗方面，清代尤在泾在《金匮翼·中风通论》立治风八法，可谓提纲挈领。清代王清任《医林改错》以"气虚血瘀"为论，并始创补阳还五汤治疗偏瘫。

【病因病机】

本病以情志不调、久病体虚、饮食不节、素体阳亢为基础，复因烦劳、恼怒、醉饱无常、气候变化等因素诱发，导致阴阳失调，气血逆乱，以致瘀血阻滞，痰热内生，心火亢盛，肝阳暴亢，风火相煽，上冲于脑，形成脑络痹阻或血溢脑脉之外而发为中风。病理性质多属本虚标实，肝肾阴虚，气血衰弱为致病之本，风、火、痰、气、瘀为发病之标。病位在脑，与心、肝、脾、肾有关。

1. 积损正衰　年老正气衰弱之人，气血虚衰，阴虚阳亢，阳盛火旺，风火易炽。若久病气血耗伤，脏腑阴阳失调，遇诱因致阴虚阳亢，气血上逆，直冲犯脑，发为本病。

2. 饮食不节　恣食肥甘厚味、辛辣炙烤之物，或嗜酒过度，致使脾失健运，气不化津，聚湿生痰，痰郁化热，热极生风，风火痰热内盛，上阻清窍而发中风，其中尤以酗酒导致中风者最为常见。

3. 情志失调　五志过极，心火暴甚，可引动内风，上扰元神而发病；或平素易恼怒忧郁，情志不舒，肝气郁滞，气郁化火，致肝阳暴亢，引动心火，上冲于脑，使神窍闭阻，遂发中风；或因素体虚弱，加之精神紧张，暗耗阴精，日久致肝肾阴虚，肝阳骤亢，引动风阳，气血并逆，神窍闭阻，猝然昏仆；或素体阳盛，心肝火旺之青壮年，遇情志过极而阳亢化风，以致突然发病。临床以素有肝肾阴虚，肝阳上亢，遇暴怒伤肝，肝火引动内风而发卒中最为常见。

4. 劳欲过度　劳欲过度，耗气伤阴，以使阳气暴涨，引动风阳，气血逆行，上蒙神窍而发病；或房事不节，纵欲伤精，水亏火旺，肝阳亢奋均可发为本病。

5. 气虚邪中　气血不足，脉络空虚，尤其在气候突变之际，风邪乘虚而入，气血痹阻；或因痰湿素盛，形盛气衰，外风引动内风，痰湿阻络而发为本病。

一般来说，中风的发病都有明显的诱因。本病发病的常见诱因为情志过激（过喜、过悲、过怒）、过度疲劳（疲倦、房劳、排便用力）、暴饮暴食（饮酒过多、过饱）、跌仆、寒冷刺激等。

【诊断与鉴别诊断】

（一）诊断依据

1. 突然昏仆，不省人事，半身不遂，偏身麻木，口眼㖞斜，言语謇涩为主症。轻症仅见眩晕，半身不遂，偏身麻木，口眼㖞斜等。

2. 起病急骤，好发于 40 岁以上的人群。发病前常有头痛、头晕、肢体麻木等先兆症状。既往多有眩晕、头痛、心悸等病史。常嗜好烟酒，并因恼怒、劳累、醉饱、受寒等诱因而发病。

3. 脑脊液检查、血液流变学检查、眼底检查及颅脑 CT、MRI 等检查有助于诊断。

（二）病证鉴别

1. 口僻　口僻俗称吊线风，不同年龄均可患病。以口眼㖞斜，口角流涎，言语不清为主症，常伴耳后疼痛，而无半身不遂或神昏等表现，多为正气不足，风邪侵入脉络，气血痹阻所致，常伴外感表证。

2. 厥证　厥证表现为突然昏仆、不省人事，一般时间短暂，多伴有面色苍白，四肢厥冷，苏醒后无半身不遂、口眼㖞斜、言语不利等症。

3. 痉证　痉证以四肢抽搐，项背强直，甚至角弓反张为特征，发病时可见神昏，应与中风闭证相鉴别。但痉证之神昏多在抽搐之后，而中风之神昏起病之初即可见，而后出现抽搐。二者之抽搐时间长短亦可有别，中风抽搐时间较短，而痉证抽搐时间较长。痉证发作后，无半身不遂、口眼㖞斜等症。

4. 痿证　痿证起病缓慢，多见双下肢或四肢肌肉萎缩，活动无力，而中风起病急骤，以偏瘫不遂为主。痿证起病时无神昏，而中风中脏腑者多有神昏。另外，中风半身不遂、日久不能恢复者，亦可出现肌肉萎缩，活动无力。

5. 痫证　痫证为发作性神志异常疾病，有反复发作史，好发于青少年，发病急骤，突然昏仆，四肢抽搐，口吐涎沫，常见口中如猪羊叫声，可自行苏醒，醒后如常人，不伴有口眼㖞斜、半身不遂等症。中风一般无四肢抽搐及口吐涎沫的表现，神昏持续时间较长，大多不能自行苏醒，醒后留有半身不遂、言语謇涩等症。

6. 瘤卒中　瘤卒中好发于各年龄阶段，多为慢性病程，急性起病，患者有脑肿瘤病史，可有昏仆、半身不遂、言语謇涩、口眼㖞斜、偏身麻木、肌肉萎缩等类似中风的表现，但中风无肿瘤病史，据此可鉴别。

【辨证施护】

(一) 辨证要点

1. 辨中经络与中脏腑　根据神志障碍的有无辨别中风中经络与中脏腑。神志清楚而仅见半身不遂、口眼㖞斜、言语不利者为中经络，其病位较浅，病情相对较轻；猝然昏仆，不省人事，或神志恍惚，伴半身不遂、口眼㖞斜、言语不利者为中脏腑，其病位深，病情较重。

2. 辨闭证与脱证　中脏腑有闭证和脱证之分。闭证属实，邪闭于内，症见神昏。牙关紧闭、口噤不开、两手握固、肢体强痉、大小便闭等。脱证属虚，乃真阳外脱，阴阳即将离绝之候，表现为神志昏愦、目合口开、鼻息微弱、手撒肢软、二便自遗等症。闭证常见于骤起，脱证则多由闭证发展变化而来。此外，根据邪热的有无，还可将闭证分为阳闭和阴闭。阳闭因痰热郁火，可见面赤身热、鼻鼾气粗、烦扰不宁、便秘溲黄、舌苔黄腻、脉弦滑而数；阴闭因寒湿痰浊，症见面白唇紫、静卧不烦、痰涎壅盛、四肢不温、舌苔白腻、脉沉滑缓。

3. 辨病势顺逆　中风起病急骤，变化迅速，极易出现各种危重之候，中脏腑者神志渐清，半身不遂、口眼㖞斜症状改善，病势为顺；中经络者如出现神志迷蒙或昏愦不知，则病势为逆。中脏腑者，应密切观察其瞳孔及神志变化，若神昏渐重，瞳孔大小不等，进而发生呕吐、项强，或呃逆频作、四肢拘急，属病邪由浅入深，病势为逆；若见呕血证、戴阳证，或背腹骤热而四肢厥冷，为病向脱证发展，为逆，预后较差。

4. 辨病期　根据病程长短进行辨证。一般中风分为急性期、恢复期、后遗症期3期，中经络急性期为发病后2周之内，中脏腑可至1个月为急性期，恢复期为发病后2周或1个月至半年，后遗症期为发病半年以上者。

(二) 证候分型

1. 中经络
(1) 风痰入络
证候表现：头晕目眩，肌肤不仁，肢体麻木，甚则突发半身不遂，手足拘急，口眼㖞斜，口角流涎，言语不利；舌暗红，苔白腻，脉弦滑。

证候分析：素体痰湿内盛，或嗜食肥甘厚味，致中焦失运，聚湿生痰，痰郁化热，热极生风，终致风痰搏结而发病。风痰流窜经络，血脉痹阻，气血不通，故半身不遂，手足拘急，口眼㖞斜，言语不利；痰阻中焦，清阳不升，则头晕目眩；经络不畅，气血不能濡养经脉，故肌肤不仁，肢体麻木；舌苔白腻，脉弦滑均为痰湿内盛之象，舌暗红为兼有瘀血。

护治法则：祛风化痰通络（治疗代表方：半夏白术天麻汤加减）。

（2）风阳上扰

证候表现：平素头痛头晕，耳鸣目眩，突发口眼㖞斜，舌强语謇，或手足重滞，甚则半身不遂；或面红目赤，口苦咽干，心烦易怒，尿赤便干；舌质红，苔黄，脉弦有力。

证候分析：素体肝旺，遇情志不遂，肝郁化火，或过食辛辣烟酒刺激之品，致肝阳暴亢，阳化风动，夹痰走窜经络，而半身不遂，手足重滞，口眼㖞斜，舌强语謇，面红目赤，口苦咽干，心烦易怒，尿赤便干；风阳上扰清窍，则见头晕头痛；舌红，苔黄，脉弦有力均为肝阳上亢，肝火内炽之征。

护治法则：平肝潜阳，息风通络（治疗代表方：天麻钩藤饮加减）。

（3）阴虚风动

证候表现：平素眩晕耳鸣，腰膝酸软，烦躁失眠，五心烦热，手足蠕动，突发口眼㖞斜，半身不遂，言语謇涩；舌质红或暗红，苔少或无苔，脉弦细数。

证候分析：久病失养，耗伤真阴或房劳过度，精血暗耗，皆致阴虚阳亢，阴不制阳，相火妄动，虚风上扰，横窜经络，故见口眼㖞斜，半身不遂，言语謇涩；肾精不足，脑髓不充，则平素眩晕耳鸣，腰膝酸软；阴虚内热，水不济火则烦躁，失眠，五心烦热；舌质红，苔少，脉弦细数为阴虚内热之象。

护治法则：滋阴潜阳，息风通络（治疗代表方：镇肝熄风汤加减）。

2. 中脏腑

（1）闭证

1）阳闭

证候表现：突然昏仆，不省人事，牙关紧闭，半身不遂，口噤不开，言语不利，两手握固，大小便闭，肢体强痉，面红目赤，鼻鼾痰鸣，躁扰不宁；舌质红绛，苔黄腻，脉弦滑数。

证候分析：患者素体肥胖，痰湿内盛，日久郁而化热，复因劳累、偏嗜肥甘、情志过极等致心火炽盛，痰随火升，上逆痹阻清窍，故见突然昏仆，不省人事，牙关紧闭，半身不遂，口噤不开，言语不利，两手握固，肢体强痉，面红目赤。痰火上扰，气道受阻故鼻鼾痰鸣；痰火扰心则躁扰不宁；痰火内结阳明，腑气不通则大便秘结；舌质红绛，苔黄腻，脉弦滑数均为痰火内盛之象。

护治法则：清热涤痰，醒神开窍（治疗代表方：至宝丹或安宫牛黄丸合羚角钩藤汤加减）。

2）阴闭

证候表现：突然昏仆，不省人事，牙关紧闭，口噤不开，两手握固，肢体强急，大小便闭，痰涎壅盛，面白唇暗，静卧不烦，四肢不温；舌质暗淡，苔白腻，脉沉滑缓。

证候分析：患者素体气弱痰盛，或年老体衰，气不化津，致痰湿内生，复因劳累、过食辛辣烟酒、情志不舒而引动痰湿，痰湿上犯，蒙蔽清窍，故见突然昏仆，不省人事；痰湿流窜经络，阻遏气机，则牙关紧闭，口噤不开，两手握固，肢体强急；痰湿之邪易伤阳气，遏阻气机，阳气受阻故静卧不烦，四肢不温；卫阳之气不充肌肤，则面白唇暗；舌质暗淡，苔白腻，脉沉滑缓为阳气不足、痰湿内盛之象。

护治法则：燥湿化痰，宣郁开窍（治疗代表方：苏合香丸合涤痰汤加减）。

（2）脱证

证候表现：突然昏仆，不省人事，手撒肢冷，肢体瘫软，目合口张，鼻鼾息微，汗出如珠，二便自遗；舌痿，苔白腻，脉微欲绝。

证候分析：久病脏腑精气已衰，复因情志失调、饮食不节等原因，以致阳浮于上，阴竭于下，阴阳离绝。元气已脱，神志失守，故见昏仆，不省人事；五脏精气藏于内而开窍于外，五脏真气脱，四肢百骸无真气充养，则手撒肢冷，肢体瘫软，目合口张，鼻鼾息微，汗出如珠，二便自遗；舌痿为真阳外脱之征；阳气大虚，脉道鼓动乏力，故见脉微欲绝。

护治法则：回阳救逆，益气固脱（治疗代表方：参附汤合生脉散加减）。

3. 恢复期

（1）风痰瘀阻

证候表现：半身不遂，肢体麻木，口眼㖞斜，舌强语謇或失语，心悸气短；舌质暗，苔滑腻，脉弦滑。

证候分析：中风后期，风痰瘀血阻滞舌本脉络而遗留舌强语謇或失语；瘀痰阻络，气血运行不畅，故半身不遂，肢体麻木，口眼㖞斜；舌质暗，苔滑腻，脉弦滑为痰瘀之征。

护治法则：搜风化痰，行瘀通络（治疗代表方：解语丹加减）。

（2）气虚血瘀

证候表现：半身不遂，偏身瘫软，口眼㖞斜，舌强语謇或失语，口角流涎；伴肢体麻木无力，面色萎黄；舌质淡紫或紫暗，苔薄白，脉细涩或脉细无力。

证候分析：中风后期，气血已伤，气虚尤甚，气虚血行乏力，血脉痹阻而致半身不遂，偏身瘫软，口眼㖞斜，舌强语謇或失语；气虚不能鼓动血脉运行，脉络不畅，气虚血瘀，经脉失养，故肢体麻木无力；瘀血内停，气血不能上荣则面色萎黄；舌质淡紫或紫暗，苔薄白，脉细涩或脉细无力皆为气虚血瘀之象。

护治法则：益气养血，化瘀通络（治疗代表方：补阳还五汤加减）。

（3）肝肾亏虚

证候表现：半身不遂，患肢僵直拘挛，或偏瘫，肢体肌肉萎缩，舌强或失语，眩晕耳鸣，腰膝酸软；舌质红，少苔，脉沉细。

证候分析：肝肾亏虚，阴血不足，不能濡养经络，则见半身不遂，舌强或失语，患肢僵直拘挛，偏瘫，肢体肌肉萎缩；肾精不足，髓海不充则眩晕耳鸣，腰膝酸软；舌质红，少苔，脉沉细为肝肾亏虚之象。

护治法则：滋补肝肾（治疗代表方：左归丸合地黄饮子加减）。

【护理措施】

1. 起居护理 病室环境应安静，光线柔和，空气流通，温湿度适宜。急性期患者需卧床休息，减少探视，注意患肢保暖。头稍垫高，枕头垫高 15～30 cm 为宜，以免气血上逆，加重神昏。有痰时应将头部偏向一侧，以利排痰，痰多不能自主咳嗽者给予翻身拍背，以利咳出，防止窒息。脱证者，头部平放，下肢稍抬高 15°～20°。肢体强直痉挛或躁扰不宁者，应加床挡并适当约束保护，防止跌仆。牙关紧闭者，应取下假牙，使用牙垫，防止舌损伤。卧床期间，加强生活护理及口腔、皮肤、眼睛、会阴护理，预防压疮，注意保持肢体功能位，用沙袋或软枕辅助，防止关节挛缩。

2. 病情观察 中风起病急骤，变化迅速，极易出现各种危重之候，故应密切观察病情变化。中脏腑者，应注意观察瞳孔、面色、呼吸、汗出、脉象之变化，如患者渐至神昏，瞳孔变化，甚至呕吐、头痛、项强者，说明正气渐衰，邪气日盛，病情加重，保持呼吸道通畅，给予氧气吸入，头高足低位降低颅内压。如神志逐渐转清，半身不遂未再加重或有恢复者，病由重转轻，病势为顺，预后多好。若目不能视，或瞳孔大小不等，或突见呃逆频频，或突然昏愦、四肢抽搐不已，或背腹骤然灼热而四肢发凉乃至手足厥逆，或见戴阳及呕血证，均属病情恶化。若见昏迷进行性加深，血压升高，脉搏慢而有力，或脉微欲绝，呼吸慢而不规则，或呼吸微弱，一侧瞳孔改变等症状时，为脑疝先兆，应立即报告医师，协助抢救。痰涎壅盛者，观察其呼吸情况，若出现烦躁不安，面白肢冷，喉中痰鸣，汗出淋漓者，应考虑气道阻塞。邪热炽盛而发热者，密切观察体温变化。痰热腑实者，注意观察大便的情况。

3. 饮食护理 饮食以清淡、低盐、低脂、易消化为原则，忌肥甘、辛辣和发物，如鸡肉、猪头肉、海产品等，戒烟酒。神清者予以半流质或软食，如面条、粥等。意识障碍、吞咽困难者，可采用鼻饲，如牛奶、米汤等。中脏腑者病初 48～72 小时禁食，病情稳定后可给予清淡、易消化的流质饮食；恢复期则以清热养阴、健脾和胃为主，予以清淡、易消化的半流质饮食。风阳上扰者宜食清热平肝潜阳之品，如绿豆、菠菜、冬瓜、梨、芹菜等；风痰入络者宜食祛风化痰通络之品，如黑豆、藕、香菇、桃、梨等，禁食狗肉等辛散走窜之品；阴虚风动者宜食滋阴清热之品，如百合莲子粥、甲鱼汤、银耳汤等；阳闭者可用海蜇头 30 g，荸荠 7 只煎水代茶饮，以清热化痰；阴闭者，饮食宜温化痰浊的食物，如南瓜、石花菜等，忌食生冷以防助湿生痰；气虚血瘀者宜食益气活血通络之品，如山药薏苡仁粥、黄芪粥、桃仁粥等；肝肾亏虚者宜食滋补肝肾之品，如枸杞、桑椹等。

4. 情志护理 中风患者心火暴盛，应做好情志护理。避免暴怒、焦虑、恐惧等不良情绪刺激，使患者心平气和，情绪稳定。恢复期，要详细、耐心地讲解肢体及语言康复的重要性和方法，取得家属和患者的配合。中脏腑神志昏蒙者，应加强对家属的安慰和指导，介绍疾病相关知识，给予情感支持。嘱患者平时注意克制情绪激动，尤其是要特别强调"制怒"，从而使气血运行通畅，减少复发的因素。

5. 用药护理 中药汤剂应偏凉服，少量频服丸、片、丹剂型的药物应研碎、水调后灌服，或鼻饲，或者吸管给药，避免因吞咽不利而呛咳，造成误吸。遵医嘱正确使用降压药、脱水剂，注意观察血压、尿量、神志等变化。阳闭患者出现嗜睡或蒙昧，可遵医嘱给予灌肠或鼻饲安宫牛黄丸或至宝丹；阴闭患者，可鼻饲竹沥水、猴枣散以豁痰镇惊；口噤不开者，可用南星末、冰片少许，两药和匀，以中指蘸药抹揩齿。

6. 适宜技术　骤然中风昏迷时，针刺水沟、十宣、合谷等穴，脱证加灸百会、关元、神阙、气海、膻中等穴位。失语者针刺廉泉、哑门、绝骨、承浆、大椎。口眼㖞斜者，可针刺人迎、地仓、颊车、下关等穴，或用白附子、蝎尾、僵蚕研末，用酒调后涂药于患处，以祛风活血通络；亦可用一指禅推拿按摩，用拇指从睛明穴开始，沿眼眶上缘至太阳穴、丝竹空、阳白、鱼腰、攒竹、迎香、地仓、承浆、颊车达下关等穴。半身不遂者可按摩、针灸肩髃、曲池、外关、合谷、阳陵泉、足三里、下关、委中、阴陵泉、三阴交等穴，使气血运行通畅。盗汗明显者可用醋调五倍子粉外敷神阙，有汗出及时擦干，平时穿宽松棉质衣裤。尿潴留者，可艾灸关元、中极；或用葱白切碎炒热，以布包敷脐。便秘者可用缓泻剂，如麻仁丸、番泻叶、大黄粉等；或外用开塞露，必要时灌肠。

7. 康复护理　急性期过后要尽早进行偏瘫肢体和语言的康复训练，从被动运动开始，循序渐进，增加训练强度，并逐渐过渡到主动运动。对中风言语謇涩失语患者，应指导语言训练，配合针灸、循经推拿、按摩、理疗等综合康复治疗护理方法。后期可进行保健体操、太极拳、八段锦、行走散步等锻炼康复。半身不遂患者应避免患肢受压，可使用被架支撑以防肢体变形，安置合适体位，保持瘫痪肢体功能位置，上肢功能位是"敬礼"位，即肩关节外展45°，内旋15°，使肘关节和胸部持平，下肢功能位是，髋关节伸直，膝关节伸直，足和小腿成90°，加强锻炼，防止失用性萎缩。

【健康教育】

1. 起居有常，避免过劳，谨避四时虚邪贼风，尤其是寒邪，预防复发。春阳升发之时，肝肾阴虚，肝阳上亢者易受气候骤然变化的影响而发病；而气虚血瘀者，则在立冬前后，骤然感寒而卒发中风。可以适当进行体育锻炼，使气机宣畅，血脉畅通。

2. 平素饮食宜清淡、易消化，忌食肥甘厚味、动风、辛辣刺激之品，戒烟酒。多食瓜果蔬菜，保持大便通畅。发生便秘时，切忌努责，可适当服用缓泻剂以润肠通便，根据不同的体质特点进行饮食调护，可常食药粥药膳。

3. 保持心情舒畅，戒恼怒、忧思等不良情绪。保证睡眠，睡前可循经按摩督脉、心经，点按三阴交、百会、安眠穴等或按揉劳宫、涌泉穴以助眠。

4. 坚持康复训练，增强自理能力，早日回归社会。康复训练应循序渐进，肢体训练从被动运动过渡到主动运动，从卧床过渡到坐立行走，语言训练从手势、笔谈沟通，训练唇、舌运动，发展到单字、单词、单句、会话、朗读。告知患者起坐或低头系鞋带等体位时，动作要慢，转头不宜过急，洗澡时间不宜过长。

5. 积极治疗原发病，原有高血压、高血脂、糖尿病、冠心病等患者，坚持遵医嘱服药治疗。每天定时监测血压变化，出现手指麻木、头痛眩晕频发时，提示中风先兆，应及早诊治。

第九节　胃炎（胃脘痛）

一、西医

胃炎是指胃内各种刺激因素引起胃黏膜的炎症反应，显微镜下表现为组织学炎症。根据病理生理和临床表现，胃炎可分为急性胃炎、慢性胃炎和特殊类型胃炎。特殊类型胃炎种类很多，为不同病因所致，临床上较少见，如感染性胃炎、化学性胃炎等。急性胃炎与慢性胃炎临床最常见，本节予以重点阐述。

（一）急性胃炎

急性胃炎指各种病因引起的胃黏膜急性炎症。内镜检查可见胃黏膜充血、水肿、糜烂和出血等一过性病变，组织学上通常可见中性粒细胞浸润。急性糜烂出血性胃炎是临床最常见的急性胃炎，以胃黏膜多发性糜烂为特征的急性胃黏膜病变，常伴有胃黏膜出血，可伴有一过性浅表溃疡形成。

【病因与发病机制】

1. 应激　如严重创伤、手术、多器官衰竭、败血症、精神紧张等，可致胃黏膜微循环障碍、缺氧，黏液分泌减少，局部前列腺素合成不足，屏障功能损坏；也可增加胃酸分泌，大量 H^+ 反渗，损伤血管和黏膜，引起糜烂和出血。

2. 药物　常引起胃黏膜炎症的药物是非甾体抗炎药（nonsteroidal anti-inflammatory drugs，NSAIDs），如阿司匹林、吲哚美辛，某些抗肿瘤化疗药、铁剂或氯化钾口服液等。这些药物可直接损伤胃黏膜上皮层，其中 NSAIDs 可通过抑制胃黏膜生理性前列腺素的合成，削弱胃黏膜的屏障作用。

3. 酒精　酒精具有亲脂和溶脂性能，可导致胃黏膜糜烂、出血，但炎症细胞浸润多不明显。

4. 创伤和物理因素　大剂量放射线照射等可导致胃黏膜糜烂、出血甚至溃疡。

【临床表现】

常有上腹痛、腹胀、恶心、呕吐和食欲缺乏等；重者可有呕血、黑便、脱水、酸中毒或休克；NSAIDs 所致者多数无症状或仅在胃镜检查时发现，少数有症状者主要表现为上腹不适或隐痛。

【实验室及其他检查】

1. 粪便检查　粪便隐血试验阳性。

2. 胃镜检查　由于胃黏膜修复很快，当临床提示本病时，应尽早行胃镜检查。镜下可见胃黏膜糜烂、出血灶和浅表溃疡，表面附有黏液和炎性渗出物。一般应激所致的胃黏膜病损以胃体、胃底为主，而 NSAIDs 或酒精所致者则以胃窦为主。

【诊断要点】

近期服用 NSAIDs 药物、严重疾病状态或大量饮酒者，如出现呕血和（或）黑便应考虑本病，确诊有赖于胃镜检查。

【治疗要点】

针对病因和原发疾病采取防治措施。处于急性应激状态者在积极治疗原发病的同时，应使用抑制胃酸分泌或具有胃黏膜保护作用的药物，以预防急性胃黏膜损害的发生；药物引起者应立即停用药物。常用氢离子受体拮抗药或质子泵抑制剂抑制胃酸分泌，或硫糖铝和米索前列醇等保护胃黏膜。

【常用护理诊断/问题、措施及依据】

1. 知识缺乏　缺乏有关本病的病因及防治知识。

（1）评估患者对疾病的认识程度：鼓励患者对本病及其治疗、护理计划提问，了解患者对疾病病因、治疗及护理的认识，帮助患者寻找并及时去除发病因素，控制病情的进展。

（2）休息与活动：患者应注意休息，减少活动，对应激造成急性胃炎者应卧床休息。同时要做好患者的心理疏导，保证身、心两方面得到充分的休息。

（3）饮食护理：进食应定时、有规律，不可暴饮暴食，避免辛辣刺激性食物。一般进少渣、温凉半流质饮食。如有少量出血可给牛奶、米汤等流质食物以中和胃酸，有利于黏膜的修复。急性大出血或呕吐频繁时应禁食。

（4）用药护理：指导正确使用阿司匹林、吲哚美辛等对胃黏膜有刺激的药物，必要时应用抑制胃酸分泌药物、胃黏膜保护药。

2. 潜在并发症　上消化道出血。

【其他护理诊断/问题】

1. 营养失调：低于机体需要量　与消化不良、少量持续出血有关。
2. 焦虑　与消化道出血及病情反复有关。

【健康指导】

向患者及其家属介绍急性胃炎的有关知识、预防方法和自我护理措施。根据患者的病因及具体情况进行指导，如避免使用对胃黏膜有刺激的药物，必须使用时应同时服用抑制胃酸分泌的药物；进食要规律，避免过冷、过热、辛辣等刺激性食物与浓茶、咖啡等饮料；嗜酒者应戒酒，防止酒精损伤胃黏膜；注意饮食卫生，生活要有规律，保持轻松愉快的心情。

【预后】

多数胃黏膜糜烂和出血可自行愈合及止血；少数患者黏膜糜烂可发展为溃疡，并发症增加，但通常对药物治疗反应良好。

（二）慢性胃炎

慢性胃炎指多种病因引起的慢性胃黏膜炎症病变。幽门螺杆菌（Hp）感染是最常见的病因。其患病率一般随年龄增长而增加，中年以上患者常见。

【病因与发病机制】

1. Hp 感染　是慢性胃炎最主要的病因，其机制是：①Hp 有鞭毛结构，可在胃内黏液层中自由活动，并依靠其黏附素与胃黏膜上皮细胞紧密接触，直接侵袭胃黏膜；②Hp 所分泌的尿素酶，能分解尿素产生 NH，中和胃酸，既形成了有利于 Hp 定居和繁殖的中性环境，又损伤了上皮细胞膜；③Hp 能产生细胞毒素，使上皮细胞空泡变性，造成黏膜损害和炎症；④Hp 的菌体胞壁还可作为抗原诱导自身免疫反应，后者损伤胃上皮细胞。

2. 十二指肠胃反流　与各种原因引起的胃肠道动力异常、肝胆道疾病及远端消化道梗阻有关。长期反流，可导致胃黏膜慢性炎症。

3. 药物和毒物服用　NSAIDs 可破坏黏膜屏障。许多毒素也可能损伤胃，其中酒精最为常见。酒精和 NSAIDs 两者联合作用对胃黏膜会产生更强的损伤。

4. 自身免疫　自身免疫性胃炎以富含壁细胞的胃体黏膜萎缩为主。壁细胞损伤后能作为自身抗原刺激机体的免疫系统而产生相应的壁细胞抗体和内因子抗体，破坏黏液细胞，使胃酸分泌减少乃至缺失，还可影响维生素 B_{12} 吸收，导致恶性贫血。本病在北欧发病率较高。

5. 年龄因素和其他　老年人胃黏膜可出现退行性改变，加之 Hp 感染率较高，使胃黏膜修复再生功能降低，炎症慢性化，上皮增殖异常及胃腺体萎缩。

【病理】

慢性胃炎病理变化是胃黏膜损伤和修复这对矛盾作用的结果，组织学上表现为炎症、化生、萎缩及异型增生。①炎症：以淋巴细胞、浆细胞为主的慢性炎症细胞浸润，初在黏膜浅层，即黏膜层的上 1/3，称浅表性胃炎。病变继续发展，可波及黏膜全层。②化生：长期慢性炎症使胃黏膜表层上皮和腺上皮被杯状细胞和幽门腺细胞所取代。其分布范围越广，发生胃癌的危险性越高。③萎缩：病变扩展至腺体深部，腺体破坏、数量减少，固有层纤维化，黏膜变薄。根据是否伴有化生而分为非化生性萎缩与化生性萎缩，以胃角为中心，波及胃窦及胃体的多灶萎缩发展为胃癌的风险增加。④异型增生：又称不典型增生，是细胞在再生过程中过度增生和分化缺失，增生的上皮细胞拥挤、有分层现象，核增大失去极性，有丝分裂象增多，腺体结构紊乱。异型增生是胃癌的癌前病变，根据异型程度分为轻、中、重三度，轻度者常可逆转为正常表现。在慢性炎症向胃癌的进程中，化生与萎缩被视为胃癌状态。

【临床表现】

慢性胃炎病程迁延，进展缓慢，缺乏特异性症状。70%～80% 的患者无明显症状，部分有上腹痛或不适、食欲缺乏、饱胀、嗳气、反酸、恶心和呕吐等非特异性的消化不良表现，症状常与进食或食物种类有关。少数可有少量上消化道出血。自身免疫性胃炎患者可出现明显畏食、贫血和体重减轻。体征多不明显，有时可有上腹轻压痛。

【实验室及其他检查】

1. 胃镜及胃黏膜活组织检查　是最可靠的诊断方法。通过胃镜下观察黏膜病损。慢性非萎缩性胃炎可见红斑（点、片状或条状）、黏膜粗糙不平、出血点/斑；慢性萎缩性胃炎可见黏膜呈颗粒状、黏膜血管显露、色泽灰、皱襞细小。两种胃炎皆可伴有糜烂、胆汁反流。在充分活组织检查基础上以病理组织学诊断明确病变类型，并可检测 Hp。

2. Hp 检测　可通过侵入性（如快速尿素酶测定、组织学检查等）和非侵入性（如^{13}C 或^{14}C 尿素呼气试验等）方法检测 Hp。

3. 血清学检查　自身免疫性胃炎时，抗壁细胞抗体和抗内因子抗体可呈阳性，血清促胃液素水平明显升高。多灶萎缩性胃炎时，血清促胃液素水平正常或偏低。

4. 胃液分析　自身免疫性胃炎时胃酸缺乏；多灶萎缩性胃炎时，胃酸分泌正常或偏低。

【诊断要点】

病程迁延，确诊有赖于胃镜及胃黏膜组织病理学检查。Hp 检测有助于病因诊断。

【治疗要点】

1. Hp 相关胃炎　单独应用表 3-12 中所列药物均不能有效根除 Hp。这些抗生素在酸性环境下不能正常发挥其抗菌作用，需要联合质子泵抑制剂（PPI）抑制胃酸后才能使其发挥作用。常用的联合方案有：1 种 PPI + 2 种抗生素，或 1 种铋剂 + 2 种抗生素，疗程 7~14 天。由于各地抗生素耐药情况不同，抗生素及疗程的选择应视当地耐药情况而定。

表 3-12　具有杀灭和抑制 Hp 作用的药物

种类	药品
抗生素	克拉霉素、阿莫西林、甲硝唑、替硝唑、喹诺酮类抗生素、呋喃唑酮、四环素
PPI	埃索美拉唑、奥美拉唑、兰索拉唑、泮托拉唑、雷贝拉唑
铋剂	枸橼酸铋钾、果胶铋、碱式碳酸铋

2. 对症处理　根据病因给予对症处理。如因非甾体抗炎药引起，应停药并给予抗酸药；如因胆汁反流，可用氢氧化铝凝胶来吸附，或予以硫糖铝及胃动力药以中和胆盐防止反流；有胃动力学改变，可服用多潘立酮、西沙必利等。

3. 自身免疫性胃炎的治疗　目前尚无特异治疗，有恶性贫血者需终身注射维生素 B_{12}。

4. 癌前情况处理　在根除 Hp 的前提下，适量补充复合维生素和含硒药物等。对药物不能逆转的局灶中、重度不典型增生，在确定没有淋巴结转移时，可在胃镜下行黏膜下剥离术，并应视病情定期随访。

【常用护理诊断/问题、措施及依据】

1. 疼痛：腹痛　与胃黏膜炎性病变有关。

（1）休息与活动：指导患者急性发作时应卧床休息，并可用转移注意力，做深呼吸等方法来减轻焦虑，缓解疼痛。病情缓解时，进行适当的锻炼，以增强机体抗病力。

（2）热敷：用热水袋热敷胃部，以解除胃疼痛，减轻腹痛。

（3）清除 Hp 感染治疗时注意观察药物的疗效及不良反应。

1）胶体铋剂：枸橼酸铋钾（CBS）为常用制剂，因其在酸性环境中方起作用故宜在餐前半小时服用。服 CBS 过程中可使齿、舌变黑，可用吸管直接吸入。部分患者服药后出现便秘和粪便变黑，停药后可自行消失。少数患者有恶心，一过性血清转氨酶升高等，极少出现急性肾损伤。

2）抗菌药物：阿莫西林服用前应询问患者有无青霉素过敏史，应用过程中注意有无迟发性过敏反应的出现，如皮疹。甲硝唑可引起恶心、呕吐等胃肠道反应，应在餐后半小时服用，并可遵医嘱用甲氧氯普胺、维生素 B_{12} 等拮抗。

2. 营养失调：低于机体需要量　与畏食、消化吸收不良等有关。

（1）饮食治疗原则：向患者说明摄取足够营养素的重要性，鼓励患者以少食多餐方式进食，以高热量、高蛋白、高维生素、易消化的饮食为原则。避免摄入过咸、过甜、过辣的刺激性食物。

（2）制订饮食计划：与患者共同制订饮食计划，指导患者及其家属改进烹饪技巧，增加食物的色、香、味，刺激患者食欲。胃酸低者食物应完全煮熟后食用，以利消化吸收，并可给刺激胃酸分泌的食物，如肉汤、鸡汤等；高胃酸者应避免进酸性、多脂肪食物。

（3）营养状态评估：观察并记录患者每天进餐次数、量、品种，以了解其摄入的营养素能否满足机体需要。定期测量体重，监测有关营养指标的变化，如血红蛋白浓度、人血白蛋白等。

【其他护理诊断/问题】

1. 焦虑　与病情反复、病程迁延有关。
2. 知识缺乏　缺乏有关慢性胃炎病因和预防的知识。

【健康指导】

1. 疾病知识指导　向患者及其家属介绍本病的有关病因，指导患者避免诱发因素。教育患者保持良好心理状态，平时生活要有规律，合理安排工作和休息时间，注意劳逸结合，积极配合治疗。

2. 饮食指导　食物应多样化，避免偏食，注意补充多种营养物质；不吃霉变食物；少吃熏制腌制、富含硝酸盐和亚硝酸盐的食物，多吃新鲜食物；避免过于粗糙、浓烈、辛辣食物及大量长期饮酒、吸烟。Hp 主要在家庭内传播，避免导致母婴传播的不良喂食习惯，并提倡分餐制以减少感染 Hp 的机会。

3. 用药指导　根据患者的病因、具体情况进行指导，如避免使用对胃黏膜有刺激的药物，必须使用时应同时服用抑制胃酸分泌药物或胃黏膜保护药；介绍药物的不良反应，如有异常及时复诊，定期门诊复查。

【预后】

慢性胃炎长期持续存在，但多数患者无症状。少数慢性非萎缩性胃炎可演变为慢性多灶萎缩性胃炎，极少数慢性多灶萎缩性胃炎经长期演变可发展为胃癌。15%～20% Hp 感染引起的慢性胃炎会发生消化性溃疡。

二、中医

胃痛，又称胃脘痛，是因寒邪、饮食、情志及脏腑功能失调导致气机郁滞，胃失濡养，以上腹胃脘部近心窝处疼痛为主要临床表现的病证。本病在胃肠病证中较为常见，常反复发作，伴胃脘部痞满、胀闷、嗳气、腹胀等。发病以中青年居多，久治难愈，与气候、情志、饮食、劳倦等有关。

"胃脘痛"之名最早见于《内经》，《灵枢·邪气脏腑病形》指出："胃病者，腹膜胀，胃脘当心而痛。"《素问·举痛论》曰："寒气客于肠胃之间、膜原之下，血不得散，小络急引故痛。"认识到胃痛的发生与受寒、肝气郁滞有关。《素问·痹论》提出："饮食自倍，肠胃乃伤。"唐宋以前的文献，常将胃脘痛与心痛相混而论。如汉代张仲景《伤寒论·辨太阳病脉证并治》说："伤寒六七日，结胸热实，脉沉而紧，心下痛，按之石硬，大陷胸汤主之。"此处的心下痛，实是胃脘痛。明代张景岳在《景岳全书·心腹痛》指出："痛有虚实……辨之法，但当察其可按者为虚，拒按者为实……脉与证参，虚实自辨。"对胃痛的辨证做了详尽的分析。金元时期李东垣《兰室秘藏》首立"胃脘痛"一门，将胃脘痛的证候、病因病机和治法明确区分于心痛，使胃痛成为独立的病证。

【病因病机】

胃痛的发生与感受外邪、内伤饮食、情志失调及劳倦过度有关，各种病因常相互影响。基本病机为胃气郁滞，失于和降，不通则痛。病理因素以气滞为主，兼见食积、寒凝、热郁、湿阻、血瘀等。病变脏腑主要在胃，但与肝、脾亦有密切关系。病变早期多为邪实，后期常见脾虚、肾虚，日久虚实夹杂。

1. 寒邪客胃　外感寒邪，脘腹受凉，或嗜食生冷，寒邪内客于胃，致使寒凝气滞，胃失通降，而致胃脘作痛。

2. 饮食不节　饮食不节，暴饮暴食，饥饱失调，或用伤胃药物，均可伐伤胃气，致使气机升降失调而作胃痛；或恣食辛辣肥甘，致中焦湿热蕴生，耗损胃阴，胃失濡养而疼痛。

3. 情志失调　忧思恼怒，肝郁气滞，肝失疏泄，横犯脾胃，致肝胃不和或肝脾不和，胃失和降而成胃痛。若肝气久郁，血行瘀滞，或久痛入络，胃络受阻，可导致瘀血内结，使胃痛加重，缠绵难愈。

4. 脾胃虚弱　素体脾胃虚弱，或劳倦太过，失血过多，或久病不愈，损伤脾胃，均可致脾阳不足，中焦虚寒，致使胃络失于温养而痛；或久病伤阴，而致胃失濡养，胃气不和引发疼痛。

【诊断与鉴别诊断】

（一）诊断依据

1. 以上腹胃脘部近心窝处发生疼痛，其疼痛性质有胀痛、刺痛、隐痛、剧痛等不同。

2. 常伴食欲缺乏，恶心呕吐，嘈杂泛酸，嗳气吐腐等症状。

3. 发病以中青年居多，多有反复发作病史，发病前多有明显的诱因，如天气变化、恼怒、劳累、暴饮暴食、饥饿、饮食生冷干硬及辛辣、烟酒，或服用有损脾胃的药物。

（二）病证鉴别

1. 腹痛　腹痛以胃脘部以下、耻骨毛际以上疼痛为主症。胃痛以上腹胃脘部近心窝处疼痛为主症。两者仅就疼痛部位来说，是有区别的。但胃处腹中，与肠相连，因而在个别特殊病证中，胃痛可以影响腹，而腹痛亦可牵连于胃，这就要从其疼痛的主要部位及如何起病来加以辨别。

2. 胁痛　胁痛是以胁部疼痛为主症，可伴发热恶寒，或目黄肤黄，或胸闷太息，极少伴嘈杂泛酸，嗳气吐腐。肝气犯胃的胃痛有时亦可攻痛连胁，但仍以胃脘部疼痛为主症。两者具有明显的区别。

3. 真心痛　真心痛是心经病变所引起的心痛证。多见于老年人，当胸而痛，其多刺痛，动则加重，痛引肩背，常伴心悸气短、汗出肢冷，病情危急，正如《灵枢·厥论》曰："真心痛，手足青至节，心痛甚，旦发夕死，夕发旦死。"其病变部位、疼痛程度与特征、伴随症状及其预后等方面，与胃痛有明显区别。

4. 肠痈　肠痈病变初起，多表现为突发性胃脘部疼痛，随着病情的变化，很快由胃脘部转移至右下腹部疼痛为主，且痛处拒按，腹皮拘紧，右腿屈曲不伸，转侧牵引则疼痛加剧，多可伴有恶寒、发热等症。胃痛患者始终局限于胃脘，一般无发热。

【辨证施护】

（一）辨证要点

1. 辨虚实寒热　胃痛实者多痛剧，固定不移，拒按，脉盛；虚者多痛势徐缓，痛处不定，喜按，脉虚。胃痛遇寒痛甚，得温痛减，为寒证；胃脘灼痛，痛势急迫，遇热痛甚，得寒痛减者，为热证。

2. 辨气血　一般初病在气，久病在血。在气者，若见胀痛，或涉及两胁，或兼见恶心呕吐，嗳气频频，疼痛与情志因素显著相关者，为气滞；气虚者，指脾胃气虚，除胃脘疼痛外，兼有饮食减少，食后腹胀，大便溏薄，面色少华，舌淡，脉弱等。在血者，疼痛部位固定不移，痛如针刺，舌质紫暗或有瘀斑，脉涩，或兼见呕血、便血。

（二）证候分型

1. 寒邪犯胃

证候表现：胃痛暴作，恶寒喜暖，脘腹得温则痛减，遇寒则痛增，口不渴，或渴喜热饮；苔薄白，脉弦紧。

证候分析：寒性收引，寒邪客于胃，阳气被遏不得舒展，导致胃气壅滞，失于通降，胃痛暴作；寒邪得阳则散，遇阴则凝，故腹脘得温则痛减，遇寒则痛增；胃无热邪，故口不渴；热能胜寒，故渴喜热饮；苔薄白属寒，脉弦紧主痛主寒。

护治法则：温胃散寒，理气止痛（治疗代表方：轻症可局部温熨，或服生姜红糖汤即可；较重者可用良附丸加减）。

2. 食滞肠胃

证候表现：胃痛，脘腹胀满，嗳腐吞酸，或吐不消化食物，吐食或矢气后痛减，或大便不爽；苔厚腻，脉滑或实。

证候分析：饮食不节，伐伤胃气，胃气壅滞，失于通降，故胃脘胀满而痛；脾健运失职，腐熟无权，谷浊之气不得下行而上逆，故嗳腐吞酸，或吐不消化食物；吐则宿食上泛，矢气则腐浊下排，故吐食或矢气后胃痛减；饮食停滞，肠道传导受阻，故大便不爽；苔厚腻，脉滑为宿食之征。

护治法则：消食导滞，和胃止痛（治疗代表方：保和丸加减）。

3. 肝胃气滞

证候表现：胃腹胀闷，攻撑作痛，脘痛连胁，嗳气频繁，大便不畅，每因情志因素而痛作；苔多薄白，脉沉弦。

证候分析：肝主疏泄而喜条达，若情志不舒，则肝气郁结不得疏泄，横逆犯胃而作痛；胁乃肝之分野，而气多走窜游移，故疼痛攻撑连胁；气机不利，肝胃气逆，故腹胀嗳气；气滞肠道传导失常，故大便不畅。如情志不和，则肝郁更甚，故每因情志而痛作；舌苔薄白，脉弦滑为肝胃不和之象。

护治法则：疏肝理气，和胃止痛（治疗代表方：柴胡疏肝散加减）。

4. 胃热炽盛

证候表现：胃痛，痛势急迫或痞满胀痛，泛酸嘈杂，心烦，口苦或黏；舌红，苔黄或腻，脉数。

证候分析：肝气郁结，日久化热，邪热犯胃，故胃痛，痛势急迫；肝胃郁热，逆而上冲，故心烦，泛酸嘈杂；肝胆互为表里，肝热夹胆火上乘，故口苦或黏；舌质红，苔黄，脉滑数，也为胃热蕴积之象。

护治法则：疏肝理气，泄热和胃（治疗代表方：丹栀逍遥丸加减）。

5. 瘀阻胃络

证候表现：胃痛较剧，痛如针刺或刀割，痛有定处，拒按，或大便色黑；舌质紫暗，脉涩。

证候分析：胃乃多气多血之腑。气为血帅，气行则血行，气滞则血瘀，或吐血、便血之后，离经之血停积于胃，胃络不通，形成瘀血；瘀血停胃故疼痛状如针刺如刀割，固定不移，拒按；若瘀停于肠，则多见黑便；舌质紫暗，或有瘀点、瘀斑，脉弦或涩为血脉瘀阻之象。

护治法则：活血化瘀，和胃止痛（治疗代表方：失笑散合丹参饮加减）。

6. 胃阴亏虚

证候表现：胃痛隐作，灼热不适，嘈杂似饥，食少口干，大便干燥；舌红少津，脉细数。

证候分析：胃痛日久，郁热伤阴，或瘀血日久，新血不生，胃络失养，故见胃痛隐作；若阴虚有火，则可见胃中灼热不适，胃津亏虚；若胃纳失司，故可见嘈杂似饥；阴虚津少，无以上承而口干；阴虚液耗，无以灌溉，肠道失润而大便干结；舌体瘦，舌质嫩红，少苔或无苔，脉细而数，皆为胃阴不足而兼虚火之象。

护治法则：养阴益胃，和中止痛（治疗代表方：一贯煎合芍药甘草汤加减）。

7. 脾胃虚寒

证候表现：胃痛绵绵，空腹为甚，得食则缓，喜热喜按，泛吐清水，神倦乏力，手足不温，大便多溏；舌质淡而胖，边有齿痕，苔薄白，脉沉细。

证候分析：胃病日久，累及脾阳，脾胃阳虚而胃痛绵绵，空腹时疼痛加剧，进食后缓解；寒得温而散，气得按而行，出现喜热喜按；脾阳不振，寒湿内生，饮邪上逆，则可泛吐清水；脾为气血生化之源，脾虚血弱，机体失养而神倦乏力，脾主四肢，阳虚则不达四末而手足不温；舌质淡而胖，边有齿痕，苔薄白，脉沉细无力亦为脾胃虚寒之象。

护治法则：温中健脾，和胃止痛（治疗代表方：黄芪建中汤加减）。

【护理措施】

1. 起居护理　居室环境整洁、安静、温湿度适宜。虚证患者宜多休息以培育正气，避免过度劳累而耗伤正气。脾胃虚寒者居室宜温暖，注意胃脘部保暖，避免风寒侵袭；胃阴亏虚者居室宜湿润凉爽，适当休息，劳逸结合；胃热炽盛者室温凉爽，光线柔和。

2. 病情观察　观察胃痛的诱发和缓解因素、发作规律、疼痛部位、性质、持续时间、程度及伴随症状等。寒邪犯胃疼痛者多胃痛暴作，疼痛剧烈而拒按，喜暖恶凉；脾胃阳虚之虚寒胃痛，多隐隐作痛，喜温喜按，遇冷加剧；热结火郁，胃气失和之胃痛，多为灼痛，痛势急迫，伴有烦渴喜饮，喜冷恶热；瘀阻胃络之胃痛，多痛处固定，或痛有针刺感；胃痛且胀，大便秘结不通者多属实；痛而不胀，大便溏薄者多属虚；拒按者多实，喜按者多虚。初痛者多在气，久痛者多在血。胃痛剧烈者密切观察神志、血压、脉搏、面色、粪色等情况，若见大便色如柏油样，考虑有邪伤胃络的可能；若见面色苍白、汗出肢冷、血压下降、脉搏细数，为气随血脱；如见腹肌紧张、压痛、反跳痛，考虑为胃穿孔，应及时报告医师，配合救治。未明确诊断前，勿随意使用止痛剂。

3. 饮食护理　饮食以易消化、富有营养、少量多餐为原则，忌食粗糙、辛辣、肥腻、过冷过热的食物；禁食不鲜、不洁食物；胃酸过多者，不宜食用醋、柠檬、山楂等过酸食物；疼痛剧烈、有呕血或便血量多时应暂禁食。寒邪犯胃者，饮食宜温热、易消化，如热粥、面条等，忌食生冷瓜果和辛辣肥甘厚味之品；脾胃虚寒者宜食温中、散寒、理气作用的食物，如生姜、红糖、萝卜等；肝胃气滞者宜食理气和胃解郁之品，如萝卜、柑橘、玫瑰花、合欢花等，悲伤郁怒时暂不进食，忌食南瓜、山芋、土豆等壅阻气机的食物；食滞肠胃者应控制饮食，痛剧时暂禁食，待病情缓解后，再进宽中理气消食之品，如萝卜、金橘、柠檬、槟榔等；胃阴不足者宜食润燥生津之品，如牛奶、豆浆、梨、藕等；瘀阻胃络患者宜食行气活血之品，如山楂、刀豆、薤白等；胃火炽盛者，饮食宜清淡、温凉，如西瓜汁、丝瓜等，忌食辛辣肥甘厚味。

4. 情志护理　虚实夹杂或正虚邪实者，治疗难度较大，常反复发作，患者易出现紧张、忧虑、抑郁等不良情绪，引起肝气郁滞，致胃痛发作或加重。应积极疏导患者，正确认识疾病，消除情志刺激，保持心情舒畅，以利疾病康复。

5. 用药护理　中药汤剂一般温服，寒邪犯胃者宜热服，以驱寒止痛，服药后可添加衣被，或用热水袋温熨胃脘部，助药力以驱散寒邪；肝胃郁热、胃内炽盛者宜稍温凉服；胃阴亏虚、脾胃虚寒者中药宜久煎，热服或温服，服药后观察效果。胃痛发作时遵医嘱予解痉止痛剂，片剂、丸剂应温开水送服。

6. 适宜技术　脾胃虚寒患者发作时可在胃脘部热敷、药熨，或艾灸中脘、足三里、神阙等穴，以温中健脾，和胃止痛。胃痛实证者可行穴位按摩，取中脘、内关、足三里等穴，肝胃气滞者可加用肝俞、期门、太冲等穴。虚证者可针刺中脘、脾俞、胃俞、足三里等穴，用补法，或用王不留行耳穴贴压，选胃、肝、脾、神门、交感、十二指肠等穴。也可取足三里穴，用丹参或复方当归注射液，行穴位注射。

【健康教育】

1. 正确对待疾病，积极治疗，养成良好的生活习惯，起居有常，劳逸结合，适当运动，以促进血脉流畅，增强体质。

2. 指导患者调节情志，释放不良情绪，培养乐观豁达的生活态度，避免过劳、过逸及过度紧张，保持稳定平和的心态，使气血和畅，营卫流通，改善体质。

3. 养成良好的饮食习惯，注意饮食卫生，进食规律，勿过饥过饱，勿过冷过热，少食油腻生冷之物，戒烟酒。根据不同证候的饮食特点，在医护人员的指导下调整饮食，寻找适合自己的最佳食谱。

4. 采取中西医结合的方法积极治疗原发病。胃痛反复发作者应及时查明原因，明确诊断，定期复诊，了解病情的发展变化。

第十节　腹泻（泄泻）

一、西医

腹泻指排便次数多于平日习惯的频率，粪质稀薄。正常人的排便习惯多为每天 1 次，有的人每天 2~3 次或每 2~3 天 1 次，只要粪便的性状正常，均属正常范围。

【病因与发病机制】

1. 病因　腹泻多由肠道疾病引起，其他原因有药物、全身性疾病、过敏和心理因素等。小肠病变引起的腹泻粪便呈糊状或水样，可含有未完全消化的食物成分，大量水泻易导致脱水和电解质丢失，部分慢性腹泻患者可发生营养不良。大肠病变引起的腹泻粪便可含脓、血、黏液，病变累及直肠时可出现里急后重。根据病程可分为急性和慢性腹泻，病程短于 4 周为急性腹泻，超过 4 周或长期反复发作者为慢性腹泻。

2. 发病机制　根据病理生理机制，腹泻可分为 4 种，但腹泻的发生可为多种机制共同作用的结果。①渗透性腹泻：是肠腔内存在大量高渗食物或药物，导致肠腔内渗透压升高，体液大量进入肠腔所致。禁食后腹泻减轻或缓解。②分泌性腹泻：是肠黏膜受到刺激而致水电解质分泌过多或吸收障碍，导致分泌吸收失衡引起腹泻，每天大便量大于 1 L，为水样便无脓血，pH 多为中性或碱性。禁食 48 小时后腹泻仍存在，大便量仍大于 500 mL/d。③渗出性腹泻：是肠黏膜发生炎症、溃疡等病变时，完整性受到破坏，大量体液渗出到肠腔导致腹泻，大便含渗出液或血液。④动力异常性腹泻：是肠蠕动亢进，肠内容物快速通过肠腔，与肠黏膜接触时间过短，影响消化和吸收，水电解质吸收减少，粪便不成形或水样便，不带渗出物或血液，常伴有肠鸣音亢进或腹痛。

【护理评估】

1. 病史　腹泻发生的时间、起病原因或诱因、病程长短；粪便的性状、气味和颜色，排便次数和量；有无腹痛及疼痛的部位，有无里急后重、恶心、呕吐、发热等伴随症状；有无口渴、疲乏无力等提示失水的表现；有无精神紧张、焦虑不安等心理因素。

2. 身体评估　①急性严重腹泻时，注意观察患者的生命体征、意识、尿量、皮肤弹性等。慢性腹泻时应注意患者的营养状态，有无消瘦、贫血的体征。②肛周皮肤：有无因排便频繁及粪便刺激，引起肛周皮肤糜烂。

3. 实验室及其他检查　采集新鲜粪便标本做显微镜检查，必要时做细菌学检查。急性腹泻者注意监测血清电解质、酸碱平衡状况，必要时行超声、X 线、内镜检查。

【常用护理诊断/问题】

1. 腹泻　与肠道疾病或全身性疾病有关。
2. 有体液不足的危险　与大量腹泻引起失水有关。

【目标】

1. 患者的腹泻及其引起的不适减轻或消失。
2. 能保证机体所需水分、电解质、营养素的摄入。
3. 生命体征、尿量、血生化指标在正常范围。

【护理措施及依据】

1. 腹泻

（1）病情观察：包括排便情况、伴随症状等。

（2）饮食护理：饮食以少渣、易消化食物为主，避免生冷、多纤维、味道浓烈的刺激性食物。急性腹泻应根据病情和医嘱，给予禁食、流食、半流食或软食。

（3）休息与活动：急性起病、全身症状明显的患者应卧床休息，注意腹部保暖。可用热水袋热敷腹部，以减弱肠道运动，减少排便次数，并有利于腹痛等症状的减轻。

（4）用药护理：腹泻的治疗以病因治疗为主。应用止泻药时注意观察患者排便情况，腹泻得到控制应及时停药。应用解痉止痛药如阿托品时，注意药物不良反应，如口干、视物模糊、心动过速等。

（5）肛周皮肤护理：排便频繁时，因粪便的刺激，可使肛周皮肤损伤，引起糜烂。排便后应用温水清洗肛周，保持清洁干燥，涂凡士林或皮肤保护油以保护肛周皮肤，促进损伤处愈合。

（6）心理护理：慢性腹泻治疗效果不明显时，患者往往对预后感到担忧，结肠镜等检查有一定痛苦，某些腹泻如肠易激综合征与精神因素有关，故应注意患者心理状况的评估和护理，鼓励患者配合检查和治疗，稳定患者情绪。

2. 有体液不足的危险

（1）动态观察液体平衡状态：急性严重腹泻时丢失大量水分和电解质，可引起脱水及电解质紊乱，严重时导致休克。故应严密监测患者生命体征、意识、尿量的变化；有无口渴、口唇干燥、皮肤弹性下降、尿量减少、神志淡漠等脱水表现；有无肌肉无力、腹胀、肠鸣音减弱、心律失常等低钾血症的表现；监测血生化指标的变化。

（2）补充水分和电解质：及时遵医嘱给予液体、电解质、营养物质，以满足患者的生理需要量，补充额外丢失量，恢复和维持血容量。一般可经口服补液，严重腹泻伴恶心与呕吐、禁食或全身症状显著者经静脉补充水分和电解质。注意输液速度的调节。老年患者尤其应及时补液并注意输液速度，因老年人易因腹泻发生脱水，也易因输液速度过快引起循环衰竭。

【评价】

1. 患者的腹泻及其伴随症状减轻或消失。
2. 机体获得足够的热量、水、电解质和各种营养物质，营养状态改善。
3. 生命体征正常，无失水、电解质紊乱的表现。

二、中医

泄泻是湿邪内盛、脾胃运化失常所致，以排便次数增多、粪便稀溏，甚至泻出如水样便为主要临床表现的病证。泄者，泄漏之意，大便稀溏，时作时止，病势较缓；泻者，倾泻之意，大便如水倾注而直下，病势较急。故前人以大便溏薄势缓者为泄，大便清稀如水而直下者为泻。但临床所见，难于截然分开，一般合而论之。泄泻为常见的脾胃肠病证，一年四季均可发生，以夏秋两季为多见。泄泻易反复发作，中医药治疗有较好的疗效。

泄泻在《内经》称为"泄"，如"濡泄""洞泄""飧泄""鹜溏""注泄""溏糜"等。《难经》有五泄之分，汉唐方书称"下利"，宋代以后统称"泄泻"。亦有根据病因或病机而称为"暑泄""大肠泄"者，名称虽多，但都不离"泄泻"二字。《素问·太阴阳明论》指出："饮食不节，起居不时者，阴受之……阴受之则入五脏……入五脏则膜满闭塞，下为飧泄。"说明饮食、起居、情志失常，可引起泄泻。《素问·阴阳应象大论》所载"湿盛则濡泄"，指出湿邪是导致泄泻的另一重要病因。《素问·宣明五气》曰："大肠小肠为泄。"说明泄泻的病变与脾胃、大小肠有关。汉代张仲景《金匮要略》提出虚寒下利的症状、治法和方药。明代李中梓《医宗必读·泄泻》在总结前人经验的基础上，提出了著名的治泻九法：淡渗、升提、疏利、清凉、甘缓、酸收、燥脾、温肾、固涩，在治疗上有了很大的发展，其使用价值亦为临床所证实。

【病因病机】

外感六淫、内伤饮食、情志失调及脏腑虚损等均可导致泄泻。外邪之中湿邪最为重要，内伤之中脾虚最为关键；脾病湿盛是导致泄泻发生的主要病机。泄泻的病位在肠，病变主脏腑在脾胃，病理因素主要是湿。临床泄泻常分为急性暴泻和慢性久泻。

1. 感受外邪　六淫之邪侵袭人体，导致肠胃功能失调，皆能使人发生泄泻，但其中以湿为主，常夹寒、热、暑等病邪。脾脏喜燥恶湿，外来之湿邪最易困遏脾阳，影响脾的运化，水谷相杂而下，引起泄泻。其他外来之邪，如寒邪或暑热之邪，除侵袭皮毛肺卫之外，也能影响脾胃，导致脾胃功能失调，运化失常，清浊不分，而成泄泻，但仍多与湿邪有关。

2. 饮食所伤　凡饱食过量，宿滞内停；或过食肥甘，呆胃滞脾，湿热内蕴；或恣食生冷，寒食交阻；或误食腐败不洁之物，伤及肠胃，均可致脾胃运化失健，传导失职，升降失常，而发生泄泻。

3. 情志失调　郁怒伤肝，肝失疏泄，木横乘土，脾胃受制，运化失常；或忧思气结，脾运失健；或素体脾虚湿盛，复因情志刺激、精神紧张或于怒时进食，导致肝脾失调，气机升降失常，形成泄泻。

4. 脾胃虚弱　长期饮食失调，劳倦内伤，久病缠绵，导致脾胃虚弱，中阳不健，运化无权，受纳水谷和运化精微受限，清气下陷，水谷糟粕混夹而下，遂成泄泻。

5. 久病年老　久病之后，肾阳损伤；或年老体衰，阳气不足，命门火衰；或禀赋虚弱，先天肾阳不足，不能助脾腐熟水谷，水谷不化，而为泄泻。

【诊断与鉴别诊断】

（一）诊断依据

1. 以粪质溏稀为诊断的主要依据，或完谷不化，或粪如水样，或大便次数增多，每日三五次乃至数十次。

2. 常兼有腹胀、腹痛、肠鸣、纳呆。

3. 起病或急或缓，暴泻者多有暴饮暴食或误食不洁之物的病史。迁延日久，时发时止者，常由外邪、饮食、情志等因素诱发。

（二）病证鉴别

1. 痢疾　两者均为大便次数增多、粪质稀薄的病证。泄泻以大便次数增多，粪质稀溏，甚则如水样，或完谷不化为主症，大便不带脓血，也无里急后重，腹痛或无。而痢疾以腹痛、里急后重、便下赤白脓血为特征。

2. 霍乱　霍乱是一种上吐下泻同时并作的病证，发病特点是来势急骤，变化迅速，病情凶险，起病时先突然腹痛，继则吐泻交作，所吐之物均为未消化之食物，气味酸腐热臭；所泻之物多为黄色粪水，如米泔，常伴恶寒、发热，部分患者在吐泻之后，津液耗伤，迅速消瘦，或发生转筋，腹中绞痛。若吐泻剧烈，可致面色苍白、目眶凹陷、汗出肢冷等津竭阳衰之危候。泄泻以大便稀溏、次数增多为特征，一般预后良好。

【辨证施护】

（一）辨证要点

1. 辨虚实　实证多因湿盛伤脾，或食滞生湿，壅滞中焦，脾不能运，脾胃不和，水谷清浊不分所致；虚证多因脾虚健运无权，水谷不化精微，湿浊内生，混杂而下，发生泄泻。急性暴泻，泻下腹痛，痛势急迫拒按，泻后痛减，多属实证；慢性久泻，病程较长，反复发作，腹痛不堪，喜温喜按，神疲肢冷，多属虚证。

2. 辨寒热　大便清稀，或完谷不化者，多属寒证；大便色黄褐而臭，泻下急迫，肛门灼热者，多属热证。

3. 辨暴泻和久泻　暴泻者起病较急，病程较短，泄泻次数频多；久泻者起病较缓，病程较长，泄泻呈间歇性发作。

（二）证候分型

1. 暴泻

（1）寒湿困脾

证候表现：泻下清稀，甚至如水样，腹痛肠鸣，脘闷食少，兼有外感时可见恶寒发热，鼻塞头痛，肢体酸痛；苔薄白或白腻，脉濡缓。

证候分析：外感寒湿或风寒之邪，侵袭肠胃，或过食生冷瓜果，导致脾失健运，升降失调，水谷不化，清浊不分，肠腑传导失司，故大便清稀，甚则泻下如水样；寒湿内盛，肠胃气机受阻而见腹痛肠鸣；寒湿困脾，则脘闷食少；若兼风寒之邪袭表，则见恶寒发热，鼻塞头痛；苔薄白或白腻，脉濡缓，为寒湿内盛之象。

护治法则：消食导滞（治疗代表方：保和丸加减）。

（2）肠道湿热

证候表现：腹痛即泻，泻下急迫，粪色黄褐而臭，肛门灼热；可伴有烦热口渴，小便短；舌质红，苔黄腻，脉濡数或滑数。

证候分析：感受湿热之邪，或夏令暑湿伤及脾胃，肠腑传化失常，而发生泄泻；肠中有热邪类火，火性急迫而见泻下急迫；湿热下注，故肛门灼热，粪便色黄褐而臭，烦热口渴，舌苔黄腻，脉濡数或滑数，均为湿热内盛之象。

护治法则：清热利湿（治疗代表方：葛根芩连汤加减）。

（3）食滞胃肠

证候表现：腹痛肠鸣，泻下粪便臭如败卵，泻后痛减，夹有不消化之物，腹胀满，不思饮食；舌苔垢浊或厚腻，脉滑。

证候分析：暴饮暴食，饮食不节，宿食内停，阻滞肠胃，传化失常，故腹痛肠鸣，脘腹痞满，宿食不化，则浊气上逆可见嗳腐酸臭；宿食下注，则泻下臭如败卵；泻后腐浊之邪得以外出故腹痛减轻；舌苔厚腻，脉滑是宿食内停之象。

护治法则：芳香化浊，解表散寒（治疗代表方：藿香正气散加减）。

2. 久泻

（1）肝气乘脾

证候表现：腹痛肠鸣即泻，每因情志不畅而诱发，泻后痛缓；平素多有胸胁胀闷，嗳气食少，矢气频作；舌苔薄白或薄腻，脉弦。

证候分析：七情所伤，气机不畅，肝失条达，横逆侮脾，失其健运，气滞于中则腹痛脾运无权，水谷下趋则泄泻；肝失疏泄，脾虚不运，可见胸胁胀闷，嗳气食少；舌苔薄白或薄腻，脉弦，乃肝旺脾虚夹湿之象。

护治法则：抑肝扶脾（治疗代表方：痛泻要方加减）。

（2）脾气亏虚

证候表现：大便时溏时泻，反复发作。稍有饮食不慎，大便次数即增多，夹见水谷不化；伴有饮食减少，脘腹胀闷不舒，面色少华，肢倦乏力；舌质淡、苔白，脉细弱。

证候分析：脾胃虚弱，运化无权，水谷不化，清浊不分，故大便溏泄；脾阳不振，运化失司，故饮食减少，脘腹胀闷不舒，稍进油腻之物，则大便次数增多；久泻不止，脾胃虚弱，气血生化乏源，可见面色萎黄，肢倦乏力；舌质淡、苔白，脉细弱，乃脾胃虚弱之象。

护治法则：健脾益胃（治疗代表方：参苓白术散加减）。

（3）肾阳亏虚

证候表现：晨起泄泻，大便夹有不消化食物，脐腹作痛，形寒肢冷，腹部喜暖；舌质淡，苔白，脉沉细。

证候分析：泄泻日久，肾阳虚衰，不能温养脾胃，运化失常，水谷下趋肠道而泻；黎明之前阴寒较盛，阳气未振，故见脐腹作痛，肠鸣即泻，又称为"五更泻"；阳虚不能腐熟水谷，故泻下完谷不化；肾阳虚衰，失于温煦，故形寒肢冷；舌质淡、苔白，脉沉细，为脾肾阳气不足之征。

护治法则：温肾健脾，固涩止泻（治疗代表方：四神丸加减）。

【护理措施】

1. 起居护理　起居有常，劳逸结合，冷暖适宜，保持充足睡眠，避免外邪侵袭。保持适度的活动和锻炼，寒湿和虚弱者宜住向阳病室，做好腹部保暖。若患者泄泻因传染性疾病引起，应严格执行消化道隔离制度，患者的生活用具专用，用后要消毒。久泻者加强肛周皮肤护理。

2. 病情观察　注意观察泄泻的次数，排泄物的色、质、量、气味，有无腹痛等，辨别证候，注意观察生命体征、舌象、神志、尿量等内容，预防暴泻或久泻后发生脱水。寒湿泄泻，泻多溏薄；湿热泄泻，泻多如酱黄色；食滞肠胃之泄泻，粪便臭如败卵，泻后痛减；肝气郁滞之泄泻，每因情志郁怒而增剧；脾气亏虚之泄泻，大便时溏时泻，夹有水谷不化，稍进油腻之物，则大便次数增多；肾阳亏虚之泄泻，多发于晨起之时，以腹痛肠鸣、泻后则安为特点，亦称"五更泻"。若排泄物为柏油样或伴有新鲜血液，为胃肠道脉络损伤。久泻患者出现眼窝凹陷、口舌干燥、皮肤干燥、弹性消失，为伤津表现，应及时补充体液，或给予淡盐水口服；若久泻者出现面色苍白、四肢冰冷、大汗淋漓等，为阳气外脱征象，应立即报告医师采取相应措施。

3. 饮食护理　饮食有节，以清淡卫生、易消化、富有营养食物为主，忌食不易消化或清肠润滑食物，某些对牛奶不耐受者应避免摄食。急性期予流质或半流质饮食，如米汤或淡盐水，忌食辛辣炙煿、荤腥油腻食物。寒湿困脾者应给予温热、易消化、清淡食物，可饮热开水，或生姜红糖水；肠道湿热者以无渣、少渣、半流质为宜，可多食西瓜、苹果、薏苡仁等；食滞胃肠者适当控制饮食或限制饮食，伴有呕吐者，不宜急于止吐，应让宿食全部吐出；肝气乘脾者忌食红薯、土豆等易产气食物，可常食金橘饼、陈皮等；脾气亏虚者宜温热软烂、少油脂而易于消化之食，如山药、龙眼、牛肉、羊肉、鸡肉等；肾阳亏虚者宜清淡、温热、易消化之食，如胡桃、狗肉等，勿过食肥甘、生冷。

4. 情志护理　避免忧郁、悲伤、焦虑、紧张和激动等负性情绪。积极疏导患者消除抑郁心理，保持肝气条达，心情舒畅。引导患者培养豁达乐观的心态，正确对待自身的疾病，避免急躁肝气郁滞，泄泻者更应注意调畅情志，防止因情复病。

5. 用药护理　中药汤剂以饭后温热服用为宜，药物按时按量服用，观察用药后症状缓解情况，出现阳气外脱症状应及时进行抢救，以免延误时机。食滞胃肠泻下不畅者，可遵医嘱予大黄粉吞服，以消食化滞。在用药过程中出现大便色黑者，应查找原因，警惕消化道出血的发生。

6. 适宜技术　寒湿内盛者可用艾灸，取足三里、中脘、关元等穴，以温中止泻，也可取神阙穴进行隔姜灸或隔附子灸。慢性久泻者可用五倍子和醋调成糊状敷脐，也可取大肠、小肠、脾、胃、肝、肾、交感等耳穴，用王不留行耳穴贴压。脾胃虚弱者，可取天枢、中脘等穴，逆时针方向行穴位按摩。

【健康教育】

1. 起居有常，慎防外邪侵袭。注意调畅情志，避免思虑忧愁伤脾，保持心情舒畅，切忌烦躁郁怒。

2. 养成良好的饮食卫生习惯，饮食有节，以清淡、易消化、富有营养的食物为主；注意饮食卫生，不食生冷瓜果及不洁食物，不饮生水。

3. 向患者及其家属介绍相关保健知识，如泄泻不止，出现口渴、皮肤弹性下降、尿量减少、高热、心悸、烦躁等症状，应立即就医。

4. 加强锻炼，增强体质，可选择太极拳、八段锦、五禽戏等健身运动，使脾气旺盛，促进血脉流畅。

第十一节　便秘（便秘）

一、西医

便秘是指排便次数减少、粪便干硬和排便困难。排便次数减少指每周排便少于 3 次。排便困难包括排便费力、排出困难、排便不尽感、排便费时，需手法辅助排便。我国老年人有便秘症状者高达 15% ~ 20%，女性多于男性，随着年龄的增长，患病率明显增加。

【病因与发病机制】

便秘持续 >12 周为慢性便秘，病因列于表 3-13。

表 3-13　便秘的常见原因

1. 功能性疾病
2. 动力性疾病　肠道神经/肌肉病变、先天性巨结肠
3. 炎症性疾病　克罗恩病、肠结核、溃疡性结肠炎
4. 肠道肿瘤　结直肠癌
5. 肠外疾病　前列腺癌、子宫肌瘤
6. 系统性疾病　甲状腺功能减退、糖尿病；风湿免疫性疾病、淀粉样变性；脊髓损伤、帕金森病
7. 药物因素　吗啡类、精神类、钙通道拮抗剂、抗胆碱能药等

1. 结肠肛门疾病　①先天性疾病，如先天性巨结肠；②肠腔狭窄，如炎症性肠病、外伤后期及肠吻合术后的狭窄、肿瘤及其转移所致肠狭窄；③出口性梗阻，如盆底失弛缓症、直肠内折叠、会阴下降、直肠前突等；④肛管及肛周疾病，如肛裂、痔等；⑤其他：如肠易激综合征。

2. 肠外疾病　①神经与精神疾病，如脑梗死、脑萎缩、截瘫、抑郁症、厌食症等；②内分泌与代谢病，如甲状腺功能减退、糖尿病、铅中毒、维生素 B_1 缺乏；③盆腔疾病，如子宫内膜异位症、前列腺癌等；④药源性疾病，如刺激性泻药（酚酞、大黄、番泻叶）长期大量服用可引起继发性便秘，麻醉药（吗啡类）、抗胆碱药、钙通道阻滞剂、抗抑郁药等均可引起肠应激下降；⑤肌病，如皮肌炎、硬皮病等。

3. 不良生活习惯　①食量过少、食物精细、食物热量过高、食蔬菜水果少、饮水少，对肠道刺激不足；②运动少、久坐、卧床，使肠动力减弱；③由不良的排便习惯引起。

4. 社会与心理因素　①人际关系紧张、家庭不和睦、心情长期处于压抑状态，都可使自主神经紊乱，引起肠蠕动抑制或亢进；②生活规律改变，如外出旅游、住院、突发事件影响，都可导致排便规律改变。

慢性便秘按照病理生理机制分为：慢传输型、排便障碍型（排便不协调）、混合型。

【临床表现】

每周排便少于 3 次，排便困难，每次排便时间长，排出粪便干结如羊粪且数量少，排便后仍有粪便未排尽的感觉，可有下腹胀痛，食欲减退，疲乏无力、头晕、烦躁、焦虑、失眠等症状。部分患者可因用力排坚硬粪块而伴肛门疼痛、肛裂、痔疮和肛乳头。常可在左下腹乙状结肠部位触及条索状物。患者可能存在腹痛和（或）腹胀症状。

【诊断与鉴别诊断】

便秘诊断旨在寻找病因，在排除器质性便秘的基础上诊断功能性便秘。对于伴有便血、粪便隐血试验阳性、发热、贫血和乏力、消瘦、腹痛、腹部包块、血 CEA 升高者、有结直肠腺瘤史及结直肠肿瘤家族史的患者，应进行充分检查，除外器质性便秘。

1. 内镜结肠镜　可直接观察结、直肠黏膜是否存在病变，对于体重下降、直肠出血或贫血的便秘患者应做结肠镜检查。

2. 胃肠道 X 线　胃肠钡剂造影检查对了解胃肠运动功能有参考价值。正常情况下，钡剂在 12 ~ 18 小时可达结肠脾曲，24 ~ 72 小时应全部从结肠排出，便迟。钡剂灌肠造影检查能发现结肠扩张、乙状结肠冗长和肠腔狭窄等病变，有助于便秘的病因诊断。

3. 结肠传输试验　利用不透 X 线的标志物，口服后定时拍摄腹平片，追踪观察标志物在结肠内运行的时间、部位，判断结肠内容物运行的速度及受阻部位的一种诊断方法，有助于评估便秘是慢传输型还是出口梗阻型。此外，还可采用核素法测定结肠通过时间，即采用一种含有放射性核素小丸的缓释胶囊进行结肠闪烁扫描，此方法能使受检者所受射线照射较少，但需设备较为昂贵。

4. 排粪造影　在模拟排便过程中，通过钡剂灌肠，了解肛门、直肠、盆底在排便时动静态变化，用于出口性梗阻便秘的诊断，如直肠前突、盆底失弛缓症等。

5. 肛管直肠压力测定　利用压力测定装置置入直肠内，令肛门收缩和放松，检查肛门内外括约肌、盆底、直肠功能及协调情况，对分辨出口梗阻型便秘的类型提供帮助。

6. 肛门肌电图检查　利用电生理技术检查盆底肌中耻骨直肠肌、外括约肌的功能，能帮助明确便秘是否为肌源性。可用于盆底痉挛综合征、耻骨直肠肌综合征、直肠脱垂和会阴下降综合征等的诊断和治疗，是盆底异常的一种常规检查技术。

【治疗要点】

根据不同类型的便秘选择不同的治疗方法。

（一）器质性便秘

针对病因治疗，可临时选用泻药，缓解便秘症状。

（二）功能性便秘

1. 患者教育　增加膳食纤维和多饮水，养成定时排便习惯，增加体能运动，避免滥用泻药等。膳食纤维的补充是功能性便秘首选的治疗方法。因膳食纤维本身不被吸收，纤维素具有亲水性，能吸收肠腔水分，增加粪便容量，刺激结肠蠕动，增强排便能力，富含膳食纤维的食物有麦麸、蔬菜、水果等。其次，可以适当予以心理干预，在仔细排除引起便秘的病理性因素后，对患者做出充分解释，消除患者疑虑，使其树立治疗信心，增强患者治疗依从性。对于在应激或情绪障碍情况下加重便秘的患者，可行心理治疗。

2. 药物治疗　经上述处理无效者，可酌情选用促胃肠动力药、泻药及盐水灌肠治疗。

（1）泻药：通过刺激肠道分泌和减少吸收、增加肠腔内渗透压和流体静力压而发挥导泻作用。一般分为刺激性泻剂（如大黄、番泻叶、酚酞、蓖麻油），盐性泻剂（如硫酸镁），渗透性泻剂（如甘露醇、乳果糖），膨胀性泻剂（如麸皮、甲基纤维素、聚乙二醇、琼脂等），润滑性泻剂（如液状石蜡、甘油）。急性便秘可选择盐类泻剂、刺激性泻剂及润滑性泻剂，但用药时间不超过 1 周。慢性便秘以膨胀性泻剂为宜，不宜长期服用刺激性泻剂。对粪便嵌塞者，可予以盐水或肥皂水灌肠。

（2）促动力药：常用药物有莫沙必利和伊托必利，通过刺激肠肌间神经元，促进胃肠平滑肌蠕动，促进小肠和大肠的运转，对慢传输型便秘有效，可长期间歇使用。

（3）调节肠道菌群：部分便秘患者，其结肠菌群会消化更多的纤维，使粪便量减少。微生态制剂可防止有害菌的定植和入侵，补充有效菌群发酵糖产生大量有机酸，使肠腔内的 pH 下降，调节肠道正常蠕动，改变肠道微生态，对缓解便秘和腹胀有一定作用。常用的微生态制剂有双歧三联活菌、乳酸菌素片、酪酸菌片等。

3. 生物反馈疗法　生物反馈疗法是通过测压和肌电设备使患者直观地感知其排便的盆底肌的功能状态，"意会"在排便时如何放松盆底肌，同时增加腹内压实现排便的疗法。对部分有直肠、肛门盆底肌功能紊乱的便秘有效。

4. 清洁灌肠　对于粪便嵌塞可用栓剂（甘油栓）或清洁灌肠。

【护理措施】

1. 心理护理　患者入院以后，护理人员应首先向患者进行亲切、友好的自我介绍和病区环境介绍，并帮助患者了解其自身整体情况及所需应用的治疗方法，以强化患者对于疾病的认识，提升患者对于治疗和护理工作的重视程度及依从性。因为术前无法明确手术治疗的效果，所以患者通常存在紧张、焦虑甚至恐惧等负性情绪，同时受到疼痛及排便不畅等影响，患者的心理负担较重，所以需要护理人员强化与患者之间的沟通，帮助患者缓解负性情绪、减轻心理负担，针对其产生负性情绪的原因进行具有针对性的疏导，以能够帮助患者建立起对于治疗和护理的信心。

2. 疼痛护理　若患者疼痛剧烈，则可指导其进行卧床休息，并保持舒适的体位，同时强化针对肛门的卫生护理工作，要求患者于每一次排便后使用温热盐水进行坐浴，以促使括约肌的血液循环情况得到改善，之后使用消炎止痛软膏对局部进行涂擦，并辅以按摩手法以加速药物吸收和缓解疼痛感。若患者难以忍受疼痛感，则可遵医嘱给予患者应用镇痛药物，且要求患者不可久卧或久坐，而是应在病情好转时于护理人员的指导下开展肛门功能训练活动，以强化肠管的蠕动及括约肌的收缩。

3. 饮食指导　护理人员应帮助患者对其饮食习惯进行改善，增加维生素的摄入，增加高热量、高蛋白食物的食用量，以强化患者的身体素质和加速患者伤口的愈合，同时要求患者增加饮水量，增加对新鲜蔬果的食用，每日可适当食用松仁、黑芝麻并饮用蜂蜜水，术后则严格禁止患者食用辛辣、刺激性及油腻的食物，以降低便秘的发生率。

4. 通便指导　患者整体情况恢复稳定以后，应指导患者进行简单的床下活动，以促使胃肠道功能逐渐恢复，从而起到促进排便的作用，同时护理人员应教授患者相应的排便技巧，如深吸气、单侧腿用力等，以免患者出现用力过猛引起伤口裂开、出血等情况，同时叮嘱患者尽可能养成定时排便的习惯，便后应注重肛门卫生情况，及时对其进行清洗，且日常生活中需提高更换内裤的频率，以免发生伤口感染情况。另外，为了保持创面的清洁，可使用高锰酸钾溶液进行坐浴。

二、中医

便秘指排便频率减少，1周内排便次数少于3次，排便困难，大便干结数量少，便后仍有便意，可伴有肛门疼痛、肛裂、痔疮，常可在左下腹乙状结肠部位触及条索状物。部分正常人习惯隔几天排便1次，但无排便困难和大便干结，故不能以每天排便1次作为正常排便的标准。当便秘持续超过12周为慢性便秘。引起便秘的常见因素有：①结肠肛门疾病，如先天性巨结肠、手术肿瘤等引起肠腔狭窄，盆底失弛缓综合征、直肠内折叠等引起的出口梗阻，肛裂痔疮等；②神经精神疾病如脑梗死、截瘫、抑郁，内分泌与代谢疾病，腹部疾病；③长期服用刺激性泻药或其他可引起肠道应激下降的药物；④不良生活习惯，进食量过少或食物缺乏纤维素、水分，久坐、卧床，不良排便习惯；⑤社会心理因素，如人际关系紧张、生活规律改变、突发事件影响等。

中医认为便秘是气阴不足，或燥热内结，腑气不畅所致，以大便秘结不通，排便周期延长，或周期不长，但粪质干结，排出艰难，粪质不硬，虽频有便意，但排便不畅为主要临床表现的病证。本病是临床上的常见症状，可出现于各种急慢性病证过程中，中老年多发，女性较多见。本病预后一般较好，辨证得当，调治得法，大多可痊愈。

古代医籍中对便秘有许多记载，《内经》称便秘为"后不利""大便难"，如《素问·举痛论》曰："热气留于小肠，肠中痛，瘅热焦竭，则坚干不得出，故痛而闭不通矣。"汉代张仲景称便秘为"脾约""阳结""阴结"，认为其病与寒、热、气滞有关，在治疗方面除提出内服药物治疗外，还提出蜜煎导、猪胆汁方等外用药塞肛通便法，至今仍具有临床指导意义。隋代巢元方《诸病源候论·大便病诸候》阐明了津液不足，糟粕内结，水不能行舟，是便秘发生的主要机制。金元时期，张元素首倡实秘、虚秘之别，且主张实秘责物，虚秘责气。这种虚实分类法，经后世不断充实和发展，至今仍是临床治护便秘的纲领。

【病因病机】

便秘的病因有饮食不节、情志失调、年老体虚、感受外邪等，且常相兼为病。病性可概括为寒、热、虚、实四个方面。胃肠积热者为热秘，气机郁滞者为实秘，阴寒凝滞者为冷秘或寒秘，气血阴阳不足者为虚秘。基本病变属大肠传导失常，同时与肺、脾、胃、肝、肾等脏腑功能失调有关。

1. 饮食不节　饮酒过度，过食辛辣肥甘厚味，导致肠胃积热，大便干结；或恣食生冷，致阴寒凝滞，胃肠传导失司而成便秘。

2. 情志失调　忧愁思虑过度，情志失和，或久坐少动，气机不利，致气机郁滞、不能宣达，传导失职，糟粕内停，不得下行，而成便秘。

3. 年老体虚　劳倦过度，或病后、产后及年老体弱之人，气血两亏。气虚则大肠传送无力，血虚则津枯，不能滋润大肠；阴亏则大肠干涩，导致大便干结；阳虚则肠道失于温煦，阴寒内结，以致便下无力，大便艰涩。

4. 感受外邪　外感寒邪可导致阴寒内盛，凝滞胃肠，传导失职而成便秘。或热病之后，余热留恋，肺燥肺热下移大肠，伤津耗液，粪质干燥，难于排出，形成便秘。

【诊断与鉴别诊断】

（一）诊断依据

1. 排便间隔时间超过自身的习惯1天，或两次排便时间间隔3天以上。大便粪质坚硬，便下困难；或欲排便而艰涩不畅。

2. 常伴腹胀、腹痛、纳呆、口臭、肛裂、痔疮、排便带血及汗出、气短、头晕、心悸等症状。

3. 本病常与饮食不节、情志内伤、久病失调、坐卧少动、年老体弱等因素有关。

（二）病证鉴别

便秘与肠结两者皆为大便秘结不通。但肠结多为急病，为大肠通降受阻所致，表现为腹部疼痛拒按，大便完全不通，且无矢气和肠鸣音，严重者可吐出粪便。便秘多为慢性久病，是大肠传导失常所致，表现为腹部胀满，大便干结难行，可有矢气和肠鸣音，或有恶心欲吐，食纳减少。

【辨证施护】

（一）辨证要点

1. 辨排便周期与粪质　便秘多数排便周期延长，日数不定，且伴有腹胀、腹痛、排便艰难；也有排便时间不延长，但大便干结，便下艰难；也有排便时间不延长，大便也不干结，但排出无力或出而不畅，所以不能单以排便周期论便秘，应结合粪质情况判断。粪质干燥坚硬，便下困难，肛门灼热，属热秘；排出艰难，多为阴寒凝滞；粪质不甚干结，排出断续不畅多为气滞；粪质不干，欲便不出，便下无力，多为气虚。

2. 辨虚实　便秘的辨证当分清虚实。实者包括热秘、气秘、冷秘；虚者当辨气虚、血虚、阴虚、阳虚的不同。热秘以面赤身热，口臭唇疮，尿赤，苔黄燥，脉滑数等为特点；气秘以嗳气频作，胸胁痞满，腹胀痛，苔薄腻，脉弦为特点；冷秘以面色㿠白，尿清肢冷，喜热恶凉，苔白腻，脉弦紧为特点；气虚以面白神疲，临厕努挣乏力，甚则汗出短气，大便并不干结，舌淡苔白，脉弱为特点；血虚以面色无华，头眩心悸，舌淡，脉细涩为特点。

（二）证候分型

1. 实秘

（1）热秘

证候表现：大便干结，腹部胀满，按之作痛，口干或口臭，面红心烦；舌苔黄燥，脉滑数。

证候分析：胃为水谷之海，肠为传导之官，若肠胃积热，耗伤津液，则大便干结，腹部胀满，按之作痛；积热熏蒸于上，故口干口臭；热盛于内，故面红心烦；热移于膀胱，则小便短赤；苔黄燥为热已伤津化燥，脉滑数为里实之征。

护治法则：泄热导滞，润肠通便（治疗代表方：麻子仁丸加减）。

（2）气秘

证候表现：大便干结，或不甚干结，欲解不得；或大便不畅，肠鸣矢气、腹胀、嗳气频作，纳食减少；苔薄腻，脉弦。

证候分析：情志失和，肝气郁结，导致传导失常，故大便干结，欲便不得；腑气不通，则气不下行而上逆，故胸胁满闷，嗳气频作；糟粕内停，气机郁滞，则腹中胀气；肠胃气阻则脾气不运，故纳食减少；苔薄腻，脉弦为肝脾不和、内有湿滞之象。

护治法则：顺气导滞，降逆通便（治疗代表方：六磨汤加减）。

（3）冷秘

证候表现：大便艰涩，腹痛拘急，胀满拒按，胁下偏痛，手足不温，呃逆呕吐；舌苔白腻，脉弦紧。

证候分析：寒邪内侵，阳气不通，气血被阻，寒积肠道，传化失职，故大便艰涩，腹痛拘急，胀满拒按；寒邪伤脾，积聚胁下，故胁下偏痛；阳气不能达于四肢，故手足不温；脾阳不足，温化无能，冷积内阻，胃腑失降，故呃逆呕吐；苔白腻，脉弦紧是寒实之征。

护治法则：温里散寒，通便止痛（治疗代表方：温脾汤合半硫丸加减）。

2. 虚秘

（1）气虚秘

证候表现：大便并不干硬，虽有便意，但排便困难，用力努挣则汗出气短，便后乏力，面白神疲；舌淡苔白，脉弱。

证候分析：肺脾气虚，运化失职，大肠传送无力，故虽有便意，但排出困难；肺卫不固，腠理疏松，故用力努挣则汗出气短；脾气虚，化源不足，故面白神疲；舌淡，脉弱，便后乏力，均属气虚之象。

护治法则：补气润肠（治疗代表方：黄芪汤加减）。

（2）血虚秘

证候表现：大便干结，面色无华，头晕目眩，心悸气短，健忘，口唇色淡；舌淡苔白，脉细。

证候分析：血虚津少，不能下润大肠，故大便秘结；血虚不能上荣，故面色无华，头晕目眩，口唇色淡；心血不足，故心悸气短，健忘；舌淡苔白，脉细为阴血不足之象。

护治法则：养血润燥（治疗代表方：润肠丸加减）。

（3）阴虚秘

证候表现：状如羊屎，形体消瘦，头晕耳鸣，两颧红赤，心烦少眠，潮热盗汗，腰膝酸软；舌红，苔少，脉细数。

证候分析：阴虚，阴液亏损，不能下润大肠，故大便状如羊屎；肌肤、孔窍失于濡养，则形体消瘦；脑髓失充，头目失养，故头晕耳鸣；阴虚不能制阳，而致阳热相对偏盛，故两颧红赤，心烦少眠，潮热盗汗；肾阴不足，髓减骨弱，故腰酸膝软；舌红苔少，脉细数为阴虚阳亢之象。

护治法则：滋阴通便（治疗代表方：增液汤加减）。

（4）阳虚秘

证候表现：大便干或不干，排出困难，面色萎黄无华，甚则少腹冷痛，小便清长，畏寒肢冷；舌淡苔白润，脉沉迟。

证候分析：阳气虚衰，寒自内生，肠道传送无力，故排便困难；阳虚内寒，温煦无权，面色萎黄无华，畏寒肢冷，小便清长；阴寒内盛，寒主凝敛收引，故少腹冷痛；舌淡，苔白润，脉沉迟为阳虚内寒之象。

护治法则：温阳通便（治疗代表方：济川煎加减）。

【护理措施】

1. 起居护理　居室整洁，温湿度适宜，提供舒适隐蔽的排便环境。培养定时排便的习惯。脾肾阳虚患者，病室宜温暖向阳，及时增添衣被，注意腹部保暖，切勿受寒。鼓励患者适量运动，指导进行腹部按摩和提肛训练，避免久坐少动。保持肛周皮肤清洁，有肛门疾病者可在便后用 1∶5000 高锰酸钾溶液或五倍子、苦参、花椒煎水坐浴，肛裂者坐浴后可用黄连膏外敷。

2. 病情观察　观察病证的特点，分辨实秘还是虚秘。观察粪便的性状、颜色及量，特别注意观察粪便形态的变化，及时发现肠梗阻、肿瘤等引起的梗阻性便秘。注意患者的伴随症状，老年患者排便时勿过度用力努责，以免诱发心绞痛诸症。观察肠结与便秘的不同。

3. 饮食护理　饮食宜选择清淡、富含纤维素和油脂的食物：晨起空腹饮淡盐水或蜂蜜水等，有助于预防便秘的发生。热秘者宜多用清凉润滑之物，如梨、黄瓜、苦瓜、萝卜、芹菜、莴苣等，忌食辛辣、厚味食物，如辣椒、姜、羊肉等；气秘者宜用行气软坚润肠之物，如橘子、香蕉、竹笋等，忌收敛固涩之品，如白果、芡实、石榴等；气虚者宜多用健脾益气润肠之物，如山药、扁豆等，忌用行气之品，如佛手、萝卜、芥菜等；血虚、阴虚者宜用滋阴养血润燥之物，如桑椹、蜂蜜、芝麻、花生等，忌辛辣香燥之品，如辣椒、羊肉、五香调料等；阳虚者宜多食温润通便之品，如韭菜、羊肉、狗肉等。

4. 情志护理　七情内伤是便秘致病因素之一。便秘患者因病久痛苦，情志多忧而与病证互为因果，形成恶性循环。向患者解释情志不和、肝气郁结等易导致大便干结，指导患者采用自我调适情志的方法，保持心情舒畅，创造舒适的生活和工作环境，避免情志所伤。

5. 用药护理　遵医嘱用通便药物时，便通即止，不可滥用泻药。中药汤剂一般温服，服药后应注意观察大便次数、性状和量。肠道实热者中药汤剂宜偏凉服用，亦可用番泻叶或生大黄泡水代茶饮，汤药以饭前空腹及临睡前服用为佳；脾虚气弱者平时宜服用补气药，如党参茶、黄精茶等；阴虚肠燥者多用滋阴通便药物，中药汤剂温服，适当增加服药次数和数量，频频饮服，达到润肠通便的目的。

6. 适宜技术　指导患者经常顺揉腹部，以调畅气机，健脾助运。可取大黄研为粉末醋调为糊状，贴敷神阙穴或用王不留行贴压耳穴，实秘取大肠、直肠下段、便秘点、交感、肺、肝胆穴；虚秘取脾胃、肾、大肠、直肠下段、皮质下、便秘点等穴。可辅助针刺疗法，实证者可取天枢、曲池、内庭、支沟、太冲等穴，以清热理气，通导肠腑；虚证者可取天枢、上巨虚、大肠俞、支沟、足三里等穴，以健脾益气，温阳通便。便秘严重者，可根据医嘱行灌肠法，如有发热、恶心或腹痛时禁用导泻剂，也可用通便贴外敷脐部。

【健康教育】

1. 生活起居有规律，加强身体锻炼，保持心情舒畅。指导及协助患者或家属做腹部按摩、床上翻身等活动。

2. 向患者讲明不良生活方式和饮食习惯、运动量不足、滥用药物、精神因素等与便秘的关系，指导养成定时排便的习惯，排便时尽量提供隐蔽条件，并保证充足的时间。

3. 加强饮食调养。多吃蔬菜、小米、粗粮等含纤维素多的食物，多食瓜果，多饮水，常服蜂蜜、牛乳，忌食辛辣之品，戒烟酒。

第十二节　肝硬化伴腹腔积液（鼓胀）

一、西医

肝硬化是一种由不同病因引起的慢性进行性弥漫性肝病。病理特点为广泛的肝细胞变性坏死、再生结节形成、纤维组织增生，正常肝小叶结构破坏和假小叶形成。临床代偿期症状不明显，失代偿期主要表现为肝功能损害和门静脉高压，可有多系统受累，晚期常出现消化道出血、感染、肝性脑病等严重并发症。

【病因与发病机制】

1. 病因

（1）病毒性肝炎：在我国最常见，占60%～80%，主要为乙型肝炎病毒感染，经过慢性肝炎阶段发展为肝硬化，或是急性或亚急性肝炎有大量肝细胞坏死和肝纤维化时直接演变为肝硬化，故从病毒性肝炎发展到肝硬化短至数月，长达数十年。乙型和丙型或丁型肝炎病毒的重叠感染可加速病情进展；甲型和戊型病毒性肝炎不发展为肝硬化。

（2）酒精：慢性酒精中毒引起的肝硬化在我国约占15%，女性较男性更易发生酒精性肝病。长期大量饮酒，酒精及其中间代谢产物（乙醛）直接引起中毒性肝损伤，初期肝细胞脂肪变性，进而可发展为酒精性肝炎、肝纤维化，最终导致酒精性肝硬化。酗酒所致的长期营养失调也对肝脏有一定损害作用。

（3）营养障碍：长期食物中营养摄入不足或不均衡、慢性疾病导致消化吸收不良、肥胖或糖尿病等致非酒精性脂肪性肝炎，都可发展为肝硬化。

（4）药物或化学毒物：长期服用双醋酚丁、甲基多巴、异烟肼等药物，或长期接触四氯化碳、磷、砷等化学毒物，可引起中毒性肝炎，最终演变为肝硬化。

（5）胆汁淤积：持续存在肝外胆管阻塞或肝内胆汁淤积时，高浓度的胆酸和胆红素的毒性作用可损伤肝细胞，导致胆汁性肝硬化。

（6）遗传和代谢性疾病：由于遗传性或代谢性疾病，导致某些物质或其代谢产物沉积于肝，造成肝损害，并逐渐发展为肝硬化，如肝豆状核变性、血色病、半乳糖血症等。

（7）循环障碍：慢性充血性心力衰竭、缩窄性心包炎、肝静脉阻塞综合征或肝小静脉闭塞病等致肝脏长期淤血，肝细胞缺氧、坏死和纤维组织增生，最后发展为肝硬化。

（8）免疫疾病：自身免疫性慢性肝炎及累及肝脏的免疫性疾病可进展为肝硬化。

（9）寄生虫感染：反复或长期感染血吸虫病者，虫卵及其毒性产物在肝脏汇管区沉积，刺激纤维组织增生，导致肝纤维化和门静脉高压，称为血吸虫病性肝纤维化。华支睾吸虫寄生于肝内、外胆管内，引起胆道梗阻及炎症（肝吸虫病），可进展为肝硬化。

（10）隐源性肝硬化：发病原因暂时不能确定的肝硬化，占5%～10%。

2. 发病机制　各种病因引起的肝硬化，其病理变化和发展演变过程是基本一致的。肝细胞消亡的方式为变性坏死、变性凋亡或上皮－间质转化，正常的肝小叶结构破坏，残存肝细胞形成再生结节，纤维组织弥漫性增生，汇管区之间及汇管区和肝小叶中央静脉之间由纤维间隔相互连接，形成假小叶。小叶因无正常的血流供应系统，可再发生肝细胞缺氧、坏死和纤维组织增生。上述病理变化逐步进展，造成肝内血管扭曲、受压、闭塞而致血管床缩小，肝内门静脉、肝静脉和肝动脉小分支之间发生异常吻合而形成短路，导致肝血液循环紊乱。这些肝内血管网结构异常而致严重的血液循环障碍，门静脉回流受阻，是形成门静脉高压的病理基础，且使肝细胞缺氧和营养障碍加重，促使肝硬化病变进一步发展。

在肝脏受到损伤时，肝星状细胞激活，在多种细胞因子的参与下转化成纤维细胞，合成过多的胶原，细胞外基质过度沉积。细胞外基质的过度沉积及成分改变是肝纤维化的基础，肝纤维化时胶原含量可较正常时增加4～7倍。胶原在窦状间隙沉积及肝窦内皮形成连续的基底膜被称为肝窦毛细血管化。肝窦毛细血管化及肝窦弥漫性屏障形成，与肝细胞损害和门静脉高压密切相关。早期的纤维化是可逆的，有再生结节形成时则不可逆。

【临床表现】

肝硬化的病程发展通常比较缓慢，可隐伏 3~5 年或更长时间。临床上根据是否出现腹腔积液、上消化道出血或肝性脑病等并发症，分为代偿期和失代偿期肝硬化，现分述如下。

（一）代偿期肝硬化

早期无症状或症状轻，以乏力、食欲缺乏、低热为主要表现，可伴有腹胀、恶心、厌油腻、上腹隐痛及腹泻等。症状多呈间歇性，常因劳累或伴发其他病而出现，经休息或治疗可缓解。患者营养状态一般或消瘦，肝轻度大，质地偏硬，可有轻度压痛，脾轻至中度大。肝功能多在正常范围或轻度异常。

（二）失代偿期肝硬化

主要为肝功能减退和门静脉高压所致的全身多系统症状和体征。

1. 肝功能减退的临床表现

（1）全身症状和体征：一般状况较差，疲倦、乏力、精神不振；营养状态较差，消瘦、面色灰暗黝黑（肝病面容）、皮肤巩膜黄染、皮肤干枯粗糙、水肿、舌炎、口角炎等。部分患者有不规则发热，常与肝脏对致热因子等灭活降低或继发感染有关。

（2）消化系统症状：食欲减退为最常见症状，进食后上腹饱胀，有时伴恶心、呕吐，稍进油腻食物易引起腹泻。上述症状的出现与胃肠道淤血水肿、消化吸收功能紊乱和肠道菌群失调等因素有关。常见腹胀不适，可能与低钾血症、胃肠积气、肝脾大和腹腔积液有关。可有腹痛，肝区隐痛常与肝大累及包膜有关，脾大、脾周围炎可引起左上腹疼痛。肝细胞有进行性或广泛性坏死时可出现黄疸，是肝功能严重减退的表现。

（3）出血和贫血：由于肝合成凝血因子减少、脾功能亢进和毛细血管脆性增加，导致凝血功能障碍，常出现鼻出血、牙龈出血、皮肤紫癜和胃肠出血等，女性常有月经过多。由于营养不良（缺乏铁、叶酸和维生素 B_{12} 等）、肠道吸收障碍、脂肪代谢紊乱、胃肠道失血和脾功能亢进等因素，患者可有不同程度的贫血。

（4）内分泌失调

1）雌激素增多、雄激素和糖皮质激素减少：雄激素转化为雌激素增加、肝对雌激素的灭活功能减退，致体内雌激素增多。雌激素增多时，通过负反馈抑制腺垂体分泌促性腺激素及促肾上腺皮质激素的功能，致雄激素和肾上腺糖皮质激素分泌减少。雌激素增多及雄激素减少，男性患者常有性功能减退、不育、男性乳房发育、毛发脱落等，女性患者可有月经失调、闭经、不孕等。部分患者出现蜘蛛痣，主要分布在面颈部、上胸、肩背和上肢等上腔静脉引流区域；手掌大小鱼际和指腹部位皮肤发红称为肝掌。肾上腺皮质功能减退，表现为面部和其他暴露部位皮肤色素沉着。

2）抗利尿激素分泌增多，促进患者腹腔积液和下肢水肿。

2. 门静脉高压的临床表现　肝硬化时，门静脉血流量增多且门静脉阻力升高，导致门静脉压力增高。门静脉正常压力为 13 ~ 24 mmHg，门静脉高压症时，压力大都增至 30 ~ 50 mmHg。门静脉高压症的三大临床表现是脾大、侧支循环的建立和开放、腹腔积液。

（1）脾大：门静脉高压致脾静脉压力增高，脾淤血而肿胀，一般为轻、中度大，有时可为巨脾。出现脾功能亢进时，脾对血细胞破坏增加，使外周血中白细胞、红细胞和血小板减少。上消化道大出血时，脾可暂时缩小，待出血停止并补足血容量后，脾再度增大。

（2）侧支循环的建立和开放：正常情况下，门静脉系与腔静脉系之间的交通支很细小，血流量很少。门静脉压力增高时，来自消化器官和脾脏的回心血液流经肝脏受阻，使门腔静脉交通支开放并扩张，血流量增加，建立起侧支循环。临床上重要的侧支循环有：①食管下段和胃底静脉曲张。主要是门静脉系的胃冠状静脉和腔静脉系的食管静脉、奇静脉等沟通开放，曲张的静脉破裂出血时出现呕血、黑便及休克等表现。②腹壁静脉曲张。由于脐静脉重新开放，与附脐静脉、腹壁静脉等连接，在脐周和腹壁可见迂曲静脉以脐为中心向上及下腹壁延伸。③痔静脉曲张。为门静脉系的直肠上静脉与下腔静脉系的直肠中、下静脉吻合扩张形成，破裂时引起便血。

（3）浆膜腔积液：肝硬化浆膜腔积液包括腹腔积液、胸腔积液及心包积液。其中腹腔积液是肝硬化肝功能失代偿期最为显著的临床表现。腹腔积液出现前，常有腹胀，以饭后明显。大量腹腔积液时腹部隆起，腹壁绷紧发亮，患者行动困难，可发生脐疝，膈高，出现呼吸困难、心悸。部分患者伴有胸腔积液，为腹腔积液经膈淋巴管或经瓣性开口进入胸腔所致。腹腔积液形成的主要因素有：①门静脉压力增高。门静脉压力增高时，腹腔脏器毛细血管床静水压增高，组织间液回流吸收减少而漏入腹腔。②血浆胶体渗透压降低。肝功能减退使白蛋白合成减少及蛋白质摄入和吸收障碍，发生低白蛋白血症。低白蛋白血症时血浆胶体渗透压降低，毛细血管内液体进入组织间隙，在腹腔可形成腹腔积液。③肝淋巴液生成过多。肝静脉回流受阻时，肝内淋巴液生成增多，每天可达 10 L（正常 1 ~ 3 L），超过胸导管引流能力，淋巴管内压力增高，使大量淋巴液自肝包膜和肝门淋巴管渗出至腹腔。④有效循环血容量不足。血容量不足时，交感神经系统兴奋、肾素－血管紧张素－醛固酮系统激活及抗利尿激素分泌增多，导致肾小球滤过率降低及水钠重吸收增加，发生水钠潴留。

3. 肝脏情况　早期肝脏增大，表面尚平滑，质中等硬；晚期肝脏缩小，表面可呈结节状，质地坚硬；一般无压痛，但在肝细胞进行性坏死或并发肝炎和肝周围炎时可有压痛与叩击痛。

（三）并发症

1. 上消化道出血　为食管下段或胃底静脉曲张破裂出血所致，为本病最常见的并发症。常在恶心、呕吐、咳嗽、负重等使腹内压突然升高，或因粗糙食物机械损伤、胃酸反流腐蚀损伤时，引起突然大量的呕血和黑便，可导致出血性休克或诱发肝性脑病，急性出血死亡率平均为 32%。应注意的是，部分肝硬化患者上消化道出血的原因为并发急性糜烂出血性胃炎、消化性溃疡或门静脉高压性胃病。

2. 感染　由于患者抵抗力低下、门腔静脉侧支循环开放等因素，增加了病原体的入侵繁殖机会，易并发感染，如自发性细菌性腹膜炎、肺炎、胆道感染、尿路感染、革兰阴性杆菌败血症等。自发性细菌性腹膜炎是腹腔内无脏器穿孔的腹膜急性细菌性感染。其主要原因是肝硬化时单核－吞噬细胞的噬菌作用减弱，肠道内细菌异常繁殖并经由肠壁进入腹膜腔，带菌的淋巴液漏入腹腔及腹腔积液抗菌能力下降引起感染，致病菌多为革兰阴性杆菌。患者可出现发热、腹痛、腹胀、腹膜刺激征、腹腔积液迅速增长或持续不减，少数病例发生低血压或中毒性休克、难治性腹腔积液或进行性肝衰竭。

3. 肝性脑病　是晚期肝硬化的最严重并发症，也是肝硬化患者最常见死亡原因。

4. 原发性肝癌　肝硬化患者短期内出现病情迅速恶化、肝脏进行性增大、原因不明的持续性肝区疼痛或发热、腹腔积液增多且为血性等，应考虑并发原发性肝癌。

5. 肝肾综合征　患者肾脏无明显器质性损害，又称功能性肾衰竭。是肝硬化终末期最常见的严重并发症之一。主要由于有效循环血容量减少、肾血管收缩和肾内血液重新分布，导致肾皮质缺血和肾小球滤过率下降、髓质血流量增加、髓祥重吸收增加引起。常在难治性腹腔积液、进食减少、呕吐、腹泻、利尿药应用不当、自发性细菌性腹膜炎及肝衰竭时诱发，表现为少尿或无尿、氮质血症、稀释性低钠血症和低尿钠。

6. 电解质和酸碱平衡紊乱　患者出现腹腔积液和其他并发症后电解质紊乱趋于明显，常见的如：①低钠血症。长期低钠饮食致原发性低钠，长期利尿和大量放腹腔积液等致钠丢失，抗利尿激素增多使水潴留超过钠潴留而致稀释性低钠。②低钾低氯血症与代谢性碱中毒。进食少、呕吐、腹泻长期应用利尿药或高渗葡萄糖液、继发性醛固酮增多等可引起低钾低氯，而低钾低氯血症可致代谢性碱中毒诱发肝性脑病。

7. 肝肺综合征　定义为严重肝病伴肺血管扩张和低氧血症，晚期肝病患者中发生率为13%～47%。肝硬化时内源性扩血管物质如一氧化氮、胰高血糖素增加，使肺内毛细血管扩张，肺间质水肿，肺动静脉分流，以及胸腹腔积液压迫引起通气障碍，造成通气/血流比例失调和气体弥散功能下降。临床表现为顽固性低氧血症和呼吸困难。吸氧只能暂时缓解症状，但不能逆转病程。

8. 门静脉血栓形成　与门静脉梗阻时门静脉内血流缓慢等因素有关，如血栓局限可无临床症状，如发生门静脉血栓急性完全性梗阻，表现为腹胀、剧烈腹痛、呕血、便血、休克、脾脏迅速增大、腹腔积液加速形成，且常诱发肝性脑病。

【诊断要点】

肝硬化失代偿期的诊断主要根据有病毒性肝炎、长期酗酒、寄生虫感染或家族遗传性疾病等病史，肝功能减退与门静脉高压症的临床表现，以及肝功能试验异常等。代偿期的诊断常不容易，故对原因不明的肝脾大、慢性病毒性肝炎、长期大量饮酒者应定期随访，必要时肝穿刺活组织检查以确诊。

【治疗要点】

目前尚无特效治疗，应重视早期诊断，加强病因治疗，如乙型肝炎肝硬化者抗病毒治疗、酒精性肝硬化者需戒酒，注意一般治疗，以缓解病情，延长代偿期和保持劳动力。使用保护肝细胞药物（如还原性谷胱甘肽、维生素），不宜滥用护肝药物，避免应用对肝有损害的药物。

失代偿期主要是对症治疗、改善肝功能和处理并发症，有手术适应证者慎重选择时机进行手术治疗。

1. 腹腔积液治疗

（1）限制钠和水的摄入：限钠可加速腹腔积液消退，部分患者通过限钠可发生自发性利尿。水的摄入一般不需要过于严格，如血钠 < 125 mmol/L 时，需限制水的摄入。

（2）利尿药：是目前临床应用最广泛的治疗腹腔积液的方法。常用保钾利尿药有螺内酯，排钾利尿药有呋塞米。单独应用排钾利尿药需注意补钾。螺内酯和呋塞米联合应用有协同作用，并可减少电解质紊乱。一般开始时螺内酯 60 mg/d 加呋塞米 20 mg/d，逐渐增加至螺内酯 100 mg/d 加呋塞米 40 mg/d。效果不明显时可按比例逐渐加大药量，但螺内酯不超过 400 mg/d，呋塞米不超过 160 mg/d，腹腔积液消退时逐渐减量。

（3）提高血浆胶体渗透压：定期输注血浆、新鲜血或白蛋白，不仅有助于促进腹腔积液消退，也利于改善机体一般状况和肝功能。

（4）难治性腹腔积液的治疗：难治性腹腔积液是经限钠、利尿药治疗达最大剂量、排除其他因素对利尿药疗效的影响或已予纠正，仍难以消退或很快复发的腹腔积液。可选择以下治疗方法。

1）大量放腹腔积液加输注白蛋白：患者如无感染、上消化道出血、肝性脑病等并发症，肝代偿功能尚可，凝血功能正常，可选用此法。一般每放腹腔积液 1000 mL，输注白蛋白 8 ~ 10 g，该方法缓解症状时间短，但易诱发肝肾综合征、肝性脑病。

2）经颈静脉肝内门体分流术（IPS）：是通过介入手段经颈静脉放置导管，建立肝静脉与肝内门静脉分支间的分流通道，以降低门静脉系统压力，减少腹腔积液生成。

2. 手术治疗　治疗门静脉高压症的方法有各种分流、断流术和脾切除术等，目的是降低门脉系统压力和消除脾功能亢进，主要用于食管胃底静脉曲张破裂大出血各种治疗无效时，或者是曲张静脉破裂出血后预防再次出血。脾切除术是治疗脾功能亢进的有效方式，但只能短期降低门静脉压力。肝移植是各种原因引起的晚期肝硬化的最佳治疗方法。

3. 并发症的治疗

（1）自发性细菌性腹膜炎：后果严重，易诱发肝肾综合征、肝性脑病等严重并发症，故需早期诊断、积极治疗。选用肝毒性小，主要针对革兰阴性杆菌并兼顾革兰阳性球菌的抗生素，如头孢哌酮或喹诺酮类药物。对发生肝肾综合征的高危患者，可静脉输注白蛋白 1.5 g/（kg·d），连用 2 天，再以 1 g/（kg·d）至病情改善。

（2）肝肾综合征：积极预防或消除肝肾综合征的诱发因素，如感染、上消化道出血、电解质紊乱、过度利尿、使用肾毒性药物等，治疗措施包括输注白蛋白以扩充有效血容量，应用血管活性药物（特利加压素），外科治疗包括 TIPS 及肝移植。

（3）其他并发症：肝肺综合征目前无有效的内科治疗，可考虑肝移植。

【护理评估】

1. 病史

（1）患病及治疗经过：询问本病的有关病因，例如：有无肝炎、输血史、心力衰竭、胆道疾病、寄生虫感染及其家族遗传性疾病史；有无长期接触化学毒物、使用损肝药物、嗜酒，其用量和持续时间。有无慢性肠道感染、消化不良、消瘦、黄疸、出血史。有关的检查、用药和其他治疗情况。

（2）目前病情与一般状况：饮食及消化情况，如食欲、进食量及食物种类、饮食习惯及爱好。有无食欲减退、恶心、呕吐、腹胀、腹痛，呕吐物和粪便的性质及颜色。日常休息及活动量、活动耐力。

（3）心理-社会状况：肝硬化为慢性疾病，随着病情发展加重，患者逐渐丧失工作能力，长期治病影响家庭生活、经济负担沉重，均可使患者及其照顾者出现各种心理问题和应对行为的不足。评估时应注意患者的心理状态，有无个性、行为的改变，有无焦虑、抑郁、易怒、悲观等情绪。并发肝性脑病时，患者可出现嗜睡、兴奋、昼夜颠倒等神经精神症状，应注意鉴别。评估患者及其家属对疾病的认识程度及态度、家庭经济情况。

2. 身体评估

（1）意识状态：注意观察患者的精神状态，对人物、时间、地点的定向力。表情淡漠、性格改变或行为异常多为肝性脑病的前驱表现。

（2）营养状态：是否消瘦、皮下脂肪消失、肌肉萎缩。有无水肿。有腹腔积液或水肿时，不能以体重判断患者的营养状态。

（3）皮肤、黏膜：有无肝病面容、皮肤干枯、脱发，有无黄染、出血点、蜘蛛痣、肝掌、腹壁静脉显露或怒张。

（4）呼吸情况：观察呼吸的频率和节律，有无呼吸浅速、呼吸困难和发绀，有无因呼吸困难、心悸而不能平卧，有无胸腔积液形成。

（5）腹部：检查有无腹水征，如腹部膨隆、腹壁紧张度增加、脐疝、腹式呼吸减弱、移动性浊音；有无腹膜刺激征。检查肝脾大小、质地、表面情况及有无压痛。

（6）尿量及颜色：有无尿量减少，尿色有无异常。

3. 实验室及其他检查

（1）血常规检查：有无红细胞减少或全血细胞减少。

（2）血生化检查：肝功能有无异常，如有无血清胆红素增高，ALT、AST 异常，血浆白蛋白降低、球蛋白增高及白蛋白/球蛋白比例异常；有无电解质和酸碱平衡紊乱，血氨是否增高，有无氮质血症。

（3）腹腔积液检查：腹腔积液的性质是漏出液抑或渗出液，有无找到病原菌或恶性肿瘤细胞。

（4）其他检查：胃镜检查、X 线胃肠钡餐造影检查有无食管胃底静脉曲张；B 超、CT、MRI 检查有无门静脉高压征象、腹腔积液；肝活组织检查的诊断结果等。

【常用护理诊断/问题】

1. 营养失调：低于机体需要量 与肝功能减退、门静脉高压引起食欲减退、消化和吸收障碍有关。

2. 体液过多 与肝功能减退、门静脉高压引起水钠潴留有关。

【目标】

1. 患者能描述营养不良的原因，遵循饮食计划，保证各种营养物质的摄入。

2. 能叙述腹腔积液和水肿的主要原因，腹腔积液和水肿有所减轻或基本控制，身体舒适感增加。

【护理措施及依据】

1. 营养失调 低于机体需要量

（1）饮食护理：既保证饮食营养又遵守必要的饮食限制是改善肝功能、延缓病情进展的基本措施。应向患者及其家属说明导致营养状态下降的有关因素、饮食治疗的意义及原则，与患者共同制订既符合治疗需要而又为其接受的饮食计划。根据营养评估结果制定个体化饮食治疗原则：营养不良的肝硬化患者每天能量摄入 126 ~ 147 kJ/kg（30 ~ 35 kcal/kg），以碳水化合物为主的易消化饮食，严禁饮酒，适当摄入脂肪，动物脂肪不宜过多摄入，并根据病情变化及时调整。

1）蛋白质：是肝细胞修复和维持血浆白蛋白正常水平的重要物质基础，应保证其摄入量，每天摄入量为 1.2 ~ 1.5 g/kg。蛋白质来源以豆制品、鸡蛋、牛奶、鱼、鸡肉、瘦猪肉为主。血氨升高时应限制或禁食蛋白质，待病情好转后再逐渐增加摄入量，并应选择植物蛋白，例如：豆制品，因其含蛋氨酸、芳香氨基酸较少。

2）维生素：新鲜蔬菜和水果含有丰富的维生素，例如：西红柿、柑橘等富含维生素 C，日常食用以保证维生素的摄取。

3）限制钠和水的摄入：有腹腔积液者应限制摄入钠 80 ~ 120 mmol/d（盐 4 ~ 6 g/d）；进水量 1000 mL/d 以内，如有低钠血症，应限制在 500 mL/d 左右。应向患者介绍各种食物的成分，例如：高钠食物有咸肉、酱菜、酱油、罐头食品、含钠味精等。应尽量少食用含钠较少的食物有粮谷类、瓜茄类、水果等。评估患者有无不恰当的饮食习惯而加重水钠潴留，切实控制钠和水的摄入量。限钠饮食常使患者感到食物淡而无味，可适量加柠檬汁、食醋等，改善食品的调味，以增进食欲。

4）避免损伤曲张静脉：食管胃底曲张静脉管壁薄弱、缺乏弹性收缩，一旦损伤难以止血，死亡率高。有静脉曲张者应食菜泥、肉末、软食，进餐时细嚼慢咽，咽下的食团宜小且外表光滑，切勿混入糠皮、硬屑、鱼刺、甲壳等坚硬、粗糙的食物，以防损伤曲张的静脉导致出血。

（2）营养支持：必要时遵医嘱给予静脉补充营养，如高渗葡萄糖液、复方氨基酸、白蛋白或新鲜血液。

（3）营养监测：经常评估患者的饮食和营养状态，包括每天的食品和进食量，体重和实验室检查有关指标的变化。

2. 体液过多

（1）体位：平卧位有利于增加肝、肾血流量，改善肝细胞的营养，提高肾小球滤过率，故应多卧床休息。可抬高下肢，以减轻水肿。阴囊水肿者可用托带托起阴囊，以利水肿消退。大量腹腔积液者卧床时可取半卧位，使横膈下降，有利于呼吸运动，减轻呼吸困难和心悸。

（2）避免腹内压骤增：大量腹腔积液时，应避免使腹内压突然剧增的因素，如剧烈咳嗽、打喷嚏等，保持大便通畅，避免用力排便。

（3）限制钠和水的摄入：措施见本节"饮食护理"。

（4）用药护理：使用利尿药时应特别注意维持水电解质和酸碱平衡。

（5）腹腔穿刺放腹腔积液的护理：术前说明注意事项，测量体重、腹围、生命体征，排空膀胱以免误伤；术中及术后监测生命体征，观察有无不适反应；术毕用无菌敷料覆盖穿刺部位，如有溢液可用吸收性明胶海绵处置；术毕应缚紧腹带，以免腹内压骤然下降；记录抽出腹腔积液的量、性质和颜色，腹腔积液培养接种应在床旁进行，每个培养瓶至少接种10 mL 腹腔积液，标本及时送检。

（6）病情观察：观察腹腔积液和下肢水肿的消长，准确记录出入量，测量腹围、体重，并教会患者正确的测量和记录方法。进食量不足、呕吐、腹泻者，或遵医嘱应用利尿药、放腹腔积液后更应密切观察。监测血清电解质和酸碱度的变化，以及时发现并纠正水电解质、酸碱平衡紊乱，防止肝性脑病、肝肾综合征的发生。

【评价】

1. 患者能自己选择符合饮食治疗计划的食物，保证每天所需热量、蛋白质、维生素等营养成分的摄入。

2. 能陈述减轻水钠潴留的有关措施，正确测量和记录出入量、腹围和体重，腹腔积液和皮下水肿及其引起的身体不适有所减轻。

【其他护理诊断/问题】

1. 潜在并发症　上消化道出血、肝性脑病。
2. 有皮肤完整性受损的危险　与营养不良、水肿、皮肤干燥、瘙痒、长期卧床有关。
3. 有感染的危险　与机体抵抗力低下、门腔静脉侧支循环开放等因素有关。

【健康指导】

1. 疾病知识指导　肝硬化为慢性过程，护士应帮助患者和家属掌握本病的有关知识和自我护理方法，并发症的预防及早期发现，分析和消除不利于个人和家庭应对的各种因素，把治疗计划落实到日常生活中。①心理调适：患者应注意情绪的调节和稳定，在安排好治疗、身体调理的同时，勿过多忧虑病情，遇事豁达开朗，树立治病信心，保持愉快心情。

②饮食调理：切实遵循饮食治疗原则和计划。③预防感染：注意保暖和个人卫生。

2. 活动与休息　肝硬化代偿期患者如无明显的精神、体力减退，可指导其适当参加工作，避免过度疲劳；失代偿期患者以卧床休息为主，但过多的躺卧易引起消化不良、情绪不佳，故应视病情适量活动，活动量以不加重疲劳感和其他症状为度。患者的精神、体力状况随病情进展而减退，疲倦乏力、精神不振时逐渐加重，严重时衰弱而卧床不起。指导患者睡眠应充足，生活起居有规律。

3. 皮肤护理指导　患者因皮肤干燥、水肿、黄疸时出现皮肤瘙痒，以及长期卧床等因素，易发生皮肤破损和继发感染。沐浴时应注意避免水温过高，或使用有刺激性的皂类和沐浴液，沐浴后可使用性质柔和的润肤品；皮肤瘙痒者给予止痒处理，嘱患者勿用手抓搔，以免皮肤破损。

4. 用药指导与病情监测　遵医师处方用药，加用药物需征得医师同意，以免服药不当而加重肝脏负担和造成肝功能损害。护士应向患者详细介绍所用药物的名称、剂量、给药时间和方法，教会其观察药物疗效和不良反应。例如：服用利尿药者，应记录尿量，如出现软弱无力、心悸等症状时，提示低钠、低钾血症，应及时就医。定期门诊随访。

5. 照顾者指导　指导家属理解和关心患者，给予精神支持和生活照顾。细心观察、及早识别病情变化。当患者出现性格行为改变等可能为肝性脑病的前驱症状时，或消化道出血等其他并发症时，应及时就诊。

【预后】

本病预后因病因、病理类型、营养状态、肝功能代偿程度、有无并发症而有所不同，患者配合治疗和护理亦很重要。总的来说，病毒性肝炎肝硬化预后较差；持续性黄疸、难治性腹腔积液、低白蛋白血症、凝血酶原时间持续或显著延长，以及出现并发症者，预后均较差；高龄患者预后较差。

二、中医

鼓胀是因肝脾受损，疏泄运化失常，气血交阻致水气内停，以腹大胀满，皮急如鼓、皮色苍黄、脉络显露为主要临床表现的病证。鼓胀是临床上较为常见的多发病，多由黄疸、胁痛、肝癌等失治，气、血、水瘀积于腹内而成，治疗颇为棘手，预后一般较差，属中医学"风、痹、鼓、膈"四大难症之一。

鼓胀病名最早见于《黄帝内经》，《灵枢·水胀》详细地描述了鼓胀的临床特征。隋代巢元方《诸病源候论·水肿病诸候》认为本病发病与感受"水毒"有关，并用"水蛊"名之。金元时期《丹溪心法·鼓胀》认为本病病机是脾土受伤，不能运化，清浊相混，隧道壅塞，湿热相生而成。明代张景岳《景岳全书·肿胀》指出"少年纵酒无节，多成水鼓"，论述了鼓胀的形成与情志、劳欲、饮食等有关，提出"治胀当辨虚实"。明代李梴《医学入门·鼓胀》曰："凡胀初起是气，久则成水……治胀必补中行湿，兼以消积，更断盐酱。"阐述了鼓胀的治疗法则。清代喻嘉言《医门法律·胀病论》指出"凡有癥瘕、积块、痞块，即是胀病之根"，认识到癥积日久可致鼓胀。

【病因病机】

本病的发生多与酒食不节，情志所伤，虫毒感染，他病继发等因素有关。其病位主要在肝脾，久则及肾。病机为肝、脾、肾三脏功能失调，气滞、血瘀、水湿内停，而致鼓胀。

1. 酒食不节　酗酒无度或嗜食肥甘，酿生湿热，损伤脾胃，导致清气不升，浊阴不降，清浊相混，蕴聚中焦，气机不利，肝失条达，气血郁滞，水湿滞留而为鼓胀。

2. 情志失调　郁怒忧思，伤及肝脾，肝失疏泄，气机郁滞，久则由气及血，血络瘀阻，肝病乘脾，脾运失健，则水湿内停，气血水壅结，而成鼓胀。

3. 虫毒感染　多因接触疫水，感染血吸虫，未及时治疗，晚期肝脾两伤，血络瘀阻，脉道衍塞，气滞血瘀，清浊相混，水液停留，乃成鼓胀。

4. 病后续发　其他疾病损伤肝脾，久则皆有续发鼓胀的可能，如黄疸日久，湿邪蕴阻，脾失健运，久则肝脾肾三脏俱病而气血凝滞；或癥积不愈，气滞血结，痰瘀留着，水湿不化，或久泻久痢，气阴耗伤，生化乏源，肝脾不调，气血凝滞，水湿聚留，均可形成鼓胀。

【诊断与鉴别诊断】

（一）诊断依据

1. 初起脘腹作胀，食后尤甚。继则腹部胀满高至胸部，重者腹壁青筋暴露，脐孔突出。

2. 常伴乏力、纳呆、尿少、水肿、出血倾向等症状，可见面色萎黄，黄疸，手掌殷红、面颈胸部红丝赤缕、血痣及蟹爪纹。

3. 本病常有酒食不节，情志内伤，虫毒感染或黄疸，胁痛，癥积等病史。

（二）病证鉴别

1. 积聚　鼓胀虽可由积聚引起，可见青筋暴露，腹部胀大，但其病因并非一种，且其主症以腹胀大为主。而积聚是指腹内结块，或胀或痛的病证。

2. 痞满　痞满是自觉腹中有胀满之感，但外无胀急苦痛之象，鼓胀可兼有腹满，但必外苦胀急，且青筋暴露，病久亦可扪及有形包块。

3. 水肿　鼓胀以腹部胀大为主，可见腹部脉络显露，四肢一般不肿，后期严重时才见四肢水肿，面颈部常有血痣赤缕，或见吐血等症。水肿的肿势多从眼睑开始，继则延及头面四肢以至全身，也有以下肢开始后致全身水肿，病情重时可见腹胀满、胸闷、喘不得卧等临床表现。

【辨证施护】

（一）辨证要点

1. 辨病位　鼓胀之病位在肝、脾、肾三脏，腹大胀满，按之不坚，胁肋或胀或痛，攻窜不定者，其病位在肝；腹大胀满，食少脘痞，四肢困重，疲倦无力者，其病位在脾；腹大坚满，腹部有青筋显露，胁腹疼痛或有积块者，其病位在肝脾；腹大胀满，精神颓顿，肢冷怯寒，下肢水肿，尿少者，其病位在脾肾。

2. 辨虚实 鼓胀虽属虚中夹实，虚实错杂，但虚实在不同阶段各有侧重。一般初起为肝脾失调，肝郁脾虚；继则肝脾损伤，正邪虚实；终则肝脾肾三脏俱损，所以，实证多见气滞湿阻，湿邪困脾，肝脾血瘀，以及虫积；虚证多见肝脾阳虚和肝肾阴虚。

3. 辨病情 缓急鼓胀大多为缓慢起病，但缓慢发病中又有缓急之分，若鼓胀在半月至一个月之间不断进展，则属缓中之急，病情较重；若反复迁延数月，则为缓中之缓，病情相对稳定。

（二）证候分型

1. 气滞湿阻

证候表现：腹胀按之不坚，胁下胀痛，饮食减少，食后作胀，得嗳气、矢气稍减，小便短少；舌苔白腻，脉弦。

证候分析：肝气郁滞，脾运不健，气滞不畅，血脉瘀阻，湿浊停留而壅塞于腹中，故腹满；水湿内停，则腹胀按之不坚；肝失条达，经气痹阻，故胁下胀痛；脾胃不健，纳运失司，故饮食减少，食后作胀，嗳气或矢气后，气机稍动则减；水湿内停，则小便短少；舌苔白腻，脉弦为肝胆病气滞湿停之象。

护治法则：疏肝理气，健脾利湿（治疗代表方：柴胡疏肝散合胃苓汤加减）。

2. 水湿困脾

证候表现：腹大胀满，按之如囊裹水，颜面微浮，下肢水肿，脘腹痞胀，精神困倦，怯寒懒动，食少便溏，小便短少；舌苔白滑或白腻，脉缓。

证候分析：水湿困脾，脾阳虚衰，运化失职，水湿停聚于腹，故腹大胀满，按之如囊裹水；若水湿溢于肌肤，则颜面微浮，下肢水肿而尿少；脾阳虚衰，失于运化，则脘腹痞胀、食少，若水谷不化，下注大肠，则便溏；中阳虚衰，不能温煦肌肤，则怯寒懒动，精神困倦；舌苔白滑或白腻，脉缓为阳虚内寒水停之象。

护治法则：温中健脾，行气利水（治疗代表方：实脾饮加减）。

3. 水热蕴结

证候表现：腹大坚满，脘腹撑急，烦热口苦，渴不欲饮，小便短黄，大便秘结或溏垢，两目、皮肤发黄；舌尖边红，苔黄腻或灰黑，脉弦滑或数。

证候分析：水热蕴结，内阻肝胆，疏泄不能，气机不畅，故脘腹撑急、腹大坚满；水热郁蒸，胆气上逆则口苦，胆汁不循常道而外溢肌肤，则两目、皮肤发黄；肝木侮土，脾胃运化失健，则大便不调；热灼伤津，水停于内，则烦热，渴不欲饮；舌尖边红，苔黄腻或灰黑，脉弦滑或数为湿热蕴结之象。

护治法则：清热利湿，攻下逐水（治疗代表方：中满分消丸合茵陈蒿汤加减）。

4. 瘀结水留

证候表现：腹大坚满，脉络怒张，胁肋刺痛，面色暗黑，面颈胸壁有血痣，呈丝纹状，手掌赤痕，唇色紫褐，口渴不欲饮，大便色黑；舌质紫红或有瘀斑，脉细涩。

证候分析：瘀水互结，气机阻塞不通，不通则痛，故腹大坚满，胁肋刺痛；血瘀于浅表络脉，则脉络怒张，见血痣，呈丝纹状，手掌赤痕；血瘀则肌肤失于濡养，故面色暗黑，唇色紫褐；瘀水为阴邪，互结日久，津不能上承，故口渴不欲饮；瘀血阻滞脉道，血流溢于脉外，则大便色黑；舌质紫红或有瘀斑，脉细涩，为血水内阻之象。

护治法则：活血化瘀，行气利水（治疗代表方：调营饮加减）。

5. 阳虚水盛

证候表现：腹大胀满，朝轻暮重，面色苍黄，脘闷纳呆，神疲怯寒，肢冷或下肢水肿，食少便溏，小便短少不利；舌质淡紫，脉沉弦无力。

证候分析：阳虚生内寒，寒凝气机，不通则痛，又水为阴邪，故腹大胀满，朝轻暮重；阳气虚衰，不能温煦肌肤，故面色苍黄，神疲怯寒；中焦虚寒，运化失职，则脘闷纳呆，食少；若水谷不化，下注大肠，则便溏；水湿溢于肌肤，则下肢水肿，小便短少不利；舌质淡紫，脉沉弦无力为阳虚内寒水盛之象。

护治法则：温补脾肾，化气行水（治疗代表方：附子理中汤合五苓散，或济生肾气丸加减）。

6. 阴虚水停

证候表现：腹大胀满，或见青筋暴露，面色晦暗，唇紫口燥，心烦失眠，牙龈出血，鼻衄时作，小便短少；舌质红绛少津，脉弦细数。

证候分析：阴虚水停于内，阻滞气机脉络，则腹大胀满，或见青筋暴露；肌肤失于温煦濡养则面色晦暗，唇紫口燥；阴虚而虚热内生，扰乱心神则心烦失眠；若虚热迫血妄行，则牙龈出血，鼻衄时作；又虚热煎灼津液，且水停于内，故小便短少；舌质红绛少津，脉弦细数为阴虚生热之象。

护治法则：滋肾柔肝，养阴利水（治疗代表方：六味地黄汤合一贯煎加减）。

【护理措施】

1. 起居护理 病室宜整洁安静，卧床休息，注意保暖，防止外感。轻度腹腔积液者尽量平卧，以增加肝肾血流量，大量腹腔积液者取半卧位，以减少呼吸困难，必要时给予氧气吸入。长期卧床者保持床单清洁干燥，宜经常变换体位，定时协助翻身，背部及阴囊水肿患者，注意保护局部皮肤，预防压疮的发生。指导患者养成良好的卫生习惯，做好口腔护理，禁止抠鼻、剔牙，防止出血，躁动不安时，床边加护栏。保持大便通畅。

2. 病情观察 密切观察腹胀及腹腔积液消长情况，观察尿量，协助患者准确记录24小时液体出入量，定期测腹围、体重和血压。注意观察有无出血倾向，观察呕吐物、排泄物的变化，并观察神志、面色、脉搏、血压、蜘蛛痣、腹壁静脉曲张等变化；出血患者，应观察出血量、色、质，有无头晕、心悸等症状。若见患者有性格改变、举止反常、动作缓慢、睡眠异常等肝性脑病先兆表现，及时报告医师处理。

3. 饮食护理 饮食宜低盐或无盐，以半流食、无渣饮食为主，忌辛辣、煎炸、坚硬之品，以防助热伤络，控制摄水量。气滞湿阻者宜食疏利之品，如柑橘、佛手、赤小豆、扁豆等；水湿困脾者宜食健脾利湿之品，如山药、薏苡仁、鲫鱼、赤小豆等，忌生冷、黏腻之物；水热蕴结者宜食清热利湿之品，如冬瓜、鲫鱼、赤小豆等；瘀结水留者宜食行气活血之品，如萝卜、橘子、桃仁等；阳虚水盛者宜食健脾益肾之品，如山药、黑鱼汤、鲫鱼汤、薏苡仁、赤小豆、扁豆等，忌生冷瓜果；阴虚水停者宜食凉润生津之品，如梨、藕、银耳等，或滋阴润燥之品，如甲鱼、淡菜、黑木耳等。

4. 情志护理　本病多迁延不愈，反复发作给患者带来烦恼痛苦、悲观失望，若兼七情刺激更加重病情，故应向患者说明本病和情志的关系，消除易怒、烦躁、忧虑、恐惧心理，鼓励其积极配合治疗。指导患者进行自我情志调适。

5. 用药护理　水湿困脾、阳虚水盛、瘀结水留者汤剂宜温热服，水热蕴结、阴虚水停者汤剂宜凉服。泻下剂、逐水药以攻伐为主，易伤正气，用时应中病即止，汤剂宜浓煎，少量频服，药后注意观察排泄物的性状、量、色及次数，若见泻下太过而致虚脱，或有呕吐频繁、腹痛剧烈等症状，应立即停药并告知医师。

6. 适宜技术　可用麝香、甘遂捣烂敷贴于脐部，以利水消胀，实证加用大黄、莱菔子、芒硝等，虚证加用黄芪、附子、肉桂等。也可行艾灸、中药灌肠、中药药熨等。脾肾阳虚者，取神阙、关元、中极等穴隔姜或隔附子灸，或施以腹部热敷法、盐熨法、葱熨法等。水热蕴结者，保持大便通畅，可食蜂蜜或缓泻剂，指导患者每天饭后做顺时针腹部按摩，促进肠蠕动。

【健康教育】

1. 生活起居有常，注意防寒保暖，保证充足的休息和睡眠。病情允许可适度进行体育锻炼，如太极拳等，以增强抗病能力，加速病体康复。

2. 注意情志调节，解除思想顾虑，避免抑郁恼怒，保持乐观的情绪，使肝气舒畅。

3. 改变不良饮食习惯，宜低盐或无盐饮食。保证营养，多进食水果、蔬菜及富含维生素的食品。戒烟酒。

4. 避免接触疫水，远离疫区，防止血吸虫感染，注意避免接触或食用对肝有毒的物质。

5. 积极治疗胁痛、黄疸、积聚等疾病，早期预防病毒性肝炎及各种传染病和寄生虫病，争取早期诊断和早期治疗。

第十三节　尿路感染（淋证）

一、西医

尿路感染（urinary tract infection，UTI）是由于各种病原体在泌尿系统异常繁殖所致的尿路急、慢性炎症。多见于育龄期女性、老年人，免疫力低下及尿路畸形者。根据感染发生部位可分为上尿路感染和下尿路感染，前者系指肾盂肾炎，后者包括膀胱炎和尿道炎。根据有无尿路结构或功能的异常，又可分为复杂性尿路感染和非复杂性尿路感染。留置导尿管或拔出导尿管 48 小时内发生的感染称为导管相关性尿路感染。

【病因与发病机制】

1. 病因　主要为细菌感染所致，致病菌以革兰阴性杆菌为主，其中以大肠埃希菌最常见，占全部尿路感染的 85%；其次为克雷白菌、变形杆菌、柠檬酸杆菌等。5%～10% 的尿路感染由革兰阳性菌引起，主要是肠球菌和葡萄球菌。大肠埃希菌最常见于无症状细菌尿、非复杂性尿路感染或首次发生的尿路感染。医院内感染、复杂性或复发性尿路感染、尿路器械检查后发生的尿路感染多为肠球菌，变形杆菌、克雷白菌和铜绿假单胞菌所致。此外，真菌、结核分枝杆菌、衣原体等也可导致尿路感染。多种病原体混合感染常见于长期留置导尿管、尿道异物（结石或肿瘤）、尿潴留伴反复器械检查及尿道－阴道（肠道）瘘等患者。近年来，随着抗生素和免疫抑制剂的广泛应用和人口老龄化，尿路感染病原体谱发生了明显变化，革兰阳性菌与真菌性尿路感染的发病率增高，耐药甚至耐多药病原体也呈现明显增加趋势。

2. 发病机制

（1）感染途径：①上行感染，指病原体经尿道进入膀胱，输尿管和肾盂肾盏导致的感染，是最常见的尿路感染途径。正常情况下尿道口周围有少量细菌寄居，不引起感染。当机体抵抗力下降、尿道黏膜有损伤或入侵细菌致病力强时，细菌可侵入尿道发生上行感染。②血行感染，指细菌经由血液循环到达肾脏和尿路其他部位，临床少见，多发生于机体免疫功能极差者，金黄色葡萄球菌为主要致病菌。

（2）机体防御能力：细菌进入泌尿系统后是否引起感染与机体的防御功能有关。机体的防御机制包括：①排尿的冲刷作用；②尿路黏膜及其所分泌 IgA 和 IgG 等可抵御细菌入侵；③尿液中高浓度尿素、高渗透压和酸性环境不利于细菌生长；④前列腺分泌物含有抗菌成分。

（3）易感因素

1）女性尿路解剖生理特点：女性因尿道短而直，仅 3～5 cm，尿道口离肛门近而易被细菌污染，尿道括约肌作用较弱，故细菌易沿尿道口上行至膀胱。尤其在月经期、妊娠期、绝经期和性生活后较易发生感染。女性与男性的尿路感染发病率之比约为 8∶1。已婚女性发病率高于未婚女性，老年女性发病率更高，60 岁以上发病率可达 10%～12%，70 岁以上则高达 30% 以上。老年女性易发尿路感染除了与女性尿道短、年老抵抗力下降有关，雌激素水平下降致尿道局部抵抗力减退也是重要原因。

2）尿路梗阻：各种原因导致的尿路梗阻是尿路感染的最重要易感因素，如尿路结石、膀胱癌、前列腺增生等。尿液潴留时，上行的细菌不能被及时地冲刷出尿道，易在局部大量繁殖引起感染。此外，膀胱输尿管反流可使膀胱内的含菌尿液进入肾盂而引起感染。

3）使用尿道插入性器械：如导尿或留置导尿管、膀胱镜检查、尿道扩张术等可引起尿道黏膜损伤，并可将前尿道或尿道口的细菌带入膀胱或上尿路而致感染。

4）机体免疫力低下：全身性疾病如糖尿病、慢性肾脏疾病、慢性腹泻、长期卧床的重症慢性疾病和长期使用糖皮质激素等可使机体抵抗力下降而易发生尿路感染。

5）泌尿系统畸形或功能异常：如肾发育不全、多囊肾、海绵肾、铁蹄肾、双肾盂或双输尿管畸形及巨大输尿管等，均易使局部组织对细菌抵抗力降低。神经源性膀胱的排尿功能失常导致尿潴留和细菌感染。

【临床表现】

1. 膀胱炎　约占尿路感染的60%，患者主要表现为尿频、尿急、尿痛，伴排尿不适。一般无全身毒血症状。常有白细胞尿，30%有血尿，偶有肉眼血尿。

2. 急性肾盂肾炎　临床表现与炎症程度有关，多数起病急骤，表现如下。

（1）全身表现：常有寒战、高热，伴有头痛、全身酸痛，无力、食欲减退。轻者全身表现较少，甚至缺如。

（2）泌尿系统表现：常有尿频、尿急，尿痛，多伴有腰痛、肾区不适，肋脊角压痛和叩击痛阳性。可有脓尿和血尿。部分患者可无明显的膀胱刺激症状，而以全身症状为主或表现为血尿伴低热和腰痛。

（3）并发症：较少，但伴有糖尿病或存在复杂因素且未及时合理治疗时可发生肾乳头坏死和肾周脓肿。前者主要表现为高热、剧烈腰痛和血尿，可有坏死组织脱落随尿排出，发生肾绞痛；后者除原有肾盂肾炎症状加重外，常出现明显单侧腰痛，向健侧弯腰时疼痛加剧。

3. 无症状细菌尿　又称隐匿型尿路感染，即有真性菌尿但无尿路感染的症状，排除尿液污染后，连续2次清洁中段尿路培养的细菌菌落计数均≥10^5 CFU/mL（菌落形成单位/mL），且为相同菌株。致病菌多为大肠埃希菌。多见于老年人、糖尿病患者、孕妇、肾移植受者、留置导尿者。如不治疗，无症状菌尿也可在病程中出现急性尿路感染的症状。

【实验室及其他检查】

1. 尿常规检查　尿液混浊，可有异味。尿沉渣镜检白细胞>5个/HP（白细胞尿），对尿路感染诊断意义较大；部分患者尿中可见白细胞管型，提示肾盂肾炎；40%~60%急性尿路感染的患者会出现镜下血尿，少数可有肉眼血尿；尿蛋白常为阴性或微量。

2. 尿细菌学检查　新鲜清洁中段尿细菌定量培养菌落计数≥10 CFU/mL，如能排除假阳性；称为真性菌尿。此外，膀胱穿刺尿细菌定性培养有细菌生长也提示真性菌尿。

3. 影像学检查　对于尿路感染反复发作者，可行B超、X线腹部平片、静脉肾盂造影等检查，以确定有无结石、梗阻、先天性畸形和膀胱输尿管反流。尿路感染急性期不宜做静脉尿路造影检查，可做B超检查。

4. 尿路感染的定位诊断检查　尿酶（如乳酸脱氢酶、β葡萄糖醛酸酶、N-乙酰-β-氨基葡萄糖苷酶等）测定，肾脏浓缩功能及抗体包裹细菌的检测。膀胱冲洗后尿培养等有助于上、下尿路感染的定位诊断。

5. 其他　急性肾盂肾炎的血常规可有白细胞计数增多，中性粒细胞核左移。

【诊断要点】

典型尿路感染可根据膀胱刺激征、尿液改变和尿液细菌学检查加以确诊。不典型患者则主要根据尿细菌学检查做出诊断。尿细菌学检查的诊断标准为新鲜清洁中段尿细菌定量培养菌落计数≥10^5 CFU/mL。对于留置导尿管的患者出现典型的尿路感染临床表现，且无其他原因可以解释，尿标本细菌培养菌数 > 10^5 CFU/mL，可考虑导管相关性尿路感染的诊断。对于有明显全身感染症状、腰痛、肋脊角压痛和叩击痛、血液中白细胞计数增高的患者，多考虑为肾盂肾炎。下尿路感染常以膀胱刺激征为主要表现，少有发热、腰痛等。

【治疗要点】

1. 一般治疗　急性期注意休息，多饮水，勤排尿。膀胱刺激征和血尿明显者，可口服碳酸氢钠或枸橼酸钾，以碱化尿液、缓解膀胱痉挛症状抑制细菌生长和避免血凝块形成。反复发作者，应积极寻找病因，及时去除诱发因素。

2. 抗菌治疗

（1）急性膀胱炎：①单剂量疗法，可选用磺胺甲噁唑 2.0 g，甲氧苄啶 0.4 g，碳酸氢钠 1.0 g，1 次顿服（简称 STS 单剂），或氧氟沙星 0.4 ~ 0.6 g，1 次顿服。②短程疗法，可选择磺胺类、喹诺酮类、半合成青霉素或头孢菌素类等，连用 3 天。与单剂疗法相比，短程疗法更加有效，可减少复发，增加治愈率。停服抗生素 7 天后，需进行尿细菌定量培养。若结果阴性表示急性膀胱炎已治愈；若仍为真性菌尿，应继续给予 2 周抗生素。对于妊娠女性、老年患者、糖尿病患者、机体免疫力低下及男性患者不宜使用单剂量和短程疗法，应采用较长疗程。

（2）急性肾盂肾炎：①轻型肾盂肾炎宜口服有效抗菌药物 14 天。可选用喹诺酮类（剂量同急性膀胱炎）、半合成青霉素类（如阿莫西林）或头孢菌素类（如头孢呋辛），一般用药 72 小时可显效，若无效则应根据药物敏感试验更改药物。②严重肾盂肾炎有明显毒血症状者需静脉用药，可选青霉素类（如氨苄西林）、头孢菌素类（如头孢噻肟钠等）、喹诺酮类（如左氧氟沙星等），获得尿培养结果后应根据药敏选药，必要时联合用药。氨基糖苷类骨毒性大，应慎用。若治疗后病情好转，可于热退后继续用药 3 天再改口服抗生素继续治疗 2 周。

（3）无症状细菌尿：对于非妊娠女性和老年人无症状细菌尿，一般不予治疗。妊娠女性的无症状细菌尿则必须治疗，选用肾毒性较小的抗菌药物，如头孢菌素类等，不宜用氯霉素、四环素、喹诺酮类，慎用复方磺胺甲噁唑和氨基糖苷类。学龄前儿童的无症状细菌尿也应予以治疗。

（4）再发性尿路感染：再发性尿路感染可分为复发和重新感染。①复发：指在停药 6 周内原来的致病菌再次引起感染。应积极寻找并去除易感因素如尿路梗阻等，并根据药敏选用有效的强力杀菌性抗生素，疗程不少于 6 周。②重新感染：指在停药 6 周后再次出现真性细菌尿，菌株与上次不同。80% 的再发性尿路感染为重新感染。重新感染提示患者的尿路防御功能低下，可采用长程低剂量抑菌疗法做预防性治疗，如每晚临睡前排尿后口服小剂量抗生素 1 次，常用药有复方磺胺甲噁唑、氧氟沙星、呋喃妥因，每 7 ~ 10 天更换药物，疗程半年。

（5）导管相关性尿路感染：全身应用抗生素、膀胱冲洗，局部应用消毒剂等均不能将其清除，最有效的方式是避免不必要的导管留置，并尽早拔出导尿管。

3. 疗效评价 ①治愈：治疗后菌尿转阴停药后2周、6周复查尿菌均为阴性。②治疗失败：治疗后尿菌仍阳性；或者治疗后尿菌阴性，但2周和6周复查尿菌阳性，且为同一菌株。

【常用护理诊断/问题、措施及依据】

1. 排尿障碍 尿频、尿急、尿痛与尿路感染有关。

2. 体温过高 与急性肾盂肾炎有关。

（1）饮食与休息：给予清淡、营养丰富、易消化食物。指导患者多饮水，勤排尿。增加休息与睡眠，为患者提供一个安静舒适的休息环境，加强生活护理。体温恢复正常、症状明显减轻后可下床活动。

（2）病情观察：观察肾区疼痛有无加剧及肾区和输尿管行程压痛、肾区叩击痛情况，监测体温、尿液性状、尿成分、尿沉渣镜检及尿细菌培养结果的变化。如高热持续不退或体温升高，且出现腰痛加剧等，应考虑可能出现肾周脓肿、肾乳头坏死等并发症，需及时通知医师。

（3）发热护理：体温在38.5 ℃以下时可采用冰敷、酒精擦浴等措施进行物理降温。体温在38.5 ℃以上时遵医嘱选用药物降温。

（4）用药护理：遵医嘱根据药敏给予抗菌药物，注意药物用法、剂量、疗程和注意事项，如口服复方磺胺甲噁唑期间要注意多饮水，并同时服用碳酸氢钠，以增强疗效，减少磺胺结晶的形成。

【其他护理诊断/问题】

1. 潜在并发症 肾乳头坏死、肾周脓肿。

2. 知识缺乏 缺乏预防尿路感染的知识。

【健康指导】

1. 疾病预防指导 ①保持规律生活，避免劳累，坚持体育运动，增加机体免疫力。②多饮水、勤排尿是预防尿路感染最简便、有效的措施。每天应摄入足够水分，以保证足够的尿量和排尿次数。③注意个人卫生，尤其女性要注意外阴部及肛周皮肤的清洁，特别是月经期、妊娠期、产褥期。学会正确清洁外阴部的方法。④与性生活有关的反复发作者，应注意性生活后立即排尿。⑤膀胱输尿管反流者，需要"二次排尿"，即每次排尿后数分钟再排尿一次。

2. 疾病知识指导 告知患者尿路感染的病因、疾病特点和治愈标准，使其理解多饮水、勤排尿及注意会阴部、肛周皮肤清洁的重要性，确保其出院后仍能严格遵从。教会患者识别尿路感染的临床表现，一旦发生尽快诊治。

3. 用药指导 嘱患者按时、按量、按疗程服药，勿随意停药，并按医嘱定期随访。

【预后】

经积极治疗，90%以上尿路感染能痊愈，预后好。若存在尿路梗阻、畸形等易感因素，则必须纠正易感因素，否则很难治愈，且可演变为慢性肾盂肾炎，甚至发展为慢性肾衰竭。

二、中医

淋证是因肾、膀胱气化失司，水道不利引起的，以小便频数短涩，滴沥刺痛，欲出未尽，小腹拘急，或痛引腰腹为主要临床表现的一类病证。淋证亦名淋沥、诸淋、五淋，简称淋。发病不拘时节，男女皆可患病，但以年老体弱及女性居多。淋证有气淋、石淋、血淋、热淋、膏淋、劳淋之分。热结膀胱，小便灼热刺痛为热淋；热熬尿液，聚沙成石，尿中有砂石排出为石淋；湿热蕴结于下，气化不利无以分清泌浊，小便如脂如膏为膏淋；热盛伤络，小便涩痛有血为血淋；肝失疏泄，气火郁于膀胱，少腹坠胀，尿出不畅为气淋；若久淋不愈，导致脾肾两亏，正虚邪弱，遇劳即发，小便淋沥者为劳淋。

《内经》首载淋证，有"淋""淋溲""淋閟""淋满"等之称。东汉华佗《中藏经·论诸淋及小便不利》根据淋证临床表现不同，提出冷、热、气、劳、膏、砂、虚、实八淋。汉代张仲景在《金匮要略·五脏风寒积聚病脉证治并治》称为"淋秘"，并认为其病因是"热在下焦"。隋代巢元方《诸病源候论·诸淋病候》分石、劳、气、血、膏、寒、热七淋，明确提出淋证的病位在肾与膀胱，淋证总的成因"由肾虚而膀胱热故也"，并对诸淋各自不同的病机特性进行了论述。《肘后方》则归纳为石、膏、气、劳、血五淋。《千金要方》《外台秘要》均分气、石、膏、劳、热五淋。目前多以气淋、石淋、血淋、热淋、膏淋、劳淋六淋分证。

【病因病机】

淋证的病因为外感湿热、饮食不节、情志失调、禀赋不足或劳伤久病四个方面。病机主要是湿热蕴结下焦，导致肾及膀胱气化不利。病位在膀胱与肾，亦与肝、脾有关。其病理因素主要为湿热之邪。

1. 外感湿热　下阴不洁，秽污之邪侵入下焦，热蕴膀胱，发而为淋。

2. 饮食失调　饮酒过度或偏食辛辣肥甘之品，脾胃运化失常，酿湿生热，下注膀胱，乃成淋证。

3. 情志失调　恼怒伤肝，肝失疏泄，气滞不宣或气郁化火，气火郁于下焦，以致膀胱气化不利，导致淋证。

4. 劳伤体虚　劳伤过度，房事不节，多产多育，年老体虚，久病缠身，或久淋不愈，耗伤正气，或妊娠、产后脾肾气虚，而致膀胱气化不利。

【诊断与鉴别诊断】

(一) 诊断依据

1. 小便频急不畅，滴沥涩痛，小腹拘急，腰部酸痛为各淋的主症，是诊断淋证的主要依据。再根据不同的临床特征，确定淋证的证型。

2. 病久或反复发作后，常伴有低热、腰痛、小腹坠胀、疲劳等症。

3. 多见于已婚女性，每因疲劳、情志变化、感受外邪、不洁房事而诱发。

（二）病证鉴别

1. 淋证与癃闭　二者病位均在膀胱，都有小便不利的表现。癃闭以排尿困难、小便量少，甚至点滴全无为特征，多无尿痛、尿频的表现。淋证有尿痛、尿频的表现，但每日排尿总量多为正常。

2. 血淋与尿血　两者均以小便出血、尿血红赤，或夹血块，或溺出纯血为主症。区别在于有无尿痛，《丹溪心法·淋》曰："痛者为血淋，不痛者为尿血。"血淋以实证居多，尿血以虚证多见。

3. 膏淋与尿浊　两者均有小便浑浊、白如泔浆的特点，膏淋频数涩痛有阻塞感，尿浊则尿出自如，无疼痛涩滞感。

【辨证施护】

（一）辨证要点

1. 辨六淋主症　热淋起病多急骤，或者伴有发热，小便赤热，溲时灼痛，腰痛拒按；石淋以小便排出砂石为主症，或者排尿时突然中断，尿道窘迫刺痛，或者腰腹绞痛难忍；气淋小腹胀满较明显，小便艰涩疼痛，尿后余沥不尽；血淋为小便带血，排尿时有涩滞疼痛感；膏淋见小便浑浊如米泔水或者滑腻如脂膏；劳淋小便不甚赤涩，溺痛不甚，但是淋沥不已，时作时止，遇劳发作。

2. 辨虚实　一般初起或急性发作期多属实证，病程较短；久病多虚，系脾肾两虚，膀胱气化无权，病程较长。但淋证每多虚实夹杂，如由实转虚的初期为实多虚少，渐为虚多实少；虚证兼感新邪，多为本虚标实证。

（二）证候分型

1. 热淋

证候表现：小便频急短涩，灼热刺痛，溺色黄赤，少腹拘急胀痛；或伴腰痛拒按，或恶寒发热，口苦呕恶，或有大便秘结；苔黄腻，脉滑数。

证候分析：湿热蕴结下焦，膀胱气化失司，故见小便频数，灼热刺痛，溺色黄赤；腰为肾之府，湿热伤肾故腰痛拒按；湿热内蕴，邪正交争，故有恶寒发热，口苦呕恶；热结于里则便秘；舌脉乃湿热之象。

护治法则：清热利湿通淋（治疗代表方：八正散加减）。

2. 血淋

证候表现：实证表现为小便灼热刺痛，尿色红赤，或夹血块，溲频短急，甚则尿道满急疼痛，痛引腰腹；舌尖红，苔薄黄，脉滑数。病延日久，小便热涩刺痛减轻或消失，尿色淡红，或伴低热，腰酸膝软；舌红少苔，脉细数。

证候分析：湿热下注膀胱，热盛伤络，迫血妄行，血随尿出则尿频急涩痛而有血；血块阻塞尿路则疼痛满急加剧；苔薄黄，脉数乃湿热之象；久则肾阴不足，虚火扰络，络伤血溢见尿色淡红，涩痛不显；肾虚则腰酸膝软；舌红少苔，脉细数乃虚热之象。

护治法则：实证宜清热通淋，凉血止血；虚证宜滋阴清热，补虚止血（治疗代表方：实证用小蓟饮子加减；虚证用知柏地黄丸加减）。

3. 石淋

证候表现：尿中夹有砂石，小便艰涩，或排尿时突然中断，尿道窘迫疼痛，少腹拘急，或腰痛如绞，尿中带血；舌红，苔薄黄，脉弦或带数。

证候分析：湿热下注，煎熬尿液，结为砂石，砂石不能随尿排出，则小便艰涩，尿时疼痛；砂石大者阻于尿路，则尿时突然中断，并因阻塞不通而致疼痛难忍，痛引腰腹；损伤脉络，可见尿中带血；舌红，苔薄黄，脉弦或带数乃为湿热之象。

护治法则：清热利湿，排石通淋（治疗代表方：石韦散加减）。

4. 气淋

证候表现：实证表现为小便滞涩，淋沥不畅，少腹满痛，甚则胀痛难忍；苔薄白，脉沉弦。虚证表现为少腹坠胀，尿有余沥，面色㿠白；舌质淡，脉虚细无力。

证候分析：情志郁怒，肝失条达，气机郁结，膀胱气化不利故小便滞涩，淋沥不畅，少腹满痛，脉沉弦乃肝郁之象；若病久不愈或过用苦寒疏利之品，伤及中气，气虚下陷而见少腹坠胀，尿有余沥；面色㿠白，舌质淡，脉细乃气血虚亏之象。

护治法则：实证宜利气疏导；虚证宜补中益气（治疗代表方：实证用沉香散加减；虚证用补中益气丸加减）。

5. 膏淋

证候表现：实证表现为小便浑浊，乳白或如米泔水，上有浮油如脂，置之沉淀，或夹凝块，或混有血液，尿道热涩疼痛，尿时阻塞不畅；舌质红，苔黄腻，脉濡数。虚证表现为病久不已，反复发作，小便涩痛消失，淋出如脂，形体消瘦，头晕乏力，腰膝酸软；舌质淡，苔腻，脉细弱无力。

证候分析：湿热下注，气化不利，脂液失于约束，故见小便浑浊如米泔水，尿道热涩疼痛，舌质红、苔黄腻、脉濡数等。日久反复不愈，肾虚下元不固，脂液失约则见淋出如脂、形瘦腰酸、头晕乏力；舌质淡、苔腻、脉细弱无力等虚证。

护治法则：实证宜清热利湿，分清泌浊；虚证宜补虚固涩（治疗代表方：实证用程氏萆薢分清饮加减；虚证用膏淋汤加减）。

6. 劳淋

证候表现：小便不甚赤涩，但淋沥不已，时作时止，遇劳即发，腰酸膝软，神疲乏力；舌质淡，脉细弱。

证候分析：诸淋日久，或过度寒冷，或久病体虚，或劳伤过度，伤及脾肾，湿浊留恋不去，故小便不甚赤涩，但淋沥不已，遇劳即发，腰酸膝软，神疲乏力；舌质淡，脉细弱，均为脾肾亏虚、气血不足之象。

护治法则：健脾益肾（治疗代表方：无比山药丸加减）。

【护理措施】

1. 起居护理　急性期患者应注意卧床休息，慢性期一般不宜从事重体力劳动和剧烈活动。石淋患者宜多运动，适当做跳跃运动，以利砂石排出。注意个人卫生，宜淋浴，避免交叉感染。保持外阴部清洁卫生，每天可用温水等清洗会阴部。便后清洗阴部及肛门，防止泌尿道逆行感染。节制房事。穿棉质内裤，不穿紧身裤。少憋尿，有尿意及时排尿，可以有效预防本病的发生。

2. 病情观察　严密观察小便的色、质、量及伴随症状。热淋者观察尿时有无灼热刺痛，有无寒热起伏；血淋者观察尿色，并做好尿的次数及尿量的记录；石淋者观察排尿情况，有无血块、砂石排出，急性发作时绞痛发生的时间、部位、性质、次数等，若见患者面白汗出、呕恶、辗转呻吟，及时报告医师，做好急救准备；膏淋者观察尿色、尿量，若膏脂物阻塞尿道而排尿困难，可用腹式呼吸，慢慢增加腹内压，使膏脂物随尿排出。

3. 饮食护理　饮食宜清淡，多食水果、蔬菜，忌辛辣、油腻及刺激性食物，戒烟酒。每日饮水量保持在 2000 mL 以上，以增加尿量冲洗尿路细菌和炎性物质。热淋者多饮绿茶以清热利湿，多食碱性食物，如青菜、萝卜等，使尿液碱化而减轻疼痛；血淋者宜食清淡爽口之品，忌辛辣烟酒动火之品；石淋者可用白茅根煎水代茶饮，限食钙磷含量高的食物，如牛奶、杨梅、红茶、巧克力、肥肉、蛋黄等；气淋者可食用佛手柑粥、橘皮滑石粥、黄芪粥、参枣米饭等以补脾益气；膏淋者以素食为佳，忌肥甘厚腻之品；劳淋者可食用枸杞酒、人参大枣粥、黑芝麻粥、芡实茯苓粥等补益之品。

4. 情志护理　耐心疏导患者正确对待疾病，积极配合治疗。排尿涩痛或绞痛者，应予安慰，消除患者的恐惧、紧张心理。气淋者应情志调畅，劝慰开导，避免抑郁伤脾，暴怒伤肝，勿劳累。劳淋者勿忧思劳倦，纵欲无度，树立信心，配合治疗及护理。

5. 用药护理　热淋者中药汤剂宜饭前分次凉服，可用车前子煎水代茶饮。石淋者中药汤剂宜饭前温服，可用金钱草煎水代茶饮，服排石汤后，应将每次尿液排在容器中，以便观察有无结石排出，并遵医嘱留取标本送检。血淋者中药汤剂宜在饭后 1～2 小时温服，可用白茅根煎水代茶饮。膏淋者中药汤剂宜饭后服用。劳淋者中药汤剂宜空腹服用。

6. 适宜技术　石淋疼痛时可用耳穴埋豆止痛，取肾、膀胱、交感等穴。亦可针灸止痛，取肾俞、膀胱俞、次髎、三阴交等穴。指导石淋患者通过改变体位、叩击、运动等方法排出结石。如结石在肾盂，鼓励患者参加跳绳、跑步、登山、打球等运动。

【健康教育】

1. 起居有常，动静结合，避免过劳。避免各种外邪入侵和湿热内生的因素。宜淋浴，浴具自备，避免交叉感染。

2. 调节情志，释放不良情绪，培养愉悦心情，则气血和畅，营卫流通，有利于体质的改善。加强锻炼，保证足够的活动量，提高防御能力，防止复发。

3. 注意饮食宜忌，多食新鲜蔬菜、水果。草酸钙结石患者不宜进食含草酸、钙较高的食物。磷酸钙结石者宜控制磷摄入量。磷酸镁铵结石者禁食磷酸盐及镁剂。尿酸结石者宜低钙饮食，少食含嘌呤高的食物。保证每日饮水量在 2000 mL 以上。

4. 积极治疗消渴、痨瘵等原发病，减少不必要的侵入性泌尿道检查，以免感染，防止淋证的发生。

第十四节　糖尿病（消渴）

一、西医

糖尿病（diabetes mellitus，DM）是由遗传和环境因素共同作用而引起的一组以慢性高血糖为特征的代谢性疾病。因胰岛素分泌和（或）作用缺陷导致碳水化合物、蛋白质、脂肪、水和电解质等代谢紊乱。随着病程延长，可出现眼、肾、神经、心脏、血管等多系统损害。重症或应激时还可发生酮症酸中毒、高渗高血糖综合征等急性代谢紊乱。

糖尿病是常见病、多发病，是严重威胁人类健康的世界性公共卫生问题。根据国际糖尿病联盟（IDF）统计，2019 年全球糖尿病患病人数已达 4.63 亿，预计到 2045 年糖尿病患病人数将上升到 7.00 亿。近 30 年来，随着我国人口老龄化与生活方式的变化，肥胖率上升，我国糖尿病患病率显著增加。2017 年调查中国 18 岁以上人群糖尿病的患病情况显示，根据 WHO 标准诊断的糖尿病患病率为 11.2%，根据美国糖尿病协会（ADA）标准诊断的患病率为 12.8%，糖尿病前期的比例为 35.2%。2019 年我国成年人糖尿病患者数量为 1.16 亿，居世界首位，因糖尿病而导致死亡的人数为 82.4 万，用于糖尿病相关医疗支出达 1090 亿美元。此外，儿童和青少年 2 型糖尿病的患病率也显著增加，目前已成为超重和肥胖儿童的关键健康问题。

【糖尿病分型】

采用 WHO（1999 年）的糖尿病病因学分型体系，根据病因学证据将糖尿病分为 4 种类型：

1. 1 型糖尿病（T1DM）　胰岛 β 细胞破坏，导致胰岛素绝对缺乏。又分为免疫介导性（1A）和特发性（1B，有自身免疫证据）。在亚洲较少见，我国占比小于 5%。

2. 2 型糖尿病（T2DM）　从以胰岛素抵抗为主伴胰岛素进行性分泌不足，到以胰岛素进行性分泌不足为主伴胰岛素抵抗。临床最多见，占 90%～95%。

3. 其他特殊类型糖尿病　病因学相对明确，包括胰岛 β 细胞功能的基因缺陷、胰岛素作用的基因缺陷、胰腺外分泌疾病、内分泌疾病、药物或化学品所致的糖尿病、感染、其他与糖尿病相关的遗传综合征等。

4. 妊娠糖尿病（gestational diabetes mellitus，GDM）　妊娠期间发生的不同程度的糖代谢异常。不包括孕前已诊断糖尿病的患者（称为糖尿病合并妊娠）。

【病因与发病机制】

糖尿病的病因和发病机制极为复杂，至今尚未完全阐明。不同类型的糖尿病其病因不同，即使在同一类型中也存在差异性。概括而言，引起糖尿病的病因可归纳为遗传因素和环境因素两大类。胰岛 β 细胞合成和分泌胰岛素，经血液循环到达体内靶细胞，与特异性受体结合并引发细胞内物质代谢效应，该过程中任何一个环节发生异常均可导致糖尿病。

1. 1 型糖尿病　绝大多数 1 型糖尿病是自身免疫性疾病，遗传和环境因素共同参与其发病过程。发病机制是某些外界因素（如病毒感染化学毒物和饮食等）作用于有遗传易感性的个体，激活 T 淋巴细胞介导的一系列自身免疫反应，引起胰岛 β 细胞破坏和功能衰竭，体内胰岛素分泌不足进行性加重，最终导致糖尿病。一般来说，T1DM 的发生发展常经历以下几个阶段。

（1）遗传易感期：个体具有遗传易感性，临床无任何异常。T1DM 的遗传因素涉及 50 多个基因，包括人类白细胞抗原（human leukocyte antigen，HLA）基因和非 HLA 基因，现尚未被完全识别，而 HLA 基因为最主要的影响因素。其发病非常依赖于多个易感基因的共同参与及环境因素的影响。

（2）启动自身免疫反应：在遗传易感性的基础上，某些触发事件引起少量 β 细胞破坏并启动自身免疫过程，此过程呈持续性或间歇性，其间伴随 β 细胞的再生。常见的触发因素有以下几种。

1）病毒感染：是启动胰岛 β 细胞自身免疫反映最重要环境因素之一，它可以直接损伤 β 细胞而暴露其抗原成分，诱发自身免疫反应。已知与 T1DM 发病有关的病毒包括柯萨奇病毒、腮腺炎病毒、风疹病毒、巨细胞病毒和脑心肌炎病毒等。

2）化学毒物和饮食因素：如四氧嘧啶、链脲佐菌素和灭鼠药吡甲硝苯脲等。但目前尚未识别出明确的致病因系。

（3）出现免疫异常

1）体液免疫：约 90% 新发病的 TIDM 患者血清中会出现一组针对 β 细胞的抗体，如胰岛细胞抗体（ICA）、胰岛素抗体（IAA）、谷氨酸脱羧酶抗体（GADA）等。胰岛细胞自身抗体检测可预测 T1DM 的发病及确定高危人群，并可协助糖尿病分型及指导治疗。

2）细胞免疫：一般认为发病经历 3 个阶段。①免疫系统被激活；②免疫细胞释放各种细胞因子；③胰岛 β 细胞受到激活的 T 淋巴细胞影响，也可在各种细胞因子或其他介质单独或协同作用下，导致胰岛炎，β 细胞可坏死或凋亡。

（4）β 细胞数目减少：β 细胞数量减少，胰岛分泌功能下降，血糖逐渐升高，但仍能维持糖耐量正常。

（5）临床糖尿病：β 细胞减少达到一定程度时（儿童青少年起病者只残存 10%～20% 的 β 细胞，成年起病者可残存 40%），胰岛素分泌不足，出现糖耐量降低或临床糖尿病，需用外源性胰岛素治疗。随着病情的发展，β 细胞几乎完全消失，需依赖外源性胰岛素维持生命。

2. 2 型糖尿病　也是由遗传因素及环境因素共同作用而形成，目前病因和发病机制认识不足，是一组异质性疾病。常见的环境因素包括年龄增长、不良生活方式、营养过剩、体力活动不足、化学毒物、子宫内环境等。由遗传因素和环境因素共同作用下所引起的肥胖，尤其是向心性肥胖，与胰岛素抵抗和 T2DM 的发生密切相关。2 型糖尿病的自然病程包括以下几个阶段。

（1）胰岛素抵抗和 β 细胞功能缺陷：外周组织的胰岛素抵抗和 β 细胞功能缺陷导致的不同程度胰岛素缺乏是 2 型糖尿病发病的两个主要环节，并与动脉粥样硬化性心血管疾病、高血压、血脂异常、向心性肥胖等有关，是代谢综合征（metabolic syndrome，MS）的重要表现之一。胰岛素抵抗（insulin resistance，IR）是指胰岛素作用的靶器官（主要是肝脏、肌肉和脂肪组织）对胰岛素作用的敏感性降低，是 T2DM 的特性，也是多数 T2DM 发病的始发因素，发病机制至今尚未阐明。β 细胞功能缺陷包括胰岛素分泌量和质的缺陷，以及胰岛素分泌模式异常等，发病机制不明确，可能主要由基因决定。T2DM 患者早期存在胰岛素抵抗，但 β 细胞可代偿性增加胰岛素分泌，因此血糖可维持正常。

（2）糖调节受损：当病情进一步发展，β 细胞功能缺陷加重，对 IR 无法代偿时，则血糖不能恢复至正常水平，患者进展为空腹血糖受损（impaired fasting glucose，IFG）和糖耐量降低（impaired glucose tolerance，IGT）。IFG 是指空腹血糖浓度高于正常，但低于糖尿病的诊断值；IGT 是葡萄糖不耐受导致血糖升高的一种类型，此阶段葡萄糖稳态受损。IFG 和 IGT 统称为糖调节受损（impaired glucose regulation，ICR），也称糖尿病前期。ICR 代表正常葡萄糖稳态和糖尿病高血糖之间的中间代谢状态，是糖尿病的危险因素，也是发生心血管疾病的危险标志，但患者可通过生活方式干预使血糖得到控制。

（3）临床糖尿病：β 细胞分泌胰岛素功能进行性下降，血糖增高达到糖尿病诊断标准。可无任何症状或逐渐出现代谢紊乱或糖尿病症状。胰岛 α 细胞功能异常和胰高血糖素样肽 - 1（glucagon-like peptide 1，GLP-1）分泌缺陷可能在 2 型糖尿病发病中也起重要作用。GLP-1 由肠道 L 细胞分泌，主要作用包括刺激 β 细胞葡萄糖介导的胰岛素合成和分泌，抑制胰高血糖素分泌，促进 β 细胞增殖和减少凋亡，延缓胃内容物排空，通过中枢抑制食欲来减少进食量，显著降低体重和改善甘油三酯、血压，改善血管内皮功能和保护心脏功能等。正常情况下，进餐后血糖升高刺激胰岛素第一时相分泌和 GLP-1 分泌，抑制 α 细胞分泌胰高血糖素，从而使肝糖输出减少，防止出现餐后高血糖。2 型糖尿病患者由于胰岛 β 细胞数量明显减少，α/β 细胞比例显著增加，而 α 细胞对葡萄糖敏感性下降，从而导致胰高血糖素水平升高，肝糖输出增加。同时，2 型糖尿病患者糖负荷后 GLP-1 分泌和作用明显减弱。

【病理生理】

糖尿病时，葡萄糖在肝脏、肌肉和脂肪组织的利用减少及肝糖输出增多是发生高血糖的主要原因。而在糖尿病发生发展过程中出现的高血糖和脂代谢紊乱可进一步降低胰岛素敏感性和损伤胰岛 β 细胞功能，分别称为葡萄糖毒性和脂毒性。因脂代谢紊乱，脂蛋白脂酶活性降低，血液循环中游离脂肪酸（FFA）浓度过高及非脂肪细胞（主要是肌细胞、肝细胞、胰岛 β 细胞）内脂质含量过多，导致胰岛素抵抗的发生，以及引起胰岛 β 细胞的脂性凋亡和分泌胰岛素功能缺陷。

【临床表现】

1 型糖尿病分为免疫介导性（1A 型）和特发性（1B 型）。1A 型患者临床表现变化很大，可以是轻度非特异性症状、明显临床症状或昏迷，一般胰岛 β 细胞自身抗体检查阳性。多数青少年患者起病较急，可出现糖尿病酮症酸中毒。多数患者起病初期都需要胰岛素治疗，但此后可能胰岛 β 细胞得到部分恢复或好转，一段时间需要的胰岛素剂量很小或无须胰岛素治疗，即所谓"蜜月期"。某些成年患者起病较缓，早期临床症状不明显，经历一段或长或短的不需要胰岛素治疗的阶段，称为成人隐匿性自身免疫性糖尿病（latent autoimmune diabetes in adults，LADA）。1B 型患者通常急性起病，β 细胞功能明显减退甚至衰竭，临床表现为糖尿病酮症甚至酸中毒，但病程中 β 细胞功能可以好转，一段时间无须继续胰岛素治疗，其临床表现的差异反映出病因和发病机制的异质性。1B 型患者胰岛 β 细胞自身抗体检查阴性。

2 型糖尿病可发生在任何年龄，多见于 40 岁以上成年人和老年人，但近年来发病趋向低龄化，尤其在发展中国家儿童发病率上升。多数起病隐匿，症状相对较轻，半数以上患者可长期无任何症状，常在体检时发现高血糖，随着病程进展，出现各种急慢性并发症。通常还有肥胖、血脂异常、高血压等代谢综合征表现及家族史。

（一）代谢紊乱症状群

1. 多尿、多饮、多食和体重减轻　由于血糖升高引起渗透性利尿导致尿量增多；多尿导致失水，患者口渴而多饮；由于机体不能利用葡萄糖，且蛋白质和脂肪消耗增加，引起消瘦疲乏、体重减轻；为补充糖分，维持机体活动，患者常易饥多食。故糖尿病的临床表现常被描述为"三多一少"（多尿多饮、多食和体重减轻），常见于 1 型糖尿病患者。

2. 皮肤瘙痒　由于高血糖及末梢神经病变导致皮肤干燥和感觉异常，患者常有皮肤瘙痒。女性患者可因尿糖刺激局部皮肤，出现外阴瘙痒。

3. 其他症状　四肢酸痛、麻木，腰痛，性欲减退，阳痿，不育，月经失调，便秘，视物模糊等。

（二）并发症

1. 糖尿病急性并发症

（1）糖尿病酮症酸中毒（diabetic ketoacidosis，DKA）：是由于胰岛素不足和拮抗激素不适当升高引起的糖、脂肪和蛋白质严重代谢紊乱综合征，临床以高血糖、高血酮和代谢性酸中毒为主要表现。糖尿病代谢紊乱加重时，脂肪动员和分解加速，脂肪酸在肝脏经 β 氧化产生大量 β-羟丁酸、乙酰乙酸和丙酮，三者统称为酮体。当血清酮体积聚超过肝外组织的氧化能力时，出现血酮体升高，称酮血症，尿酮体排出增多称为酮尿症，临床上统称为酮症。而 β-羟丁酸和乙酰乙酸均为较强的有机酸，大量消耗体内储备碱，若代谢紊乱进一步加剧，血酮体继续升高，超过机体的处理能力时，使发生代谢性酸中毒，称为糖尿病酮症酸中毒。出现意识障碍时则称为糖尿病酮症酸中毒昏迷，为内科急症之一。

1）诱因：1 型糖尿病患者有自发 DKA 倾向，2 型糖尿病患者在一定诱因作用下也可发生 DKA。常见的诱因有：感染（最常见）、胰岛素不适当减量或突然中断治疗饮食不当、胃肠疾病、脑卒中、心肌梗死、创伤、手术、妊娠、分娩、精神刺激及某些药物（如糖皮质激素）等。另有 2%～10% 原因不明。

2）临床表现：早期主要表现为"三多一少"症状加重。随后失代偿阶段出现乏力、食欲减退恶心、呕吐，常伴头痛、嗜睡烦躁、呼吸深快有烂苹果味（丙酮味）。随着病情进一步发展，出现严重失水，尿量减少、皮肤弹性差、眼球下陷、脉细速、血压下降、四肢厥冷。晚期各种反射迟钝甚至消失，患者出现昏迷。少数患者表现为腹痛，酷似急腹症，易被误诊。虽然患者常有感染，但感染的临床表现可被 DKA 的表现所掩盖。血糖多为 16.7～33.3 mmol/L。

（2）高渗高血糖综合征（hyperosmolar hyperglycemic syndrome，HHS）：临床以严重高血糖、高血浆渗透压、脱水为特点，无明显酮症，常有不同程度的意识障碍和昏迷。发生率低于 DKA，但病死率高于 DKA。多见于老年 2 型糖尿病患者，起病比较隐匿，超过 2/3 的患者发病前无糖尿病病史或仅为轻症。

1）诱因：常见诱因包括急性感染外伤、手术、脑血管意外等应激状态，使用糖皮质激素、利尿药、甘露醇等药物，水摄入不足或失水，透析治疗，静脉高营养等。少数患者因病程早期误诊而输入大量葡萄糖液或因口渴大量饮用含糖饮料而诱发或使病情恶化。

2）临床表现：起病缓慢，最初表现为多尿、多饮，但多食不明显或反而食欲减退。随病程进展逐渐出现严重脱水和神经精神症状，患者表现为反应迟钝、烦躁或淡漠嗜睡、定向力障碍、偏瘫等，易被误诊为中风。晚期逐渐陷入昏迷、抽搐、尿少甚至尿闭，无酸中毒样深大呼吸。与 DKA 相比，失水更为严重，神经精神症状更为突出。血糖一般为 33.3～66.8 mmol/L。

2. 感染 糖尿病患者代谢紊乱，导致机体各种防御功能缺陷，对入侵微生物的反应能力减弱，因而极易感染，且常较严重。同时，血糖过高和血糖控制不佳，有利于致病菌的繁殖，尤其是呼吸道、泌尿道、皮肤和女性患者外阴部。糖尿病并发的感染常导致难以控制的高血糖，而高血糖进一步加重感染，形成一个恶性循环。尿路感染最常见，如肾盂肾炎和膀胱炎，尤其见于女性患者，常反复发作，可转变为慢性肾盂肾炎，严重者可发生肾及肾周脓肿、肾乳头坏死。真菌性阴道炎也常见于女性患者。糖尿病患者还是肺炎球菌感染的高风险人群，合并肺结核的发生率也显著增高。疖、痈等皮肤化脓性感染多见，可导致败血症或脓毒血症。足癣、体癣等皮肤真菌感染也较常见。牙周炎的发生率也增加，易导致牙齿松动。

3. 糖尿病慢性并发症 糖尿病慢性并发症的发生与很多因素相关，包括遗传、年龄、性别、血糖控制水平、糖尿病病程及其他心血管危险因素等。常累及全身各重要器官，可单独或以不同组合同时或先后出现，也可在诊断糖尿病前就已存在，有些患者因并发症作为线索而发现糖尿病。与非糖尿病患者相比，糖尿病患者死亡率、心血管病、失明和下肢截肢风险均明显增高。

（1）糖尿病大血管病变：是糖尿病最严重和突出的并发症，患病率比非糖尿病患病人群高，发病年龄较轻，病情进展快。主要表现为动脉粥样硬化，侵犯主动脉、冠状动脉、脑动脉、下肢动脉等，引起冠心病缺血性或出血性脑血管病、高血压、下肢血管病变等。糖尿病下肢血管病变主要是指下肢动脉病变，表现为下肢动脉的狭窄或闭塞。病因主要是动脉粥样硬化，故糖尿病患者下肢动脉病变通常是指下肢动脉粥样硬化病变（lower extremity atherosclerotic disease，LEAD），动脉炎和栓塞也是重要原因。LEAD 的患病率随年龄的增大而增加，糖尿病患者与非糖尿病患者相比，发生 IEAD 的危险性增加 2 倍。LEAD 对机体的危害除导致下肢缺血性溃疡和截肢外，还导致心血管事件的风险性明显增加，死亡率也更高。临床上通常采用 Fontaine's 分期：Ⅰ期为临床无症状；Ⅰa 期为轻度间歇性跛行；Ⅰb 期为中到重度间歇性跛行；Ⅰ期为缺血性静息痛；Ⅳ期为缺血性溃疡或坏疽。

（2）糖尿病微血管病变：微血管是指微小动脉和微小静脉之间，直径在 100 μm 以下的毛细血管及微血管网，是糖尿病的特异性并发症。发病机制复杂，微循环障碍和微血管基膜增厚是其典型改变。主要危险因素包括糖尿病病程长、血糖控制不良、高血压、血脂异常、吸烟、胰岛素抵抗、遗传等。病变可累及全身各组织器官，主要表现在视网膜、肾脏。

1）糖尿病肾病（diabetic nephropathy，DN）：糖尿病肾病是慢性肾脏病的一种重要类型，常导致终末期肾衰竭，是 1 型糖尿病的主要死因，在 2 型糖尿病中的严重性仅次于心、脑血管疾病。常见于糖尿病病史超过 10 年者。其病理改变有 3 种类型：结节性肾小球硬化型，弥漫性肾小球硬化型（最常见，对肾功能影响最大），渗出性病变。

T1DM 导致的肾损害的发生、发展可分为 5 期，T2DM 所致的肾损害也参考该分期。①Ⅰ期：为糖尿病初期，此期最突出的特征是肾小球高滤过，肾脏体积增大，肾小球入球小动脉扩张，肾小球内压增加，肾小球滤过率（GFR）明显升高；②Ⅱ期：肾小球毛细血管基底膜（CBM）增厚及系膜基质轻度增宽，尿白蛋白排泄率（UAER）多数正常，可间歇性增高（如运动后、应激状态），GFR 轻度增高；③Ⅲ期：早期糖尿病肾病期，GBM 增厚及系膜基质增宽明显，小动脉壁出现玻璃样变，以持续性微量蛋白尿为标志，UAER 持续在 20～200 μg/min（正常 <10 μg/min），GFR 仍高于正常或正常；④Ⅳ期：临床糖尿病肾病期，显性白蛋白尿，部分肾小球硬化，灶状肾小管萎缩及间质纤维化，UAER >200 μg/min，CFR 下降，可伴有水肿和高血压，肾功能逐渐减退，部分可表现为肾病综合征；⑤Ⅴ期：肾衰竭期，出现明显的尿毒症症状，多数肾单位闭锁，UAER 降低，血肌酐升高，血压升高。

2）糖尿病视网膜病变（diabetic retinopathy，DR）：糖尿病视网膜病变是糖尿病高度特异性的微血管并发症。多见于糖尿病病程超过 10 年者，是糖尿病患者失明的主要原因之一。按国际临床分级标准分为 6 期 2 大类：①Ⅰ期：微血管瘤和小出血点；②Ⅱ期：黄白色硬性渗出和出血斑；③Ⅲ期：白色棉絮状软性渗出和出血斑；④Ⅳ期：眼底出现新生血管或有玻璃体积血；⑤Ⅴ期：眼底出现纤维血管增殖、玻璃体机化；⑥Ⅵ期：出现牵拉性视网膜脱离和失明。以上，Ⅰ～Ⅲ期为非增殖期视网膜病变，Ⅳ～Ⅵ期为增殖期视网膜病变。除视网膜病变外，糖尿病还可引起黄斑病、白内障、青光眼、屈光改变、缺血性视神经病变等。糖尿病视网膜病变常与糖尿病肾病及神经病变同时伴发。

3）糖尿病心肌病：糖尿病心脏微血管病变和心肌代谢紊乱可引起心肌广泛坏死等，称糖尿病心肌病，可诱发心力衰竭、心律失常、心源性休克和猝死。

（3）糖尿病神经病变：病变可累及神经系统任何一部分，以周围神经病变最常见。病因复杂，可能涉及大血管和微血管病变、免疫机制及生长因子不足等。糖尿病周围神经病变（diabetic peripheral neuropathy，DPN）最常见的类型是远端对称性多发性神经病变，典型表现呈手套或袜套式对称分布，下肢较上肢严重。患者常先出现肢端感觉异常（麻木、烧灼、针刺感或踩棉花感），有时伴痛觉过敏；随后有肢体疼痛，呈隐痛、刺痛，夜间及寒冷季节加重；后期感觉丧失，累及运动神经，可有手足小肌群萎缩，出现感觉性共济失调及神经性关节病（Charcot 关节）。腱反射早期亢进，后期减弱或消失，音叉振动感减弱或消失。糖尿病自主神经病变也较常见，可累及心血管、消化、呼吸、泌尿生殖等系统。临床表现为直立性低血压晕厥、无痛性心肌梗死、心搏骤停或猝死，吞咽困难、呃逆、上腹饱胀、胃排空延迟（胃轻瘫）、腹泻或便秘等胃肠功能紊乱，以及尿潴留、尿失禁、阳痿、月经紊乱、瞳孔改变等，还可出现体温调节和出汗异常，对低血糖不能正常感知等。

（4）糖尿病足（diabetic foot，DF）：指与下肢远端神经异常和不同程度的周围血管病变相关的足部感染、溃疡和（或）深层组织破坏，是糖尿病最严重和治疗费用最高的慢性并发症之一，重者可导致截肢和死亡。我国 50 岁以上的糖尿病患者 1 年内新发足溃疡的发生率为 8.1%。糖尿病足溃疡患者的死亡率高达 11%，而截肢患者的死亡率更高达 22%。DF 的基本发病因素是神经病变、血管病变和感染。常见诱因有：因糖尿病周围神经病变所导致皮肤瘙痒而搔抓趾间或足部皮肤而致皮肤溃破、水疱破裂、烫伤冻伤、碰撞伤、修脚损伤及新鞋磨破伤等。轻者主要临床表现为足部畸形、胖胀、皮肤干燥和发凉、酸麻、疼痛等，重者可出现足部溃疡与坏疽。

临床通常采用 Wagner 分级法对 DF 的严重程度进行分级：0 级为有发生足溃疡的危险因素，但目前无溃疡；1 级为足部表浅溃疡，无感染征象，突出表现为神经性溃疡；2 级为较深溃疡，常合并软组织感染，无骨髓炎或深部脓肿；3 级为深部溃疡，有脓肿或骨髓炎；4 级为局限性坏疽（趾、足跟或前足背），其特征为缺血性坏疽，通常合并神经病变；5 级为全足坏疽。

（三）低血糖症

对于非糖尿病患者，低血糖的诊断标准为血糖低于 2.8 mmol/L，而接受药物治疗的糖尿病患者只要血糖≤3.9 mmol/L 就属于低血糖范畴。出现低血糖的原因主要包括不适当的高胰岛素血症（空腹）或胰岛素反应性释放过多（餐后）。糖尿病患者常伴有自主神经功能障碍，影响机体对低血糖的反馈调节能力，增加发生严重低血糖的风险，尤其是老年糖尿病患者；同时，低血糖也可能诱发或加重患者自主神经功能障碍，形成恶性循环。

1. 诱因 ①使用外源性胰岛素或胰岛素促泌剂；②未按时进食或进食过少；③运动量增加；④酒精摄入，尤其是空腹饮酒；⑤胰岛素瘤、胰岛增生等疾病；⑥胃肠外营养治疗；⑦胰岛素自身免疫性低血糖；⑧肝衰竭、肾衰竭、心力衰竭、脓毒血症、营养不足、分娩、镇静药物的使用等。

2. 临床表现 低血糖临床表现呈发作性，发作时间、频率随病因不同而异，与血糖水平及血糖下降速度有关。具体可分为两类：①交感神经兴奋，如饥饿感、流汗焦虑不安、感觉异常、心悸、震颤、面色苍白、心率加快、脉压增宽、腿软、周身乏力等。老年糖尿病患者由于常有自主神经功能紊乱而掩盖交感神经兴奋表现，导致症状不明显，特别应注意观察夜间低血糖症状的发生。②中枢神经症状，初期为精神不集中、思维和语言迟钝、头晕嗜睡、视物不清、步态不稳，后可有幻觉、躁动、易怒、性格改变、认知障碍，严重时发生抽搐、昏迷。有些患者屡发低血糖后，可表现为无先兆症状的低血糖昏迷。持续 6 小时以上的严重低血糖常导致永久性脑损伤。

【实验室及其他检查】

1. 尿糖测定　尿糖阳性只提示血糖值超过肾糖阈（大约 10 mmol/L），尿糖阴性不能排除糖尿病可能。如并发肾脏疾病时，肾糖阈升高，虽然血糖升高，但尿糖阴性；而妊娠期肾糖阈降低，虽然血糖正常，但尿糖可阳性。

2. 血糖测定　血糖测定的方法有静脉血浆葡萄糖测定、毛细血管血葡萄糖测定和 24 小时动态血糖测定 3 种。前者用于诊断糖尿病，后两种仅用于糖尿病的监测。24 小时动态血糖测定是指通过葡萄糖感应器监测皮下组织间液的葡萄糖浓度而反映血糖水平的监测技术，可以提供全面、连续、可靠的全天血糖信息，了解血糖波动的趋势，发现不易被传统监测方法所测得的高血糖和低血糖。

3. 葡萄糖耐量试验　当血糖值高于正常范围而又未达到糖尿病诊断标准或疑有糖尿病倾向者，需进行口服葡萄糖耐量试验（oral glucose tolerance test，OGTT）。

4. 糖化血红蛋白 A1（glycosylated hemoglobin A1，HbA1）和糖化血浆白蛋白（glycated albumin，GA）测定　HbA1 是葡萄糖与血红蛋白的氨基发生非酶催化反应的产物，是不可逆反应，其浓度与平均血糖呈正相关。HbA1 有 a、b、c 三种，以 HbA1c 最为主要，能反映取血前 8～12 周血糖的平均水平，以补充一般血糖测定只反映瞬时血糖值的不足，成为糖尿病病情控制的监测指标之一。正常人 HbA1 占血红蛋白总量的 4%～6%，不同实验室之间其参考值有一定的差异，但其不能反映血糖波动情况，也不能确定是否发生过低血糖。血浆蛋白也可以与葡萄糖发生非酶催化的糖化反应而形成果糖胺，其形成的量与血糖浓度和持续时间相关。糖化血浆白蛋白能反映糖尿病患者检测前 2～3 周的平均血糖水平，是评价短期糖代谢控制情况的良好指标，其正常参考值为 11%～17%。

5. 胰岛 β 细胞功能检查　主要包括胰岛素释放试验和 C 肽释放试验。主要用于评价基础和葡萄糖介导的胰岛素释放功能。正常人空腹基础血浆胰岛素为 35～145pmol/L，口服 75 g 无水葡萄糖（或 100 g 标准面粉制作的馒头）后，血浆胰岛素在 30～60 分钟上升至高峰，峰值为基础值的 5～10 倍。正常人空腹 C 肽基础值不小于 400pmol/L，峰值为基础值的 5～6 倍。其中 C 肽不受血清中胰岛素抗体和外源性胰岛素影响。其他方法包括静脉注射葡萄糖 – 胰岛素释放试验和葡萄糖钳夹试验，可了解胰岛素释放第一时相；胰高血糖素 C 肽刺激试验和精氨酸刺激试验可了解非葡萄糖介导的胰岛素分泌功能等。

6. 其他　①病情未控制的糖尿病患者，可有甘油三酯、低密度脂蛋白胆固醇和极低密度脂蛋白胆固醇水平升高，高密度脂蛋白胆固醇水平下降。②糖尿病酮症酸中毒时，血酮体升高，>1.0 mmol/L 为高血酮，>3.0 mmol/L 提示可有酸中毒；血实际碳酸氢盐和标准碳酸氢盐降低，CO_2 结合力降低，血 pH < 7.35；血钾正常或偏低，血钠、血氯降低；血尿素氮和肌酐常偏高；血清淀粉酶和白细胞数也可升高。③高渗高血糖综合征时，有效血浆渗透压达到或超过 320 mOsm/L，血钠正常或增高，尿糖呈强阳性，而血酮体和尿酮体阴性或弱

阳性，一般无明显酸中毒。④糖尿病足的 X 线检查可见足的畸形，下肢多普勒超声检查可见足背动脉搏动减弱或缺失。⑤谷氨酸脱羧酸抗体（GADA）、胰岛细胞抗体（ICA）、胰岛素抗体（IAA）等联合检测，胰岛素敏感性检测，基因分析等有关病因和发病机制的检查。

【诊断要点】

典型病例根据"三多一少"症状，各种急慢性并发症，结合实验室检查结果可诊断。轻症及无症状者主要依据静脉血浆葡萄糖检测结果追溯本病。应注意单纯空腹血糖正常并不能排除患糖尿病的可能性，应加测餐后血糖或进行 OGTT。诊断时应注意是否符合糖尿病诊断标准及分型，有无并发症及严重程度，有无加重糖尿病的因素存在。目前我国采用的是 WHO（1999 年）提出的糖尿病诊断和分类标准。

急性感染、创伤或其他应激情况下可出现血糖暂时升高，若没有明确的糖尿病病史，不能以此诊断糖尿病，应在应激消除后复查，对于复查结果未达到糖尿病诊断标准的，应注意随访。注意鉴别肾性尿糖，甲亢、胃空肠吻合术后及严重肝病出现的餐后 1/2～1 小时血糖升高，以及使用激素后出现的一过性高血糖等。

儿童糖尿病诊断标准与成年人相同。对于具有高危因素的孕妇（妊娠糖尿病个人史、肥胖、尿糖阳性或有糖尿病家族史者等），孕期首次产前检查时，使用普通糖尿病诊断标准筛查孕前未诊断的 T2DM，如达到糖尿病诊断标准即可判断孕前就患有糖尿病。初次检查结果正常或其他非高危孕妇，均应在孕 24～28 周行 75 g OGTT，筛查有无妊娠糖尿病。妊娠糖尿病（GDM）的诊断标准为空腹 ≥5.1 mmol/L，和（或）OGTT 试验后 1 小时血糖 ≥10.0 mmol/L，和（或）OGTT 试验后 2 小时血糖≥8.5 mmol/L。

由于 HbA1c 较 OGTT 试验简便，结果稳定，且不受进食时间及短期生活方式改变的影响，2010 年美国糖尿病协会（ADA）已经将 HbA1c≥6.5% 作为糖尿病诊断标准之一。2011 年 WHO 也建议在条件具备的国家和地区采用这一指标诊断糖尿病。但由于我国 HbA1c 诊断糖尿病切点的相关资料尚不足，且缺乏 HbA1c 检测方法的标准化，故我国目前尚不推荐使用 HbA1c 诊断糖尿病。

【治疗要点】

强调早期、长期、综合、全面达标及治疗方法个体化的原则。综合治疗包括两个含义：糖尿病健康教育、医学营养治疗、运动治疗、病情监测、药物治疗和心理治疗等方面，以及降糖、降压、调脂和改变不良生活习惯等措施。治疗目标是通过纠正患者不良的生活方式和代谢紊乱，防止急性并发症的发生和降低慢性并发症的风险，提高患者生活质量，降低病死率。近年来，糖尿病的控制已经从传统意义上的治疗转变为以患者为中心的团队式管理，团队主要成员包括临床医师、护士、糖尿病教育者、营养师、运动康复师、口腔医师、心理治疗师、足病师、患者及其家属等，并建立定期随访和评估系统。

（一）健康教育

健康教育是重要的糖尿病基础管理措施。包括患者及其家属和民众的卫生保健教育，糖尿病防治专业人员的培训，医务人员的继续医学教育等。应在各级政府和卫生部门领导下，共同参与糖尿病的预防治疗、教育、保健计划，以自身保健和社区支持为主要内容。每位糖尿病患者均应接受全面糖尿病教育，充分认识糖尿病并掌握自我管理技能。良好的健康教育能充分调动患者的主观能动性，使其积极配合治疗，有利于疾病控制达标，防止各种并发症的发生和发展，提高患者的生活质量。

（二）医学营养治疗

医学营养治疗（medical nutrition therapy，MNT）又称饮食治疗，是所有糖尿病治疗的基础，预防和控制糖尿病必不可少的措施，也是年长者、肥胖型、少症状轻型患者的主要治疗措施，重症和 1 型糖尿病患者更应严格执行饮食计划并长期坚持。MNT 的目的是帮助患者制订营养计划和形成良好的饮食习惯，维持理想体重，保证未成年人的正常生长发育，纠正已发生的代谢紊乱，使血糖、血脂达到或接近正常水平，减少动脉粥样硬化性心血管疾病的危险因素，减缓 β 细胞功能障碍的进展。详见本节"饮食护理"。

（三）运动治疗

运动治疗在糖尿病的管理中占重要地位，适当的运动有利于减轻体重、提高胰岛素敏感性、改善血糖和脂代谢紊乱，还可减少患者的压力和紧张情绪。运动治疗的原则是适量持续性和个体化。应根据患者的年龄、性别、体力、病情及有无并发症等安排适宜的活动，循序渐进，并长期坚持。详见本节"运动护理"。

（四）病情监测

病情监测包括血糖监测、其他 CVD 危险因素和并发症的监测。血糖监测包括空腹血糖、餐后血糖和 HbA1c。指导患者应用便携式血糖仪进行自我血糖监测，指导治疗方案，也是日常管理重要和基础的手段。持续血糖监测（continuous glucose monitoring，CGM）可提供连续、全面、可靠的全天血糖信息，了解血糖波动的趋势，发现不易被传统监测方法所探测的隐匿性高血糖或低血糖，成为传统血糖监测方法的一种有效补充。HbA1c 用于评价长期血糖控制情况，也是临床指导调整治疗方案的重要依据之一，患者初诊时都应常规检查，开始治疗时每 3 个月检查 1 次，血糖达标后每年也应至少监测 2 次。患者应定期测量血压，每年至少检查 1 次血脂及心、肾、神经、眼底和足部等。

（五）药物治疗

1. 口服降糖药物　主要包括促胰岛素分泌剂［磺酰脲类、非磺酰脲类和二肽基肽酶－4抑制剂（DPP-4 抑制剂）］、增加胰岛素敏感性药物（双胍类和噻唑烷二酮类）、α－葡萄糖苷酶抑制剂和钠－葡萄糖共转运蛋白 2（SGLT-2）抑制剂。

（1）促胰岛素分泌剂

1）磺酰脲类（sulfonylurea，SU）：刺激胰岛 β 细胞分泌胰岛素，适用于机体尚保存一定数量有功能的 β 细胞。SU 可以使 HbA1c 下降 1.0%~2.0%。治疗应从小剂量开始，根据血糖水平逐渐增加剂量。常用药物包括：格列本脲（2.5~15 mg/d，分1~2次），格列吡嗪（2.5~30 mg/d，分1~2次），格列齐特（80~320 mg/d，分1~2次），格列喹酮（30~180 mg/d，分1~2次），格列吡嗪控释片（5~20 mg/d，每天1次），格列齐特缓释片（30~120 mg/d，每天1次），格列美脲（1~8 mg/d，每天1次）等。磺酰脲类作为单药治疗主要应用于新诊断的2型糖尿病非肥胖患者、用饮食和运动控制血糖不理想时。1型糖尿病，处于某些应激状态或有严重并发症、β细胞功能很差的2型糖尿病，儿童糖尿病、孕妇及哺乳期女性等不宜选择。不宜同时使用2种磺酰脲类药物，也不宜与其他胰岛素促泌剂合用。最主要的不良反应是低血糖，常发生于老年患者、肝肾功能不全或营养不良者，作用时间长的药物（如格列本脲和格列美脲）较易发生，且持续时间长、停药后可反复发生，还可导致体重增加、皮疹、胃肠道反应、偶见肝功能损害、胆汁淤滞性黄疸等。

2）非磺酰脲类：主要是格列奈类药物。作用机制也是直接刺激胰岛β细胞分泌胰岛素，可改善胰岛素第一时相分泌，降糖作用快而短，主要用于控制餐后高血糖。可使HbA1c下降0.3%~1.5%。常用药物包括：瑞格列奈（0.5~4 mg，每天3次），那格列奈（60~120 mg，每天3次），米格列奈（10~20 mg，每天3次）。较适合于2型糖尿病早期餐后高血糖阶段或以餐后高血糖为主的老年患者。禁忌证同磺酰脲类。可单独使用或与其他降糖药联合应用（胰岛素促泌剂除外）。常见的不良反应是低血糖和体重增加，但低血糖的风险和程度较SU轻，肾功能不全的患者可以使用。

3）DPP-4抑制剂：内源性GLP-1迅速被DPP-4降解而失活，因此可通过抑制DPP-4活性而减少GLP-1的失活，提高内源性GLP-1水平。可使HbA1c下降0.5%~1.0%。常用药物包括：西格列汀（100 mg，每天1次），沙格列汀（5 mg，每天1次），利格列汀（5 mg，每天1次），阿格列汀（25 mg，每天1次），维格列汀（50 mg，每天1~2次）。禁用于1型糖尿病或DKA患者及对药物任一成分过敏者，慎用于孕妇、儿童和有胰腺炎病史的患者。肾功能不全的患者使用时，除了利格列汀，应注意按照药物说明书减量。常见不良反应为可能出现头痛、肝酶升高、上呼吸道感染等，多可耐受，整体心血管安全性良好。

（2）增加胰岛素敏感性药物

1）双胍类：通过减少肝脏葡萄糖的输出和改善外周胰岛素抵抗而降低血糖，是2型糖尿病患者控制高血糖的一线药物和药物联合中的基本用药，并可能有助于延缓或改善糖尿病血管并发症。可使HbA1c下降1.0%~2.0%，不增加体重。单独使用时不导致低血糖，但与胰岛素或胰岛素促泌剂合用时可增加低血糖发生的风险。目前临床上最常使用的双胍类药物是二甲双胍。通常剂量为500~2000 mg/d，分2~3次口服。常见不良反应有腹部不适、口中金属味、恶心、畏食、腹泻、皮肤过敏等。禁用于肝、肾功能不全，严重感染，缺氧，高热，外伤或接受大手术的患者；1型糖尿病也不宜单独使用；80岁以上患者慎用；酗酒者、慢性胃肠疾病和营养不良患者不宜使用。长期使用可能导致维生素B_{12}缺乏，应定期监测，必要时补充。准备做静脉注射碘造影剂检查的患者，使用造影剂前后应暂停服用。

2）噻唑烷二酮（thiazolidinedione，TZD）：主要作用是增强靶组织对胰岛素的敏感性，减轻胰岛素抵抗。可使HbA1c下降1.0%~1.5%。常用药物包括：罗格列酮（每天4~8 mg，分1~2次口服），吡格列酮（15~30 mg，每天1次）。可单独或与其他降糖药物合用治疗 2 型糖尿病患者，尤其是肥胖、胰岛素抵抗明显者。目前临床不作为 2 型糖尿病的一线用药。禁用于有心力衰竭、肝病、严重骨质疏松和骨折病史患者，1 型糖尿病患者、孕妇、哺乳期女性和儿童慎用。主要不良反应为水肿、体重增加等，在与胰岛素合用时更加明显。

（3）α-葡萄糖苷酶抑制剂（α-glucosidase inhibitor，AGI）：食物中淀粉、糊精和蔗糖等的吸收需要小肠黏膜上皮细胞表面的 α 葡萄糖苷酶。α-葡萄糖苷酶抑制剂通过抑制这类酶从而延缓碳水化合物的吸收，降低餐后高血糖。可使 HbA1c 下降 0.5%～0.8%，不增加体重。适用于以碳水化合物为主要食物成分和餐后血糖升高的患者。可作为 2 型糖尿病的一线药物，尤其适用于空腹血糖正常（或偏高）而餐后血糖明显升高者。可单独或与 SU、双胍类合用。1 型糖尿病患者若使用的胰岛素剂量较大而餐后血糖控制不佳，也可联合使用。肝肾功能不全者慎用，不宜用于胃肠功能紊乱者、孕妇、哺乳期女性和儿童。从小剂量开始，逐渐加量可减少胃肠道不良反应。单独服用不发生低血糖。常用药物包括：阿卡波糖（50～100 mg，每天 3 次），伏格列波糖（0.2 mg，每天 3 次），米格列醇（50～100 mg，每天 3 次）。AGI 应在进食第一口食物后立即服用。服用后常有腹胀、排气增多等症状。

（4）SGLT-2 抑制剂：通过抑制近端肾小管管腔侧细胞膜上的钠-葡萄糖共转运蛋白 2（SGLT-2）的作用，抑制葡萄糖重吸收，降低肾糖阈，促进尿葡萄糖排泄，从而达到降低血糖水平的作用。可使 HbA1c 下降 0.5%～1.0%，还能减轻体重和降低血压。单独使用，或与其他口服降糖药物及胰岛素联合使用治疗 2 型糖尿病。禁用于 1 型糖尿病患者。中度肾功能不全的患者应减量使用，重度肾功能不全慎用。常用药物包括：达格列净（5～10 mg，每天 1 次），卡格列净（100～300 mg，每天 1 次），恩格列净（10～25 mg，每天 1 次）。常见不良反应为低血压、酮症酸中毒、急性肾损伤和肾功能损害、生殖泌尿道感染，与胰岛素和胰岛素促泌剂合用可引起低血糖。

2. 胰岛素

（1）适应证：①1 型糖尿病；②各种严重的糖尿病伴急、慢性并发症或处于应激状态，如急性感染、创伤、手术前后、妊娠和分娩；③2 型糖尿病经饮食、运动、口服降糖药物治疗后血糖控制不满意者，β 细胞功能明显减退者，新诊断并伴有明显高血糖者，无明显诱因出现体重显著下降者；④新发病且与 1 型糖尿病鉴别困难的消瘦糖尿病患者。

（2）制剂类型：胰岛素制剂一般为皮下或静脉注射。根据来源不同可分为动物胰岛素（猪、牛）、人胰岛素和胰岛素类似物 3 种。人胰岛素（如低精蛋白锌胰岛素）比动物来源的胰岛素（如普通猪胰岛素）能更少地引起免疫反应。胰岛素类似物（如门冬胰岛素、赖脯胰岛素、甘精胰岛素）比人胰岛素更符合生理胰岛素分泌及作用模式。

按作用快慢和维持时间长短，可分为超短效（速效）胰岛素类似物、常规（短效）胰岛素、中效胰岛素、长效胰岛素和预混胰岛素 5 类。速效和短效胰岛素主要控制餐后高血糖；中效胰岛素主要控制两餐后高血糖，以第二餐为主；长效胰岛素主要提供基础水平胰岛素；预混胰岛素为速效或短效与中效胰岛素的混合制剂。

（3）使用原则和方法

1）使用原则：胰岛素治疗应在综合治疗基础上进行。胰岛素剂量取决于血糖水平、β

细胞功能缺陷程度、胰岛素抵抗程度、饮食和运动状况等。一般从小剂量开始，根据血糖水平逐渐调整。应力求模拟生理性胰岛素分泌模式。

2）使用方法：①基础胰岛素治疗。继续原有口服降糖药治疗，不必停用胰岛素促泌剂，联合中效或长效胰岛素睡前注射。②强化治疗。对于 HbA1c ≥ 9.0% 或空腹血糖 ≥ 11.1 mmol/L 的新诊断 2 型糖尿病患者提倡早期使用胰岛素强化治疗，在短时间内把血糖控制在正常范围，这样可以改善高糖毒性，保护胰岛 β 细胞功能，但应注意低血糖反应。2 岁以下幼儿、老年患者、已有严重并发症者不宜采用。常用的强化治疗方案有 3 种：a. 每天多次注射胰岛素，即基础 + 餐时胰岛素，1 ~ 3 次/日注射。b. 预混胰岛素，包括预混人胰岛素和预混胰岛素类似物，可选择 1 ~ 3 次/日的注射方案。应停用胰岛素促泌剂。c. 持续皮下胰岛素输注（continuous subcutaneous insulin infusion, CSII），也称胰岛素泵，是一种更为完善的强化胰岛素治疗方式，以基础量和餐前追加量的形式，模拟生理胰岛素的分泌，保持体内胰岛素维持在一个基本水平，保证患者正常的生理需要。主要适用于 1 型糖尿病、计划受孕和已孕的糖尿病女性或需要胰岛素治疗的妊娠糖尿病患者、需要胰岛素强化治疗的 2 型糖尿病患者等。CSII 治疗较其他强化治疗方案发生低血糖的风险减少，泵中只能使用短效胰岛素或速效胰岛素类似物。

（4）注意事项：①部分 1 型糖尿病患者在胰岛素治疗后一段时间内胰岛 β 细胞功能得到部分恢复，胰岛素剂量可减少或完全停用，称为"蜜月期"，通常持续数周或数月，此期应密切关注血糖。②当从动物胰岛素改为人胰岛素或胰岛素类似物时，发生低血糖的危险性会增加，应密切观察。③胰岛素制剂类型、种类、注射技术和部位、患者反应差异性、胰岛素抗体形成等均可影响胰岛素起效时间、作用强度和维持时间。④采用强化治疗方案后，可能出现清晨空腹血糖高，其原因可能是"黎明现象"或"Somogyi 反应"。"黎明现象"是指夜间血糖控制良好，仅黎明短时间内出现高血糖，可能是清晨皮质醇、生长激素等胰岛素拮抗激素增多所致，出现黎明现象的患者应该增加睡前胰岛素的用量。"Somogyi 反应"是指夜间低血糖未发现，导致体内胰岛素拮抗激素分泌增加，进而出现反跳性高血糖；出现 Somogyi 反应的患者应该减少睡前胰岛素的用量或改变剂型，睡前适量加餐。夜间多次（0、2、4、6、8 时）血糖测定有助于鉴别清晨高血糖的原因。⑤采用强化治疗时，低血糖发生率增加，应注意避免诱因，及早识别和处理。

3. GLP-1 受体激动药　GLP-1 受体激动药通过激动 GLP-1 受体，以葡萄糖浓度依赖的方式增加胰岛素分泌、抑制胰高血糖素分泌，并能延缓胃排空，通过中枢性的食欲抑制来减少进食量。可使 HbA1c 降低 1.0% ~ 1.5%，且有显著的降低体重作用。临床常用艾塞那肽、利拉鲁肽、利司那肽和贝那鲁肽给药方式为皮下注射。可单独使用或与其他口服降糖药合用，尤其是肥胖胰岛素抵抗明显者。常见不良反应为胃肠道症状（如恶心、呕吐等），主要见于初始治疗时，随治疗时间延长逐渐减轻。慎用于 1 型糖尿病或 DKA 的治疗，有胰腺炎病史者禁用。

（六）减重手术治疗

2009 年美国糖尿病协会正式将减重手术列为治疗肥胖伴 2 型糖尿病的措施之一。2016

年，国际糖尿病组织将减重手术纳入 2 型糖尿病的临床治疗路径。我国规定的手术适应证包括：①年龄在 18 ~ 60 岁，一般状况较好，手术风险较低，经生活方式干预和各种药物治疗难以控制的 2 型糖尿病；②HbA1c > 7.0%，BMI ≥ 32.5 kg/m²，有或无合并症的 2 型糖尿病。手术禁忌证包括：①1 型糖尿病；②胰岛 β 细胞功能明显衰竭的 2 型糖尿病；③BMI < 25 kg/m² 等。目前，手术治疗肥胖伴 2 型糖尿病在我国人群中的有效性和安全性尚有待评估。

（七）胰腺和胰岛细胞移植

该治疗方法可解除机体对外源性胰岛素的依赖，提高生活质量。治疗对象主要为 1 型糖尿病患者。目前尚局限于伴终末期肾病的患者，或经胰岛素强化治疗仍难达到控制目标且反复发生严重代谢紊乱者。但供体的来源、免疫抑制剂的长期应用、移植后的效果等使该治疗方法受到限制，且移植后胰岛细胞的存活无法长期维持。近年来还发现采用造血干细胞移植等对治疗糖尿病具有潜在的应用价值，但处于临床前研究阶段。

（八）糖尿病急性并发症的治疗

1. 糖尿病酮症酸中毒的治疗　对于早期酮症患者，仅需给予足量短效胰岛素及口服液体，严密观察病情，定期复查血糖、血酮，调节胰岛素剂量。对于严重 DKA 应立即抢救，具体措施如下。

（1）补液：输液是抢救 DKA 的首要和关键措施。只有在组织灌注得到改善后，胰岛素的生物效应才能充分发挥。补液基本原则为"先快后慢，先盐后糖"。通常先使用生理盐水，补液量和速度视失水程度而定。如患者无心力衰竭，开始时补液速度应快，在 1 ~ 2 小时输入生理盐水 1000 ~ 2000 mL，前 4 小时输入所计算失水量 1/3 的液体，以后根据血压、心率、每小时尿量、末梢循环、中心静脉压、有无发热呕吐等决定输液量和速度。24 小时输液总量应包括已失水量和部分继续失水量。如治疗前已有低血压或休克，应输入胶体溶液并进行抗休克处理。鼓励患者喝水，昏迷患者可分次少量管喂温开水或生理盐水。

（2）小剂量胰岛素治疗：按 0.1 U/(kg·h) 的短效胰岛素加入生理盐水中持续静脉滴入或泵入，以达到血糖快速、稳定下降而又不易发生低血糖的效果，同时能抑制脂肪分解和酮体产生。每 1 ~ 2 小时复查血糖，根据血糖情况调节胰岛素剂量。当血糖降至 13.9 mmol/L 时，改输 5% 葡萄糖液（或葡萄糖生理盐水）并加入短效胰岛素（按每 2 ~ 4 g 葡萄糖加 1 U 胰岛素计算），此时仍需 4 ~ 6 小时复查血糖 1 次，调节液体中胰岛素比例。尿酮体消失后，根据患者尿糖、血糖及进食情况调节胰岛素剂量或改为每 4 ~ 6 小时皮下注射短效胰岛素 1 次，待病情稳定后再恢复常规治疗。

（3）纠正电解质及酸碱平衡失调：①治疗前已有严重低钾血症应立即补钾，当血钾升至 3.5 mmol/L 时再开始胰岛素治疗；在开始治疗后，患者每小时尿量在 40 mL 以上，血钾低于 5.2 mmol/L 即可静脉补钾。在整个治疗过程中需定时监测血钾水平，并结合心电图、尿量调整补钾量和速度。病情恢复后，仍需继续口服补钾数天。②轻、中度酸中毒经充分静脉补液及胰岛素治疗后可纠正，无须补碱。pH ≤ 6.9 的严重酸中毒者应采用 1.4% 碳酸氢钠等渗溶液静脉输入，一般仅给 1~2 次，且不宜过快，以免诱发或加重脑水肿。同时，补碱后需监测动脉血气情况。

（4）防治诱因和处理并发症：包括休克、严重感染、心力衰竭、心律失常、肾衰竭、脑水肿、急性胃扩张等。

2. 高渗高血糖综合征的治疗　基本同 DKA。严重失水时，24 小时补液量可达到 6000~10 000 mL。治疗开始时用生理盐水，当血糖降至 16.7 mmol/L 时，即可改用 5% 葡萄糖溶液加入短效胰岛素控制血糖。补钾要更及时，一般不补碱。根据病情可考虑同时给予胃肠道补液。休克患者应另予血浆或全血。密切观察患者意识状态，及早发现和处理脑水肿，积极消除诱因和治疗各种并发症。病情稳定后根据患者血糖、尿糖及进食情况给予皮下注射胰岛素，然后转为常规治疗。

（九）糖尿病慢性并发症的治疗

1. 糖尿病足的治疗　需要在全身治疗的基础上，进行彻底清创、引流等创面处理。

（1）全身治疗：严格控制血糖、血压、血脂，改善全身营养状态和纠正水肿等。

（2）神经性溃疡的治疗：神经性溃疡常见于反复受压的部位，常伴有感觉缺失或异常。治疗的关键是制动减压，特别要注意患者的鞋袜是否合适。

（3）缺血性溃疡的治疗：缺血性溃疡局部感觉正常，但皮温低，足背动脉和（或）胫后动脉搏动明显减弱或消失。治疗的关键是解决下肢动脉病变。对轻度、中度缺血或没有手术指征者，可以采取内科保守治疗。有下肢动脉病变症状的患者，使用小剂量阿司匹林治疗，同时指导患者运动康复锻炼；出现间歇性跛行的患者，需使用血管扩张药物和改善血液循环的药物。如患者有严重的下肢血管病变，内科保守治疗无效时，应尽可能行血管重建手术。当患者出现不能耐受的疼痛、肢体坏死或感染播散才考虑截肢。

（4）感染的治疗：有骨髓炎和深部脓肿者，必须早期切开排脓减压，彻底引流，切除坏死组织、不良肉芽、死骨等。彻底的糖尿病足溃疡清创，有利于溃疡的愈合。当清创到一定程度后，可选择溃疡局部负压吸引治疗，促进肉芽生长和足部溃疡的愈合。根据创面的性质和渗出物的多少，选用合适的敷料。同时，选择有效的抗生素治疗。

2. 其他糖尿病慢性并发症的治疗　定期进行各种慢性并发症的筛查，以便早期诊断处理。防治策略是全面控制危险因素，包括积极控制血糖、血压、血脂，抗血小板治疗，调整生活方式，控制体重和戒烟等。

（1）糖尿病合并高血压、血脂紊乱和大血管病变：血压应控制在 130/80 mmHg 以下。有明确心血管疾病的，低密度脂蛋白胆固醇应 <1.8 mmol/L；无心血管疾病，低密度脂蛋白胆固醇应 <2.6 mmol/L。首选他汀类药物并长期坚持使用。同时，常规使用小剂量阿司匹林作为心血管疾病的预防措施，对不适用者，可用氯吡格雷。

（2）糖尿病肾病：早期筛查微量蛋白尿及评估 GFR。尽早应用血管紧张素转化酶抑制剂或血管紧张素 Ⅱ 受体拮抗药。临床肾病早期患者以优质蛋白为主，必要时可补充复方 α-酮酸制剂。同时应尽早给予促红细胞生成素纠正贫血。需要透析治疗者，应尽早治疗，以保存残余肾功能。

（3）糖尿病视网膜病变：定期检查，必要时使用激光光凝治疗和玻璃体切割手术等。还可使用抗血管内皮生长因子和非诺贝特等治疗。

（4）糖尿病神经病变：积极严格地控制高血糖并保持血糖稳定是预防和治疗糖尿病神经病变最重要的措施。可采用神经修复、抗氧化、改善微循环等对症治疗。常用药如甲钴胺、硫辛酸、前列腺素 E$_1$ 等。对于痛性神经病变还可使用抗惊厥药（普瑞巴林、卡马西平）、抗抑郁药物（度洛西汀、阿米替林）、阿片类药物（曲马多）等止痛治疗。

（十）妊娠糖尿病的治疗

妊娠糖尿病对孕妇和胎儿均有复杂的相互影响。如妊娠早期呕吐易导致低血糖；妊娠中晚期，胰岛素拮抗激素如催乳素分泌增多易导致 DKA；分娩后，多种胰岛素拮抗因素消失易导致低血糖。胎儿则容易出现畸形流产、巨大儿或生长迟缓、新生儿低血糖等。因此，妊娠糖尿病病情控制至关重要。

多数妊娠糖尿病患者经严格的饮食及运动治疗，可使血糖得到满意控制。孕期血糖控制空腹血糖≤5.3 mmol/L，餐后 1 小时血糖≤7.8 mmol/L，餐后 2 小时血糖≤6.7 mmol/L。单纯饮食、运动控制不佳者，可采用胰岛素治疗，忌用口服降糖药物。饮食治疗原则同非妊娠者，尽可能选择低血糖指数碳水化合物，少量多餐。整个妊娠期间均应监测血糖、血压、肾功能和眼底情况，胎儿的生长发育及成熟情况。根据胎儿和母亲的具体情况，选择分娩时间和方式。产后要注意新生儿低血糖症的预防和处理，以及产妇胰岛素用量的调整。患者应在产后 4～12 周重新评估糖代谢情况，并终身随访。

（十一）糖尿病患者围手术期管理

择期手术　围手术期空腹血糖水平应控制在 7.8 mmol/L 以下，餐后血糖控制在 10.0 mmol/L 以下。口服降糖药治疗的患者在小手术术前当晚及手术当天应停用口服降糖药；大中型手术在术前 3 天停用口服降糖药，改为胰岛素治疗。急诊手术应及时纠正酸碱、水、电解质平衡紊乱。术中术后密切监测血糖。

【护理评估】

1. 病史

（1）患病及治疗经过：详细询问患者患病的相关因素，如有无糖尿病家族史、病毒感染史等，询问患者起病时间、主要症状及其特点。对糖尿病原有症状加重，伴食欲减退、恶心、呕吐、头痛、嗜睡、烦躁者，应警惕酮症酸中毒的发生，注意询问有无相关诱发因素。对病程长者要注意询问患者有无心悸胸闷及心前区不适感，有无肢体发凉、麻木或疼痛和间歇性跛行，有无视物模糊，有无经常发生尿频、尿急、尿痛、尿失禁、尿潴留及外阴瘙痒等情况。了解患者的生活方式、饮食习惯、摄食量，妊娠次数，新生儿出生体重、身高等。了解患者患病后的检查和治疗经过，目前用药情况和病情控制情况等。

（2）心理－社会状况：糖尿病为终身性疾病，漫长的病程、严格的饮食控制及多器官、多组织结构功能障碍易使患者产生焦虑、抑郁等心理反应，对治疗缺乏信心，不能有效地应对，治疗依从性较差。护士应详细评估患者对疾病知识的了解程度，患病后有无焦虑、恐惧等心理变化，家庭成员对本病的认识程度和态度，以及患者所在社区的医疗保健服务情况等。

2. 身体评估

（1）全身状态：评估患者生命体征、精神和意识状态。酮症酸中毒昏迷及高渗性昏迷者，应注意观察患者瞳孔、体温、血压、心率及心律，以及呼吸节律、频率、气味等。评估患者的营养状态，有无消瘦或肥胖。

（2）皮肤、黏膜：有无皮肤湿度和温度的改变；有无足背动脉搏动减弱、足底胼胝形成；有无下肢痛觉、触觉、温度觉的异常；有无局部皮肤发绀、缺血性溃疡、坏疽，或其他感染灶的表现；有无不易愈合的伤口，以及颜面、下肢的水肿等。

（3）眼部：有无白内障、视力减退、失明等。

（4）神经和肌肉系统：有无肌张力及肌力减弱、腱反射异常及间歇性跛行等。

3. 实验室及其他检查　血糖是否正常或维持在较好的水平；有无 HbA1c 异常，甘油三酯、胆固醇升高，高密度脂蛋白胆固醇降低，血肌酐、尿素氮升高，以及出现蛋白尿等；血钾、钠、氯、钙是否正常。

【常用护理诊断/问题】

1. 营养失调　低于或高于机体需要量与胰岛素分泌或作用缺陷有关。
2. 有感染的危险　与血糖增高、脂代谢紊乱、营养不良、微循环障碍等因素有关。
3. 潜在并发症　糖尿病足。
4. 潜在并发症　酮症酸中毒、高渗高血糖综合征。
5. 潜在并发症　低血糖。

【目标】

1. 患者体重恢复正常并保持稳定，血糖、血脂正常或维持理想水平。
2. 未发生感染或发生时能被及时发现和处理。
3. 能采取有效措施预防糖尿病足的发生，未发生糖尿病足或发生糖尿病足时能得到有效处理。
4. 未发生糖尿病急性并发症和（或）低血糖，或发生时能被及时发现和处理。

【护理措施及依据】

（一）营养失调

低于或高于机体需要量。

1. 饮食护理总原则为控制总热量、平衡膳食、定时定量、合理餐次分配、限盐限酒，维持理想的体重。

（1）制定总热量：首先根据患者性别年龄、理想体重〔理想体重（kg）＝身高（cm）－

105]、工作性质、生活习惯计算每天所需总热量。成年人休息状态下每天每公斤理想体重给予热量 105 ~ 126 kJ（25 ~ 30 kcal），轻体力劳动 126 ~ 147 kJ（30 ~ 35 kcal），中度体力劳动 147 ~ 167 kJ（35 ~ 40 kcal），重体力劳动 167 kJ（40 kcal）以上。儿童、女性、乳母、营养不良和消瘦、伴有消耗性疾病者每天每公斤体重酌情增加 21 kJ（5 kcal），肥胖者酌情减少 21 kJ（5 kcal），使体重逐渐恢复至理想体重的 ±5%。

（2）食物的组成和分配

1）食物组成：①碳水化合物占饮食总热量的 50% ~ 65%，成年患者每天主食摄入量为 250 ~ 400 g，肥胖者酌情可控制在 200 ~ 250 g。②脂肪占饮食总热量的 20% ~ 30%，饱和脂肪酸摄入量不应超过饮食总能量的 7%，单不饱和脂肪酸供能比宜达到 10% ~ 20%，且多不饱和脂肪酸不超过 10%，适当增加富含 ω-3 脂肪酸的摄入比例。③肾功能正常的糖尿病患者蛋白质占 15% ~ 20%，其中优质蛋白比例超过 1/3。有显性蛋白尿的患者蛋白质摄入量应限制在每天每公斤理想体重 0.8 g，已开始透析患者蛋白摄入量可适当增加。④胆固醇摄入量应在每天 300 mg 以下。⑤多食富含膳食纤维的食物，每天饮食中膳食纤维含量 2.4 ~ 3.3 g/kJ（10 ~ 14 g/kcal）为宜。

2）主食的分配：应定时定量，根据患者生活习惯、病情和配合药物治疗安排。按每克碳水化合物、蛋白质产热 16.7 kJ（4 kcal），每克脂肪产热 37.7 kJ（9 kcal），将热量换算为食品后制订食谱。对病情稳定的糖尿病患者可按每天 3 餐 1/5、2/5、2/5，或各 1/3 分配；对注射胰岛素或口服降糖药且病情有波动的患者，可每天进食 5 ~ 6 餐，从 3 次正餐中分出 25 ~ 50 g 主食作为加餐。

（3）血糖指数和血糖负荷：血糖指数（glycemic index，GI）用于比较不同碳水化合物对人体餐后血糖的影响，定义为进食恒量的某种碳水化合物类食物后（通常为 1 份 50 g 碳水化合物的食物），2 ~ 3 小时的血糖曲线下面积相比空腹时的增幅除以进食某种标准食物（通常为葡萄糖）后的相应增幅。GI ≤ 55% 为低 GI 食物，56% ~ 69% 为中 GI 食物，GI ≥ 70% 为高 GI 食物。糖尿病患者提倡低 GI 食物，包括燕麦、大麦、大豆、小扁豆、裸麦面包、苹果、柑橘、牛奶、酸奶等。血糖负荷（glycemic load，GL）是 GI 值乘以碳水化合物的量。低血糖指数食物有利于血糖控制，但应同时考虑碳水化合物的量，才能控制血糖负荷。

（4）其他注意事项：①超重者少吃油炸、油煎食物，炒菜宜用植物油，少食动物内脏、蟹黄、虾子、鱼子等高胆固醇食物。②戒烟限酒。女性每天的酒精量不超过 15 g，男性不超过 25 g。每周不超过 2 次。③每天食盐 <6 g。④严格限制各种甜食，包括各种食用糖、糖果、甜点心、饼干及各种含糖饮料等。可适当摄入非营养性甜味剂，如蛋白糖、木糖醇甜菊片等。对于血糖控制接近正常范围者，可在两餐间或睡前加食水果，如苹果、橙子、梨等。⑤可根据营养评估结果适量补充维生素和微量营养素（铬、锌、硒、镁、铁、锰等）。⑥每周定期测量体重 1 次，如果体重增加 >2 kg，进一步减少饮食总热量；如消瘦患者体重有所恢复，也应适当调整饮食方案，避免体重继续增加。

2. 运动护理

（1）运动的方式：有氧运动为主，如快走、骑自行车、做广播操、练太极拳、打乒乓球等。最佳运动时间是餐后 1 小时（以进食开始计时）。如无禁忌证，每周最好进行 2～3 次抗阻运动。若有心、脑血管疾病或严重微血管病变，应按具体情况选择运动方式。

（2）运动量的选择：合适的运动强度为活动时患者的心率达到个体 60% 的最大耗氧量（心率＝170－年龄）。活动时间为每周至少 150 分钟，每次 30～40 分钟，包括运动前准备活动和运动结束整理运动时间，可根据患者具体情况逐渐延长。肥胖患者可适当增加活动次数。用胰岛素或口服降糖药者最好每天定时活动。

（3）注意事项：①运动前评估糖尿病的控制情况，根据患者年龄、病情及身体承受能力等决定运动方式时间及运动量。②运动中需注意补充水分。③在运动中若出现胸闷、胸痛、视物模糊等应立即停止运动，并及时处理。④运动后应做好运动日记，以便观察疗效和不良反应。⑤运动前后要加强血糖监测。运动不宜在空腹时进行，防止低血糖发生。⑥运动禁忌证：空腹血糖 >16.7 mmol/L、反复低血糖或血糖波动大、发生 DKA 等急性并发症、合并急性感染、增生型视网膜病变、严重肾病、严重心脑血管疾病等。待病情控制稳定后方可逐步恢复运动。

3. 心理护理　糖尿病管理团队成员应重视患者的心理健康状态，良好的心理状态有助于糖尿病的控制，提高患者的生活质量。在病情变化（如出现并发症）或存在不良心理社会因素影响时，应特别注意情绪评估。必要时由心理治疗师对患者进行心理评估，对存在抑郁焦虑情绪的患者，提供必要的心理咨询和治疗服务。当患者诊断为抑郁症、焦虑症、人格障碍、药物成瘾、认知功能障碍时，应转介至精神科医师给予治疗。

4. 口服用药的护理　护士应了解各类降糖、降压、降脂药物的作用、剂量、用法、不良反应和注意事项，指导患者正确服用。

（1）磺酰脲类药物的护理：普通片剂早餐前半小时服用，缓释片、控释片和格列美脲早餐前立即服用。严密观察药物有无引起低血糖反应。此外，还应注意水杨酸类、磺胺类、保泰松、利血平、β 受体拮抗药等可增强磺酰脲类降糖药作用；而噻嗪类利尿药、糖皮质激素等可降低磺酰脲类降血糖的作用。

（2）非磺酰脲类药物的护理：瑞格列奈餐前 15 分钟服用，那格列奈餐前 10 分钟服用，米格列奈临餐前 5 分钟内服用，每天 3 次。

（3）双胍类药物的护理：餐中或餐后服药、从小剂量开始，可减轻胃肠道不良反应。

（4）噻唑烷二酮类药物的护理：空腹或进餐时服用，密切观察有无水肿、体重增加、缺血性心血管疾病及骨折的风险等，一旦出现应立即停药。

（5）α - 葡萄糖苷酶抑制剂类药物的护理：应与第一口淀粉类食物同时嚼服。如与胰岛素促泌剂或胰岛素合用可能出现低血糖，处理时应直接给予葡萄糖口服或静脉注射，进食淀粉类食物或蔗糖无效。

（6）DPP-4 抑制剂和 SGLT-2 抑制剂：服药时间不受进餐时间的影响。

（7）降脂和降压药的护理：详见本章第六节"冠状动脉硬化性心脏病（胸痹心痛）"和本章第七节"高血压（眩晕）"。

5. 使用胰岛素的护理

（1）胰岛素的注射途径：包括静脉注射和皮下注射两种。注射工具主要有胰岛素专用注射器、胰岛素笔和胰岛素泵 3 种。胰岛素注射装置的合理选择和正确的胰岛素注射技术是保证胰岛素治疗效果的重要环节。

（2）使用胰岛素的注意事项

1）准确用药：熟悉各种胰岛素的名称、剂型及作用特点。准确执行医嘱，按时注射。对于每毫升 40 U 和 100 U 两种规格的胰岛素，使用时应注意注射器与胰岛素浓度的匹配。使用胰岛素笔时要注意笔与笔芯相互匹配，每次注射前确认笔内是否有足够剂量、药液是否变质等。

2）胰岛素的保存：未开封的胰岛素放于冰箱 2～8 ℃冷藏保存，正在使用的胰岛素在常温下（不超过 30 ℃）可使用 28～30 天，无须放入冰箱，但应避免过冷、过热、太阳直晒、剧烈晃动等，否则可因蛋白质凝固变性而失效。

3）注射部位的选择与轮换：胰岛素采用皮下注射时，宜选择皮下脂肪丰富部位，如上臂外侧、臀部外上侧、大腿外侧、腹部等。腹部吸收胰岛素最快，其次分别为上臂、大腿和臀部。如患者参加运动锻炼，不要选择在大腿、上臂等活动的部位注射胰岛素。注射部位要经常轮换，长期注射同一部位可能导致局部皮下脂肪萎缩或增生、局部硬结。尽量每天同一时间、同一部位注射，并进行腹部、上臂、大腿和臀部的"大轮换"，如餐时注射在腹部，晚上注射在上臂等；在同一部位注射时，也需要进行"小轮换"，即与每次注射点相距 1 cm 以上，且选择无硬结、脂肪增生或萎缩的部位。

4）监测血糖：注射胰岛素的患者一般常规监测血糖每天 2～4 次，如发现血糖波动过大或持续高血糖，应及时通知医师。

5）防止感染：注射胰岛素时应严格无菌操作，针头一次性使用。

（3）使用胰岛素泵的注意事项

1）准确用药：适用的胰岛素为速效胰岛素类似物或短效人胰岛素，常规使用每毫升 100 U 规格。

2）植入部位的选择与轮换：胰岛素泵系统包括泵主体、一次性储药器、一次性输注管路及相关配件。植入前，应评估植入部位，选择部位依次为腹部、上臂、大腿外侧、后腰、臀部，避开腹中线、瘢痕、皮下硬结、腰带位置、妊娠纹和脐周 5 cm 以内。新的植入部位至少离最近的一次植入部位 2～3 cm 以上。对于同时使用实时动态血糖监测的患者，管路植入部位距离 7.5 cm 以上。使用胰岛素泵时应 2～3 天更换输注管路和注射部位以免感染及针头堵塞。

3）常见问题处理：当胰岛素泵出现蜂鸣或震动的报警，应立即查找原因并处理。仪器报警主要包括电池相关问题、低剩余液量、无输注报警、静电等。胰岛素泵切勿暴露在强辐射和强磁场（X 线、CT、MRI、伽马刀等）、高压环境和极端温度（气温 >42 ℃或 <1 ℃）。

（4）胰岛素不良反应的观察及处理：①低血糖反应，详见本节低血糖的治疗和护理。②过敏反应发生减少。处理措施包括更换胰岛素制剂、使用抗组胺药和糖皮质激素及脱敏疗法等。严重者需停止或暂时中断胰岛素治疗。③注射部位皮下脂肪萎缩或增生，采用多点、多部位皮下注射和针头一次性使用可预防其发生。若发生则停止该部位注射，之后可缓慢自然恢复。④水肿，胰岛素治疗初期可因水钠潴留而发生轻度水肿，可自行缓解。⑤视物模糊，部分患者出现，多为晶状体屈光改变，常于数周内自然恢复。

6. 监控血糖、血脂、血压、体重　将血糖、血脂、血压、体重控制在理想范围，能显著减少糖尿病大血管病变和微血管病变发生的风险。

（二）有感染的危险

1. 病情监测　观察患者体温、脉搏等变化。

2. 预防上呼吸道感染　注意保暖，避免与肺炎、上呼吸道感染、肺结核等呼吸道感染者接触。

3. 预防尿路感染　勤用温水清洗外阴部并擦干，防止和减少瘙痒和湿疹的发生。因自主神经功能紊乱造成的尿潴留，可采用膀胱区热敷、按摩和人工诱导等方法排尿。导尿时应严格执行无菌技术。如无禁忌，每天饮水量≥2000 mL。

4. 皮肤护理　保持皮肤的清洁，勤洗澡、勤换衣，洗澡时水温不可过热，香皂选用中性为宜，内衣以棉质、宽松、透气为好。洗衣服时内衣、袜子和其他衣物分开洗。皮肤瘙痒的患者嘱其不要搔抓。

（三）潜在并发症：糖尿病足

1. 评估患者有无足溃疡的危险因素　①既往有足溃疡史或截肢史；②有神经病变的症状或体征（如下肢麻木，刺痛尤其是夜间的疼痛，触觉、痛觉减退或消失）和（或）缺血性血管病变的体征（如间歇性跛行、静息痛、足背动脉搏动减弱或消失）；③足部皮肤暗红、发紫，温度明显降低，水肿，趾甲异常，胼胝，皮肤干燥，足趾间皮肤糜烂，严重的足、关节畸形；④其他危险因素，如视力下降，膝、髋或脊柱关节炎，合并肾脏病变，鞋袜不合适，赤足行走等；⑤个人因素，如社会经济条件差、老年人或独居生活、拒绝治疗和护理等。

2. 足部观察与检查　每天检查双足1次，了解足部有无感觉减退、麻木、刺痛感；观察足部皮肤有无颜色、温度改变及足部动脉搏动情况；注意检查趾甲、趾间、足底部皮肤有无胼胝、鸡眼、甲沟炎、甲癣，是否发生红肿、青紫、水疱、溃疡、坏死等。定期做足部保护性感觉的测试，及时了解足部感觉功能。常用尼龙单丝测验。必要时可行多普勒超声踝肱动脉比值检查、感觉阈值测定、经皮氧分压检查、血管造影等。

3. 保持足部清洁　指导患者勤换鞋袜。每天清洗足部1次，不超过10分钟，水温低于37 ℃，可用手肘或请家人代试水温，洗完后用柔软的浅色毛巾擦干，尤其是擦干脚趾间。皮肤干燥者必要时可涂油膏类护肤品，但不应涂抹在趾缝间。

4. 预防外伤　指导患者不要赤脚走路，外出时不可穿拖鞋。应选择轻巧柔软、透气性好、前端宽大、圆头、有带或鞋袢的鞋子，鞋底要平、厚，最好是下午买鞋，需穿袜子试穿，新鞋第一次穿20~30分钟，之后再逐渐增加穿鞋时间。穿鞋前应检查鞋子，清除异物和保持里衬的平整。必要时可采用适合足部形状的治疗鞋或矫形器，适当减少足底压力。袜子选择以浅色、弹性好、吸汗、透气及散热性好的棉毛质地为佳，大小适中，不粗糙、无破洞，不穿过紧、有毛边或高过膝盖的袜子。应帮助视力不好的患者修剪趾甲，趾甲修剪与脚趾平齐，并锉圆边缘尖锐部分。避免自行修剪胼胝或用化学制剂进行处理，应及时寻求专业人员帮助。冬天不要使用热水袋、电热毯或烤灯保暖，谨防烫伤，同时应注意预防冻伤。夏天注意避免蚊虫叮咬。

5. 促进肢体血液循环　指导和协助患者采用多种方法促进肢体血液循环，如步行和腿部运动。应避免盘腿坐或跷"二郎腿"。

6. 积极控制血糖，说服患者戒烟　发生足溃疡的危险性及足溃疡的发展均与血糖密切相关，足溃疡的预防教育应从早期指导患者控制和监测血糖开始。同时要说服患者戒烟，防止因吸烟导致局部血管收缩而进一步促进足溃疡的发生。

（四）潜在并发症：酮症酸中毒、高渗高血糖综合征

1. 预防措施　定期监测血糖，应激状况时每天监测。合理用药，不要随意减量或停用药物。保证充足的水分摄入，特别是发生呕吐、腹泻、严重感染时。

2. 病情监测　严密观察和记录患者的生命体征、意识瞳孔、24小时出入量等。遵医嘱定时监测电解质酮体和渗透压等的变化。

3. 急救配合与护理　①立即开放两条静脉通路，准确执行医嘱，确保液体和胰岛素的输入；②绝对卧床休息，注意保暖，给予持续低流量吸氧；③加强生活护理，特别注意皮肤、口腔护理，预防压力性损伤和继发性感染；④昏迷者按昏迷常规护理。

（五）潜在并发症：低血糖

1. 加强预防　护士应充分了解患者使用的降糖药物，并告知患者和家属不能随意更改降糖药物及其剂量。活动量增加时，要减少胰岛素的用量并及时加餐。容易在后半夜及清晨发生低血糖的患者，晚餐适当增加主食或含蛋白质较高的食物。注射速效或短效胰岛素后应及时进餐；病情较重者，可先进餐再注射胰岛素。初用各种降糖药时要从小剂量开始，然后根据血糖水平逐步调整药物剂量。

2. 症状观察和血糖监测　观察患者有无低血糖的临床表现，尤其是服用胰岛系促泌剂和注射胰岛素的患者。老年患者常有自主神经功能紊乱而导致低血糖症状不明显，除应加强血糖监测外，对患者血糖不宜控制过严。强化治疗应做好血糖监测及记录，以便及时调整胰岛素或降糖药用量。

3. 急救护理　一旦确定患者发生低血糖，应尽快按低血糖处理流程急救。同时了解低血糖发生的诱因，给予健康指导，以免再次发生。

【评价】

1. 患者代谢紊乱症状得到控制，血糖控制理想或较好，体重恢复或接近正常。
2. 无感染发生或发生时得到及时发现和控制。
3. 足部无破损、感染等发生，局部血液循环良好。
4. 无糖尿病急性并发症或低血糖发生或发生时得到及时纠正和控制。

【其他护理诊断/问题】

1. 活动耐力下降　与严重代谢紊乱、蛋白质分解增加有关。
2. 生活自理缺陷　与视力障碍有关。
3. 知识缺乏　缺乏糖尿病的预防和自我管理知识。

【健康指导】

1. 疾病预防指导开展　糖尿病社区预防，关键在于筛查出糖尿病前期人群，并进行干预性健康指导，倡导合理膳食、控制体重、适量运动、限盐、控烟、限酒、心理平衡的健康生活方式。18 岁以上成年人中糖尿病的危险因素包括：有糖调节受损史（ICT、IFC 或两者同时存在），年龄≥40 岁，超重或肥胖和（或）向心性肥胖，静坐生活方式，一级亲属中有 T2DM 家族史，有 GDM 史，高血压或正在接受降压治疗，血脂异常或正在接受调脂治疗，动脉粥样硬化性心血管疾病患者，有一过性类固醇糖尿病病史者，多囊卵巢综合征患者或伴有与胰岛素抵抗相关的临床状态（如黑棘皮征等），长期接受抗精神病药物和（或）抗抑郁症药物治疗和他汀类药物治疗的患者等。30～40 岁以上人群健康体检或因各种疾病、手术住院时应常规排除糖尿病。

2. 疾病知识指导　采取多种健康教育方法，包括大课堂教育、小组教育、个体教育和远程教育等，让患者和家属了解糖尿病的病因、临床表现、诊断与治疗方法，提高患者对治疗的依从性。教导患者外出时随身携带识别卡，以便发生紧急情况时及时处理。

3. 病情监测指导　指导患者每 3～6 个月复查 HbA1c。血脂异常者每 1～2 个月监测 1 次，如无异常每 6～12 个月监测 1 次。每年全面体检 1～2 次，以尽早防治慢性并发症。指导患者学习和掌握监测血糖、血压、体重指数的方法，了解糖尿病的控制目标。

4. 用药与自我护理指导　①告知患者口服降糖药及胰岛素的名称、剂量、给药时间和方法，教会其观察药物疗效和不良反应。使用胰岛素者，应教会患者或家属掌握正确的注射方法，开始治疗后还需进行随访。②指导患者掌握饮食、运动治疗具体实施及调整的原则和方法，生活应规律，戒烟酒，注意个人卫生。③指导患者及其家属掌握糖尿病常见急性并发症的主要临床表现、观察方法及处理措施。④掌握糖尿病足的预防和护理知识。⑤指导患者正确处理疾病所致的生活压力，保持良好的心理状态，树立战胜疾病的信心。

【预后】

糖尿病为终身疾病，目前尚不能根治，并发大血管病变和微血管病变可致残致死。如代谢控制良好，可减少或延迟并发症的发生和发展，提高生活质量。

二、中医

消渴是因先天禀赋不足，复因饮食不节、情志失调等导致机体阴虚燥热，出现以多饮、多食、多尿、形体消瘦等为主要临床表现的病证。根据本证"三多"症状的主次，可分为上消、中消、下消。消渴多发于中年以后，病情初起多形体肥丰，日久渐之肌肉消瘦，疲乏无力，并可出现多种并发症，严重危害人体健康。

消渴之名，首见于《素问·奇病论》，根据病机及症状的不同，《内经》还有"消瘅""肺消""膈消""消中"等名称的记载，认为五脏虚弱、过食肥甘、情志失调是引起消渴的原因，而内热是其主要病机。汉代张仲景《金匮要略》有消渴专篇，提出三消症状及治疗方药。隋代巢元方《诸病源候论·消渴候》论述其并发症说："其病变多发痈疽。"元代张子和《儒门事亲·三消论》说："夫消渴者，多变聋盲、疮癣、痤痱之类。"明代王肯堂《证治准绳·消瘅》在前人论述的基础上提出："渴而多饮为上消（《经》谓膈消）；消谷善饥为中消（《经》谓消中）；渴而便数有膏为下消（《经》谓肾消）。"

【病因病机】

消渴的病因主要有禀赋不足、饮食不节、情志失调、劳欲过度等；病位主要在肺、胃、肾，尤以肾为关键。三脏腑虽有所侧重，但往往又互相影响。其主要病机是阴津亏耗，燥热炽盛。病性为本虚标实，虚实兼夹。病势发展的趋势是由上焦及中焦，进而至下焦。若病程迁延日久，则阴损及阳，见气阴两伤或阴阳俱虚证候，甚则表现肾阳衰微危候。

1. 禀赋不足　早在春秋战国时代，即已认识到先天禀赋不足是引起消渴病的重要因素，其中以阴虚体质最易得病。

2. 饮食不节　长期过食肥甘，醇酒厚味，辛辣香燥，损伤脾胃，致脾胃运化失职，积热内蕴，化燥伤津，消谷耗液，发为消渴。

3. 情志失调　长期过度的精神刺激，如郁怒伤肝，肝气郁结，或劳心竭虑，营谋强思等，以致郁久化火，火热内燔、消灼肺胃阴津而发为消渴。

4. 劳欲过度　房事不节，劳欲过度，致肾精亏损，虚火内生，火因水竭而益烈，水因火烈而益干，终致肾虚肺燥胃热俱现，发为消渴。

【诊断与鉴别诊断】

（一）诊断依据

1. 凡以口渴，多饮，多食易饥，尿频量多，形体消瘦或尿有甜味为临床特征者，即可诊断为消渴。本病多发于中年以后，以及嗜食膏粱厚味、醇酒炙煿之人。若在青少年期间即患本病者，一般病情较重。

2. 初起可"三多"症状不显著，病久常并发眩晕、肺痨、胸痹、中风、雀目、疮痈等。严重者可见烦渴、恶心、腹痛、呼吸短促，甚至昏迷厥脱危象。

3. 由于本病的发生与禀赋不足有较为密切的关系，故消渴病的家族史可供诊断参考。血糖、尿糖等检测有利于明确诊断。

（二）病证鉴别

1. 口渴症　口渴症是指口渴饮水的一个临床症状，可出现于多种疾病过程中，尤以外感热病为多见。但这类口渴各随其所患病证的不同而出现相应的临床症状；不伴见多食、多尿、尿甜、瘦削等消渴的特点。

2. 瘿病 瘿病中气郁化火、阴虚火旺的证型，以情绪激动、多食易饥、形体日渐消瘦、心悸、眼突、颈部一侧或两侧肿大为特征。其中的多食易饥、消瘦，类似消渴病的中消，但眼球突出，颈前生长肿物则与消渴有别，且无消渴病的多饮、多尿、尿甜等症。

【辨证施护】

（一）辨证要点

1. 辨脏腑 消渴病的三多症状，往往同时存在，但根据其表现程度的轻重不同，而有上、中、下三消之分，以及肺燥、胃热、肾虚之别。通常把以肺燥为主、多饮症状较突出者，称为上消；以胃热为主、多食症状较为突出者，称为中消；以肾虚为主、多尿症状较为突出者，称为下消。

2. 辨标本 本病以阴虚为主，燥热为标，两者互为因果，常因病程长短及病情轻重的不同，而阴虚和燥热之表现各有侧重。本虚以肺、胃、肾三脏阴虚为本，尤以肾虚为主，病至中期则以气阴两虚为主。标实以燥热、阳亢为主，常可并见瘀血、痰浊。日久则以阴虚为主，进而由于阴损及阳，导致阴阳俱虚之证。

3. 辨本证与并发症 多饮、多食、多尿和乏力、消瘦为消渴病本证的基本临床表现，而易发生诸多并发症为本病的另一特点。本证与并发症的关系，一般以本证为主，并发症为次。多数患者，先见本证，随病情的发展而出现并发症。但亦有少数患者与此相反，如少数中老年患者，"三多"及消瘦的本证不明显，常因痈疽、眼疾、心脑病证等为线索，最后确诊为本病。

（二）证候分型

1. 燥热伤肺
证候表现：烦渴多饮，口舌干燥，尿频量多；舌边尖红，苔薄黄，脉洪数。
证候分析：肺热炽盛，耗液伤阴，故口干舌燥，烦渴多饮；肺主治节，燥热伤肺，治节失职，水不化津，直趋于下，故尿频量多；舌边尖红，苔薄黄，脉洪数，是内热炽盛之象。
护治法则：清热润肺，生津止渴（治疗代表方：消渴方加减）。

2. 胃热炽盛
证候表现：多食易饥，口渴，尿多，形体消瘦，大便干燥；苔黄，脉滑实有力。
证候分析：胃火炽盛，腐熟水谷力强，故多食易饥；火热耗伤津血，肌肉失养，故形体消瘦；胃津不足，大肠失其濡润，故大便秘结；舌黄燥，脉滑实有力，是胃热炽盛之象。
护治法则：清胃泻火，养阴增液（治疗代表方：玉女煎加减）。

3. 肾阴亏虚
证候表现：尿频量多，混浊如脂膏，失眠心烦，乏力，头晕耳鸣，口干唇燥，皮肤干燥，瘙痒；舌红苔少，脉细数。
证候分析：肾虚无以约束小便，故尿频量多；肾失固摄，水谷精微下注，故见小便浑浊如脂膏；口干舌燥，舌红，脉细数是阴虚火旺之象。

护治法则：滋阴固肾，润燥止渴（治疗代表方：六味地黄丸加减）。

4. 阴阳两虚

证候表现：小便频数，甚至饮一溲二，混浊如膏，面色黧黑，耳轮干焦，腰膝酸软，形寒肢冷，阳痿早泄或月经不调；舌淡苔白、有齿痕，脉沉细无力。

证候分析：肾失固藏，不能约束水液，故小便频数，混浊如膏，甚至饮一溲二；水谷精微随尿液下注，无以熏肤充身，故面色黧黑，耳轮焦干；肾主骨，腰为肾之府，肾虚故腰膝酸软；命门火衰，宗筋弛缓，故阳事不举；舌淡苔白，脉沉细无力是阴阳两虚之象。

护治法则：温阳滋阴，补肾固摄（治疗代表方：金匮肾气丸加减）。

【护理措施】

1. 起居护理　患者应慎起居，劳逸结合，不宜食后即卧或终日久坐。合理安排有规律的体育锻炼，保持一定的日常运动量，以不感到疲劳为度。寒冷季节应注意保暖，以免血行瘀滞。衣服鞋袜穿着要宽松，寒冷季节要注意四肢末端保暖，做好足部护理，避免袜紧、鞋硬，以免影响局部的血液循环。剪短磨平指甲，避免搔抓、摩擦皮肤或热水烫洗。保持皮肤和会阴部的清洁，以减轻瘙痒和痈疖的发生。注意视力变化，定期检查眼底，减少阅读、看电视及使用电脑时间，宜闭目静神。肾阴亏虚或阴阳两虚者注意休息，以恢复正气。

2. 病情观察　注意观察饮水量、进食量及种类、尿量及体重等变化，并做好记录。密切注意有无低血糖等并发症的发生，若患者出现心慌、头晕、汗出过多、面色苍白、饥饿、软弱无力、视物模糊等症状，应立即进食高糖食物，如糖水、糖块等。注意观察有无并发症的早期征象，若见烦渴、头痛呕吐、呼吸深快、目眶内陷、唇舌干红、息深而长、烦躁不安、口有烂苹果气味等阴津耗伤征象，为酮症酸中毒；若见四肢麻木，应考虑周围神经病变。

3. 饮食护理　控制饮食是消渴病最基本的治疗措施。嘱患者遵医嘱严格控制饮食，定时、定量进食，避免随意添加食物，忌食甜食、油腻、辛辣、烟酒。主食提倡粗制米面和适量杂粮，多食新鲜蔬菜。碳水化合物摄入量每日 250～300 g，勿暴饮暴食，维持理想体重（身高 –105）（kg）。选择复合糖类，最好选用吸收较慢的多糖类谷物，如玉米、荞麦、燕麦、红薯等；限制小分子糖，如蔗糖、葡萄糖的摄入。限制脂肪，避免进食高胆固醇的食物，可用植物油代替，禁用油炸煎烤方式。用不饱和脂肪酸含量高的油，如大豆油、花生油、玉米油、葵花油等。燥热伤肺者饮食宜清淡，多食清热养阴生津之品，如黄瓜、番茄、菠菜、鳝鱼等，也可用鲜芦根、麦冬、沙参等泡水代茶饮；胃燥阴伤者宜用瘦肉、番茄汤、石斛汤、萝卜汤等，一般主食应控制在每日 300～400 g，可多食燕麦片、荞麦面等粗杂粮；肾阴亏虚者选用黄芪瘦肉汤、地黄粥、枸杞粥、桑椹汁和猪胰汤等滋肾养阴之食物；阴阳两虚者可用猪肾、黑豆、黑芝麻等补肾助阳。

4. 情志护理　本病病程长，易产生急躁或悲观心理，指导患者掌握疾病相关知识，提高自我防治疾病的能力，消除轻视、麻痹的思想，养成良好的行为习惯，有效控制血糖，减少并发症。对于五志过极、郁怒气逆者，可采用以情胜情、劝说开导及释疑解惑等方法，调适患者情志，避免因七情过极而加重病情。

5. 用药护理　中药汤剂一般宜温服。燥热伤肺、口干烦渴者，可口服玉泉丸，或用鲜芦根煎汤代茶，或用生地黄、玄参、花粉泡水代茶。便秘者可用番泻叶泡服。肾阴亏虚者可服用知柏地黄丸，或枸杞子煎水代茶，以滋阴养肝肾。阴阳两虚者汤剂宜文火久煎，顿服，或长期服用金匮肾气丸和消渴丸。降糖药物应遵医嘱按时准确服用，一般在饭前 30 分钟服用或注射，用药后 30 分钟应进餐，以免低血糖的发生，可在三餐用药前先测量血糖，根据测量结果，调整胰岛素注射剂量。用药后注意观察药物疗效及不良反应。

6. 适宜技术　肾阴亏损患者可按摩足少阴肾经、足厥阴肝经及任、督两脉，取肾俞、三阴交、太白、太溪、涌泉等穴位，以达到疏通脉络、舒筋活血的作用。防止烫伤、冻伤及各种外伤，保持皮肤、口腔、外阴清洁，以免发生感染。皮肤干燥可用润肤类油膏涂擦。皮肤瘙痒时以温盐水或苏打水擦拭后涂以尿素霜。阴部瘙痒用苦参、蛇床子煎水坐浴或熏洗。肢痛、肢麻者用中药沐足或熏洗。患痈疖者应及时予以治疗。一般而言，消渴病患者不宜针灸。穴位按摩睛明、四白、丝竹空等穴位以辅助通络明目。

【健康教育】

1. 养成良好的生活习惯，提高自我护治能力。坚持有规律的体育锻炼，如散步、打太极拳、练养生功等，运动量以不感到疲乏为宜。注意体重、尿量变化，控制病情发展。

2. 加强个人卫生习惯，注意皮肤、口腔、足部的清洁卫生，预防感染的发生，寒冷季节应注意四肢末端的保暖，预防糖尿病足的发生。

3. 注意饮食宜忌，饮食以清淡为主，不可过饱，平时可常用山药煮熟代食，具有养阴生津止渴作用，口渴多饮时可用鲜芦根煎汤代茶饮。

4. 学会自我监测血糖，掌握低血糖的症状及处理方法。掌握预防酮症酸中毒的知识。遵医嘱定时服药或注射胰岛素，防止并发症的发生。

第四章　外科病证护理

第一节　急性乳腺炎（乳痈）

一、西医

急性乳腺炎是乳腺的急性化脓性感染，多见于产后哺乳期女性，尤以初产妇多见，往往发生在产后 3~4 周。

【病因】

除产后抵抗力下降外，还与以下因素有关。

1. 乳汁淤积　当乳汁过多、婴儿吸乳过少或乳管不通畅时，都可造成乳汁淤积。淤积后乳汁的分解产物是细菌良好的培养基，有利于入侵细菌生长繁殖。

2. 细菌入侵　乳头破损或皲裂是细菌沿淋巴管入侵感染的主要途径。细菌也可直接侵入乳管，上行至腺小叶而致感染。金黄色葡萄球菌是主要的致病菌。

【临床表现】

患侧乳房胀痛，局部红肿，发热，有压痛性肿块。一般在数日后可形成单房或多房性脓肿，表浅脓肿可向外破溃或破入乳管自乳头流出。深部脓肿可缓慢向外破溃，也可向深部穿至乳房与胸肌间的疏松组织中，形成乳房后脓肿。患者常有患侧淋巴结肿大和触痛。随着炎症发展，患者可有寒战、高热和脉搏加快等脓毒血症表现。

【实验室及其他检查】

1. 实验室检查　血常规可见白细胞计数及中性粒细胞比值升高。

2. 诊断性穿刺　在乳房肿块压痛最明显的区域或在超声定位下穿刺，若抽出脓液可确定脓肿形成，脓液应做细菌培养及药物敏感试验。

【处理原则】

控制感染，排空乳汁。脓肿形成前主要是抗生素治疗为主，脓肿形成后则需及时行脓肿切开引流。

1. 非手术治疗

（1）局部处理：局部外敷金黄散或鱼石脂软膏可促进炎症消退。皮肤水肿明显者可用

25% 硫酸镁湿热敷。

（2）应用抗生素：首选青霉素治疗，或用耐青霉素酶的苯唑西林钠（新青霉素Ⅱ），或头孢一代抗生素（如头孢拉定），坚持服用一个疗程（10～14 日）。如皮肤发红和乳房硬块在数日至 1 周内减退，需根据细菌培养和药敏试验结果选用抗生素。

（3）终止乳汁分泌：若感染严重或脓肿引流后并发乳瘘，应单侧停止喂养或终止哺乳。终止哺乳者可服用炒麦芽、溴隐亭或己烯雌酚等促进回乳。

（4）中药治疗：可服用蒲公英、野菊花等清热解毒类中药。

2. 手术治疗　脓肿形成后，及时在超声引导下穿刺抽吸脓液，必要时可切开引流。乳腺的每一个腺叶都有其单独的乳管，腺叶和乳管均以乳头为中心呈放射状排列。为避免损伤乳管形成乳瘘，应做放射状切口。乳晕部脓肿应沿乳晕边缘做弧形切口。乳房深部脓肿或乳房后脓肿可沿乳房下缘做弧形切口。

【护理措施】

（一）非手术治疗的护理/术前护理

1. 一般护理　注意休息，避免过度紧张和劳累，摄入充足的食物、液体和维生素 C。对发热者给予物理或药物降温。

2. 排空乳汁　①鼓励哺乳者继续用双侧乳房哺乳，若婴儿无法顺利吸出乳汁或医嘱建议暂停哺乳，则用手挤出或用吸奶器吸出乳汁；②在哺乳前温敷乳房；③在婴儿吸吮间期，用手指从阻塞部位腺管上方向乳头方向轻柔按摩，以帮助解除阻塞；④若疼痛感抑制了喷乳反射，可先喂健侧乳房后喂患侧乳房；⑤变换不同的哺乳姿势或托起一侧乳房哺乳，以促进乳汁排出。

3. 配合治疗　遵医嘱局部用药，口服抗生素或中药以控制感染，必要时服用药物终止哺乳。因某些药物可从乳汁分泌，用药后应遵医嘱决定是否暂停哺乳。

4. 缓解疼痛　①局部托起：用宽松胸罩托起患乳，以减轻疼痛和肿胀。②热敷、药物外敷或理疗：以促进局部血液循环和炎症消散。③遵医嘱服用对乙酰氨基酚或布洛芬镇痛。

（二）术后护理

脓肿切开引流后保持引流通畅，密切观察引流液颜色、性状、量及气味的变化，定时更换切口敷料。

（三）健康教育

1. 保持婴儿口腔卫生　及时治疗口腔炎症。

2. 养成良好哺乳习惯　产后尽早开始哺乳，按需哺乳。哺乳时避免手指压住腺管，以免影响乳汁排出，每次哺乳时将乳汁吸净。每日用清水擦洗乳房 1～2 次，避免过多清洗和用肥皂清洗。

3. 纠正乳头内陷　乳头内陷者在妊娠期和哺乳期每日挤捏、提拉乳头，矫正内陷。

4. 预防和处理乳头破损

（1）预防：让婴儿用正确姿势含接乳头和乳晕，防止乳头皲裂；不让婴儿含着乳头睡觉；哺乳后涂抹乳汁或天然羊毛脂乳头修护霜以保护乳头皮肤，哺乳前无须擦掉，可以让婴儿直接吸吮。

（2）处理：适当缩短每次哺乳的时间，增加哺乳频率；乳头、乳晕破损或皲裂者，暂停哺乳，改用吸乳器吸出乳汁哺育婴儿；局部用温水清洗后涂抗生素软膏，待愈合后再哺乳；症状严重时应及时诊治。

二、中医

乳痈是由热毒侵入乳房引起的一种急性化脓性疾病。其特点是乳房局部结块，红肿热痛，伴有全身发热，且容易发生"传囊"之变。乳痈多见于产后哺乳女性，尤以初产妇多见。好发于产后 3～4 周，也可在孕期，或非哺乳期及非怀孕期发生。发生在哺乳期的称"外吹乳痈"；发生在怀孕期的称"内吹乳痈"；发生在非哺乳期和非怀孕期的称"不乳儿乳痈"。临床上以外吹乳痈多见。

乳痈病名，首见于晋代《针灸甲乙经》。对于疾病的分类，明代龚廷贤《寿世保元》提出"外吹""内吹"之名。对于其临床症状、病因病机的描述，隋代巢元方《诸病源候论·妒乳候》曰："此由新产后，儿未能饮之，及饮不泄，或断儿乳，捻其乳汁不尽，皆令乳汁蓄积，与气血相搏，即壮热大渴引饮，牢强掣痛，手不得近也。"《疮疡经验全书》载："外吹乳者，小儿吮乳，吹风在内故也。内吹乳者，女人腹中有孕，其胎儿转动，吹风在外故也。"《医宗金鉴》和《外科理例》对乳痈的描述更为详尽，并且指出脓成宜早期切开，否则有"传囊"之变。

【病因病机】

乳痈的病因为乳汁郁积、肝郁胃热、感受外邪。乳头破碎，乳头畸形和内陷，乳汁多而少饮，或断乳不当，均可使乳汁郁积，乳络不畅，乳管阻塞，败乳蓄积，久而化热，酿脓所致；因情志不畅，肝郁气结，厥阴肝经失于疏泄，或产后饮食不节，脾胃运化失司，阳明胃热壅滞，乳络闭阻不畅，气滞血瘀，积热成脓，而成乳痈；产妇体虚，汗出腠理疏松；或露胸哺乳，复感风邪；或乳儿含乳而睡，口中热毒之气侵入乳孔，均可使邪热蕴阻于肝胃之经，乳络郁滞不通，化热成痈所致。病位在乳络。

【诊断与鉴别诊断】

（一）诊断依据

1. 外吹乳痈多见于产后 3～4 周的哺乳期女性，初产妇尤为多见，常有乳汁排泄不畅或乳头破损；内吹乳痈多发生在妊娠后期；不乳儿乳痈多缘于不在哺乳期假吸诱发；小儿乳痈有脐伤染毒史。

2. 乳房结块，红肿疼痛，10 天左右成脓，脓出稠厚，肿痛随之减轻。

3. 伴恶寒发热、头痛骨楚、胸闷纳呆、大便干结等全身症状。

（二）病证鉴别

1. 炎性乳腺癌　多见于青年女性，尤其在妊娠期或哺乳期。病变常累及乳房的1/3以上，尤以乳房下半部为甚。病变局部皮肤呈暗红或紫红色，肿胀增厚且有韧硬感，毛孔深陷呈橘皮样改变，局部无疼痛或轻度压痛。同侧腋窝常可扪及明显肿大的淋巴结，质硬固定，全身症状较轻。本病进展较快，预后不良。

2. 乳腺导管扩张症　主要表现为乳房疼痛、乳头溢浆液或脓液，乳头内陷，乳房肿块常与周围皮肤粘连。

【辨证施护】

（一）辨证要点

1. 辨虚实　乳痈以实证为多。新病多实，久病多虚；体壮者多实，体弱者多虚。实证可见患乳肿胀、疼痛、皮肤焮红、乳汁稠厚，伴发热，口渴，便秘溲赤，舌红，苔黄腻，脉洪数。虚证可见患乳成脓，收口时间较长，疮口脓水淋沥，脓汁清稀，常伴全身乏力、面色少华，或低热不退，饮食减少，舌淡，苔薄，脉弱无力。

2. 辨分期　初期，乳房胀痛，皮肤或焮红或不红，肿块或有或无，乳汁分泌不畅，可伴有恶寒发热、头痛、胸闷不舒等全身症状，舌苔薄黄或黄腻，脉弦数；成脓期，患乳肿块逐渐增大，局部疼痛加重，皮肤焮红灼热，同侧腋窝淋巴结肿大压痛，随病情进展，肿块中央逐渐变软，按之应指有波动感，全身症状加剧，壮热不退，口渴喜饮，小便短赤，舌红，苔黄腻，脉洪数；溃脓期，脓肿成熟，破溃出脓，肿消痛减，身热渐退，纳少寐差，肢软乏力，面色少华，舌淡苔薄，脉弱无力。亦有溃后乳汁自疮口溢出形成乳漏，或有袋脓、传囊之变，全身低热不退，心烦潮热，此为乳痈之变证。

（二）证候分型

1. 气滞热壅
证候表现：乳汁结块，排乳不畅，皮色不变或微红，肿胀疼痛；伴恶寒发热，周身酸楚，胸闷呕恶，纳差，大便秘结；舌质正常或红，苔薄，脉数。
证候分析：情志不畅，肝气郁积，厥阴肝经失于疏泄，则乳汁结块，排乳不畅。若产后饮食不节，胃中积热，气血运行不畅，乳络阻塞，则肿胀疼痛，皮色不变或微红；肝胃不和，气机不达，则胸闷呕恶，纳差，大便秘结；邪正相争，则恶寒发热，周身酸楚；舌质正常或红，苔薄，脉数为邪热在表之象。
护治法则：疏肝清热，通乳消痈（治疗代表方：瓜蒌牛蒡汤加减）。

2. 热毒炽盛
证候表现：乳房结块增大，肿痛加重，皮肤焮红灼热，结块变软，有应指感。或切开排脓后引流不畅，红肿热痛不减，有"传囊"现象；伴壮热不退，口渴喜饮；舌红，苔黄腻，脉洪数。

证候分析：邪滞经络，蕴久不散，化热生火，火毒炽盛，则乳房结块增大，肿痛加重，焮红灼热；热盛肉腐成脓，则结块变软，应指明显，或见"传囊"之象；壮热，口渴喜饮，舌红，苔黄腻，脉洪数均为热毒炽盛之象。

护治法则：清热解毒，透脓消肿（治疗代表方：透脓散合五味消毒饮加减）。

3. 正虚毒恋

证候表现：溃脓后乳房肿痛虽轻，但疮口脓水清稀不尽，愈后缓慢或形成乳漏；伴全身乏力，面色少华，或低热不退，纳差；舌淡，苔薄，脉弱无力。

证候分析：病至后期，毒随脓泄，则肿痛减轻；正气亏虚，则脓水清稀不尽，愈合缓慢或形成乳漏；体内正虚邪恋，或余毒未尽，则低热不退，全身乏力；气血亏虚不能上达头面，则面色少华，纳差；舌淡苔薄，脉弱无力，皆为气血双亏，失于濡养之象。

护治法则：益气补血，和营托毒（治疗代表方：托里消毒散加减）。

（三）外治法

1. 初起皮肤焮红灼热者，宜玉露散或金黄散外敷；或用鲜菊花叶、鲜蒲公英、仙人掌去刺捣烂外敷；亦可用50%芒硝溶液湿敷。皮色微红或不红者。宜冲和膏外敷；有肿块者改用太乙膏掺红灵丹外贴。

2. 成脓宜切开排脓。切口呈放射状，以免损伤乳络；切口位置宜取低位，以免形成袋脓。若脓肿小而浅着，可用针穿刺抽脓或用火针放脓。

3. 溃后八二丹或九一丹药线引流，外敷金黄膏。待脓净仅有黄稠滋水时，改用生肌散收口。如有袋脓现象，可在脓腔下方用垫棉法加压，以免脓液滞留。如有乳汁从疮口流出，可用垫棉法束紧患侧乳房，促使收口；若成传囊乳痈，可在疮口一侧用垫棉法加压，如无效则另做一切口以便引流。形成乳房窦道者，先用七三丹药捻插入窦道腐蚀管壁，脓净改用生肌散、红油膏盖贴直至愈合。

【护理措施】

1. 起居护理　病室宜安静，光线柔和，温湿度适宜，定期通风，保持室内空气新鲜。产妇产后常因气虚汗出过多，故应经常淋浴，及时更换内衣，并注意避免外邪侵袭。保持乳房及乳头清洁，协助患者按需哺乳，哺乳后排空剩余乳汁；高热或脓肿形成时停止哺乳。使用三角巾或宽松的胸罩托起患乳，减少上肢活动。

2. 病情观察　观察乳房皮肤的色泽、温度、乳房肿块的大小范围、波动感、疼痛性质和程度及溃后脓出是否通畅，是否"袋脓"或"传囊"，溃后脓液的量、色、质、气味及观察有无乳汁郁积、疮口有无溢乳；观察有无发热，是否伴有胸闷头痛、恶心呕吐及同侧腋窝淋巴结是否肿大，有无压痛等情况，以判断证候类型及预测疾病的发展，便于治疗。

3. 饮食护理　饮食以清淡、有营养、易消化为佳，多饮水，多食蔬菜、水果、豆制品、瘦肉、鸡蛋等，忌食肥甘厚味及生冷、辛辣之品。气滞热壅证宜食用疏肝清热、通乳消痈的食品，如白萝卜、白菜等，食疗方可选用萝卜丝汤；热毒炽盛证宜食用清热解毒、透脓消肿的食品，如鲜蒲公英、鲜藕、绿豆等，食疗方可选用蒲公英薄荷饮；正虚毒恋证宜食用益气补血、和营托毒的食品，如鸡蛋、鱼肉、动物肝脏、豆制品、牛奶等，食疗方可选用黄芪粥、黑鱼山药汤、当归牛肉汤等以补益气血。

4. 情志护理　乳痈患者多因产后气血不足，体质虚弱，加之患部疼痛，不能正常授乳而情绪急躁，注意调节患者的情绪，消除其焦虑情况。特别是严重感染或脓肿形成者，劝导患者解除烦恼，注意情志调理，避免肝气郁积而影响泌乳和排乳。

5. 用药护理　局部给予清热解毒、消肿止痛类中草药外敷。局部红、肿、热、痛严重者，可服中药回乳。内服中药汤剂宜温服，热毒炽盛者宜凉服。乳痈初期可用金黄散成玉露散以冷开水或醋调敷；或用金黄膏成玉露膏敷；或用鲜野菊花、鲜蒲公英、鲜地丁草、仙人掌（去刺）等洗净捣烂外敷；或用20%芒硝溶液湿敷；或用大黄、芒硝各等份研末，适量凡士林调敷。外敷药物如引起过敏反应，即应停用，并用青黛放香油调敷局部。成脓期外敷药时应暴露乳头，保持乳汁分泌通畅，尽量减少上肢活动，用乳罩托起患乳，避免牵拉，使脓液畅流，防止袋脓。溃脓期应及时更换敷料，保持疮周皮肤清洁。

6. 适宜技术　初起可按外治法取膏剂外敷。乳痈初起未成脓者，可用葱白、大蒜捣烂，铺于乳房患处，用艾条熏灸。或用耳穴贴压疗法，取胸、胃、肝、内分泌、肾上腺、神门等穴位。或用穴位贴敷法，选取鹰窗、梁丘、足三里、丰隆、天池、内关、期门、肩井、膈俞等穴，取药物吴茱萸、五倍子、白芥子等份，分别研细末后混匀加入冰片调以油膏敷于穴位以凉血消肿止痛。或用穴位按摩疗法，可用轻手法按摩天宗及局部阿是穴以减轻疼痛。或用毫针刺法，取肩井、膻中、乳根、期门、内关、少泽穴，用泻法，肝郁甚者加太冲，偏于胃热者加内庭，火毒盛者加厉兑、大敦、少泽。

【健康教育】

1. 做好妊娠期乳房护理，可经常做提拉运动以纠正乳头凹陷。从孕期开始，佩戴乳罩，使其托起而不压迫乳房。怀孕6个月后，用木梳沿乳腺导管方向梳理，可预防乳痈。

2. 乳母宜心情舒畅，情绪稳定。饮食宜清淡、富有营养，少食肥甘厚腻之品；忌食辛辣炙煿之物。

3. 按需哺乳，哺乳后要排空剩余乳汁。哺乳后用胸罩将乳房托起，切勿让婴儿含乳头睡觉。身体其他部位有化脓感染时，或乳儿有口疮等口腔疾病时，应及时治疗。

4. 若有乳头擦伤、皲裂，可外搽蛋黄油或麻油，并停止哺乳，改用吸乳器排乳。断乳时应先逐渐减少哺乳时间和次数，再断乳。断乳前可用生麦芽、生山楂煎汤代茶饮，并将芒硝装入纱布袋中外敷。

第二节　湿疹（湿疮）

一、西医

湿疹是一种由多种内、外因素引起的有明显渗出倾向的真皮浅层及表皮过敏性炎症性皮肤病。急性期皮损以丘疱疹为主，有渗出倾向；慢性期以苔藓样变为主，易反复发作。

【病因与发病机制】

确切病因尚不清楚。当有多种可疑致敏物时，可以做斑贴试验、划痕试验以寻找病因。本病的发病与各种内、外部因素共同作用引起的迟发型变态反应有关。

1. 内部因素　常见的有慢性感染病灶、内分泌及代谢改变、血液循环障碍、神经精神因素、遗传因素等，其中遗传因素与个体的易感性有关。

2. 外部因素　本病的发生可由食物、吸入物、生活环境、动物毛皮和各种化学物质诱发或加重。

【临床表现】

根据病程和临床特点，湿疹可分为急性、亚急性和慢性3类。

1. 急性湿疹　好发于面、耳、手、足、前臂、小腿外露部位，重者可弥漫全身，常对称分布。皮损表现为红斑、水肿的基础上有粟粒大小丘疹、丘疱疹、水疱，融合成片，边界不清，向周边逐渐稀疏，瘙痒剧烈，常因搔抓出现糜烂和渗出。如继发感染则形成脓疱、脓液、脓痂、淋巴结肿大，甚至出现发热等全身症状；如合并单纯疱疹病毒感染，可形成严重的疱疹性湿疹。

2. 亚急性湿疹　因急性炎症减轻、处理不当后发展而来。表现为红肿及渗出减轻，糜烂面结痂、脱屑，瘙痒剧烈。

3. 慢性湿疹　多由急性及亚急性湿疹迁延而来，也可一开始就表现为慢性化。好发于手、足、小腿、肘窝、股部、乳房、外阴、肛门等处，多对称发病。患部皮肤浸润性红斑上有丘疹、抓痕及鳞屑，局部皮肤肥厚、表面粗糙，有不同程度的苔藓样变、色素沉着或色素减退。常呈阵发性瘙痒，病情时轻时重，延续数月或更久。

【处理原则】

尽可能寻找发病原因，避免各种外界刺激，避免易致敏和刺激性的食物。

1. 局部治疗　急性期无渗液或渗出不多者可用氧化锌油，渗出多者可用3%硼酸溶液湿敷，渗出减少后用糖皮质激素霜剂，可与油剂交替使用；亚急性期可选用糖皮质激素乳剂、糊剂，为防止和控制继发性感染，可加用抗生素类；慢性期可选用软膏、硬膏、涂膜剂；顽固性局限性皮损可用糖皮质激素做皮损内注射。

2. 全身治疗　可用抗组胺药、镇静安定剂等抗感染、止痒。一般不宜使用糖皮质激素。急性期可用钙剂、维生素C、硫代硫酸钠等静脉注射或普鲁卡因静脉封闭；有继发感染者加用抗生素。

【护理评估】

1. 健康史　评估内容包括：①一般情况：患者的年龄、过敏史、病程长短。②相关因素：是否有药物、食物、物理化学刺激、微生物及寄生虫接触史，是否有其他内脏疾病等。

③饮食习惯：是否有偏食，是否经常吃海鲜、辛辣食物等，是否经常大量饮用咖啡、酒、浓茶等。④神经精神因素：是否因工作紧张、精神压力大或过度疲劳导致湿疹的发作。

2. 身体状况

（1）症状与体征。①评估皮疹的位置及分布情况：四肢或躯干、暴露或遮盖部位、广泛性或局限性、对称性或单侧性、分隔性或融合性。②评估皮疹为原发皮疹或继发皮疹。③评估皮疹是否有感染：如有无局部皮肤红肿热痛、渗液、有脓性分泌物等，有无体温过高、白细胞升高等全身感染征象。④评估皮疹是否疼痛及疼痛部位、性质、程度、发作时间、持续时间等。⑤评估皮疹是否有水肿、渗出，评估渗出的部位、量、性质；水肿的原因、部位、程度、性质。急性期较严重的水肿渗出是否影响活动。⑥评估疹痒的时间、程度、特点，疹痒是否在夜间明显，影响睡眠。

（2）辅助检查。①组织病理：表皮显示细胞间及细胞内水肿，乃至海绵形成；棘层内及角质层下有水疱，疱内含少数淋巴细胞、中性粒细胞及崩解的表皮细胞。②皮肤专科检查：皮损的分布部位、面积、外观形态、发生时间及周期评估等。③实验室检查：白细胞增高、嗜酸性粒细胞增高等。

3. 心理-社会状况　湿疹患者由于疹痒严重，心情烦躁，影响正常生活，使病情加剧，形成恶性循环。尤其是病程长、泛发全身的患者，大多失去信心，遵医性差。

【常见护理诊断/问题】

1. 舒适受损　与湿疹剧烈瘙痒有关。
2. 皮肤完整性受损　与皮损破溃有关。
3. 知识缺乏　缺乏预防、治疗和护理本病的知识。
4. 恐惧、焦虑　与疾病的反复和急性期病情的加重导致不良情绪有关。

【护理目标】

1. 患者瘙痒减轻或消失。
2. 患者在住院期间不再有新的破溃出现或破溃好转。
3. 患者获得预防、治疗和护理本病的知识。
4. 患者情绪稳定，积极配合治疗。

【护理措施】

1. 瘙痒护理　①保持室内温湿度适宜，夏季开空调的时间不宜过长。②洗澡不宜过勤，洗浴后涂抹护肤乳液或护肤油。③冷湿敷降低局部皮肤温度，减轻瘙痒。④感觉瘙痒难忍，可用手掌按压、拍打或按摩以代替搔抓。⑤保持良好的情绪，避免突然的情绪变化使瘙痒加重。

2. 治疗配合　遵医嘱给予治疗性的浸浴疗法，如淀粉浴、油浴。注意调节室温、水温，避免感冒或烫伤，严密观察患者有无不适反应。血压高于 160/100 mmHg、进食后半小时内或空腹时，不能进行浸浴疗法。

3. 健康教育 ①找出并牢记致敏物质，避免再接触。②生活要规律，忌熬夜、过度劳累，注意锻炼身体，养成良好的生活习惯。③穿宽松透气、清洁、柔软的棉质衣服，避免各种外界刺激，如抓、烫、肥皂擦洗等，以减少创伤、出血及感染。④戒烟酒、浓茶和咖啡，饮食清淡，营养均衡，忌食海鲜和辛辣刺激食物。⑤解除顾虑，增强信心，保持乐观向上，学会自我调整，避免不良情绪诱发或加重病情。

【护理评价】

通过治疗与护理，患者是否：①瘙痒减轻或消失；②破溃皮肤得以控制或好转；③了解预防、治疗和护理措施；④情绪稳定，积极配合治疗。

二、中医

湿疮是一种反复发作的过敏炎症性皮肤病。其特点是：皮损对称分布，多形损害，剧烈瘙痒，有渗出倾向，反复发作，易成慢性。根据发生部位及皮损形态的不同，其名称也各异，如浸淫遍体、滋水极多者，称为浸淫疮；发生在耳部者，称旋耳疮；发生在乳头者，称乳头风；发生在手足部者，称𰈚疮；发生在肘、膝弯曲部者，称四弯风；发生在脐部者，称脐疮；发生在阴囊部者，称肾囊；发于小腿部的称"下注疮""湿毒疮""湿𬂩疮"；丘疹为主者，称血风疮或粟疮。本病男女老幼皆可罹患，但以先天禀赋不耐者为多，无明显的季节性，冬季常复发。根据病程和皮损特点，一般可分为急性、亚急性、慢性三种类型。

历代中医文献对湿疮的病因病机、临床表现及治疗皆有描述，清代沈金鳌《杂病源流犀烛·湿病源流》指出："湿之为病，内外因固俱有之。其由内因者，则本脾土所化之湿，火盛化为燥热，水盛化为寒湿。"清代吴谦《医宗金鉴·外科心法要诀》记载："浸淫疮，此证初生如疥、搔痒无时，蔓延不止，抓津黄水，浸淫成片，由心火、脾湿受风而成。""血风疮，此证由肝脾二经湿热，外受风邪，袭于皮肤，郁于肺经，致遍身生疮，形如粟米，搔痒无度。抓破时，津脂水浸淫成片，令人烦躁、口渴、日轻夜甚。"

【病因病机】

湿疮的病因为素体禀赋不耐，饮食不节，感受外邪。先天禀赋不耐，饮食不节，或过食辛辣、刺激、荤腥、动风之物，伤及脾胃，失其健运，湿热内生，复感外邪，内外相合，风湿热邪浸淫肌肤而发病。病位在肌肤。

【诊断与鉴别诊断】

（一）诊断依据

1. 本病好发于任何年龄，无明显季节性，但尤以冬季常复发。慢性病程，反复发作，缠绵难愈。

2. 皮疹好发于任何部位，以外露部位及屈侧多见，皮疹对称分布，自觉瘙痒剧烈。

3. 根据病程及皮损特点可分为急性、亚急性、慢性三种类型。

（1）急性湿疮多为粟粒大小红色丘疹、丘疱疹或水疱，伴有糜烂、渗出、结痂，皮损边界不清。合并感染者可出现脓疱及脓痂。

（2）亚急性湿疮多为急性湿疮病程迁延所致，也可初病即呈亚急性湿疮，皮疹以丘疹、斑丘疹、结痂、鳞屑为主，仅有少量水疱及轻度糜烂、渗出。

（3）慢性湿疮常由急性或亚急性湿疮长期不愈，反复发作而来，部分患者开始发病即为慢性。皮损为暗红色或棕红色斑丘疹，常融合增厚呈苔藓样变，表面有脱屑、抓痕、血痂，周围散在少数丘疹、丘疱疹。皮损在一定诱因下可急性发作，并有渗出倾向。

（二）病证鉴别

1. 接触性皮炎与急性湿疮的鉴别见表4-1。

表4-1　接触性皮炎与急性湿疮的鉴别

	急性湿疮	接触性皮炎
病因	常不明确	常有明确的病因
部位	不固定，常对称发生	常限于接触部位
皮疹	多形性，丘疹、水疱等，边界不清	较单一，有红肿、水疱，边界清楚
接触史	不明确	有
主要症状	瘙痒剧烈	瘙痒或灼热感
转归	常有复发倾向	去除病因则易痊愈，不接触即不复发

2. 牛皮癣应与慢性湿疮鉴别。本病好发于颈项、四肢伸侧及骶尾部，皮疹可见圆形或多角形扁平丘疹，典型损害为苔藓样变，边界清楚，无糜烂渗出史。

【辨证施护】

（一）辨证要点

1. 辨虚实　实证起病急，病程短，皮损色潮红，可见丘疱疹，糜烂，流滋，灼热痛痒，伴有心烦口渴，身热不扬，舌红苔黄，脉滑数；虚证发病较缓，病程长，皮疹淡红或暗，以鳞屑为主，皮损粗糙肥厚，强痒时作，糜烂渗出较轻，病情缠绵难愈，伴头晕乏力，纳呆，寐差，舌淡苍白或白腻，脉弦细或弦缓。

2. 辨脏腑　湿疮的病位虽在肌肤，但与心、脾、肝三脏关系密切。心绪烦扰，心火内炽，则热郁肌肤，兼感湿邪而发湿疮；脾主运化，脾失健运，生湿化热，若外邪伤及脾阳，导致体内水湿内停，湿盛郁于肌肤，发为本病；日久耗血伤阴，肝失所养，风白内生，风胜则燥，致肌肤失养，乃成湿疮。

（二）证候分型

1. 湿热蕴肤
证候表现：多见于急性泛发型湿疮。发病快，病程短，皮损潮红，可见丘疱疹，糜烂，流滋，自觉灼热瘙痒；伴心烦口渴，身热不扬，便干溲赤；舌红，苔白或黄，脉滑或数。

证候分析：外感风湿热邪，复因饮食不节，过食辛辣刺激之物，湿热内生，则发病快，皮损潮红，可见红斑；湿热蕴阻，气血相搏，泛于肌肤，则有丘疱疹、糜烂、流滋；肌肤失养，则灼热瘙痒；身热，便干溲赤，舌红苔白或黄，脉滑或数，皆为湿热蕴结之象。

护治法则：清热利湿，祛风止痒（治疗代表方：龙胆泻肝汤合萆薢渗湿汤加减）。

2. 脾虚湿蕴

证候表现：多见于亚急性湿疮。发病较缓，皮疹多以红斑、丘疹、水疱、鳞屑为主，抓破后糜烂渗出，瘙痒时作，缠绵难愈；伴乏力，纳呆，腹胀，便溏；舌淡胖，苍白腻，脉弦缓。

证候分析：饮食不节，内伤于脾，脾虚生湿，日久化热，湿热蕴阻肌表，则见红斑、丘疹、水疱、鳞屑；湿热相搏，湿重于热，则抓破糜烂渗出，瘙痒难愈；脾虚湿恋，运化失司，则乏力，纳呆，腹胀，便溏；舌淡胖，苔白腻，脉弦缓均为脾虚湿蕴之象。

护治法则：健脾益气，利湿止痒（治疗代表方：除湿胃苓汤或参苓白术散加减）。

3. 血虚风燥

证候表现：多见于慢性湿疮。病程久，反复发作，皮疹色暗或色素沉着，皮肤粗糙肥厚，干燥，瘙痒剧烈，常反复发作，经久不愈；伴头晕乏力，寐差，口干不欲饮；舌淡苔白，脉弦细。

证候分析：久病耗伤阴血、脾虚气血生化不足、风湿热邪蕴久化热，均可耗伤阴血，致肌肤失养，皮肤干燥；血虚生风化燥，则瘙痒剧烈，皮疹色暗或色素沉着，皮肤粗糙肥厚；气血两亏，阴血不足则见头晕乏力，口干不欲饮，心神失养则寐差，正不胜邪故常反复难愈；舌淡苔白，脉弦细，皆为阴血亏虚、津液耗伤之象。

护治法则：疏风养血，润燥止痒（治疗代表方：四物消风散加减）。

（三）外治法

1. 急性湿疮　初起仅有皮肤潮红而无流滋者，以清热解毒为原则，可选用中药苦参、黄柏等煎汤外洗，或用 10% 黄柏溶液、炉甘石洗剂外搽；若糜烂、水疱、流滋较多者，以收敛清热止痒为原则，可选用马齿苋水洗剂或蒲公英、龙胆草、炉甘石、明矾各 20 g，煎水待冷后湿敷；急性湿疮后期，滋水减少、结痂时，以保护皮损、避免刺激、促进角质新生、消除残余炎症为原则，可选用黄连软膏、青黛膏外搽。

2. 亚急性湿疮　以清热止痒、燥湿收敛为原则，无流滋者，可选用青黛散、祛湿散、新三妙散等油调外敷或黄柏霜外搽；有少量流滋者，选用苦参汤、三黄洗剂湿敷外搽。

3. 慢性湿疮　以收敛止痒为原则，可用皮脂膏、青黛膏、硫黄软膏加热烘疗法。皮损肥厚者，加用封包疗法。

【护理措施】

1. 起居护理　室内应保持通风干燥，温度适宜，避免蚊虫叮咬，勿用肥皂热水洗烫，病变部位应注意清洁，防止搔抓及不良刺激，以防感染。生活有规律，保证充足睡眠，保持床铺衣物清洁、干燥，内衣应宽大柔软，以棉织品为宜。渗出较多者，要勤换床单、衣被。

2. 病情观察　密切观察皮疹变化、痛痒程度及全身情况。若发现患者皮肤反复滋水淋沥，浸润成片，奇痒难耐，及时告知医师处理，同时观察和分析影响病情的各种因素，如生活环境、饮食习惯等，及时给予调整。

3. 饮食护理　饮食宜清淡，多食新鲜蔬菜、水果。忌食辛辣刺激及荤腥之物，如海鲜、香菇、牛肉、羊肉等。过敏性体质者食用异性蛋白食物，如牛奶、鸡蛋等也可引发湿疮，找出引起过敏的原因，避免诱发。湿热内盛者宜食具有清热利湿功效的茯苓车前粥、马铃薯粥及绿豆百合薏苡仁汤等；脾虚湿蕴者宜食具有健脾利湿作用的赤小豆薏苡仁粥、莲子粥等；血虚风燥者宜食具有养血润肤作用的龙眼莲子粥、何首乌桑椹大枣粥、菠菜瘦肉粥等。

4. 情志护理　湿疮患者常因病情反复发作，奇痒难忍，造成较大的心理压力，易产生急躁、恼怒或悲观情绪，对治疗失去信心。因此，加强情志疏导尤为重要。鼓励患者保持乐观情绪，正确对待病情，树立信心，坚信"湿疮并非不治之症"，积极配合治疗，以利疾病的恢复。

5. 用药护理　一般药物宜在进食后半小时服用。热重于湿者汤药宜温凉服用，湿重于热者应温服。湿热浸淫者初期仅有丘疹、水疱而无渗液时，可选用清热止痒的苦参、黄柏、地肤子、荆芥等煎汤温洗；水疱糜烂、渗出明显时，可用 10% 黄柏溶液或野菊花、蒲公英等煎汤，待凉后湿敷，以起到收敛、清热、止痒、消炎。后期滋水减少时，可选黄连软膏、青黛膏外搽，促进角质新生，清除残余炎症。脾虚湿蕴者皮疹糜烂渗出时，可用马齿苋水煎后湿敷，再用祛湿散。血虚风燥者以养血为主，局部可选用各种软膏剂、乳剂外涂。

6. 适宜技术　急性湿疮有糜烂、渗液者，以湿敷为佳；亚急性湿疮以油剂外敷为佳；慢性湿疮以软膏外敷为佳，在第二次涂药时，需用植物油揩去上一次所涂的药膏，然后再涂药。可行耳穴埋豆法，取肺、神门、肾上腺、皮质下、交感等穴。可取病变局部，用梅花针叩刺法，叩刺至轻微出血为宜，或取脊柱两旁，叩刺至潮红为度。或用灸法，取穴曲池、血海、大椎、足三里、三阴交或皮损局部，气虚者加气海、关元；脾虚者加天枢、中脘。或用毫针刺法，取大椎、曲池、三阴交、血海，用泻法，痒甚者加神门，慢性湿疮加足三里，湿重者加阴陵泉，血燥者加三阴交、血海，用中强刺激。

【健康教育】

1. 保持皮肤清洁，避免用热水及肥皂水烫洗，勤剪指甲，以免搔抓，穿柔软、宽松的棉质内衣。注意休息，保证充足睡眠，适当锻炼身体，增强体质。使用抗组胺药物治疗时，避免驾驶及高空作业。

2. 消除刺激因素，保持情志舒畅，注意劳逸结合。痛痒时可以分散注意力，如看书、看报、听音乐或聊天等。

3. 饮食应清淡，多食新鲜蔬菜、水果，禁食荤腥刺激发物，戒烟酒。

4. 正确并坚持用药，直至痊愈。应定期复查，发现新起皮疹及瘙痒剧烈时应及时就诊。湿疮患儿，在急性发作期应暂缓注射各种预防疫苗。

第三节　银屑病（白疕）

一、西医

银屑病是一种常见的免疫介导的多基因遗传性慢性皮肤病，典型皮损为鳞屑性红斑，多发于青壮年，春冬季节易复发或加重，发病率与种族、地理位置、环境等因素有关，世界各地差异很大。

【病因与发病机制】

银屑病的确切病因尚不清楚。遗传因素、环境因素和免疫因素是公认的原因。

1. 遗传因素　20% 左右的银屑病有家族史，且有家族史者发病早于无家族史者，父母同患银屑病的患者发病年龄早于父母正常的患者。

2. 环境因素　寒冷、潮湿、感染、精神紧张、应激事件、外伤、手术、妊娠、吸烟、嗜酒和某些药物作用等是常见的促发或加重银屑病的因素。

3. 免疫因素　免疫系统参与该病的发生和发展，寻常型银屑病皮损处淋巴细胞、单核细胞浸润明显。T 淋巴细胞真皮浸润是银屑病的重要病理特征。

【临床表现】

1. 寻常型银屑病　最常见，初起皮损为红色丘疹或斑丘疹，逐渐扩展为境界清楚的红色斑块，上覆厚层银白色鳞屑，刮除成层鳞屑，犹如轻刮蜡滴（蜡滴现象）。可见淡红色发光半透明薄膜（薄膜现象），剥去薄膜可见点状出血（Auspitiz 征）。自觉瘙痒。皮损以四肢伸侧，特别是肘部、膝部和骶尾部最为常见，常呈对称性。

寻常型银屑病根据病情发展可分为 3 期，①进行期：旧皮损无消退，新皮损不断出现、皮损浸润炎症明显，周围可有红晕，鳞屑较厚。针刺、搔抓、手术等损伤可导致受损部位出现典型的银屑病皮损，称为同形反应；②静止期：皮损稳定，无新皮损出现，炎症较轻；③退行期：皮损缩小或变平，炎症基本消退，遗留色素减退或色素沉着斑。

2. 其他类型　常由寻常型银屑病外用刺激性药物、使用糖皮质激素、免疫抑制剂过程中突然停药及感染、精神压力等诱发。

（1）关节病型银屑病：除皮损外可出现关节病变，任何关节均可受累，表现为关节肿胀和疼痛，活动受限，严重时出现关节畸形，类风湿因子常阴性。X 线检查示软骨消失、骨质疏松、关节腔狭窄伴不同程度的关节侵蚀和软组织肿胀。病程较长。

（2）红皮病型银屑病：全身皮肤弥漫性潮红、浸润肿胀并伴有大量糠状鳞屑，其间可有片状正常皮肤（皮岛），可伴有全身症状如发热、浅表淋巴结肿大等。病程较长，消退后可出现寻常型银屑病皮损，易复发。

（3）脓疱型银屑病，①泛发性脓疱型银屑病：常急性发病，在原皮损或正常皮肤上出现密集浅在性无菌性小脓疱，可融合成片状甚至迅速发展至全身，伴有肿胀、疼痛及寒战、高热等全身症状，多呈弛张热型。可有沟状舌，指（趾）甲肥厚混浊。一般 1~2 周后脓疱干燥结痂，病情自然缓解，可反复周期性发作；也可因继发感染、全身衰竭而死亡；②局限性脓疱型银屑病：皮损局限于手掌及足跖，对称分布，掌部好发于鱼际和小鱼际，可扩展到掌心、手背和手指，跖部好发于跖中部及内侧。皮损为在红斑基础上成批发生的脓疱，1~2 周后脓疱破裂、结痂、脱屑，新脓疱又可在鳞屑下出现，时轻时重，经久不愈。指甲常受累，出现点状凹陷、横沟、纵嵴、指甲混浊、指甲剥离及甲下积脓等。

【组织病理】

寻常型银屑病表现为角化过度伴角化不全，角化不全区可见 Munro 微脓肿，颗粒层明显减少或消失，棘层增厚，表皮突向下延伸呈钉突状；真皮乳头顶部呈杵状，其上方棘层变薄，毛细血管扩张充血，周围可见淋巴细胞、中性粒细胞等浸润。红皮病型银屑病的病理变化主要为真皮浅层血管扩张，充血更明显。脓疱型银屑病表现为 Kogoj 微脓肿。

【处理原则】

局限性银屑病以外用药物局部治疗为主，皮损广泛严重时给予全身治疗。

1. 局部治疗　可选用以下外用药物，①角质促成剂或剥脱剂：如水杨酸软膏、焦油制剂、蒽林软膏等。②糖皮质激素霜剂或软膏：对顽固性皮损有明显疗效。③维生素 D_3 衍生物：卡泊三醇可显著调节角质形成细胞的增殖，对轻、中度银屑病有效。④维 A 酸类软膏：与超强效糖皮质激素或紫外线（UV）疗法联用治疗轻、中度银屑病，也可用他扎罗汀凝胶。⑤其他：如环孢素溶液、5-氟尿嘧啶治疗银屑病病甲，含氮酮的甲氨蝶呤治疗斑块型皮损，尿素软膏治疗掌跖脓疱型银屑病等，还可用硫黄软膏、水杨酸软膏或酒精溶液。另外，还可选用窄波 UVB 光疗治疗中、重度银屑病和局部顽固性皮损。

2. 全身治疗　①免疫抑制剂：甲氨蝶呤适用于关节病型、红皮病型、脓疱型银屑病及泛发性寻常型银屑病；还可用环孢素、他克莫司或雷公藤总苷。②维 A 酸类：适用于脓疱型、红皮病型等严重类型银屑病。③维生素制剂：维生素 A、维生素 B_{12}、维生素 C 和维生素 D_2 作为辅助治疗。④糖皮质激素：主要用于红皮病型银屑病、急性关节病型银屑病和泛发性脓疱型银屑病等，与免疫抑制剂、维 A 酸类联用可减少剂量，一般不主张用于寻常型银屑病。⑤抗生素：主要用于伴有咽部链球菌感染者，常用青霉素或红霉素，泛发性脓疱型银屑病用克林霉素、头孢类抗生素等。⑥免疫调节剂：可酌情使用胸腺素或转移因子等。

3. 其他治疗　患者可以选用内服或外用补骨脂素后用长波紫外线照射的光化学治疗法治疗银屑病，也可酌情使用水浴、矿泉浴、焦油浴、糖浴、药浴等。

【护理评估】

1. 健康史　①一般情况：评估患者年龄、病程长短，起病缓急、程度及持续时间，有无感染、精神紧张和应激事件、外伤、手术、妊娠、吸烟及某些药物作用等。②家族史：了解有无遗传因素影响，家庭中有无其他银屑病患者。③既往史：了解既往有无类似皮肤病史，药物过敏史。

2. 身体状况

（1）症状与体征：评估红斑、鳞屑的分布部位、皮损特征、大小、数目及其演变过程；有无皮损瘙痒、有无发热、关节肿胀、疼痛、饮食、精神及睡眠情况。

（2）辅助检查：了解是否出现银屑病的常见病理表现，如表皮明显增厚伴角化不全，角质不全区可见 Munro 微脓肿或 Kogoj 微脓肿，颗粒层变薄或消失，乳头部毛细血管扩张，管壁增厚，真皮上部血管周围炎症细胞浸润，乳头部水肿并向上延长。

3. 心理 - 社会状况　因病因不明，病程长，易复发且一般不能根治，给患者生活、工作、社交等方面造成巨大影响，评估其是否出现焦虑、恐惧、厌世、悲观、失望、自卑、愤怒等负性情绪。

【常见护理诊断/问题】

1. 舒适受损　与银屑病导致皮肤出现鳞屑性红斑有关。
2. 睡眠形态紊乱　与银屑病导致局部皮损痛痒有关。
3. 焦虑　与皮损反复发作或治疗效果不佳有关。

【护理目标】

1. 患者主诉痛痒感减轻。
2. 患者夜间睡眠时间延长，睡眠质量好。
3. 患者情绪稳定，焦虑减轻或消除。

【护理措施】

1. 一般护理　①保持室内空气新鲜，及时清扫皮屑，保持床铺清洁平整，选择宽松的棉织内衣，增加舒适感，避免机械性摩擦引起不适。②头部皮损较重者建议剃掉头发，以便药物治疗。③急性期避免日光照射，阳光强烈时外出应打伞，除急性进行期外，可使用碱性弱的肥皂洗澡。④告知患者修剪指甲，避免搔抓皮肤，如瘙痒剧烈，用指腹轻轻按压皮肤，必要时戴手套，避免抓破引起继发感染。夜间瘙痒加重，睡前加服抗组胺药，并涂抹止痒外用药，以免影响睡眠。

2. 治疗配合

（1）药浴护理：①水温控制在 36～38 ℃，时间为 15～20 分钟。②女性月经期、体弱及有严重心血管疾病的患者，不宜药浴。③药浴过程中多巡视、观察患者，发现不良反应，立即停止治疗。④严格消毒浴盆，防止交叉感染；或者使用一次性药浴袋。⑤药浴时不宜用力搓洗，浴后再涂擦外用药，反复揉擦外用药以利药物吸收，不能自理者由护士协助涂抹外用药。

（2）光疗护理：全身照射时应注意保护眼睛和阴囊，佩戴防光眼镜、遮挡阴囊部位；治疗当日避免日晒，以免出现严重的红斑和水疱；口服光敏剂者注意有无胃肠道反应。

3. 用药护理　①使用外用药前，先用温水洗澡除去皮损处沉积的药膏和鳞屑，软化皮损以利药物吸收。②急性期不宜使用刺激性药物，应使用软膏保护皮肤，如必须使用刺激性药物，用药前经小片皮肤试用，确认无刺激症状后方可使用，并从低浓度向高浓度逐渐过渡。③向患者讲解正确擦药的方法及注意事项，角质促成剂或剥脱剂及维A酸类不宜用于面部及皮肤皱褶处，卡泊三醇每次治疗不宜超过体表面积的40%。④使用糖皮质激素制剂应薄层涂抹，注意局部不良反应，大面积长期应用强效或超强效制剂可引起全身不良反应，停药后甚至可诱发脓疱型或红皮病型银屑病，应遵医嘱用药、停药。

4. 心理护理　本病不具有传染性，虽然不宜痊愈，但配合治疗，病情可得到控制，告知患者及其家属正确对待疾病，保持乐观情绪，积极治疗。

5. 健康教育　①指导患者规律生活，注意劳逸结合，避免过度紧张、疲劳，预防上呼吸道感染。②戒烟酒，合理饮食，给予低脂、高热量、高蛋白、高维生素饮食，忌食海鲜、辛辣刺激性食物。③注意个人卫生，保持皮肤清洁。④嘱患者切不可盲目追求彻底治疗而采用可导致严重不良反应的药物，如系统使用糖皮质激素和免疫抑制剂，以免使病情加重或向其他类型转化。

【护理评价】

通过治疗与护理，患者是否：①痛痒感减轻；②睡眠良好；③焦虑减轻或消除。

二、中医

白疕因其"肤如疹疥，色白而痒，搔起白屑"而得名，是一种常见的慢性复发性鳞屑性皮肤病。其特点是：在红斑上有松散的银白色鳞屑，抓之有薄膜及露珠样出血点。好发于四肢伸侧，尤多见于肘、膝关节伸侧，且多为对称性，头部亦常发生。病程长，病情变化多，时轻时重，易于复发，不易根治。本病好发于青壮年男性，有一定遗传倾向。多数患者发病有明显的季节性，冬季加重而夏季减轻。中医文献记载有"松皮癣""白壳疮"等病名，俗称"牛皮癣"。根据其皮损特点，临床分为寻常型、脓疱型、关节炎型、红皮病型四型。

历代中医文献对白疕的病因病机、临床表现与治疗都有描述。如清代许克昌、毕法合撰的《外科证治全书》指出："白疕（一名疕风），皮肤燥痒，起如疹疥而色白，搔之屑起。"清代祁坤《外科大成》指出："白疕，肤如疹疥，色白而痒，搔起白屑，俗称蛇虱，由风邪客于皮肤，血燥不能荣养所致。"清代吴谦《医宗金鉴》指出："白疕之形如疹疥，色白而痒多不快。"

【病因病机】

白疕为肝肾不足，营血亏损，化燥生风，肌肤失养所致。素体肝肾阴血亏虚，复感风邪，致营卫失和，气血运行不畅，阻于肌表，或兼湿热蕴积，外不能宣泄，内不能利导，阻于肌表而发。病久则气血耗伤，血虚风燥，肌肤失养更甚。或营血不足，气血循行受阻，以致瘀阻肌表而成。病位在肌肤。

【诊断与鉴别诊断】

（一）诊断依据

根据白疕的临床特征，可以分为寻常型、脓疱型、关节炎型、红皮病型四种类型。

1. 寻常型　临床最常见。皮损好发于头皮及四肢伸侧。初起为针头至粟粒大小的丘疹，逐渐扩大为绿豆、黄豆大小的淡红色或鲜红色丘疹或斑丘疹，也可融合成形态不同的斑块，表面覆盖多层银白色干燥鳞屑，刮除鳞屑可见半透明薄膜，再刮除薄膜可见多个筛状出血点。发生在头部，其发呈束状；发生在甲部，甲板呈顶针状；发生在黏膜，则口腔为灰白色斑片，四周红晕，基底浸润；发生在龟头，则为光滑、干燥性红斑，境界清晰，刮之有白色鳞屑。病程缓慢，易反复发作，病程一般可分为 3 期。

（1）进行期：新疹不断出现，原皮疹不断扩大，颜色鲜红，鳞屑较多，"同形反应"阳性，即针刺、摩擦、外伤处可出现皮疹。

（2）静止期：基本无新疹出现，原皮疹清退缓慢，颜色暗红，鳞屑减少，既不扩大，也不消退。

（3）退行期：皮损缩小，颜色变淡，鳞屑变薄，遗留暂时性的色素沉着斑或色素减退斑。

2. 脓疱型　临床较少见，一般分为泛发性和掌跖性两种。

（1）泛发性脓疱型皮疹：初发多为炎性红斑，或在寻常型的皮损上出现密集针尖到粟粒大小黄白色浅在小脓疱，其上覆有鳞屑。2 周左右消退，再发新脓疱。

（2）掌跖性脓疱型皮疹：皮损仅限于手、足部，掌跖部出现对称性红斑，其上密集针头至粟粒大小的脓疱，不易破溃，约 2 周干枯、结痂、脱皮，脓疱反复发生，顽固难愈。

3. 关节炎型　既有寻常型的基本损害，又有关节的酸痛，肿胀，活动受限，甚至变形。多侵犯指（趾）末端关节，严重时累及大关节。关节红肿热痛，可见骨质破坏，可伴发热、恶寒等全身症状。

4. 红皮病型　常因寻常型银屑病发展而成；或因治疗不当；或外用刺激性较强的药物；或长期大量应用激素后，突然停药而导致。全身皮肤弥漫性潮红、肿胀、浸润，大量脱屑，掌跖角化，指（趾）甲增厚甚至脱落。可伴有发热、畏寒、浅表淋巴结肿大等全身症状。

以上四型可合并发生或相互转化。

（二）病证鉴别

1. 风热疮（玫瑰糠疹）　好发于躯干，四肢近心端，皮疹为椭圆形红斑，上覆有薄细的糠状鳞屑，皮损长轴与皮纹走向一致，无薄膜及点状出血现象。

2. 面油风（脂溢性皮炎）　皮疹多发于头面，红斑边界不清，鳞屑多呈油腻性，无筛状出血，无束状发，病久可伴有脱发。

【辨证施护】

（一）辨证要点

1. 辨虚实　白疕以实证更为多见。实证者皮疹颜色鲜红，层层银屑，瘙痒剧烈，可见红斑脓疱，伴有发热，口渴，便秘，溲赤，苔黄或薄腻，脉滑数。虚证者皮损肥厚干燥，颜色淡红，鳞屑较薄，自觉瘙痒，伴口燥咽干，舌质淡红，苔少，脉沉细。

2. 辨病性　小儿和初发病例，或关节炎型多见于风寒；皮损不断增多，颜色焮红、筛状出血点明显，夏季加重者，多为风热血燥；病程久，病情稳定，皮损不扩大，皮疹颜色淡红，皮肤干燥，或有苔藓样变，伴头晕眼花，面色白，为血虚风燥；病程长，反复发作，多年不愈，皮损紫暗或有色素沉着，舌紫暗或瘀斑，多为气血瘀滞。

（二）证候分型

1. 血热内蕴
证候表现：皮疹多呈点滴状，颜色鲜红，层层银屑，瘙痒剧烈，抓之有点状出血；可伴发热，咽痛，便干溲赤；舌质红，苔薄黄，脉弦滑或数。
证候分析：患者素有内热，复感风、寒、湿、热等外邪，随气血入里流窜周身，发于肌肤，则皮疹多点滴状，色鲜红；热盛迫血妄行，则抓之点状出血；热极生风化燥，则有层层银屑，瘙痒不止；热毒壅滞，则咽喉疼痛，便干溲赤；舌红苔黄，脉弦滑或数，均为血热内蕴之象。
护治法则：清热解毒，凉血活血（治疗代表方：犀角地黄汤加减）。

2. 血虚风燥
证候表现：病程较长，皮损多呈斑片状，颜色淡红，局部皮肤干燥、肥厚，脱屑，状如牛皮，瘙痒阵作，无休无止；伴体虚乏力，口咽干燥；舌质淡红，舌苔少或薄白，脉沉细。
证候分析：久病耗伤阴血，肌肤失养，则皮疹色淡红，局部皮肤干燥，肥厚；血虚生风，则脱屑状如牛皮，瘙痒阵作；阴血不足，阴津不达，则体虚乏力，口咽干燥；舌淡红，苔少，脉沉细均为血虚津伤之象。
护治法则：养血活血，润燥止痒（治疗代表方：当归饮子加减）。

3. 气血瘀滞
证候表现：皮损反复，不易消退，多呈肥厚斑块状，颜色暗红，鳞屑较厚；舌质紫暗，或有瘀点、瘀斑，脉涩或细缓。
证候分析：病程日久，气血不畅，经络不通，瘀血内阻，则皮损反复，不易消退，多呈肥厚斑块状，颜色暗红；瘀血内阻，耗伤津液，新血难生，则鳞屑较厚；舌紫暗，有瘀点、瘀斑，脉涩或细缓皆为气血瘀滞之象。
护治法则：行气活血，化瘀通络（治疗代表方：桃红四物汤加减）。

4. 湿毒蕴阻
证候表现：皮疹多发生在腋窝、腹股沟等皱褶部位，红斑糜烂，痂屑黏厚，强痒剧烈，或掌跖红斑、脓疱；或伴关节酸痛、肿胀，下肢沉重；舌质红，苔黄腻，脉滑数。

证候分析：饮食不节，湿浊内生，蕴久化热，湿热搏结，阻于肌肤，则有红斑糜烂，痂屑黏厚；湿热搏结，肌肤失养，则瘙痒剧烈；湿浊内生化为热毒，发于肌肤，则掌跖红斑、脓疱；湿邪流窜至关节，则关节酸痛、肿胀；湿性重浊，则下肢沉重；舌红，苔黄腻，脉滑数均为湿热内蕴之象。

护治法则：清热解毒，利湿通络（治疗代表方：萆薢渗湿汤加减）。

5. 火毒炽盛

证候表现：全身皮肤弥漫潮红、肿胀，大量脱屑，灼热痒痛，或有密集小脓疱；伴壮热口渴，头痛畏寒，大便干燥，小便黄赤；舌红绛，苔黄腻，脉滑数。

证候分析：素体内热偏盛，复感热邪，两热相搏，火毒炽盛，燔灼营血，充斥全身，则全身皮肤弥漫潮红、肿胀；火毒内蕴，肌肤失养，则大量脱屑；湿热毒邪发于肌肤，则有密集小脓疱；火毒炽盛，气血两燔，则壮热、头痛、畏寒；热毒入里，耗伤阴津，则大便干燥、小便黄赤；舌红绛，苔黄腻，脉滑数均为火毒炽盛之象。

护治法则：清热凉血，泻火解毒（治疗代表方：清瘟败毒饮加减）。

（三）外治法

1. 进行期　宜用温和制剂，如青黛散麻油调搽，或黄连膏外涂，5%～10%的硼酸软膏外除。禁用刺激性药物。

2. 静止期、退行期　可用5%～10%的硫黄软膏外涂或用内服中药渣再煎水，待温凉后洗浴浸泡患处，再外搽黄连膏。

【护理措施】

1. 起居护理　病室宜温暖舒适，干爽通风，安静整洁。冬天避免着凉，夏天避免暴晒，因时制宜，促进疾病康复。适当锻炼身体，增强抵抗力，预防外感。宜选用干净柔软的纯棉衣服，可用手轻轻拍打痒处。避免外伤、防止搔抓及强力刺激，以免产生新的皮损。寻常型白疕患者可经常用温水及肥皂水洗浴，不仅可以去除厚积的鳞屑、清洁皮肤，也可改善微循环、促进新陈代谢。忌用热水烫洗或摩擦患处。少用刺激性较大的洁肤、护肤产品。急性期或红皮病型患者不宜用过强、刺激的药物。重症患者，若全身大疱湿烂、疮面暴露，应注意床上用品消毒与更换。

2. 病情观察　观察皮损形态、颜色、鳞屑多少、瘙痒程度及有无出血点或同形反应，有无伴随发热、关节肿痛、全身不适等症状。如出现大量鳞屑，皮肤潮红等症状，应尽量安排单人房间，实行保护性隔离，协助生活护理，局部避免外伤及注射等刺激；若突然出现全身弥漫性潮红，大量脱屑，伴有高热，瘙痒剧烈，烦躁不安者，应立即报告医师，并配合救治。

3. 饮食护理　饮食宜清淡，多饮水，多食富含植物蛋白的豆类食品和新鲜蔬菜、瓜果，忌烟酒及鱼蟹、牛羊肉、辛辣食物，少食油炸及甜腻的食物，避免浓茶、咖啡等刺激性饮品。血热者宜食清热解毒、凉血活血之品，如紫草橄榄茶、茯苓槐花粥；血虚者宜多食养血滋阴、润肤息风之品，如熟地黑豆甲鱼汤等；血瘀者宜食活血通络、祛风利湿之品，如三七、川芎可炖母鸡等。

4. 情志护理　白疕较顽固，易复发，应加强与患者的沟通，因人而异，做好情志护理。患者应避免急躁不安情绪，忌怒，保持心情舒畅，正确对待自身疾病，解除顾虑和烦恼，增强战胜疾病的意志和信心，积极配合治疗。

5. 用药护理　一般药物宜在进食后半小时温服，并注意观察服药后的反应，向患者解释药物的性能、疗效和不良反应，如出现异常变化，做好相应的护理。对顽固性皮损，擦药后宜用油纸或纱布敷贴，以保持疗效。皮损全身泛发者，不宜大面积使用浓度较高、刺激性较强的药物，应分区交替用药、以免药物吸收过多，发生不良反应。鳞屑较多的患者宜在擦药前温水洗浴，轻轻去除鳞屑；皮损处留有其他药物时宜用棉球蘸植物油将其拭去；当患处结痂较厚时，用植物油或清热解毒软膏，如黄连膏、化毒散膏厚涂，待痂皮软化去除后再行涂药。头皮部位的皮损，擦药前宜把头发剪短；女患者不愿剪发时，可用梳子将头发分开再上药。

6. 适宜技术　血燥、血瘀证可行中药熏洗；皮损色红者，可行中药湿敷；血虚风燥者，可行中药药浴，水温适宜，防止烫伤皮肤；气血瘀滞、皮损肥厚者，给予中药膏剂外擦，涂后可用塑料薄膜或纱布封包患处。进行期或红皮病型不宜用刺激性强的外用药物，换药前温水洗浴，再用软毛巾轻轻搓去鳞屑，不宜硬剥。换药时严格消毒，防止继发感染。禁用碱性肥皂和热水烫洗。对顽固型皮损，可用耳穴埋豆法，取肺、神门、内分泌、心、大肠等穴；忌用艾条灸局部阿是穴。进行期禁用针法，以免加重病情。

【健康教育】

1. 生活有规律，劳逸结合，坚持适度体育锻炼，预防外感。勤剪指甲，避免搔抓，以防继发感染。

2. 忌食辛辣腥膻发物，戒烟酒，多食新鲜蔬菜、水果，少食高脂肪食品。

3. 帮助患者学会自我调节，了解不良心理对本病的影响，保持情绪稳定，树立战胜疾病的信心。

4. 了解本病发生、发展的过程，积极配合治疗，控制病情发展及并发症的发生。

第四节　痔（痔疮）

一、西医

痔是最常见的肛肠疾病，可发生于任何年龄，且发病率随年龄增长而增高。

【病因与发病机制】

与多种因素有关，目前得到广泛认可的学说主要有以下两种。

1. 肛垫下移学说　肛垫位于肛管的黏膜下，由静脉、平滑肌、弹性组织和结缔组织组成，起着肛门垫圈的作用，协助括约肌完全封闭肛门。正常情况下，肛垫在排便时被推挤下移，排便后可自行回缩至原位；若反复便秘、妊娠等引起腹内压增高，肛垫内正常纤维弹力结构破坏伴有肛垫内静脉的曲张和慢性炎症纤维化，肛垫出现病理性肥大并向远侧移位后形成痔。

2. 静脉曲张学说　认为痔的形成与静脉扩张淤血相关。门静脉系统及其分支直肠静脉都无静脉瓣、直肠上下静脉丛管壁薄且位置浅、末端直肠黏膜下组织松弛，都容易出现血液淤积和静脉扩张。直肠肛管位于腹腔最下部，任何引起腹内压增高的因素如久坐久立、便秘、妊娠、腹腔积液及盆腔巨大肿瘤等均可阻碍直肠静脉回流，导致痔的形成。此外，长期饮酒和进食大量刺激性食物可使局部充血，肛周感染可引起静脉周围炎使肛垫肥厚，营养不良可使局部组织萎缩无力，这些因素都可诱发痔的发生。

【病理与分类】

根据痔所在部位的不同分为内痔、外痔及混合痔。

1. 内痔　内痔是肥大、移位的肛垫，而不是曲张的直肠上静脉终末支。肛垫内正常纤维弹力结构破坏伴有肛垫内静脉的曲张和慢性炎症纤维化，肛垫出现病理性肥大并向远侧移位后形成痔，表面覆盖直肠黏膜。内痔好发部位为截石位3点、7点、11点。

2. 外痔　外痔由齿状线下方的直肠下静脉丛形成，表面覆盖肛管皮肤；分为血栓性外痔、结缔组织性外痔（皮赘）、静脉曲张性外痔，其中血栓性外痔最常见。

3. 混合痔　由内痔通过静脉丛和相应部位外痔静脉丛互相吻合并扩张而成。位于齿状线上、下，表面被直肠黏膜和肛管皮肤覆盖。内痔发展到Ⅲ度以上时多形成混合痔。

【临床表现】

1. 内痔　主要表现是便血及痔脱出。其便血的特点是无痛性、间歇性便后出鲜血。若发生血栓、感染及嵌顿，可伴有肛门剧痛。内痔的分度，Ⅰ度：便时带血、滴血或喷射状出血，便后出血可自行停止，无痔脱出，肛门镜检查可见齿状线以上直肠柱结节状突出；Ⅱ度：便血常见，排便时痔脱出，便后可自行回纳；Ⅲ度：偶有便血，劳累、步行过久、负重、咳嗽或排便时痔脱出，需用手回纳；Ⅳ度：偶有便血，痔长期脱出于肛门外，无法回纳或回纳后又立即脱出。

2. 外痔　主要表现是肛门不适感，常有黏液分泌物流出，有时伴局部瘙痒。若发生血栓性外痔，疼痛剧烈，咳嗽或排便时加剧，数日后可减轻，可在肛周看见暗紫色椭圆形肿物，表面皮肤水肿、质硬、压痛明显。

3. 混合痔　兼有内痔及外痔的临床表现。严重时呈环状脱出肛门外，在肛周呈梅花状，称环状痔。痔脱出时若发生嵌顿，可引起充血、水肿甚至坏死。

【辅助检查】

肛门镜检查可确诊，不仅可见到痔的情况，还可观察到直肠黏膜有无充血、水肿、溃疡、肿块等，以及排除其他直肠疾病。

【处理原则】

遵循3个原则：①无症状痔无须治疗；②有症状的痔旨在减轻及消除症状，而非根治；③首选非手术治疗，失败或不宜保守治疗时才考虑手术治疗。

1. 非手术治疗

（1）一般治疗：适用于痔初期及无症状静止期的痔。主要措施包括：①饮食调整；②温水坐浴；③肛管内用药；④手法痔块回纳。

（2）注射疗法：用于治疗Ⅰ度、Ⅱ度出血性内痔的效果较好。方法是在痔核上方的黏膜下层注入硬化剂，使痔及其周围产生无菌性炎症反应，黏膜下组织发生纤维增生，小血管闭塞，痔块硬化、萎缩。

（3）胶圈套扎疗法：可用于治疗Ⅰ~Ⅲ度内痔。将特制的胶圈套在内痔根部，利用胶圈弹性回缩力将痔的血供阻断，使痔缺血坏死，脱落而治愈。

（4）多普勒超声引导下痔动脉结扎术：适用于Ⅱ~Ⅳ度内痔。采用带有多普勒超声探头的直肠镜，于齿状线上方2~3 cm探测痔上方的动脉并结扎，通过阻断痔的血液供应以达到缓解症状的目的。

2. 手术治疗　当保守治疗效果不满意、痔脱出严重、套扎治疗失败时，手术切除是最好的方法。手术方法包括，①痔切除术：主要适用于Ⅱ度、Ⅱ度内痔和混合痔的治疗；②吻合器痔上黏膜环切术（procedure for prolapse and hemorrhoids，PPH）：主要适用于Ⅱ度、Ⅳ度内痔、环状痔和部分Ⅱ度大出血内痔；③激光切除痔核；④血栓性外痔剥离术：适用于治疗血栓性外痔。

【护理措施】

（一）非手术治疗的护理/术前护理

1. 饮食与活动　嘱患者多饮水，多吃新鲜水果、蔬菜及粗粮，少饮酒，少吃辛辣刺激食物，以保证肠道内有足够水分和粗纤维对肠壁刺激而引起排便反射，减少对肠道的不良刺激和腹胀；保持心情愉快及规律的生活起居，养成定时排便的习惯；适当增加运动量，促进肠蠕动，切忌久站、久坐、久蹲。

2. 温水坐浴　便后及时清洗，保持局部清洁舒适，可采用1：5000高锰酸钾溶液3000 mL温水坐浴，温度控制在43~46 ℃，每日2~3次，每次20~30分钟，以改善局部血液循环，预防病情进展及并发症。

3. 痔块回纳　痔块脱出时应及时用手轻轻将脱出的痔块推回肛内，阻止其脱出。嵌顿性痔应尽早行手法回纳，注意动作轻柔，避免损伤。

4. 疼痛护理　肛管内注入抗生素油膏或栓剂，以润滑肛管、促进炎症吸收、减轻疼痛。血栓性外痔者局部热敷、外敷消炎镇痛药物后，疼痛可缓解而不需要手术治疗。

5. 术前准备　关心体贴患者，缓解患者的紧张情绪；指导患者进少渣食物，术前排空粪便，必要时采用全肠道灌洗；做好会阴部皮肤准备及药敏试验；及时纠正贫血。

（二）术后护理

1. 饮食与活动　术后 1～2 日应以无渣或少渣流质、半流质为主。术后 24 小时内可在床上活动四肢、翻身等，24 小时后可适当下床活动，逐渐延长活动时间，并指导患者进行轻体力活动；伤口愈合后可以恢复正常工作、学习和劳动，但避免久站、久坐、久蹲。

2. 控制排便　术后早期患者会存在肛门下坠感或便意，告知其是敷料刺激所致；术后 3 日内尽量避免排便，以利切口愈合，可于术后 48 小时内口服阿片酊以减少肠蠕动，控制排便；之后应保持大便通畅，防止用力排便使伤口裂开。如有便秘，可口服缓泻剂，但切忌灌肠。

3. 疼痛护理　大多数肛肠术后患者伤口疼痛剧烈，是由于肛周末梢神经丰富，或由括约肌痉挛、排便时粪便对伤口的刺激、敷料堵塞过多等导致。应评估疼痛的原因，给予相应处理，如使用镇痛药、去除多余敷料等。

4. 并发症的护理

（1）尿潴留：术后 24 小时内，嘱患者每 4～6 小时排尿 1 次，避免因手术、麻醉、疼痛等原因造成尿潴留。若术后 8 小时仍未排尿且感下腹胀痛、隆起，可行诱导排尿、针刺或导尿等。

（2）出血：由于肛管直肠的静脉丛丰富，术后容易因为止血不彻底、用力排便等导致伤口出血。通常术后 7 日内粪便表面会有少量出血，如患者出现恶心、呕吐、心慌、出冷汗、面色苍白等并伴肛门坠胀感和急迫排便感进行性加重，敷料渗血较多时，应及时报告医师予以处理。

（3）切口感染：直肠肛管部位由于易受粪便、尿液等的污染，术后易发生切口感染。应注意术前改善全身营养状况；术后 3 日内控制好排便；保持肛门周围皮肤清洁，便后用 1：5000 高锰酸钾溶液温水坐浴；切口定时换药，充分引流。

（4）肛门狭窄：术后观察患者有无排便困难及粪便变细，以排除肛门狭窄。如发生狭窄，应在手术切口愈后及早行扩肛治疗。

二、中医

痔疮是直肠末端黏膜下和肛管皮肤下的静脉丛发生扩大、曲张所形成的柔软静脉团，或肛缘皮肤结缔组织增生或肛管皮下静脉曲张破裂形成的隆起物。根据发病部位不同，可分为内痔、外痔及混合痔。内痔是指生于肛门齿线以上，直肠末端黏膜下的痔内静脉扩大、曲张和充血所形成的柔软静脉团。外痔是指发生于肛管齿线之下，有痔外静脉丛扩张、曲张或痔外静脉破裂，或反复炎症，纤维增生而成的疾病。混合痔是指内、外痔静脉丛曲张，相互沟通混合，使内痔部分和外痔部分形成一个整体者，兼有内、外痔的双重症状。痔是临床常见病、多发病，其中以青壮年占大多数。

有关本病的最早记载见于《内经》，如《素问·生气通天论》中说："因而饱食，筋脉横解，肠澼为痔。"奠定了痔疮的病因理论基础。明代楼英《医学纲目》中说："痔者，峙也。"唐代王焘《外台秘要》按部位将痔分为内痔和外痔，比西方医学论述内、外痔早一千多年。明代申斗垣《外科启玄》中将痔分为 24 种，记有里外痔（混合痔）的病名，并完善了枯痔、结扎、挂线、割治等痔疮的外治方法，并确立了以外治为主、内治为辅的治疗原则。

【病因病机】

痔疮的病因多为饮食不节，过食辛辣、醇酒、厚味，或便秘、久泻、久痢、妊娠多产、负重远行等导致湿热下注，血行不畅，血液瘀积，经络阻滞，瘀血浊气下注肛门而形成。内痔的发生主要是由于静脉壁薄弱，失去了正常的弹性，加之饮食不节，燥热内生，下迫大肠，以及久坐、远行、负重等，导致血行不畅，血液瘀积，热与血相搏，结滞不散而成。外痔的发生多因湿热下注或肛门裂伤、毒邪外侵等，导致气血运行不畅，经脉阻滞，或热迫血下行，瘀结不散而成。病位在肛门，病变与肺、脾、胃、肾等脏腑关系密切。

【诊断与鉴别诊断】

（一）诊断依据

1. 内痔　初起多为无痛性便血，血色鲜红，不与粪便相混，多在排便时滴血或射血。出血呈间歇性，每因饮酒、过劳、便秘或腹泻时便血复发和加重。出血严重时可引起贫血。随着痔核增大，在排便或咳嗽时可脱出肛外，若不及时回纳，可形成内痔嵌顿，出现剧烈疼痛。痔核反复脱出，常有分泌物溢于肛门外，可出现肛门潮湿、瘙痒。患者常因出血而人为地控制排便，造成习惯性便秘，干燥粪便又极易擦伤痔核表面黏膜而出血，形成恶性循环。肛查可见齿线上黏膜呈半球状隆起，色鲜红、暗红或灰白。

根据病情轻重程度不同，可分为三期：

Ⅰ期：痔核较小，如黄豆或蚕豆大，色鲜红，质柔软，无疼痛，不脱出，以便血为主。

Ⅱ期：痔核较大，形似红枣，色暗红，便时脱出肛外，便后可自行回纳，便血或多或少。

Ⅲ期：痔核更大，如鸡蛋或更大，色灰白，大便时甚或行走时，痔核脱出肛外，不能自行回纳，须用手推回。便血多，或不出血。痔核脱出后，如不尽快回纳，则易嵌顿而绞窄肿胀、糜烂坏死。

2. 外痔　其临床特点是肛门坠胀、疼痛、有异物感。根据临床表现和病理特点不同可分为结缔组织外痔、静脉曲张性外痔和血栓性外痔等。

（1）结缔组织外痔：多见肛门边缘赘生皮瓣，逐渐增大，质地柔软，一般不痛，无出血，仅觉肛门异物感，当染毒肿胀时才觉疼痛。发生于截石位 6 点、12 点处的外痔常由肛裂引起；发生于 3 点、7 点、11 点处的外痔，多伴内痔。

（2）静脉曲张性外痔：发生于肛管或肛缘皮下，局部有椭圆形或长形肿物，触之柔软，排便或下蹲致腹压增大时，肿物增大，呈紫暗色，按之较硬，便后或按摩后肿物缩小变软。平时仅觉肛门部坠胀不适，若便后肿物不缩小，可致周围组织水肿而引起疼痛。有静脉曲张外痔的患者，多伴有内痔。

（3）血栓性外痔：好发于截石位的 3 点、9 点处，起病时肛门部突然剧烈疼痛，肛缘皮下可见暗紫色圆形肿块，触痛明显，分界清楚，排便、坐下、行走甚至咳嗽等动作均可使疼痛加剧。待 3~5 天后疼痛缓解，有时小血块可自行吸收。

3. 混合痔　便血及肛门部肿物，可有肛门坠胀、疼痛或异物感，局部可有分泌物或伴瘙痒。结合检查可见肛管内齿线上、下同一方位出现肿物。

（二）病证鉴别

1. 内痔与下列病证鉴别

（1）直肠脱垂：脱出物呈环状或螺旋状，长 2~10 cm 或更长，表面光滑，色淡红或鲜红，无静脉曲张，一般无出血。

（2）直肠息肉：多见于儿童，脱出息肉一般为单个，表面光滑，头圆而有长蒂，质地较痔核稍硬，易出血、但多无射血及滴血现象。

（3）直肠癌：多见于中年男性，经常在粪便中夹有脓血、黏液、腐臭的分泌物，便次增多，大便变形，肛门指检时触及菜花状肿块或凹凸不平的溃疡，质地坚硬，推之不移，触之易出血。

（4）肛乳头肥大：为齿线附近的锥形、灰白色的表皮隆起，质地较硬，一般无便血。常有疼痛或肛门坠胀，肛乳头过度肥大时，便后可脱出肛门外。

（5）下消化道出血：溃疡性结肠炎、克罗恩病、直肠血管瘤、憩室病、息肉病等，均可有不同程度的便血，需做乙状结肠镜检查方可鉴别。

2. 结缔组织外痔与肛乳头肥大鉴别　前者是赘皮，形状不规则，质软；后者是位于齿线以上的黏膜，多呈锥形、质硬色灰白。

3. 混合痔与肛管直肠癌鉴别　肛管直肠癌于齿线上方或下方，可触及肿块隆起，质硬，表面不平，常呈菜花状，且有溃疡面，多与周围组织粘连，有分泌物，气味奇臭，伴肛门坠胀、便血，病理切片可确诊。

【辨证施护】

（一）辨证要点

1. 辨虚实　内痔实证者，如症见下血鲜红，或便前便后，或量多量少，或如射如滴，多为风夹热所形成；如症见血色污浊、腹胀满闷、疼痛拒按、苔黄或腻、脉弦滑者，多为湿热下注所形成。虚证者，可见下血色淡而清，或晦而不鲜；伴腹满喜按，头晕眼花，心悸，自汗；舌质淡，苔薄，脉细无力。内痔较大者伴有肛门脱垂。气虚者，痔核脱出不纳，肛门有下坠感。血虚者，痔核脱出，便血量多色淡。

2. 辨内外痔　生于肛门齿线以上，黏膜下的痔上静脉丛发生扩大和曲张所形成的静脉团为内痔；生于肛管齿线以下，痔外静脉丛扩大、曲张或反复发炎而形成的为外痔。内痔的主要症状为便血，较大的内痔伴有脱垂；外痔的主要症状为坠胀、疼痛和异物感。

（二）证候分型

1．内痔

（1）风热肠燥

证候表现：大便带血，滴血或喷射而出，血色鲜红，或伴口干，大便秘结；舌红，苔黄，脉数。

证候分析：风热下迫，灼伤肠络，或热积肠道，耗伤津液，以致便结；擦伤痔核血络，热邪迫血妄行，则见便血，血色鲜红；口渴，便结，舌红苔黄，脉数皆为风热之邪入侵之象。

护治法则：清热凉血，祛风润燥（治疗代表方：凉血地黄汤加减）。

（2）湿热下注

证候表现：便血色鲜红，量较多，痔核脱出嵌顿，肿胀疼痛，可自行回纳，肛门灼热，或糜烂坏死，重坠不适；口干欲饮，苔黄腻，脉弦数。

证候分析：湿热下迫大肠，迫血妄行，则大便下血；湿热蕴结，经络阻塞，气血瘀滞，则痔核肿物脱出；湿性重浊，则肿胀疼痛；热盛肉腐，则糜烂坏死；口干欲饮，口苦，小便黄，苔黄腻，脉濡数为湿热之象。

护治法则：清热利湿，消肿止血（治疗代表方：脏连丸加减）。

（3）气滞血瘀

证候表现：肛内肿物易脱出，易因炎症、水肿而发生嵌顿，触痛明显，肛管紧缩，坠胀疼痛，甚则肛缘有水肿；舌暗红，苔白，脉弦细涩。

证候分析：气机阻滞，血脉瘀阻，聚于下焦，则肛门内肿物脱出，甚或嵌顿，肛管紧缩，坠胀疼痛，甚至肛缘水肿青紫；舌质暗红，苔白，脉弦细涩均为气滞血瘀之象。

护治法则：清热利湿、行气活血（治疗代表方：止痛如神汤加减）。

（4）脾虚气陷

证候表现：肛门坠胀，痔核脱出，需用手托还，大便带血，色鲜红或淡红，病程日久，面色少华，神疲乏力，纳少便溏；舌淡，苔薄白，脉弱。

证候分析：素体虚弱，脾气亏虚，脾不统血，血溢脉外，则大便带血；脾虚下陷，则肛门坠胀，痔核脱出肛外；脾虚运化失常，则纳少便溏；脾虚则气血无以荣养肌肤，故见神疲乏力，面色少华；舌淡，苔薄白，脉弱均为脾气亏虚之象。

护治法则：健脾益气，升阳举陷（治疗代表方：补中益气汤加减）。

2．外痔

（1）湿热下注

证候表现：便后肛缘肿物隆起不缩小，坠胀明显，甚则灼热疼痛或有滋水，便干或便溏；舌红，苔黄腻，脉滑数。

证候分析：湿热蕴结，宿滞不散，则肿物隆起；感染湿热毒邪，气血瘀滞加重，则肿胀疼痛；湿热为患，则渗流滋水；舌红，苔黄腻，脉滑数均为湿热内侵之象。

护治法则：清热利湿，活血散瘀（治疗代表方：萆薢化毒汤合活血散瘀汤加减）。

（2）血热瘀结

证候表现：肛缘肿物突起，剧痛难忍，肛门坠胀，排便、走路、坐下时加重，局部可触及硬性结节，其色紫暗；伴口干，便秘；舌紫，苔薄黄，脉弦涩。

证候分析：血分有热，加之便时努挣或负重远行，气血瘀滞，血热妄行，脉络破裂，血溢脉外，瘀于皮下，则见肛缘肿物，颜色紫暗；热邪灼津，则口干欲饮；血热肠燥，则大便秘结；舌紫，苔薄黄，脉弦涩，均为血热瘀结之征。

护治法则：清热凉血，散瘀消肿（治疗代表方：凉血地黄汤合活血散瘀汤加减）。

（三）外治法

1. 内痔

（1）熏洗法：适用于各期内痔及内痔脱出时，将药物加水煮沸，先熏后洗，或湿敷。具有活血止痛、收敛消肿等作用，常用五倍子汤、苦参汤等。

（2）敷药法：适用于各期内痔及手术后换药，将药膏或药散于患处，具有消肿止痛、生肌收口等作用，常用药物有马应龙痔疮膏、桃花散、生肌玉红膏等。

（3）塞药法：适用于各期内痔，将药物制成栓剂，塞入肛内，具有消肿、止痛、止血的作用，如化痔栓。

2. 外痔

（1）可用苦参汤煎水冲洗，以预防感染。

（2）外痔肿痛时，用痔疮膏或黄连膏外涂。

【护理措施】

1. 起居护理　居室安静整洁，温湿度适宜。起居有常，劳逸适度，避免劳累。保持肛门清洁卫生，便后温水坐浴，必要时用 1∶5000 的高锰酸钾溶液温水坐浴。宜穿干净、柔软、宽松的纯棉内裤。养成定时大便的习惯。起床前可行腹部顺时针按摩，促进肠蠕动。对脾虚气陷、湿热下注者避免久蹲久坐，便后、睡前做深呼吸及肛门上提的动作。排便时如痔核脱出，应及时回纳；内痔下血量多者，宜卧床休息。内痔脱出嵌顿、疼痛剧烈者，取健侧卧位。外痔伴有感染或发生嵌顿，或突发血栓外痔者应卧床休息并报告医师处理。

2. 病情观察　注意观察痔核大小及脱出情况，是否伴有充血、疼痛，表面糜烂情况等；观察出血是否与粪便相混，或是排便前后滴血或射血；观察出血量、色及患者面色、神态、脉象等。出血多者注意观察面色、脉搏、神志、血压等变化，并做好配血输血的准备。

3. 饮食护理　饮食宜清淡，多吃新鲜蔬菜与水果，忌辛辣刺激、肥甘厚味之品，忌饮酒，以免助湿内生，加重病情。避免暴饮暴食，以免加重胃肠负担。风热肠燥者宜食性味偏凉的食物，如鲜藕、荸荠、芹菜、菠菜、木耳、香蕉等；脾虚气陷者宜多食补中益气之品，如大枣、山药等，忌酸冷食物；湿热下注者可用鲜菊花、蒲公英、金银花等煎汤代茶饮，或常食绿豆粥、赤小豆粥等；便秘者宜食润肠通便食品，每日晨起以蜂蜜冲服等。

4. 情志护理　本病缠绵，经久不愈。每遇下血，患者精神紧张，有恐惧感，且疼痛导致坐立不安，情志不遂，烦躁易怒，应予解释开导，消除紧张恐惧感，随时解释与疾病有关的医疗常识，使其保持心情舒畅，配合治疗。

5. 用药护理　润肠通便药，宜在早晨空腹或睡前 1 小时服用：清热泻火中药汤剂宜凉服。以助药力降泄；中成药宜在睡前服用；抗菌消炎类西药，如甲硝唑（灭滴灵）宜饭后服用，观察用药后效果与不良反应。局部疮面换药，注意无菌操作，防止交叉感染。

6. 适宜技术　内痔突发性嵌顿者，用中药苦参汤煎水熏洗坐浴。疼痛者，耳针取直肠、神门穴，体针取承山、足三里、长强等穴；气滞血瘀者，加用艾条灸肛周止痛；水肿者用石榴皮、芙蓉叶、蒲公英、黄柏、五倍子、厚朴、芒硝煎汤熏洗；风热肠燥者用具有活血消肿、止痛止痒、收敛作用的药液熏洗肛门或热湿敷；湿热下注者可用清热解毒熏洗剂坐浴；脾虚气陷者可配合艾灸以升阳举陷，穴位可选百会、关元、气海等。术后并发小便困难，针灸关元、三阴交、中极等穴，或用车前子代茶，或小腹部热敷。便秘患者可遵医嘱予穴位按摩，可取天枢、承山、足三里等穴。

【健康教育】

1. 起居有常，经常锻炼身体。避免久站、久坐、久蹲及长期负重远行，导致病情加重或复发。

2. 养成定时排便的习惯，预防便秘。保持肛门清洁卫生，便后用温水冲洗，促进血液循环。手纸、内裤要清洁柔软。

3. 保持情志平和，让患者了解痔疮的形成原因，避免不良情绪干扰。

4. 饮食宜清淡、易消化，多食蔬菜、水果，常食易于消化、质地较软的食物，忌辛辣刺激之品及助热生痰之物。

5. 积极防治引起腹内压增高的疾病，如便秘、腹泻、肝硬化门静脉高压症等。经常做提肛运动。

第五节　肛裂（肛裂）

一、西医

肛裂是指齿状线以下肛管皮肤层裂伤后形成的经久不愈的缺血性溃疡，方向与肛管纵轴平行，长约 0.7 cm，呈梭形或椭圆形，常引起肛周剧痛。多见于青中年人。

【病因】

病因尚不清楚，可能与多种因素有关，但直接原因大多是因长期便秘、粪便干结致排便时损伤肛管及其皮肤层。好发部位为肛管后正中线，此处肛管外括约肌浅部在肛管后方形成的肛尾韧带较坚硬、伸缩性差，此区域血供亦差；且排便时，肛管后壁承受压力最大。

【病理】

1. 急性肛裂　大多病程短，裂口边缘整齐，底浅、色红并有弹性，未形成瘢痕。

2. 慢性肛裂 因反复损伤与感染，基底深且不整齐，呈灰白色，质硬，边缘纤维化增厚。肛裂常为单发的纵行、梭状溃疡或感染裂口。裂口上端的肛瓣和肛乳头水肿，形成肥大乳头；下端皮肤因炎症、水肿及静脉、淋巴回流受阻，形成外观似外痔的袋状皮垂向下突出于肛门外，称"前哨痔"。前哨痔、肛裂与肛乳头肥大常同时存在，合称肛裂三联征。

【临床表现】

1. 症状 典型的临床表现为疼痛、便秘、出血。

（1）疼痛：为主要症状，一般较剧烈，有典型的周期性。排便时干硬粪便刺激裂口内神经末梢，出现烧灼样或刀割样疼痛；便后数分钟可缓解；随后因肛门括约肌反射性痉挛，再次发生剧烈疼痛，常持续半小时到数小时，直到括约肌疲劳、松弛后，疼痛缓解。以上"排便时疼痛－间歇期－括约肌挛缩痛"称为肛裂疼痛周期。

（2）便秘：肛裂患者因惧怕疼痛而不愿排便，引起或加重便秘，粪便更加干结，便秘又加重肛裂，形成恶性循环。

（3）出血：排便时粪便擦伤溃疡面或撑开肛管撕拉裂口会有少量出血，故在粪便表面、便纸上见到少量血迹或排便过程中滴鲜血，大量出血少见。

2. 体征 典型体征是肛裂三联征，若在肛门检查时发现此体征，即可明确诊断。肛裂患者行肛门检查时，常会引起剧烈疼痛，有时需在局部麻醉下进行。

【实验室及其他检查】

已确诊者，一般不宜行直肠指诊或肛门镜检查，避免增加痛苦。可以取活组织做病理检查，以明确诊断。

【处理原则】

1. 非手术治疗 原则是软化大便，保持大便通畅；解除肛门括约肌痉挛，缓解疼痛，中断恶性循环，促进局部创面愈合。具体措施有：①服用缓泻剂；②局部坐浴；③扩肛疗法。扩肛疗法时患者侧卧位，局部麻醉后，先用示指扩肛，再用两指循序渐进、持续地扩张肛管 5 分钟，使括约肌松弛，创面扩大，促进溃疡愈合；其常见并发症是出血、肛周脓肿、大便失禁等，且复发率高。

2. 手术治疗 适用于经久不愈、非手术治疗无效且症状较重的陈旧性肛裂。手术方法有肛裂切除术和肛管内括约肌切断术，现在前者已较少使用。

【护理措施】

1. 保持大便通畅 增加膳食中新鲜蔬菜、水果及粗纤维食物的摄入，少食或忌食辛辣和刺激食物，多饮水，以促进胃肠蠕动，防止便秘；指导患者养成每日定时排便的习惯，进行适当的户外锻炼；必要时服缓泻剂，也可选用蜂蜜、番泻叶等泡茶饮用，以润滑、松软粪便利于排便。

2. 心理护理 向患者详细讲解肛裂的相关知识，鼓励患者克服因惧怕疼痛而不敢排便的情绪，配合治疗。

【并发症的护理】

（1）切口出血：多发生于术后1～7日。①原因：常由术后便秘、猛烈等导致创面出血。②护理：告知患者保持大便通畅，防止便秘，预防感冒，避免腹内压增高的因素，如剧烈咳嗽、用力排便等；密切观察创面的变化，一旦出现切口出血，紧急行压迫止血，并报医师处理。

（2）排便失禁。①原因：多为术中不慎切断肛管直肠环所致。②护理：询问患者排便前有无便意，每日的排便次数、量及性状。若仅为肛门括约肌松弛，可于术后3日开始指导患者进行提肛运动；若发现患者会阴部皮肤常有黏液及粪便沾染，或无法随意控制排便时，立即报告医师，及时处理。

二、中医

肛裂是指由于反复损伤和感染引起的肛管皮肤全层裂开，并形成溃疡，经久不愈，以周期性肛门疼痛、大便带血、便秘为主要临床特征的病证。好发于肛门后、前正中位，以肛门后部居多。多见于青壮年，在肛门直肠疾病中，其发病率仅次于痔疮。

中医文献早期对本病无专门论述，多散见于痔漏病中。如隋代巢元方在《诸病源候论·痔病诸候》中记载："肛边生疮，痒而复痛出血者，脉痔也。"清代对本病的认识已比较清楚。如吴谦等著《医宗金鉴·外科心法要诀·痔疮》中记载："肛门围绕，折纹破裂，便结者，火燥也。"描述了本病的临床表现和病因病机。

【病因病机】

肛裂的病因为外邪入侵、湿热蕴结、血虚肠燥。火热燥邪蕴结于胃肠，灼伤津液，肠燥津枯，粪便干结难下，强努损伤肛门，造成裂口，裂口久不愈合而生；外感湿热邪气，或内积醇酒肥甘，以致湿热蕴结胃肠，下注肛门生痈，痈溃不愈而成；血虚津亏，肠失濡养，肠燥便结，便时损伤肛门，易生肛裂。病位在肛门，病变与肺、脾、胃、肾等脏腑密切相关。

【诊断与鉴别诊断】

（一）诊断依据

1. 多见于20～40岁的青壮年。好发于肛门齿线以下，截石位6点、12点。男性多发于6点，女性多发于12点。

2. 以肛门周期性疼痛为主要表现。常因排便时肛管扩张刺激溃疡面，引发撕裂样疼痛，或灼痛，或刀割样疼痛，持续数分钟后减轻或缓解，称为疼痛间歇期，时间为5分钟左右；随后括约肌持续性痉挛收缩会引起数小时的剧烈疼痛，直至括约肌疲劳松弛后，疼痛才得以缓解，这一过程为肛裂疼痛周期。大便时出血，量不多，色鲜红，患者多数有习惯性便秘。

3. 就诊时可见肛管纵行裂口或纵行梭形溃疡，多位于截石位6点和12点处。

4. 早期肛裂发病时间较短，疮面底浅，色鲜红，边缘整齐，呈梭形柔软且有弹性；陈旧性肛裂病程长，反复发作加重，溃疡色淡白，底深，边缘呈"缸口"增厚，底部形成平整较硬的灰白组织（栉膜带），由于裂口周围组织的慢性炎症，常可伴发结缔组织性外痔（哨兵痔）、单口内瘘、肛乳头肥大、肛窦炎、肛乳头炎等。

（二）病证鉴别

1. 结核性溃疡　溃疡面可见干酪样坏死物，底不平，色灰，呈卵圆形，疼痛不明显，出血量很少。

2. 内痔　常表现有便血、便秘等，但一般无疼痛，内镜可见直肠黏膜隆起，无梭形溃疡。

3. 肛门皲裂　多由肛门湿疹、肛门瘙痒等继发，裂口为多发，位置不定，一般较表浅，疼痛轻，出血少。不会引起赘皮性外痔和肛乳头肥大等并发症。

4. 早期肛管上皮癌　肛门边有边界不整、质硬的肿物或溃疡，发展迅速，活检有助于鉴别。

【辨证施护】

（一）辨证要点

辨虚实：实证多因风热燥火结于胃肠，灼伤津液，水不行舟，大便坚硬干燥，强努损伤肛门，造成裂口，或因气滞血瘀，结于肛门，肠道气化不利，大便失于推动，滞而不行，久则干结，用力则损伤肛门，造成裂口。实证多见于形体健壮者，并有肛门刺痛、脉数有力等。虚证多因年老体虚，产后血虚，大量失血，阴血亏虚，肠道失养，津亏肠燥，大便秘结而成。虚证多见于形体衰弱者，并伴有面色萎黄、脉细无力等。

（二）证候分型

1. 血热肠燥

证候表现：大便干结，二三日一行，便时肛门疼痛，便时滴鲜血或大便表面带血或便纸染血，裂口色红，腹部胀满，溲黄；舌偏红，脉弦数。

证候分析：热结肠道，耗伤津液，肠失濡养，则大便秘结；便时努责，擦破肛门，则大便带血、肛门疼痛；舌红，脉弦数为内有实热之象。

护治法则：清热凉血，润肠通便（治疗代表方：凉血地黄汤合麻子仁丸加减）。

2. 阴虚津亏

证候表现：大便干结，数日一行，便时疼痛，点滴下血，裂口深红，口干咽燥，五心烦热；舌红，少苔，脉细数。

证候分析：阴血亏虚，津液不足，肠失濡润，以致大便秘结；便时努挣，擦破肛门，则大便带血、肛门疼痛；阴虚内热，则口干咽燥、五心烦热；舌红，少苔，脉细数为内有虚热之象。

护治法则：养阴清热，润肠通便（治疗代表方：润肠汤加减）。

3. 气滞血瘀

证候表现：肛门刺痛明显，便时便后尤甚，肛门紧缩，裂口色紫；舌质紫暗或有瘀斑、瘀点，脉弦或涩。

证候分析：气机阻滞，运行不畅，肝气郁结，横逆犯脾，清阳不升，浊阴不降，停聚肛门，排便努挣，撑破肛门，引起裂口，则肛门血脉阻滞、刺痛明显，便时便后尤甚；气血不通，经脉失养，弛张无度，则肛门紧缩，裂口较深、色紫；舌质紫暗或有瘀斑、瘀点，脉弦或涩为气滞血瘀之象。

护治法则：行气活血，润肠通便（治疗代表方：六磨汤加减）。

（三）外治法

1. 早期肛裂　可用生肌玉红膏蘸生肌散涂于肛门裂口处，每天1~2次，每次大便后用1：5000高锰酸钾溶液坐浴，也可用苦参汤或花椒食盐水坐浴。

2. 陈旧性肛裂　可先用七三丹搽于裂口，3~5天后，改用生肌玉红膏外涂伤口，再配合其他方法。

【护理措施】

1. 起居护理　病室温湿度适宜，过于燥热，会增加患者的津液耗损。疼痛剧烈者宜卧床休息或取俯卧位。保持肛周皮肤清洁干燥，便后用干净柔软的卫生纸擦拭，内裤宜宽松、柔软、透气。

2. 病情观察　密切观察肛裂的三大特征，即疼痛、出血和便秘。观察肛门疼痛性质、程度与持续时间、大便是否带血。出血量多者，应密切观察血压变化及局部有无红肿热痛，警惕并发肛痈等。位于肛门前后正中线以外的多发性裂口，疼痛可不严重，但病程迁延。

3. 饮食护理　宜多食含丰富的纤维素与维生素食物，忌辛辣刺激及海腥发物，戒烟酒，防止便秘。血热肠燥者多食蔬菜、水果；阴虚津亏者多进食滋阴增液之品，如银耳、百合等，或以扁豆、粳米、石斛煮粥食疗；气滞血瘀者予以理气活血食品，如扁豆、菠菜，或以桃仁、粳米煮粥食疗。特别是偏食辣椒、葱蒜、生姜者应劝阻，以免加重肠间燥热。

4. 情志护理　患者常因排便后肛门疼痛而情绪低落，终日忧虑，夜寝不安。应予情绪上的安慰、劝导，帮助其消除恐惧、紧张心理，避免因疼痛产生排便恐惧感，导致便秘加剧。

5. 用药护理　润肠通便药适宜在早晨空腹或睡前1小时服用；血热肠燥者中药汤剂宜频频凉服，此药为增水行舟之剂，每剂药可复煎后代茶饮；阴虚津亏者中药汤剂宜空腹和饭前服，服药期间忌忧思恼怒。川楝子对肝脏有一定毒性，肝功能异常者慎用。局部疮面换药，注意无菌操作，预防交叉感染。

6. 适宜技术　血热肠燥者可予金银花、黄柏、苦参、当归、丹参、赤芍、延胡索、川楝子等煎水，先熏蒸后坐浴。亦可用瓦松、五倍子、朴硝、川椒、防风、葱白等煎水熏洗坐浴，具有活血化瘀、消肿止痛、收敛疮口的作用。或排便前用温水坐浴，使肛门括约肌松弛，减轻粪便对肛裂溃疡的刺激。肛裂疼痛较重者，可采用毫针刺法，取长强、承山等穴。

【健康教育】

1. 生活起居有规律，注意劳逸结合，避免劳气内伤，避免久坐少动，积极锻炼身体，加强腹肌锻炼，可按摩肛门或行提肛运动。

2. 养成定时排便的良好习惯，不久蹲、努责，保持肛周皮肤的清洁、干燥。用柔软的卫生纸擦肛门，以免损伤肛管，造成肛裂。

3. 多食新鲜蔬菜、水果，忌食辛辣刺激食物，防止大便干燥，避免粗硬粪便擦伤肛门。

4. 积极预防肛裂的原发疾病，如痔疮、便秘、肛窦炎、肛乳头肥大等，预防肛裂发生。肛裂发生后应及早治疗，防止继发其他肛门疾病。

第六节　肠梗阻（肠结）

一、西医

肠内容物由于各种原因不能正常运行，不能顺利通过肠道，称肠梗阻，是常见的外科急腹症之一。肠梗阻不但可引起肠管本身形态和功能的改变，还可导致全身性生理紊乱，临床表现复杂多变。

【病因与分类】

1. 按肠梗阻发生的基本原因分类

（1）机械性肠梗阻：最常见，是各种原因导致的肠腔缩窄、肠内容物通过障碍。主要原因包括：①肠腔内堵塞：如结石、粪块、寄生虫、异物等；②肠管外受压：如肠扭转、腹腔内肿瘤压迫、粘连引起肠管扭曲、嵌顿疝等；③肠壁病变：如肿瘤、肠套叠、先天性肠道闭锁等。

（2）动力性肠梗阻：神经反射或毒素刺激引起肠壁肌肉功能紊乱，使肠蠕动消失或肠管痉挛，以致肠内容物无法正常通行，而本身无器质性肠腔狭窄。可分为麻痹性肠梗阻及痉挛性肠梗阻2类。前者常见于急性弥漫性腹膜炎低钾血症、细菌感染及某些腹部手术后等；后者较少见，可继发于尿毒症、慢性铅中毒和肠功能紊乱等。

（3）血运性肠梗阻：肠系膜血栓形成、栓塞或血管受压等使肠管血运障碍，引起肠失去蠕动能力，肠内容物停止运行。可纳入动力性肠梗阻中，但是可迅速继发肠坏死，在处理上与其截然不同。随着人口老龄化、动脉硬化等疾病增多，现已不属少见。

2. 按肠壁有无血运障碍分类

（1）单纯性肠梗阻：只有肠内容物通过受阻，而无肠管血运障碍。

（2）绞窄性肠梗阻：伴有肠管血运障碍。

3. 其他分类　肠梗阻还可根据梗阻部位分为高位（如空肠上段）和低位肠梗阻（如回肠段与结肠）；根据梗阻的程度分为完全性和不完全性肠梗阻；根据梗阻的发展快慢分为急

性和慢性肠梗阻。当发生肠扭转、结肠肿瘤等时，病变肠祥两端完全阻塞，称为闭祥性肠梗阻。

上述肠梗阻的类型并不是固定不变的，随着病情的发展，某些类型的肠梗阻在一定条件下可以相互转换。

【病理生理】

肠梗阻的病理生理可分为局部及全身变化。

1. 局部变化　单纯性机械性肠梗阻早期，梗阻以上肠管肠蠕动增加，以克服肠内容物通过障碍；肠腔内因液体和气体的积聚而膨胀。肠梗阻部位越低，时间越长，肠腔积气、积液引起肠膨胀越明显。

急性完全性梗阻时，肠腔内压力迅速增加，肠壁静脉回流受阻，毛细血管及淋巴管淤积，肠壁充血、水肿、增厚，呈暗红色。由于组织缺氧，毛细血管通透性增加，肠壁上有出血点，并有血性渗出液渗入肠腔和腹腔。随着血运障碍的发展，继而出现动脉血运受阻，血栓形成，肠壁失去活力，肠管变成紫黑色。由于肠壁变薄、缺血和通透性增加，腹腔内出现带有粪臭的渗出液，可引起腹膜炎。最后，肠管可缺血坏死而溃破穿孔。

慢性不完全性肠梗阻：局部改变主要是由长期肠蠕动增强，梗阻近端肠壁代偿性肥厚和肠腔膨胀，远端肠管则变细、肠壁变薄。痉挛性肠梗阻多为暂时性，肠管多无明显病理改变。

2. 全身变化

（1）水、电解质、酸碱平衡失调：小肠若出现肠梗阻，可在短时间内丧失大量的液体，引起严重的水、电解质、酸碱平衡失调。高位肠梗阻时由于早期频繁呕吐、不能进食，更易出现脱水；加之酸性胃液及大量氯离子丢失产生代谢性碱中毒。低位肠梗阻时患者呕吐发生迟，其体液的丢失主要是由于肠管活力丧失，无法正常吸收胃肠道分泌的大量液体，丢失的体液多为碱性或中性，丢失的钠、钾离子多于氯离子；加之毛细血管通透性增加，导致血浆渗出，积存在肠腔、腹腔内，即丢失于第三间隙，同时组织灌注不良导致酸性代谢产物增加，尿量减少等均极易引起严重的代谢性酸中毒；大量的钾离子丢失还可引起肠壁肌张力减退，加重肠腔膨胀，并可引起肌无力及心律失常。

（2）感染和中毒：以低位肠梗阻表现显著。由于梗阻以上的肠腔内细菌数量显著增加，细菌繁殖产生大量毒素。由于肠壁血运障碍，通透性增加，细菌和毒素可以透过肠壁引起腹腔内感染，并经腹膜吸收引起全身性感染。

（3）休克及多器官功能障碍：体液大量丧失、血液浓缩、电解质紊乱、酸碱平衡失调及细菌大量繁殖、毒素的释放等均可引起严重休克。当肠坏死、穿孔，发生腹膜炎时，全身中毒尤为严重。最后可引起严重的低血容量性休克和中毒性休克。肠腔大量积气、积液引起腹内压增高，膈肌上抬，影响肺的通气及换气功能；同时腹内压增高阻碍了下腔静脉回流，从而导致呼吸、循环功能障碍。最后可因多器官功能障碍乃至衰竭而死亡。

【临床表现】

不同类型肠梗阻的临床表现有其自身的特点，但存在腹痛、呕吐、腹胀及停止排便排气等共同表现。

1. 症状

（1）腹痛：单纯性机械性肠梗阻由于梗阻部位以上肠管剧烈蠕动，患者表现为阵发性腹部绞痛。疼痛发作时，患者自觉腹内有"气块"窜动，并受阻于某一部位，即梗阻部位；绞窄性肠梗阻者表现为腹痛间歇期不断缩短，呈持续性剧烈腹痛。麻痹性肠梗阻者腹痛为全腹持续性胀痛或不适；肠扭转所致闭袢性肠梗阻者多表现为突发腹部持续性绞痛并阵发性加剧；而肠蛔虫堵塞多为不完全性肠梗阻，以阵发性脐周腹痛为主。

（2）呕吐：与肠梗阻发生的部位、类型有关。高位肠梗阻呕吐发生较早且频繁，呕吐物主要为胃及十二指肠内容物等；低位肠梗阻呕吐出现较晚，呕吐物初期为胃内容物，后期可呈粪样，若吐出蛔虫，多为蛔虫团引起的肠梗阻；麻痹性肠梗阻时呕吐呈溢出性；绞窄性肠梗阻呕吐物为血性或棕褐色液体。

（3）腹胀：发生时间较腹痛、呕吐晚，程度与梗阻部位有关。高位肠梗阻由于呕吐频繁，腹胀较轻；低位肠梗阻腹胀明显。闭袢性肠梗阻患者腹胀多不对称；麻痹性肠梗阻则表现为均匀性全腹胀。肠扭转时腹胀多不对称。

（4）停止排便排气：完全性肠梗阻，多不再排便排气；但在高位肠梗阻早期，由于梗阻以下肠腔内仍残存粪便及气体，可在灌肠后或自行排出，故不应因此而排除肠梗阻。不完全性肠梗阻可有多次少量排便排气；绞窄性肠梗阻可排血性黏液样便。

2. 体征

（1）腹部

1）视诊：机械性肠梗阻可见肠型和蠕动波。

2）触诊：单纯性肠梗阻因肠管膨胀，可有轻度压痛，但无腹膜刺激征；绞窄性肠梗阻时，可有固定压痛和腹膜刺激征；蛔虫性肠梗阻，常在腹中部触及条索状团块；肠套叠时可扪及腊肠样肿块。

3）叩诊：绞窄性肠梗阻时，腹腔有渗液，移动性浊音可呈阳性。

4）听诊：机械性肠梗阻时有肠鸣音亢进，气过水音；麻痹性肠梗阻时，则肠鸣音减弱或消失。

（2）全身：肠梗阻初期，患者全身情况可无明显变化。梗阻晚期或绞窄性肠梗阻患者可出现唇干舌燥、眼窝凹陷、皮肤弹性消失、尿少或无尿等脱水体征，还可出现脉搏细速、血压下降、面色苍白、四肢发冷等全身中毒和休克征象。

【实验室及其他检查】

1. 实验室检查　若肠梗阻患者出现脱水、血液浓缩可引起血红蛋白、血细胞比容、比重均升高。而绞窄性肠梗阻多有白细胞计数和中性粒细胞比值显著升高。水、电解质、血尿素氮及肌酐检查出现异常结果，则表示存在水、电解质及酸碱平衡失调或肾功能失常。呕吐物和大便检查有大量红细胞或隐血试验阳性，提示肠管有血运障碍。

2. 影像学检查　X线检查对诊断肠梗阻有很大价值。正常情况下，小肠内容物运行很快，气体和液体充分混合，故腹部X线只显示胃和结肠内气体，不显示小肠内气体。肠梗阻时，小肠内容物停滞，气、液体分离，一般在梗阻4~6小时后，腹部X线可见多个气液平面及胀气肠袢；空肠梗阻时，空肠黏膜环状皱襞可显示"鱼肋骨刺"状改变。

二、中医

肠结是由于寒热、湿、食、虫等原因，导致肠腑通降功能失常，气血痞结，滞塞上逆等病理改变，引起以腹痛、呕吐、腹胀、便秘、矢气不转等为主要临床特征的急性病证。"结者凝也。"本病可发生于任何年龄，无明显性别差异，病因复杂，具有病情多变、发展迅速等特点。

肠结最早记载于《内经》。《灵枢·四时气》曰："饮食不下，隔塞不通，邪在胃脘。"又说："腹中常鸣，气上冲胸，喘不能久立，邪在大肠。"汉代张仲景《金匮要略·腹满寒疝宿食病脉证并治》载："腹满时减，复如故，此为寒，当与温药。""腹满不减，减不足言，当须下之，宜大承气汤。""痛而闭者，厚朴三物汤主之。"唐代孙思邈《千金要方·卷十八》曰："肠中常鸣，时上冲心，灸脐中。""肠鸣而痛，温药主之。"金元时期李东垣《脾胃论》："腹中诸痛，皆因劳役过甚。饮食失节，中气不足，寒邪乘虚而入客之，故卒然而作大痛。"明代龚廷贤《寿世保元·大便秘》："闭结之患有五，曰风闭、气闭、热闭、寒闭、湿闭是也。"

【病因病机】

肠结的病因为饮食不节、寒温不适、手术或外伤，或邪毒、痰瘀阻滞、燥屎内结、蛔虫聚团等。饮食失节，复感寒邪，情志失和，胃肠气机受阻而发病；或因腹部手术、肠道或腹部的病变、外伤、全身疾病、瘫痪等因素，致肠体麻痹，气机不通而发病；或湿热内蕴，邪毒内结，气血瘀滞，日久化热，热结肠间，津液耗伤，肠道失养所致。主要病机为肠传导功能失常，滞塞上逆而发病。病位在大小肠，涉及肝、胆、脾、胃。

【诊断与鉴别诊断】

（一）诊断依据

1. 腹痛　腹痛部位各异，或全腹或局部，甚及腰部；腹痛初为阵发性绞痛，伴有肠鸣音亢进，如出现持续性剧烈绞痛，预示着将要发展成绞窄性肠梗阻，麻痹性肠梗阻多呈持续性满腹胀痛。

2. 呕吐　邪结于上则呕吐出现早而频繁，呕吐物开始为食物，继而为大量的胃液与胆汁；邪结于下则呕吐出现晚，次数较少，间歇时间较长，呕吐物较黏稠且有粪臭味。

3. 腹胀　因呕吐频繁，腹胀多不明显。或全腹胀，或腹胀不对称。腹胀随病进而加重，甚者腹胀如鼓。

4. 便秘　早期由于痞结以下肠内尚有残存的粪便与气体，故仍可能有少量的排气或排便，严重者可有少量的黏液血便或水样便。多数患者大便秘结，矢气不转。

5. 神色　体态早期腹痛阵作时大声呼叫，辗转不安，呕吐有声，表情痛苦但有神。晚期肌肤干燥，眼眶凹陷，神淡，精神委顿，呕吐声微，气促，甚或面色晦暗青苍，四肢厥冷。

6. 腹诊　早期耳闻腹中雷鸣，水走肠间，辘辘有声，晚期腹静无音。手切之腹满痛而拒按，甚至手不可近；或触及肿块而呈索状；或圆形之痞块。

（二）病证鉴别

1. 脾心痛（急性胰腺炎）　骤起脐上腹痛，伴腹胀、呕吐及便秘似肠结，但腹痛持续，位置偏高，很快波及全腹，早期出现腹皮硬，拒按，无腹中雷鸣，腹穿抽出血性鲜红之腹腔积液，血、尿淀粉酶值升高可别。

2. 寒疝（嵌顿性斜疝）　腹痛阵作，伴腹胀、肠鸣及呕吐，无便似肠结；但痛在少腹，痛引睾丸，腹股阴囊可及肿大块物可别。

3. 石淋（输尿管结石）　脐旁腹痛阵作，伴呕吐恶心，似早期肠结但疼痛向腰或会阴窜痛，腰区叩痛明显，尿内有红细胞，无腹中雷鸣，很少腹胀可别。

【辨证施护】

（一）辨证要点

辨虚实：实证者，病程较短，以腹痛为主，腹胀轻，坚实拒按，呕吐；伴有面赤身热，呻吟，声高气粗，汗出，尿赤涩痛，喜冷饮，口臭；舌红或暗红，苔黄燥、少津或苔黄黑相间，脉弦数或沉弦。虚证者，病程较长，以腹胀为主，腹痛轻，腹部喜温喜按；伴有恶心，呕吐，呻吟，声低息微，面色不华，倦怠懒言；舌淡或暗淡少津，苔白腻或黄白相间，脉沉细。

（二）证候分型

1. 气滞血瘀

证候表现：腹痛阵作，胀满拒按，恶心呕吐，无排气排便；舌质淡红，苔薄白，脉弦或涩。

证候分析：肠腑气机不利，瘀血阻滞，胃失和降，故腹痛阵作，胀满拒按，恶心呕吐，无排气排便；舌质淡红，苔薄白，脉弦或涩均为气滞之象。

护治法则：行气活血，通腑攻下（治疗代表方：桃核承气汤加减）。

2. 肠腑热结

证候表现：腹痛腹胀，痞满拒按，恶心呕吐，无排气排便，发热，口渴，小便黄赤，甚则神昏谵语；舌质红，苔黄燥，脉洪数。

证候分析：热结肠腑，腑气不通，胃失和降，故见腹痛腹胀，痞满拒按，恶心呕吐，无排气排便；热邪蒸达，灼伤津液，故见发热，口渴，小便黄赤；热扰心神，则见神昏谵语；舌质红，苔黄燥，脉洪数均为肠腑热盛之象。

护治法则：活血清热，通里攻下（治疗代表方：复方大承气汤加减）。

3. 肠腑寒凝

证候表现：起病急骤，腹痛剧烈，遇冷加重，得热稍减，腹部胀满，恶心呕吐，口渴不欲饮，无排气排便，脘腹怕冷，四肢畏寒；舌质淡红，苔薄白，脉弦紧。

证候分析：寒邪犯及胃肠，凝阻气机，故腹痛剧烈；证情属实，故起病急骤；遇寒则气收更甚，故遇冷加重；寒得温散，故得热稍减；胃气上逆，则恶心呕吐，寒伤胃阳，水饮不化，津气不布，故口渴，而水饮随胃气上逆，故渴而不欲饮；寒邪阻遏阳气，不能外达，故见脘腹怕冷，四肢畏寒；舌质淡红，苔薄白，脉弦紧，均为寒凝气机之象。

护治法则：温中散寒，通里攻下（治疗代表方：温脾汤加减）。

4. 水结湿阻

证候表现：腹痛阵阵加剧，肠鸣辘辘有声，腹胀拒按，恶心呕吐，口渴不欲饮，无排气排便，尿少；舌质淡红，苔白腻，脉弦缓。

证候分析：水湿内结肠腑，遏阻气机，故腹痛阵阵加剧，腹胀拒按；饮邪走行于肠，则肠鸣辘辘有声；饮停于胃，胃失和降，故恶心呕吐；水湿内结，腑气不通，故无排气排便；水湿为患，膀胱气化失司，故尿少；舌质淡红，苔白腻，脉弦缓均为水湿内停之象。

护治法则：理气通下，攻逐水饮（治疗代表方：甘遂通结汤加减）。

5. 虫积阻滞

证候表现：腹痛绕脐阵作，腹胀不甚，腹部有条索状团块，恶心呕吐，呕吐蛔虫，或有便秘；舌质淡红，苔薄白，脉弦。

证候分析：蛔虫扰动，则腹痛绕脐阵作；蛔虫钻窜，聚而成串，攒于肠中，阻塞不通，则扪之腹部有条索状团块，或有便秘；蛔虫上窜，气机逆乱，胃气上逆时可见恶心呕吐，呕吐蛔虫；舌质淡红，苔薄白，脉弦均为气机阻滞之象。

护治法则：消积导滞，驱蛔杀虫（治疗代表方：驱蛔承气汤加减）。

（三）外治法

1. 热熨法　大葱白 2500 g，醋少许。将大葱白切碎和醋炒至极热，用布包好熨腹部，冷却即换，不可间歇，以腹软或矢气为度。此法可起到温阳散寒通腑的作用，适用于湿寒型肠结患者。

2. 灌肠法　大黄 30 g，枳实 15 g，厚朴 15 g，芒硝 30 g，莱菔子 15 g，黄芩 15 g，加水 1000 mL，煎至 300 mL。灌肠前将芒硝放入药液中溶解，置于输液瓶内灌肠。此法可起到清热通里攻下的作用，适用于热结型肠结患者。

3. 生油疗法　用菜籽油、豆油或花生油 60～100 mL，每日 1 次，口服或经胃管注入。常用于蛔虫性、粘连性和粪块阻塞性肠结患者。

【护理措施】

1. 起居护理　保持病室整洁安静，室内空气新鲜，温湿度适宜，避免噪声、强光刺激。同时注意保暖，避免因寒冷刺激引发肠壁痉挛。患者需卧床休息，一般取半卧位，以减轻腹痛、腹胀。有血压下降者应取平卧位。

2. 病情观察　严密观察患者的腹胀、腹痛变化，注意腹痛部位、性质、程度及呕吐次数，呕吐物的量、色、味；注意有无肠型、包块、肠蠕动波、肠鸣音变化等情况；观察肛门排便、排气情况，大便的量及性状，保持有效的胃肠减压，检查胃管是否通畅，观察抽出液的量、性状及颜色的改变，注意有无手术指征。观察生命体征、面色、皮肤弹性等情况，记录24小时的出入量，防止津液不足。如出现腹痛持续加重，腹胀不对称，呕吐持续性加剧，或出现休克、腹膜刺激征，或经胃肠减压后腹胀减轻，而腹痛不减轻，应立即报告医师。

3. 饮食护理　急性期按医嘱禁食。病情严重者或术后予以胃肠减压。病情缓解后或术后恢复期予流质或半流质。饮食要有规律，宜高营养、易消化，忌食生冷、肥甘厚腻、辛辣刺激、鱼腥发物及硬固之品，少食易产气的奶制品等。

4. 情志护理　情绪波动会使肠道蠕动功能或自主神经功能紊乱，进而加重肠梗阻。患者要调整情志，避免七情致病，保持情绪平和。由于本病发作急、病因复杂、病情多变、发展迅速，患者易产生紧张、焦虑及恐惧心理，应及时给予情志疏导，消除不良情绪的刺激。

5. 用药护理　中药汤剂宜空腹服用，热者宜凉服，虚寒者宜热服，病情较重行胃肠减压者，应少量多次灌服。呕吐频繁者，可于舌面滴少许姜汁止呕。观察服药后的效果及反应，记录排便情况。慎用止痛剂。

6. 适宜技术　针刺足三里、上巨虚、内关、合谷等穴，以止痛止呕。或针刺中脘、天枢、足三里、内庭等穴，或穴位注射以促进肠蠕动。呕吐后可予生理盐水或凉开水漱口，以保持口腔清洁。大承气汤保留灌肠有通里攻下、行气止痛作用。亦可用热熨法，如吴茱萸、生盐炒热后用软布包好，顺时针方向熨腹，切勿烫伤皮肤。

【健康教育】

1. 指导患者了解本病的诱因与饮食不节、情志内伤、腹部手术等有关，提高防病意识，预防病情复发。

2. 饮食规律，定时定量，多吃新鲜蔬菜与水果，避免暴饮暴食和饭后剧烈运动。注意个人饮食卫生，减少肠内蛔虫病的发生。保持大便通畅，及时纠正便秘。

3. 保持心情舒畅，戒愤怒、紧张、急躁，调节情志，释放不良情绪。生活起居有规律，适当参加体育运动，有利于体质的改善。

4. 腹部手术后宜早期起床活动，运用针刺及理气活血通肠之剂，促进肠道蠕动。肠梗阻尤其是粘连性肠梗阻复发率高，患者出现腹痛、腹胀、呕吐、肛门停止排气、排便或呕血等症状，应立即就诊，实施手术治疗的患者定期复查。

第七节　血栓闭塞性脉管炎（脱疽）

一、西医

血栓闭塞性脉管炎（thromboangitis obliterans，TAO）又称 Buerger 病，是一种累及血管

的炎症性、节段性和周期性发作的慢性闭塞性疾病。多侵袭四肢中小静脉，以下肢静脉多见，病变常由肢体远端向近端呈节段性发展。该病好发于男性青壮年。

【病因】

病因尚未明确，与多种因素有关，可归纳为 2 个方面，①外在因素：与吸烟、居住于寒冷潮湿地区、慢性损伤及感染有关；②内在因素：与精神紧张、营养不均衡、家族遗传、自身免疫功能紊乱、性激素等多种因素有关。其中，主动、被动吸烟史是本病发生和发展的重要环节。

【病理生理】

1. 初期　常起自动脉，后累及静脉，由远端向近端发展，病变呈节段性，两段之间血管可正常。

2. 活动期　受累动静脉管壁为全层非化脓性炎症，有内皮细胞和成纤维细胞增生、淋巴细胞浸润、管腔狭窄和血栓形成。

3. 后期　炎症消退，血栓机化，新生毛细血管形成，动脉周围有广泛纤维组织形成，闭塞血管远端的组织可出现缺血性改变，甚至坏死。

【临床表现】

本病起病隐匿，进展缓慢，多次发作后症状逐渐明显和加重。病程分为 3 期。

1. 局部缺血期　可出现动脉硬化性闭塞症 I 期及间歇性跛行的临床表现。此外，此期还可表现为反复发作的游走性血栓性静脉炎，即浅表静脉发红、发热、呈条索状，且有压痛。

2. 营养障碍期　可出现静息痛，皮温下降，肢端苍白、潮红或发绀，且可伴有营养障碍表现，如皮肤干燥、脱屑、脱毛及肌萎缩等。患肢动脉搏动消失，但尚未出现肢端溃疡或坏疽。

3. 组织坏死期　可出现动脉硬化性闭塞症 IV 期的临床表现。

【辅助检查】

1. 多普勒超声检查　能评价缺血程度，动静脉是否狭窄或闭塞，还可利用多普勒血流射频显示血流的流速、方向和阻力等。

2. CTA　可得到动脉的立体图像，显示患肢血管的病变节段及狭窄程度。

3. DSA　主要表现为肢体远端动脉的节段性受累，有时可伴有近端动脉的节段性病变。病变的血管狭窄或闭塞，而受累血管之间血管壁可光滑平整。此外，DSA 检查还可显示闭塞血管周围有无侧支循环，能与动脉栓塞相鉴别。

【处理原则】

治疗的重点在于防止病变发展，改善和促进下肢血液循环。

1. 非手术治疗

（1）一般疗法：严格戒烟是关键。其他包括防止患肢受伤；注意保暖、防潮；适当使用镇静、镇痛药；适度锻炼。

（2）药物治疗：应用扩张血管、抑制血小板聚集的药物，改善血液循环，还可予以中医中药辅助治疗。

（3）高压氧疗法：以此改善组织的缺氧状况，减轻患肢疼痛，促进溃疡愈合。

（4）创面处理：干性坏疽应局部消毒包扎，湿性坏疽容易感染，给予及时换药的同时应用抗生素预防或控制感染。

2. 手术治疗　目的是增加肢体血液供应和重建动脉血流通道，改善缺血引起的后果。常见手术方式包括以下几种。

（1）腰交感神经切除术：适用于早期发病的患者，但其远期疗效并不理想。

（2）旁路转流手术：适用于主干动脉节段性闭塞，但在闭塞的近侧和远侧仍有通畅的动脉通道者。

（3）动、静脉转流术：慎选，此法可缓解静息痛，但并不降低截肢率。

（4）截肢术：适用于肢体远端已有明确坏死界限，溃疡无法愈合、坏疽无法控制或严重感染引起毒血症者。

【护理措施】

静脉手术后患肢抬高 30°，制动 1 周；动脉手术后患肢平放，制动 2 周；自体血管移植术后愈合较好者，卧床制动时间可适当缩短。患者卧床期间应适当做足背屈伸运动，以促进局部血液循环。加强病情观察，注意预防和处理感染、出血、动脉栓塞、血管痉挛或继发血栓等并发症。

二、中医

脱疽是发于四肢末端的，严重时趾（指）节坏疽脱落的一种慢性周围血管疾病，又称脱骨疽。初起患肢末端发凉、怕冷、苍白、麻木，可伴间歇性跛行，继而出现夜间痛，疼痛剧烈难忍，日久患趾（指）坏死变黑，甚则趾（指）节脱落。以四肢末端，尤以下肢为多见。好发于青壮年男子、老年人及消渴病患者。本病常在寒冷季节加重，治疗后易复发。

关于本病的记载，最早见于《灵枢·痈疽》："发于足指，名曰脱疽，其状赤黑，死不治，不赤黑，不死。不衰，急斩之，不则死矣。"晋代皇甫谧的《针灸甲乙经》始将"脱痈"改为"脱疽"。有关本病的病位及治疗，清代许克昌、毕法合撰的《外科证治全书·脱疽》中有较详细的记载，如"脱疽，多生手指节中，无名指上最多""急剪去其指，可保其命，迟则肿延手足之背，救无术矣，殊不知此易治也，大人用阳和汤，小孩用小金丹，最重者用犀黄丸，皆可消之"。

【病因病机】

脱疽的病因为脾气不健、肾阳不足、复感寒湿而发病。脾主升清，主运化水谷精微，输布津液、脾气不健，生化乏源，气血亏虚，气阴两伤，在内无以荣养脏腑，在外不能充养四肢；脾肾阳虚，温煦失职，或严寒涉水，久居湿地，寒湿外受，寒湿皆为阴邪，易伤阳气，寒性收引，致气血凝滞，瘀阻不通，不通则痛；湿性黏滞，引而下行所致经络闭塞，四肢失养而成。病位在四肢末端。

【诊断与鉴别诊断】

（一）诊断依据

1. **临床特征**　本病绝大多数发于 20～40 岁的男性，女性较少见。常先一侧下肢发病，继则累及对侧，少数患者可累及上肢。主要症状是间歇性跛行，患肢酸、胀、麻、木，发凉或灼热，静息痛，足趾或连同足部出现坏疽，小腿或足部反复出现游走性血栓性静脉炎，中、小动脉（最常见的是趺阳脉、太溪脉）搏动减弱或消失。

2. **临床分期**

（1）初期（局部缺血期）：患肢末端麻木、发凉、怕冷、沉重，有针刺痛，小腿肌肉抽搐痛，间歇性跛行，患肢动脉搏动微弱或消失，部分患者可有游走性血栓性浅静脉炎。全身症状不显著。

（2）中期（营养障碍期）：患肢麻木、发凉、怕冷，间歇性跛行加重，并有静息痛。患肢皮肤常呈潮红色、紫红色或苍白色，足部皮肤干燥、脱皮，趾甲生长缓慢，增厚变形，汗毛脱落，小腿肌肉有萎缩现象。患肢足背动脉搏动消失。可有情绪不安，头晕腰痛，筋骨痿软。

（3）后期（坏死期）：患肢由于严重的血液循环障碍，发生溃烂或坏死，大多数局限在足趾或足部，向上蔓延至踝关节或小腿者少见，疼痛剧烈难忍，坏疽的足趾脱落后，常遗留溃疡而经久不愈。常伴有发热、口干、食欲减退、疲乏无力、形体消瘦等全身症状。

3. **辅助检查**　肢体超声多普勒、血流图、动脉造影及血脂、血糖等检查有助于疾病诊断。

（二）病证鉴别

1. **脱疽相关疾病的鉴别**　见表 4-2。

表 4-2　脱疽相关疾病的鉴别

	血栓闭塞性脉管炎	动脉硬化闭塞症	糖尿病足
发病年龄	20～40 岁	40 岁以上	40 岁以上
浅静脉炎	游走性	无	无
高血压	极少	大部分有	大部分有
冠心病	无	有	可有可无
血脂	基本正常	升高	多数升高
血糖、尿糖	正常	正常	血糖高，尿糖阳性
受累血管	中、小动脉	大、中动脉	大、微血管

2. 肢端动脉痉挛症（雷诺病） 多见于青年女性，上肢较下肢多见，好发于双手。每因寒冷或精神刺激后发作，表现为双手指端发凉苍白－发绀－潮红，最后恢复正常的三色变化（雷诺现象），可伴麻木、刺痛或烧灼感，患肢动脉搏动正常。一般不出现肢体坏疽。

【辨证施护】

（一）辨证要点

1. 辨虚实 脱疽以实证更为多见。一般新病多实，久病多虚；体壮者多实，体弱者多虚。实证：一般疼痛剧烈，或伴有肢体肿胀。虚证：痛势不剧，皮肤干燥，毫毛脱落，趾（指）甲增厚，肌肉萎缩，患趾（指）呈干性坏疽或伴面容憔悴，萎黄消瘦，神情倦怠。

2. 辨寒热 寒证者患肢多喜暖怕冷，肤色苍白冰冷，遇冷痛甚；舌苔白腻，脉多沉细。热证者患肢多红肿痛甚，边界不清，甚则坏疽；伴有发热，烦躁不安，口渴欲饮，便秘，溲赤；舌红、苔黄燥或厚腻，脉细数或弦细数。

（二）证候分型

1. 寒湿阻络

证候表现：患趾（指）喜暖怕冷，肤色苍白，麻木，酸胀疼痛，遇冷加重，步履不利，多走则疼痛加剧，稍歇痛减，触之发凉，跌阳脉搏动减弱；舌淡，苔白腻，脉沉细。

证候分析：寒性收引、凝滞，寒邪袭络，气血瘀阻，不通则痛，则患趾（指）疼痛、麻木、酸胀；寒凝血脉，阳气不达肢末，则肤色苍白，喜暖怕冷，遇冷加重，触之发凉；寒凝气滞，则步履不利，多走则疼痛加剧；寒湿阻络，则跌阳脉搏动减弱；舌淡，苔白腻，脉沉细均为阳虚寒盛之象。

护治法则：温阳散寒，活血通络（治疗代表方：阳和汤加减）。

2. 血脉瘀阻

证候表现：患趾（指）酸胀疼痛加重，彻夜不寐，步履沉重乏力，活动艰难，患趾（指）肤色暗红或紫暗，下垂更甚，皮肤发凉干燥，肌肉萎缩，跌阳脉搏动消失、舌暗红或有瘀斑，苔薄白，脉弦或涩。

证候分析：寒邪凝滞，阳气不布，则患趾（指）酸胀疼痛；入夜阳气内闭，故疼痛加重；气血不及四末，筋脉失养，则步履沉重乏力，活动艰难，皮肤干燥发凉，肌肉萎缩；气滞血瘀，脉络阻塞，则患趾（指）肤色暗红或紫暗，跌阳脉搏动消失；舌暗红或有瘀斑，苔薄白，脉弦或涩为气血瘀滞之象。

护治法则：行气活血，化瘀止痛（治疗代表方：桃红四物汤加减）。

3. 湿热毒盛

证候表现：患肢剧痛，日轻夜重，局部皮肤紫暗、肿胀，渐变紫黑，浸淫蔓延，溃破腐烂，气秽，疮面肉色不鲜，甚则五趾相传，波及足背；伴身热口干，便秘溲赤；舌红，苔黄腻，脉弦数。

证候分析：寒湿入侵，日久化热，或饮食失节，脾失健运，湿浊内蕴化热，湿热下注筋脉，热胜肉腐，则患肢剧痛，局部溃破腐烂，气秽，甚则五趾相传，波及足背；湿热闭阻，气血瘀滞，则皮肤紫暗、肿胀，渐变紫黑；热盛津伤，则身热口干，便秘溲赤；舌红，苔黄腻，脉弦数均为湿热毒盛之象。

护治法则：清热利湿，化瘀通络（治疗代表方：四妙勇安汤加减）。

4. 热毒伤阴

证候表现：肌肤枯槁萎缩，毳毛脱落，趾（指）甲增厚变形，肌肉萎缩，趾（指）呈干性坏疽；伴口干纳呆，便秘溲赤；舌红，苔黄，脉弦细数。

证候分析：病邪郁久化热，热毒内盛伤阴，肌肤失养，则肌肤枯槁萎缩，毳毛脱落，趾（指）甲增厚变形，趾（指）呈干性坏疽；热毒炽盛，耗伤阴液，则口干纳呆，便秘溲赤；舌红，苔黄，脉弦细数均为热毒伤阴之象。

护治法则：清热养阴，解毒活血（治疗代表方：顾步汤加减）。

5. 气阴两虚

证候表现：病程日久，坏死组织脱落后疮面久不愈合，肉芽淡红或暗红不鲜；伴面容憔悴，萎黄消瘦，神情倦怠，五心烦热，口渴不欲饮；舌淡尖红，少苔，脉细无力。

证候分析：素体虚弱，气血两虚，肌肤失养，腐肉不去，新肉难生，则病久不愈，疮面久不愈合，肉芽淡红或暗红不鲜；脾失健运，气血生化乏源，则面容憔悴，萎黄消瘦，神情倦怠；病久耗伤阴血，伤津耗液，则五心烦热，口渴不欲饮；舌淡尖红，少苔，脉细无力均为气阴两虚之象。

护治法则：益气养阴，活血生肌（治疗代表方：黄芪鳖甲汤加减）。

（三）外治法

1. 未溃者　可用冲和膏或红灵丹油膏外敷；或用附子、干姜、吴茱萸等分研粉蜜调敷于患肢足底涌泉穴；亦可用红灵酒少许揉擦患肢足背、小腿。若局部红肿热痛者，外敷金黄膏。

2. 已溃者　溃疡较小者，可用上述中药熏洗后，外敷生肌玉红膏；溃疡面积较大，坏死组织难以脱落者，可先用冰片锌氧油（冰片 2 g，氧化锌油 98 g）调匀涂于疮面，以软化其硬结痂皮，并依次清除坏死痂皮，先除去软组织，后除死骨。疮面清洁时，可改用生肌白玉膏外敷。

【护理措施】

1. 起居护理　病室宜安静，阳光充足，光线柔和，注意适当通风换气。急性期绝对卧床休息，抬高患肢，不宜行走，防止损伤病足。冬春季节注意保暖，不宜在户外长时间停留。禁用冷水泡足。鞋袜宜温暖、柔软、宽松、透气。注意患肢卫生，局部保持清洁，防止外伤。

2. 病情观察　定时测量患肢局部皮肤温度、动脉搏动情况，观察皮色的改变、疼痛程度，注意未受累趾（指）的皮肤情况。观察早中期间歇性跛行的距离并做记录，以了解病情进展情况，注意观察患趾（指）有无坏死、溃疡、脓腐颜色、气味及皮肤色泽、冷热变化和局部毫毛脱落情况。观察患肢肌肉是否萎缩、血脉是否流通等情况，做好记录。若发现间歇性突发症状加重，伴肢体剧痛、皮色苍白时，应及时采取措施。

3. 饮食护理　脱疽患者宜予以低胆固醇、低热量、低脂肪，高蛋白、高维生素饮食，多吃蔬菜、豆制品、鱼、瘦肉，忌食辛辣、肥甘、生冷之品，尤其注意要忌烟，防止病情加重。寒湿阻络者宜多食温补之品，如羊肉、狗肉等；血脉瘀阻患者可适当补充具有活血通络作用的食物，如山楂、红花煮水代茶饮；湿热毒盛者饮食宜清淡，可食薏苡仁粥、赤小豆、冬瓜汤等；热毒伤阴者、鼓励其摄入高蛋白、易消化食品，并多饮水或菊花茶，可多食新鲜水果；气血亏虚患者，应给予营养丰富、易消化饮食，如鱼类、蛋类、瘦肉等，以加强补益气血之功。

4. 情志护理　患者因久病难愈，疼痛难忍，且有截趾（肢）的可能，常悲观失望或烦躁易怒，须经常安慰鼓励患者，消除悲观紧张心理，说明情志不畅对疾病的影响，并鼓励患者树立战胜疾病的信心。对于需要截肢患者，术前需向患者阐明截肢的必要性，消除患者的顾虑；术后应多安慰鼓励患者，逐步介绍义肢佩戴相关知识，令患者积极主动面对。患者佩戴义肢时，要帮助其调整心态，对患者的微小进步给予鼓励，以助其逐步适应并达到自理。

5. 用药护理　中药汤剂温服，一般在进食后半小时服用效果更佳。热毒伤阴证患者中药汤剂宜偏凉服。糖尿病、高血压患者应督促其按时服药，不得随意停药，严格掌握用药剂量和用药时间，定时监测血糖和血压。使用血管扩张剂和止痛剂时应注意药物疗效及不良反应。

6. 适宜技术　寒湿阻络型或血脉瘀阻型患者可用中药熏洗法，注意水温，切勿烫伤；也可按摩足三里、阳陵泉等穴以达到通络止痛之效。或用耳穴埋豆法，取神门、内分泌、肾、交感等穴。或用艾灸，取足三里、三阴交、曲池、内关等穴。或用当归注射液，取足三里、承山等穴，双侧交替穴位注射。或毫针刺法，取曲池、内关、外关、合谷、中渚、足三里、三阴交，用强刺激手法。或用刺血疗法，取委中、委阳、足临泣，并配以患肢局部静脉血管较明显处的穴位，用三棱针点刺穴位，使其自然出血，如需拔火罐者，应待出血停止后再进行。患肢已有溃疡者，应根据医嘱换药。

【健康教育】

1. 劳逸结合，生活起居有规律，加强全身性肢体保健运动，以增强体质，提高抗病能力。保持舒畅乐观的心情。恢复期避免剧烈运动，注意劳逸适度。

2. 合理搭配饮食，宜食清淡、易消化之品，忌生冷、辛辣、油腻之物。少食或不食高糖、高胆固醇食物及辛辣、醇酒之品，禁止吸烟。

3. 避免患肢外伤或挤压，注意肢体防寒保暖，坚持用温水泡洗双足，避免受寒冷刺激诱发本病。鞋袜宜宽松舒适，不宜过紧，积极治疗脚癣，预防感染。

4. 积极治疗冠心病、脑缺血、高脂血症、高血压、糖尿病等原发病。

5. 修剪趾（指）甲时，避免修剪过度，以防损伤染毒，使趾（指）端气血瘀阻，诱发本病。局部出现溃疡和坏疽应及时就医，不可随便用药或自行处理，以免造成不良后果。

第五章　妇科病证护理

第一节　功能失调性子宫出血（月经失调）

一、西医

功能失调性子宫出血（dysfunctional uterine bleeding，DUB）简称功血，为妇科常见病。它是由于调节生殖系统的神经内分泌机制失常引起的异常子宫出血，而全身及内、外生殖器官无器质性病变存在。常表现为月经周期长短不一、经期延长、经量过多或不规则阴道出血。功血可分为排卵性功血和无排卵性功血两类，约85%的病例属无排卵性功血。功血可发生于月经初潮至绝经期间的任何年龄，约50%的患者发生于绝经前期，育龄期约占30%，青春期约占20%。

【病因】

（一）无排卵性异常子宫出血

无排卵性异常子宫出血好发于青春期和绝经过渡期，生育期也可发生。

1. 青春期　青春期时下丘脑 – 垂体 – 卵巢轴激素间的反馈调节尚未成熟，未建立稳定的周期性调节，大脑中枢对雌激素的正反馈作用存在缺陷，FSH持续低水平，无促排卵性LH峰形成，而无排卵。

2. 绝经过渡期　因卵巢功能下降，卵巢内剩余卵泡对垂体促性腺激素的反应低下，雌激素分泌量锐减，以致促性腺激素水平升高，FSH常比LH更高，不形成排卵前期LH高峰，故不排卵。

3. 生育期　有时因内、外环境刺激，如劳累、应激、流产、手术和疾病等引起短暂的无排卵，也可因肥胖、多囊卵巢综合征、高催乳素血症等引起持续无排卵。

各种因素造成的无排卵，均导致子宫内膜受单一的雌激素刺激，无孕激素拮抗，发生雌激素突破性出血。雌激素突破性出血有两种类型：一种是低水平雌激素维持在阈值水平，可发生间断性少量出血，出血时间延长；另一种是高水平雌激素维持在较高水平，子宫内膜持续增厚，但因无孕激素作用，脆弱脱落而局部修复困难，可出现少量出血淋漓不断或一段时间闭经后的大量出血。雌激素撤退性出血是在单一雌激素的刺激下子宫内膜持续增生，因大量雌激素对FSH的负反馈作用，或若有一批卵泡退化闭锁，导致雌激素水平突然急剧下降，内膜失去激素支持而剥脱出血。

无排卵性异常子宫出血与子宫内膜出血的自限性机制缺陷有关，如子宫内膜组织脆性增加、子宫内膜脱落不全、血管结构与功能异常、凝血与纤溶异常、血管舒缩因子异常。

（二）排卵性异常子宫出血

1. 黄体功能不足　可由多种因素造成，如卵泡期 FSH 缺乏、LH 脉冲峰值不高、排卵峰后 LH 低脉冲缺陷、卵巢本身发育不良等。

2. 子宫内膜不规则脱落　由于下丘脑 – 垂体 – 卵巢轴调节功能紊乱，或溶黄体机制失常，引起黄体萎缩不全，内膜持续受孕激素影响，以致不能如期完整脱落。

3. 子宫内膜局部异常所致异常子宫出血　因子宫内膜局部凝血纤溶调节机制异常、子宫内膜修复机制异常、子宫内膜血管生成异常等原因引起。

【临床表现】

（一）无排卵性异常子宫出血

多数无排卵性异常子宫出血表现为月经紊乱，即失去正常周期和出血自限性，出血间隔长短不一，短者几日，长者数月；出血量多少不一，出血量少者仅为点滴出血，多者大量出血，不能自止，可导致贫血或休克。出血的类型取决于血雌激素水平及其下降速度、雌激素对子宫内膜持续作用的时间及子宫内膜的厚度。少数无排卵性异常子宫出血可有规律的月经周期，临床上称"无排卵月经"。

（二）排卵性异常子宫出血

1. 黄体功能不足　月经周期缩短，表现为月经频发（周期 < 21 日）。有时月经周期虽在正常范围内，但卵泡期延长、黄体期缩短（ < 11 日），以致患者不易受孕或在妊娠早期流产。

2. 子宫内膜不规则脱落　表现为月经周期正常，经期延长，可达 9 ~ 10 日，出血量可多可少。

3. 子宫内膜局部异常所致异常子宫出血　表现为月经过多（ > 80 mL），经间期出血或经期延长，而周期持续时间正常。

【辅助检查】

1. 诊断性刮宫　可了解子宫内膜反应、子宫内膜病变，达到止血的目的。不规则流血者可随时刮宫，用以止血。确定有无排卵或黄体功能，于月经前一天或者月经来潮 6 小时内做诊断性刮宫，无排卵性功血的子宫内膜呈增生期改变，黄体功能不足，显示子宫内膜分泌不良。子宫内膜不规则脱落，月经周期第 5 ~ 6 天进行诊断性刮宫，增生期与分泌期子宫内膜共存。

2. B 超检查　了解子宫内膜厚度及生殖器官有无器质性改变。

3. 血常规及凝血功能检查　了解有无贫血、感染及凝血功能障碍。

4. 宫腔镜检查　直接观察子宫内膜，选择病变区进行活组织检查。

5. 卵巢功能检查　判断卵巢有无排卵或黄体功能。

【护理评估】

（一）健康史

1. 无排卵性功血

（1）青春期：与下丘脑－垂体－卵巢轴调节功能未健全有关，过度劳累、精神紧张、恐惧、忧伤、环境及气候改变等应激刺激，以及肥胖、营养不良等因素易导致下丘脑－垂体－卵巢轴调节功能紊乱，卵巢不能排卵。

（2）绝经过渡期：因卵巢功能衰退，卵巢对促性腺激素敏感性降低，卵泡在发育过程中因退行性变而不能排卵。

（3）生育期：可因内、外环境改变，如劳累、应激、流产、手术或疾病等引起短暂无排卵。亦可因肥胖、多囊卵巢综合征、高泌乳素血症等因素长期存在，引起持续无排卵。

2. 排卵性功血　黄体功能不足原因在于神经内分泌调节功能紊乱，导致卵泡期卵泡刺激素缺乏，卵泡发育缓慢，雌激素分泌减少，正反馈作用不足，黄体生成素峰值不高，使黄体发育不全、功能不足。子宫内膜不规则脱落者，由于下丘脑－垂体－卵巢轴调节功能紊乱或溶黄体机制异常引起萎缩过程延长。

3. 健康评估　评估时注意了解患者的发病年龄、月经史、婚育史及发病诱因，有无性激素治疗不当及全身性出血性疾病史。

（二）身体状况

1. 月经紊乱

（1）无排卵性功血：最常见的症状是子宫不规则性出血，特点是月经周期紊乱，经期长短不一，经量多少不定。可先有数周或数月停经，然后阴道流血，量较多，持续 2～3 周或更长时间，不易自止，无腹痛或其他不适。

（2）排卵性功血：黄体功能不足者月经周期缩短，月经频发（月经周期短于 21 天），不易受孕或怀孕早期易流产，子宫内膜不规则脱落者月经周期正常，但经期延长，长达 9～10 天，多发生于产后或流产后。

2. 贫血　因出血多或时间长，患者出现头晕、乏力、面色苍白等贫血征象。

3. 体格检查　体格检查包括全身检查和妇科检查，排除全身性疾病及生殖器官器质性病变。

（三）心理－社会状况

青春期患者常因害羞而影响及时诊治，生育期患者担心影响生育而焦虑，围绝经期患者因治疗效果不佳或怀疑为恶性肿瘤而焦虑、紧张、恐惧。

（四）处理要点

1. 无排卵性功血　青春期和生育期患者以止血、调整周期、促排卵为原则。围绝经期患者以止血、防止子宫内膜癌变为原则。

2. 排卵性功血　黄体功能不足的治疗原则是促进卵泡发育，刺激黄体功能及黄体功能替代，分别应用氯米芬、人绒毛膜促性腺激素（human chorionic gonadotropin, hCG）和孕酮；子宫内膜不规则脱落的治疗原则是促使黄体及时萎缩，子宫内膜及时完整脱落，常用药物有孕激素和 hCG。

【护理问题】

1. 潜在并发症　贫血。
2. 知识缺乏　缺乏性激素治疗的知识。
3. 有感染的危险　与经期延长、机体抵抗力下降有关。
4. 焦虑　与性激素使用及药物不良反应有关。

【护理措施】

（一）一般护理

患者体质往往较差，应加强营养，改善全身情况，可补充铁剂、维生素 C 和蛋白质。成年人体内大约每 100 mL 血中含 50 mg 铁，行经期女性，每天从食物中吸收铁 0.7 ~ 2.0 mg，经量多者应额外补充铁。向患者推荐含铁较多的食物如猪肝、胡萝卜、葡萄干等。按照患者的饮食习惯，为患者制订适合于个人的饮食计划，保证患者获得足够的营养。

（二）病情观察

观察并记录患者的生命体征、出量及入量，嘱患者保留出血期间使用的会阴垫及内裤，以便更准确地估计出血量，出血较多者，督促其卧床休息，避免过度疲劳和剧烈活动，贫血严重者，遵医嘱做好配血、输血、止血措施，执行治疗方案，维持患者正常血容量。

（三）对症护理

1. 无排卵性功血

（1）止血：对大量出血患者，要求在性激素治疗 8 小时内见效，24 ~ 48 小时出血基本停止，若 96 个小时以上仍不止血，应考虑有器质性病变存在。

1）性激素止血。①雌激素：应用大剂量雌激素可迅速提高血内雌激素浓度，促使子宫内膜生长，短期内修复创面而止血，主要用于青春期供血，目前多选用妊马雌酮 2.5 mg 或己烯雌酚 1 ~ 2 mg。②孕激素：适用体内已有一定水平雌激素的患者。常用药物如甲羟孕酮或炔诺酮，用药原则同雌激素。③雄激素：拮抗雌激素、增加子宫平滑肌及子宫血管张力而减少出血，主要用于围绝经期功血患者的辅助治疗，可随时停用。④联合用药，止血效果优于单一药物，可用三合激素或口服短效避孕药，血止后逐渐减量。

2）刮宫术：止血及排除子宫内膜癌变，适用于年龄大于 35 岁、药物治疗无效或存在子宫内膜癌高危因素的患者。

3）其他止血药：肾上腺色腙和酚磺乙胺可减少微血管的通透性，氨基己酸、氨甲苯酸、氨甲环酸等可抑制纤维蛋白溶解，有减少出血量的辅助作用，但不能赖以止血。

（2）调整月经周期：一般连续用药 3 个周期。在此过程中务必积极纠正贫血，加强营养，以改善体质。

1）雌、孕激素序贯疗法：人工周期，通过模拟自然月经周期中卵巢的内分泌变化，将雌、孕激素序贯应用，使子宫内膜发生相应变化，引起周期性脱落。适用于青春期功血或生育期功血者，可诱发卵巢自然排卵。雌激素自月经来潮第 5 日开始用药，妊马雌酮 1.25 mg 或己烯雌酚 1 mg，每晚 1 次，连服 20 日，于服雌激素最后 10 日加用甲羟孕酮每日 10 mg，两药同时用完，停药后 3～7 日出血。于出血第 5 日重复用药，一般连续使用 3 个周期。用药 2～3 个周期后，患者常能自发排卵。

2）雌、孕激素联合疗法：可周期性口服短效避孕药，适用于生育期功血、内源性雌激素水平较高者或绝经过渡期功血者。

3）后半周期疗法：于月经周期的后半周期开始（撤药性出血的第 16 日）服用甲羟孕酮，每日 10 mg，连服 10 日为 1 个周期，共 3 个周期为 1 个疗程。适用于青春期或绝经过渡期功血者。

（3）促排卵：适用于育龄期功血者。常用药物如氯米芬、人绒毛膜促性腺激素等。于月经第 5 日开始每日口服氯米芬 50 mg，连续 5 日，以促进卵泡发育。B 超监测卵泡发育接近成熟时，可大剂量肌内注射 hCG 5000 U 以诱发排卵。青春期不提倡使用。

（4）手术治疗：以刮宫术最常用，既能明确诊断，又能迅速止血。绝经过渡期出血患者激素治疗前宜常规刮宫，最好在子宫镜下行分段诊断性刮宫，以排除子宫内细微器质性病变。对青春期功血刮宫应持慎重态度。必要时行子宫次全切除或子宫切除术。

2. 排卵性功血

（1）黄体功能不足：药物治疗如下。①黄体功能替代疗法：自排卵后开始每日肌内注射孕酮 10 mg，共 10～14 日，用以补充黄体分泌孕酮的不足。②黄体功能刺激疗法：通常应用 hCG 以促进及支持黄体功能。于基础体温上升后开始，隔日肌内注射 hCG 1000～2000 U，共 5 次，可使血浆孕酮明显上升，随之正常月经周期恢复。③促进卵泡发育：于月经第 5 日开始，每晚口服氯米芬 50 mg，共 5 日。

（2）子宫内膜不规则脱落：药物治疗如下。①孕激素：自排卵后第 1～2 日或下次月经前 10～14 日开始，每日口服甲羟孕酮 10 mg，连续 10 日，有生育要求可肌内注射孕酮。②hCG：用法同黄体功能不足。

3. 性激素治疗的注意事项

（1）严格遵医嘱正确用药，不得随意停服或漏服，以免使用不当引起子宫出血。

（2）药物减量必须按规定在血止后开始，每 3 日减量 1 次，每次减量不超过原剂量的 1/3，直至维持量，持续用至血止后 20 日停药。

(3) 雌激素口服可能引起恶心、呕吐等胃肠道反应，可饭后或睡前服用；对存在血液高凝倾向或血栓性疾病史者禁忌使用。

(4) 雄激素用量过大可能出现男性化不良反应。

（四）预防感染

(1) 测体温、脉搏。

(2) 指导患者保持会阴部清洁，出血期间禁止盆浴及性生活。

(3) 注意有无腹痛等生殖器官感染征象。

(4) 遵医嘱使用抗生素。

（五）心理护理

注意情绪调节，避免过度紧张与精神刺激。特别是青春期少女，父母们不仅要关注女孩的学习状况与膳食状况，还要重视女孩的情绪变化，与其多沟通，了解其内心世界的变化，帮助其释放不良情绪，以使其保持相对稳定的精神－心理状态，避免情绪上的大起大落。

【健康教育】

1. 宜清淡饮食，多食富含维生素 C 的新鲜瓜果、蔬菜。注意休息，保持心情舒畅。

2. 强调严格掌握雌激素的适应证，并合理使用，对更年期及绝经后女性更应慎用，应用时间不宜过长，量不宜大，并应严密观察反应。

3. 月经期避免剧烈运动，禁止盆浴及性生活，保持会阴部清洁。

二、中医

功能失调性子宫出血在中医中对应月经失调。月经失调是以月经的周期、经期、经量、经色、经质出现异常，或伴随月经周期，或于经断前后出现明显症状为主要临床表现的病证。常见的月经失调有月经先期、月经后期、月经先后无定期、月经过多、月经过少、经期延长等。本节主要介绍月经先期、月经后期、月经先后无定期、月经过多、月经过少。本病证是一种常见的妇科病证，无明显季节性。

古代医籍中对月经失调有许多记载。"月经先期"最早见于汉代张仲景《金匮要略·妇人杂病脉证并治》篇，有"带下，经水不利，少腹满痛，经一月再见者"的记载。"月经过少"最早见于晋代王叔和《脉经》，认为其病机为"亡其津液"。月经先后不定期最早见于宋代《圣济总录·杂疗门》，称为"经水无定"。"月经过多"最早见于金代刘河间在《素问病机气宜保命集·妇人胎产论》中提到的"经水过多"的病名。元代朱丹溪《丹溪心法·妇人》始将月经后期作为一个病证来研究，称为经水过期，并从不同方面提出了辨证要点和治疗方法。明代张景岳的《景岳全书·妇人规》称为"经乱"，分为"血虚经乱"和"肾虚经乱"。清代傅山的《傅青主女科·调经》认为经来或前或后或无定期是肝气郁结影响肾气而致。

【病因病机】

1. 月经先期　月经先期病因包括气虚和血热两种，其发生的病机主要是冲任不固。气虚分脾气虚弱和肾气不固；血热分实热和虚热。此外，还有瘀血阻络，血不归经，导致冲任不固而月经先期者。月经先期一般多伴有月经过多或经期延长。月经先期既有单一病机，又有多脏同病或气血同病之病机。

（1）脾气虚：素体虚弱，或饮食不节，或思虑劳倦过度，损伤脾气，脾不统血，冲任不固，血不归源，导致月经先期而至。脾为心之子，脾气虚，则盗母气以自救，日久致心气伤，则为心脾气虚，统摄无权，月经提前。

（2）肾气虚：少年肾气未充，或绝经前肾气渐衰，或房劳多产，或久病伤肾，肾气虚弱，冲任失约，经血下溢而致月经先期。肾气虚日久伤肾阳，肾阳虚不温脾阳则致脾阳虚，继而发展为脾肾阳虚。

（3）阳盛血热：素体阳盛，或过食辛燥助阳之品，或外感火热之邪，热扰冲任、胞宫，经血妄行，以致月经先期。

（4）阴虚血热：素体阴虚，或失血伤阴，或久病阴亏，或房劳多产伤肾精，导致阴液亏损，虚热内生，热伏冲任，血海不宁，则月经先期而至。

（5）肝郁血热：情志不舒，肝气郁结，郁久化热，热扰冲任，迫血下行，而致月经先期。

（6）瘀血停滞：经期产后，余血未尽，或外感六淫，或内伤七情，邪与余血相结，瘀滞冲任，新血不归经而妄行，则月经先期而至。

2. 月经后期　月经后期一般伴有月经过少。月经后期的发病机制有虚实之别。虚者多因肾虚、血虚、虚寒导致精血不足，冲任不充，血海不能按时满溢而致经迟；实者多因血寒、气滞、痰阻等导致血行不畅，冲任受阻，血海不能如期满盈而后期来潮。

（1）血虚：体质素弱，营血不足，或久病失血，或多产耗伤阴血，或脾气虚弱，化源不足，导致营血亏虚，冲任不充，经血无源以下，导致月经后期而至。

（2）肾虚：素体阴虚，或久病伤阴，或房事不节，肾阴亏虚，冲任不充，导致月经后期；素体阳虚，或久病伤阳，或房事太过，耗伤肾阳，肾阳虚，脏腑失于温煦，生化失司，导致冲任不充，经血不能按时而下致后期来潮。

（3）血寒：经期产后，调摄失宜，或坐卧当风，外感风寒，或过食生冷食物，或误用寒凉药物，寒凝血瘀，冲任阻滞，血海不能如期满溢导致月经后期。

（4）气滞：素多忧郁，肝气郁结，气滞血瘀，血行不畅，冲任阻滞，血海不能按期满溢而致月经后期。

（5）痰阻：脾气素虚，运化失司，聚湿生痰，或素体肥胖，多痰多湿，或嗜食肥甘厚腻，内生痰湿，阻滞冲任，血海不能按期满溢而致月经后期。

3. 月经先后无定期　月经先后无定期的发病机制主要是肝、脾、肾功能失常，气血失调，冲任功能紊乱，血海蓄满无常。其病因多为肾虚、肝郁、脾虚等，而以肝郁、肾虚多见，且易发展为肝肾同病。

（1）肾虚：素体虚弱，肾气不足，或多产房劳伤肾气，或初潮肾气未充，或久病伤肾，或绝经期肾气渐衰，肾气亏损，藏泄失司，冲任失调，血海蓄溢失常。若应藏不藏则月经先期而至，若当泄不泄则月经后期而来，藏泄紊乱则为月经先后无定期。

（2）肝郁：情志抑郁，或郁怒伤肝，导致肝疏泄失司，冲任失调，血海蓄溢失常。如疏泄过度，则月经先期而至，疏泄不及，则月经后期而来，遂致月经先后无定期。

（3）脾虚：劳倦过度，或饮食不节，或思虑太过，脾气受损，气血生化不足，则致月经后期，若统摄失职，血溢妄行，血海不及期而满，则可致月经先期。时而生化不足，时而统摄失司，则月经先后无定期。

4. 月经过多　主要病机是由于冲任不固，经血失于制约。常见的病因有气虚、血热、血瘀。

（1）气虚：素体虚弱，或饮食劳倦，或大病久病，损伤脾气，中气不足，冲任不固，血失统摄，遂致经行量多。

（2）血热：素体阳盛，或嗜食辛燥，或感受热邪，或七情过极，郁而化热，热扰冲任，迫血妄行，遂致经行量多。

（3）血瘀：素性抑郁，肝气郁结，或经期产后，感受外邪，或不禁房事，瘀血内停，瘀阻冲任，新血不归经，遂致经行量多。

5. 月经过少　本病发病有虚实之分，虚者多因精亏血少，冲任血海亏虚，经血乏源；实者多由瘀血内停，或痰湿内生，痰瘀阻滞冲任血海，血行不畅发为月经过少。临床以肾虚、血虚、血瘀、痰湿为多见。

（1）肾虚：禀赋素弱或少年肾气未充，或房劳伤肾，以致肾气不足，精血不充，冲任血海亏虚，经血化源不足以致经行量少。

（2）血虚：素体血虚，或久病伤血，营血亏虚，或饮食、劳倦、思虑伤脾，脾虚化源不足，冲任血海不充，遂致月经量少。

（3）血瘀：感受寒邪，寒客胞宫，血为寒凝；或素多忧郁，气郁血滞，均使冲任受阻，血行不畅，经血受阻致经行量少。

（4）痰湿：素多痰湿，或脾失健运，湿聚成痰，痰阻冲任，血不畅行而经行量少。

月经过少之病因病机虽有虚实之分，但临床以虚证或虚中夹实者为多，应掌握其病机转化，如肾阳虚、肾气不足均可致血瘀，即肾虚血瘀；血虚气弱，亦可致瘀；肾阳不足，不能温煦脾阳，脾失健运，常可发为肾脾两虚夹痰湿。月经过少伴见月经后期者，常可发展为闭经，尤其要警惕卵巢功能早衰，临证应予以重视，及早诊治。

【诊断与鉴别诊断】

（一）诊断依据

1. 月经先期　以月经周期提前 7 天以上，15 天以下，并且连续出现两个月经周期以上，经期基本正常为诊断的主要依据。月经先期一般经期、经量基本正常。亦伴有月经过多，或经期延长，或三者并见。

2. 月经后期　以月经周期延后超过 7 天以上，甚至 3~5 个月一行为诊断的主要依据，亦可伴有经量、经色、经质的异常。月经后期可伴有月经过少（抑或过多），或伴有胸胁、小腹胀满或疼痛。

3. 月经先后不定期　月经不按周期而至，提前或延后 7 天以上，15 天以下，并连续出现 3 个周期以上为诊断的主要依据。提前时，月经周期不少于 16 天，常在 16~21 天；延后时，月经周期不多于 50 天，多在 36~50 天；提前、延后交替出现，经期、经量基本正常。

4. 月经过多　月经量明显增多，但在一定时间内能自然停止，月经周期、经期可正常，也可伴见月经提前及延后，唯周期有一定规律，或行经时间延长。

5. 月经过少　经量明显减少，甚或点滴即净，月经周期可正常，也可伴周期异常，如与月经后期并见。

（二）病证鉴别

1. 月经先期与崩漏　月经先期合并月经过多或经期延长者，应注意与崩漏相鉴别。月经先期以周期提前为显著特征，一般经期、经量基本正常。而崩漏除月经周期紊乱外，同时伴有经期和经量的紊乱。

2. 月经先期与经间期出血　月经先期每次经行的经量、持续时间基本相同。而经间期出血多发生在月经周期第 12~16 天，血量少，常表现为出血量时多时少的现象，有规律地反复发生；或出现透明黏稠的白带中夹有血丝，出血时间短，常持续数小时或 2~7 天自行停止。结合 BBT 测定不难鉴别。

3. 月经后期与早孕育龄期　女性有性生活史，既往月经正常，如月经过期不至，应首先排除妊娠。如为妊娠，则尿妊娠试验呈阳性，妇科检查宫颈着色，子宫体增大变软，B 超可探及宫腔内有孕囊，或有早孕反应，如恶心呕吐、厌食择食、头晕、倦怠嗜睡等。月经后期无上述表现，既往多有月经延后病史。

4. 月经先后无定期与崩漏　两者均有月经周期紊乱，但崩漏的出血完全没有周期性，并同时出现经期和经量的紊乱。月经先后无定期则只有周期不规则而经期、经量基本正常。

5. 月经过少与激经　激经是妊娠以后，仍有规律的少量阴道流血而无损于胎儿发育的一种特殊生理现象，易与月经过少相混淆。但激经者应有恶心、呕吐等早孕反应，通过妊娠试验、妇科检查等可以确诊。

【辨证施护】

（一）辨证要点

1. 辨虚实　月经量多，色淡红，质稀，舌淡，苔薄白，脉弱者，属脾气虚；经量或多或少，色暗淡，质稀，伴腰膝酸软，舌淡，脉细弱者，属肾气虚；月经量少，色红，质稠，舌红少苔，脉细数者，属阴虚血热；月经后期，量少，色淡，质稀，伴头晕目眩，心悸者，属血虚；月经后期或先后不定期，量少或正常，色暗红或有血块，小腹连及胸胁胀痛，脉弦者，属肝郁气滞。月经后期，多血虚，或痰湿。

2. 辨寒热　月经先期，量多，色深红或紫红，质黏稠，舌质红，苔黄，脉数有力者，属阳盛血热；月经量或多或少，色紫红，质稠或有块，伴胸胁少腹胀闷者，属肝郁血热。月经后期，量少，色淡，质稀，小腹隐痛，喜温喜按者，属虚寒；月经后期，量少，色暗或有块，小腹冷痛拒按者，属实寒。

（二）证候分型

1. 脾气虚

证候表现：月经周期提前，经量或多或少，色淡红，质清稀，面色萎黄，神疲乏力，四肢倦怠，气短懒言，小腹空坠，纳呆，便溏，脘腹胀闷；舌淡红，苔薄白，脉细弱。

证候分析：脾主中气而统血，脾气虚弱，统血无权，冲任不固，故月经提前而量多；气虚火衰，血失温煦，则经色淡，质稀；脾虚中气不足，故神疲乏力，小腹空坠；运化失职，则纳呆便溏；舌淡红，苔薄白，脉细弱均为脾虚之征。

护治法则：健脾益气，摄血固冲调经（治疗代表方：补中益气汤加减）。

2. 肾气虚

证候表现：月经提前或延后或先后无定，经量或多或少，色暗淡，质清稀，或带下清稀，精神不振，面色晦暗，腰骶酸软，头晕耳鸣，小便频数清长或夜尿频；舌质淡，苔白，脉沉细弱。

证候分析：冲任之本在肾；肾气不足，封藏失司，冲任不固，故月经提前，经量增多；肾气不足，肾阳虚弱，血失温煦，则经色淡暗，质稀；外府失荣，筋骨不坚，故腰骶酸软；头晕耳鸣，面色晦暗，舌淡暗，脉沉细均为肾虚之征。

护治法则：补肾养血调经（治疗代表方：固阴煎加减）。

3. 阳盛血热

证候表现：月经提前，经量多或正常，色鲜红，或紫红，质黏稠，面色红，唇赤，或口渴，或心烦，小便短黄，大便燥结；舌质红，苔黄，脉数或滑数。

证候分析：阳盛则热，热扰冲任、胞宫，冲任不固，经血妄行，故月经提前来潮，经量增多；血为热灼，故经色深红或紫红，质稠；热邪扰心则心烦；热甚伤津则口干，小便黄，大便燥；面红唇赤，舌红，苔黄，脉数，均为热盛于里之象。

护治法则：清热凉血，固冲调经（治疗代表方：清经散加减）。

4. 阴虚血热

证候表现：月经提前，经量少或正常（亦有量多者），色深红，质稠；伴有颧红，潮热，盗汗，五心烦热，口燥咽干；舌质红，苔少，脉细数。

证候分析：阴虚内热，热扰冲任，冲任不固，经血妄行，故月经提前；阴虚血少，冲任不足，故经血量少；若虚热伤络，血受热迫，经量可增多；血为热灼，故经色红而质稠，虚热上浮则两颧潮红；手足心热，咽干口燥，舌红，苔少，脉细数，均为阴虚内热之征。

护治法则：滋阴清热，固冲调经（治疗代表方：两地汤加减）。

5. 肝郁血热

证候表现：月经提前，经量或多或少，色深红或紫红，质稠，经行不畅，或有血块，或烦躁易怒，或胸胁胀闷，乳房、小腹胀痛，或口苦咽干；舌质红，苔薄黄，脉弦数。

证候分析：肝郁化热，热扰冲任，经血妄行，故月经提前；肝郁疏泄失调，血海失司，故经量或多或少；热灼于血，故经色深红或紫红；气滞血瘀，则经行不畅，或有血块；气滞肝经则少腹、胸胁、乳房胀痛；烦躁易怒，口苦咽干，舌红，苔薄黄，脉弦数均为肝郁化热之象。

护治法则：疏肝清热，凉血固冲调经（治疗代表方：丹栀逍遥散加减）。

6. 血虚证

证候表现：月经延后，经量少，色淡红，质清稀；或伴有小腹绵绵作痛，面色苍白或萎黄，头晕眼花，心悸失眠，唇舌淡白，脉细弱。

证候分析：营血亏虚，冲任不充，血海不能如期满溢，故经期错后；营血不足，血海虽满而所溢不多，故经量少；血虚赤色不足，精微不充，故经色淡红，经质清稀；血虚不能上荣于头面，故头晕眼花，面色萎黄或苍白无华；血虚胞脉失养，故小腹绵绵作痛；血虚不能养心，故心悸失眠，舌淡；血不充于脉则脉细弱。

护治法则：补血益气调经（治疗代表方：大补元煎加减）。

7. 阴虚证

证候表现：月经周期延后，经量少，色质正常，或经色深红、紫红，质地黏稠，或有块；可伴潮热，颧红，盗汗，口燥咽干，头晕耳鸣，五心烦热，失眠；舌红少苔，脉细数。

证候分析：若肾阴偏虚，虚火内生，虚火与阳气相搏，损伤阴络，冲任不固，而发生月经周期延后，经量少；阴虚阳动，故色鲜红、五心烦热；头晕耳鸣，失眠，舌红，脉细数，均为肾阴虚损之征。

护治法则：滋养肾阴，益冲调经（治疗代表方：左归饮合加减一阴煎）。

8. 血寒证

（1）虚寒证

证候表现：月经周期延后，经量少或正常，色淡，质清稀；可伴有面色白，畏寒肢冷，小腹隐痛，喜温喜按，腰膝酸软无力，小便清长，大便溏薄；舌淡胖嫩，苔白，脉沉迟或细弱。

证候分析：阳气不足，阴寒内盛，不能温养脏腑，气血生化不足，气虚血少，冲任不充，血海满溢延迟，故经期错后，量少；阳虚血失温煦，故经色淡，质稀；阳虚不能温煦子宫，故小腹隐痛，喜温喜按；阳虚肾气不足，外府失养，故腰酸无力；小便清长，大便稀溏，舌淡，苔白，脉沉迟或细弱均为阳虚失煦、不能生血行血、血脉不充之象。

护治法则：扶阳祛寒，温肾调经（治疗代表方：温肾调气汤加减）。

（2）实寒证

证候表现：月经周期延后，经量少或正常，色暗有块；可伴有面色青白，畏寒肢冷，小腹冷痛拒按，得热痛减；舌质淡暗，脉沉迟或紧。

证候分析：外感寒邪，或过食寒凉，血为寒凝，冲任滞涩，血海不能按时满溢，故经期错后，经量少；寒凝冲任，故经色暗有块；寒邪客于胞中，气血运行不畅，"不通则痛"，故小腹冷痛；得热后气血稍通，故小腹痛减；寒邪阻滞于内，阳不外达则畏寒肢冷，面色青白；舌质淡暗，脉沉迟或紧均为实寒之征。

护治法则：温经散寒调经（治疗代表方：温经汤加减）。

9. 气滞证

证候表现：月经周期延后或先后无定，经量或多或少，色质正常或紫红质稠，或有血块；可伴精神抑郁，善太息，经前胸胁、乳房、小腹胀痛，经来痛减；舌质正常或红，苔薄白或薄黄，脉弦或弦数。

证候分析：抑郁伤肝，疏泄不及，气机不畅，血为气滞，胞宫、血海不能按时满溢，故经期错后，经量减少，或有血块；肝郁气滞，经脉壅阻，故小腹、胸胁、乳房胀痛；脉弦为气滞之征，若肝郁化热则舌红，苔微黄，脉弦数。

护治法则：理气活血，行滞调经（治疗代表方：乌药汤加减）。

【护理措施】

1. 起居护理　居室温湿度适宜。经前、经期注意调适寒温，不宜受凉、涉水等；劳逸结合，保持适度的活动和充足睡眠，避免外邪侵袭。经量多或腹痛重时，应卧床休息；经期不宜劳累，严禁行房事、游泳、盆浴、阴道用药及阴道检查。虚证者加强锻炼，以增强体质；肾虚者，注意节制房事，以防耗损肾精肾气；血虚者坐卧起立时，动作宜缓慢，以防眩晕跌仆。

2. 病情观察　观察患者月经的量、期、色的情况，以及神志、血压变化。若经血量多者，应观察面色和甲床有无苍白、有无活动后心悸等，及时发现和纠正贫血；一旦出现面色苍白、汗出、肢冷、血压下降等血脱症状，应及时报告医师，并做好抢救准备。若月经淋漓不净或阴道不规则出血者，应嘱随访，以排除妊娠及其他妇科疾病。非规律性月经期延迟应排除早孕出现。月经异常并有腹痛者应及早就诊。

3. 饮食护理　饮食宜清淡、易消化、富含营养，多食奶、蛋、鱼、瘦肉等。气虚者宜常食黄芪、山药、薏苡仁等食物，以益气摄血，忌油腻生冷；血热者宜予以清热、滋阴、止血、补血食品，如新鲜蔬菜、黑木耳、莲子、莲藕等，忌食辛辣、温燥助阳之品；血寒者宜食温经活血行滞之品，如艾叶生姜煮鸡蛋，忌食生冷、苦寒、酸涩之品；肝气郁滞者宜食疏肝理气食物，如陈皮、柑橘等，忌食油腻酸涩、产气多的食物。

4. 情志护理　本病的发生与情志因素有密切的关系。应尽量避免情绪激动、暴怒等。平时要调节情绪，保持心情舒畅，避免七情过极，五志化火，热扰冲任而经行先期。鼓励患者参加娱乐活动，减少不良情绪刺激。

5. 用药护理　遵医嘱服药，观察用药后症状缓解情况，并注意服药后的不良反应。急性、病重者可多次给药，滋补药宜饭前服；调经药，宜在行经前数日开始服用。寒证汤剂宜热服，热证汤剂宜凉服，补益药宜热服。虚证者以温经养血为主，服药期间切勿另服过多的滋补之品，以防伤及阳气；气虚证患者行经 1~3 天不宜大量用固涩止血之品，以免止血留瘀。

6. 适宜技术　可根据不同证候类型选用针灸方法。虚证者用补法，实证者用泻法。气虚者，可针刺血海、三阴交、足三里等穴；血虚者，可加用气海、天枢等穴，针、灸并用；

肝经血热者，可针刺气海、三阴交等穴；气滞者，可加用归来、血海等穴；肾虚者，可针刺三阴交、气海、血海、肾俞等穴；血寒者，可艾灸气海、关元等穴，伴小腹疼痛者，可用暖水袋温熨。还可用王不留行行耳穴贴压，选子宫、卵巢、内分泌、肾等穴，气虚配脾穴，血热配耳尖穴，血瘀配膈穴。

【健康教育】

1. 做好月经期卫生保健，注意经期及产后卫生，避免受寒、淋雨、涉水及过食生冷。劳逸结合，避免过劳及剧烈运动。

2. 保持心情舒畅，避免恐惧、焦虑、郁怒等不良情绪的刺激。

3. 饮食宜清淡、易消化，忌油腻生冷或过食辛辣之品。注意饮食调护，血寒者可食桃仁粥；气虚者可食黄芪粥。

4. 加强宣传，指导患者了解月经失调的相关知识，做好自我调摄，合理选用有效的节育方法，减少人流，节制房事。

第二节 原发性痛经（痛经）

一、西医

痛经是妇科最常见的症状之一，是指行经前后或月经期出现的子宫痉挛性疼痛，可伴下腹坠痛，腰酸或合并头痛、乏力、头晕、恶心等其他不适，严重者可影响工作和生活质量。痛经分为原发性和继发性两类，前者指生殖器官无器质性病变的痛经，占痛经的 90% 以上，后者是指由盆腔器质性疾病如子宫内膜异位症、盆腔炎等引起的痛经。本节只叙述原发性痛经。

【病因】

原发性痛经的发生主要与月经时子宫内膜前列腺素（prostaglandin，PG）含量增高有关。痛经患者子宫内膜和月经血中 $PGF_{2\alpha}$ 和 PGE_2 含量均较正常女性明显升高，尤其是 $PGF_{2\alpha}$ 含量升高是造成痛经的主要原因。在月经周期中，分泌期子宫内膜前列腺素浓度较增殖期子宫内膜高。月经期因溶酶体酶溶解子宫内膜，使 $PGF_{2\alpha}$ 和 PGE_2 含量增高。$PGF_{2\alpha}$ 含量高可引起子宫平滑肌过强收缩，血管挛缩，造成子宫缺血、缺氧状态而出现痛经。增多的前列腺素进入血液循环，还可引起心血管和消化道等症状。血管升压素、内源性缩宫素及 β - 内啡肽等物质的增加也与原发性痛经有关。此外，原发性痛经还受精神、神经因素影响，疼痛的主观感受也与个体痛阈有关。无排卵的增殖期子宫内膜因无孕酮刺激，所含前列腺素浓度很低，通常不发生痛经。

【临床表现】

原发性痛经在青春期多见，常在初潮后 1～2 年发病，下腹部疼痛是主要症状。疼痛多自月经来潮后开始，最早出现在经前 12 小时，以行经第 1 天疼痛最剧烈。疼痛常呈痉挛性，通常位于下腹部耻骨上，可放射至腰骶部和大腿内侧，持续 2 ~ 3 天后缓解。可伴有恶心、呕吐、腹泻、头晕、乏力等症状，严重时面色发白、出冷汗。妇科检查无异常发现。

【护理评估】

1. 健康史　了解患者的年龄、月经史与婚育史，询问诱发痛经的相关因素，疼痛与月经的关系，疼痛发生的时间、部位、性质及程度，是否服用止痛药、用药量及持续时间，疼痛时伴随的症状及自觉最能缓解疼痛的方法。

2. 身体状况　评估下腹痛严重程度及伴随症状，注意与其他原因造成的下腹部疼痛症状相鉴别。妇科检查无阳性体征。

3. 心理 - 社会状况　因反复疼痛，患者常常会感到焦虑。

4. 诊断要点　原发性痛经患者的盆腔超声、腹腔镜、宫腔镜、子宫输卵管造影等辅助检查通常无异常表现。在诊断过程中要注意排除子宫内膜异位、子宫腺肌病、黏膜下子宫肌瘤、宫腔粘连、盆腔炎性疾病等引起的继发性痛经和其他原因造成的疼痛。

5. 治疗要点　避免精神刺激和过度疲劳，以对症治疗为主。

【常见护理诊断/问题】

1. 急性疼痛　与月经期子宫收缩，子宫缺血缺氧有关。
2. 焦虑　与反复痛经造成的精神紧张有关。

【护理目标】

1. 患者的疼痛症状缓解。
2. 患者月经来潮前及月经期无焦虑。

【护理措施】

1. 加强保健　进行月经期保健的教育工作，注意经期清洁卫生，经期禁止性生活。足够的休息和睡眠、充分的营养摄入、规律而适度的锻炼、戒烟等均对缓解疼痛有一定的帮助。

2. 加强心理护理　讲解有关痛经的生理知识，阐明痛经是月经期常见的生理表现，关心并理解患者的不适和焦虑心理。

3. 缓解症状　腹部局部热敷和进食热的饮料如热汤或热茶，可缓解疼痛。增加患者的自我控制感，使身体放松，以解除痛经。疼痛不能忍受时可遵医嘱服药。若每一次经期习惯服用止痛剂，则应防止成瘾。

4. 诊疗配合

（1）前列腺素合成酶抑制剂：该类药物通过抑制前列腺素合成酶的活性，减少前列腺素产生，防止过强子宫收缩和痉挛，从而减轻或消除痛经。常用药物有布洛芬、酮洛芬、甲氯芬那酸、双氯芬酸、甲芬那酸、萘普生等。月经来潮即开始服用药物效果佳，连服 2 ~ 3 日，治疗有效率可达 80%。

（2）口服避孕药：适用于有避孕要求的痛经女性。通过抑制排卵，抑制子宫内膜生长，降低前列腺素水平，缓解疼痛。

【护理评价】

1. 诉说疼痛减轻，并能说出减轻疼痛的措施。
2. 焦虑的行为或表现减少，舒适感增加。

二、中医

原发性痛经在中医中对应痛经的范畴。女性正值经期或经行前后，出现周期性小腹疼痛，或痛引腰骶，甚至剧痛晕厥者，称为"痛经"，亦称"经行腹痛"。若经前或经行初期仅感小腹或腰部轻微胀痛不适，这为经期常见的现象，不作病论。本病是妇科常见病证，以伴随月经周期出现小腹部疼痛为特征，青年女性居多。现代医学将痛经分为原发性痛经和继发性痛经，前者又称功能性痛经，系指生殖器官无明显器质性病变者，多见于月经初潮后2～3年的青年女性；后者多继发于生殖器官某些器质性病变，如盆腔子宫内膜异位症、子宫腺肌病、慢性盆腔炎等，常见于育龄期女性。痛经病因复杂，病程较长，易迁延不愈，反复发作，疗效尚不理想。

有关本病的记载最早见于汉代张仲景《金匮要略·妇人杂病脉证并治》："带下，经水不利，少腹满痛……"隋代巢元方《诸病源候论》首立"月水来腹痛候"，对其病因有进一步的认识，认为"妇人月水来腹痛者，由劳伤气血，以致体虚，受风冷之气客于胞络，损伤冲、任之脉"，为研究痛经的病因病机奠定了基础。宋代陈自明《妇人大全良方》认为痛经有因于寒、气郁和血结者。病因不同，治法各异。明代张景岳《景岳全书·妇人规》较详细地归纳本病的常见病因，且提出根据疼痛时间、性质、程度辨虚实的见解，对后世临证多有启迪。

【病因病机】

本病的发生与冲任、胞宫的周期性生理变化密切相关。主要病机为邪气内伏或精血素亏，更值经期前后冲任二脉气血的生理变化急骤，导致冲任气血运行不畅，经血流通受阻，以致"不通则痛"，或冲任、胞宫失于濡养而"不荣则痛"，故使痛经发作。本病病位在冲任、子宫，变化在气血，表现为痛证。临床有虚实之别，虚证多为气血虚弱、肾气亏损所致；实证多为气滞血瘀、寒湿凝滞或湿热瘀阻所致。

1. **肾气亏损** 多因素体虚弱，或多产房劳伤肾，以致精亏血少，冲任不盛，经行之后，血海空虚，冲任、子宫失养，"不荣而痛"，而致痛经。

2. **气血虚弱** 素体虚弱，气血不足，或大病久病，耗伤气血，或脾胃虚弱，化源不足，气虚血少。行经以后，冲任气血更虚，胞脉失于濡养，兼之冲任气弱，无力流通血气，则血行迟滞，因而发为痛经。

3. **气滞血瘀** 素性抑郁，或愤怒伤肝，肝郁气滞，气滞血瘀，或经期产后，余血内留，蓄而成瘀，瘀滞子宫、冲任，血行不畅。经前经时气血下注冲任，胞脉气血更加壅滞，"不通则痛"，发为痛经。

4. 寒凝血瘀　经期产后，感受寒邪，或过食寒凉生冷，寒客冲任，与血搏结，以致气血凝滞不畅。经前经时气血下注冲任，子宫气血更加壅滞，"不通则痛"，故发痛经。

5. 湿热瘀阻　素体湿热内蕴，或经期、产后摄生不慎感受湿热之邪，湿热与血搏结，稽留于冲任、胞宫，以致气血失畅。经行之际，气血下注冲任，子宫、冲任气血更加壅滞，"不通则痛"，故发痛经。

【诊断与鉴别诊断】

（一）诊断依据

1. 伴随月经周期规律性发作的小腹疼痛。一般腹痛多于经期前 1～2 天或行经第 1 天达高峰，随后即逐渐减轻以至消失。

2. 疼痛多在下腹部，可呈阵发性、痉挛性，或胀痛伴下坠感，亦可波及全腹或腰骶部作痛，或有外阴、肛门坠痛。疼痛严重时可出现恶心、呕吐、面色苍白、出冷汗、手足发凉，甚至昏厥。

（二）病证鉴别

1. 异位妊娠、胎动不安、小产、堕胎　这些疾病的腹痛都是在停经一段时间后发生，妊娠试验阳性或有胎物排出，痛经无停经史，妊娠试验阴性。

2. 肠痈　以转移性右下腹疼痛为其典型症状，伴有发热，血常规检查见白细胞增高。痛经则无以上特点。

3. 黄体破裂　常发生在月经将行之前，可伴有阴道出血，易与痛经混淆。妇科检查、阴道后穹隆穿刺及剖腹探查可鉴别。

【辨证施护】

（一）辨证要点

1. 辨虚实　痛经以实证居多，虚证较少。一般而言，疼痛发生于经前和经行初期，多属实；月经将尽或经后始作痛者，多属虚。掣痛、绞痛、灼痛、刺痛，拒按，属实；隐痛、坠痛，喜揉喜按，属虚。

2. 辨性质　灼痛得热反剧，属热；绞痛、冷痛得热减轻，属寒。痛在少腹一侧或双侧，多属气滞，病在肝；痛及腰膝，多病在肾。痛甚于胀，持续作痛，属血瘀；胀甚于痛，时痛时止，属气滞。临证需结合月经期、量、色、质，伴随症状，舌苔和脉象综合分析。

（二）证候分型

1. 肾气亏损

证候表现：经期或经后 1～2 天，小腹隐隐作痛，喜按，月经量少，经色暗淡，质稀，面色晦暗，头晕耳鸣，腰酸腿软；舌淡红，苔薄，脉沉细。

证候分析：肾气虚损，冲任俱虚，精血本已不足，经行之后，血海更虚，子宫、冲任失养，故小腹隐隐作痛；精亏血少，阳气不足，故面色晦暗，月经量少，经色暗淡，质稀；外府不荣则腰酸腿软，肾精不足，不能上养清窍，则见头晕耳鸣；舌、脉亦为肾气亏虚之征。

护治法则：补肾益精，养血止痛（治疗代表方：调肝汤加减）。

2. 气血虚弱

证候表现：经期或经后小腹隐痛，或小腹及阴部空坠，喜按，月经量少，色淡质稀，面色不华，神疲乏力，头晕心悸；舌淡，苔薄，脉细弱。

证候分析：气血不足，冲任亦虚，经行之后，血海更虚，子宫、冲任失于濡养，故经期或经后小腹隐痛，喜按，气虚下陷则小腹及阴部空坠不适；气血两虚血海未满而溢，故经量少，色淡质稀；气虚中阳不振，故神疲乏力；气血虚不能上荣头面，故头晕心悸，面色不华；舌淡，苔薄，脉细弱皆为气血不足之象。

护治法则：补气养血，调经止痛（治疗代表方：圣愈汤加减）。

3. 气滞血瘀

证候表现：经前或经期小腹胀痛，拒按，胸胁、乳房胀痛，经量少，经行不畅，经色紫暗有块，血块排出后痛减，经净后痛消失；舌紫暗，或有瘀点，苔薄白，脉弦。

证候分析：肝失条达，冲任气血郁滞，经血不利，不通则痛，故经前或经期小腹胀痛拒按，经量少，经行不畅，色暗有块，块下气血暂通而疼痛暂减；肝郁气滞，经脉不利，故胸胁、乳房胀痛；舌紫暗，脉弦均属气滞血瘀之征。

护治法则：理气行滞，化瘀止痛（治疗代表方：膈下逐瘀汤加减）。

4. 寒凝血瘀

证候表现：经前或经期小腹冷痛，拒按，得热则痛减，经血量少，色暗有块，畏寒肢冷，面色青白；舌暗，苔白，脉沉紧。

证候分析：寒凝子宫、冲任，血行不畅，故经前或经期小腹冷痛，寒得热化，瘀滞暂通，故得热痛减；寒凝血瘀，冲任失畅可见经期推后，经色暗而有块；寒邪内盛，阻遏阳气故面色青白，肢冷畏寒；舌、脉均为寒凝血瘀之候。

护治法则：温经散寒，化瘀止痛（治疗代表方：温经汤加减）。

5. 湿热瘀阻

证候表现：经前或经期小腹痛，有灼热感，拒按，痛连腰骶，或平时小腹痛，至经前疼痛加剧，经量多或经期长，经色紫红，质稠或有血块，平素带下量多，黄稠臭秽；或伴低热，小便黄赤；舌红，苔黄腻，脉弦数或濡数。

证候分析：湿热之邪盘踞冲任子宫，气血失畅，经前血海气血充盈，湿热与血互结，壅滞不通，故小腹灼痛，拒按，痛连腰骶；湿热扰血，故经量多或经期长，经色紫红，质稠或有血块；湿热下注，伤于带脉，带脉失约，则带下量多，黄稠臭秽；湿热缠绵，故低热，小便黄赤；舌红、苔黄腻、脉濡数或弦数均为湿热蕴结之候。

护治法则：清热除湿，化瘀止痛（治疗代表方：清热调血汤加减）。

【护理措施】

1. 起居护理　居室安静、冷暖适宜，劳逸结合。经期注意卫生，腹痛剧烈者，注意休息，严禁房事。寒凝血瘀者，经期注意避寒保暖，可用热水袋敷于腹部，以免因寒而血滞；湿热瘀阻者，忌冒雨涉水、坐卧湿地等；虚证患者劳逸结合，避免过劳，以免耗伤正气。

2. 病情观察　注意观察患者腹痛的性质、程度、持续时间、伴随的症状，以及月经量、色、质的变化，辨别虚实寒热。如患者出现疼痛剧烈难忍，坐卧不宁，面色苍白，冷汗淋漓，四肢厥冷，血压下降者，应立即采取平卧位，并注意保暖，及时采取措施。

3. 饮食护理　宜食有营养、易消化的食物，避免生冷食品，以免诱发或加重痛经，忌食辛辣等刺激性食物及酸性食品，如青梅、杨梅、酸枣等。气血虚弱者可选择补益气血的食物，如桂圆、大枣、枸杞子、山药等；寒凝血瘀者宜食温经散寒食物，如羊肉、狗肉等；气滞血瘀者宜食理气活血食物，如胡萝卜、枳实、橘皮、佛手等；湿热瘀阻者宜食清热利湿之品，如薏苡仁、苦瓜、冬瓜等；肝肾亏损者宜食补益肝肾之品，如黑芝麻、核桃、菟丝子粥、猪肝等。

4. 情志护理　情志与痛经关系密切。对紧张、恐惧者，应予疏导、劝慰，或采用转移法进行情志调适，消除紧张、恐惧心理。郁郁寡欢者，可采用以情胜情法进行调摄。鼓励患者平时多参加娱乐活动，以改善心境，避免因情志加重症状。

5. 用药护理　注意观察用药后症状缓解情况。切忌盲目止痛，坚持周期性治疗。寒凝血瘀者，中药汤剂应温热服，也可服生姜红糖水，或艾叶煎汤或饮黄酒适量，以温经散寒，行血止痛；湿热蕴结者，中药汤剂宜在经前 5~7 天开始服，宜偏温凉服；气滞血瘀者经前可服用益母草膏，以活血化瘀，助经血排出。

6. 适宜技术　痛经发作时，实证者可用毫针泻法或艾灸法，取三阴交、中极等穴；虚证者可用毫针补法或灸法，取三阴交、足三里、气海等穴。寒凝血瘀者，注意腹部保暖，可在小腹部行热熨法，或艾灸气海、关元等穴；气血虚弱者，可在中脘、足三里、关元等穴，行毫针刺法；肾气亏损者，可针刺太溪、肾俞、肝俞、命门、关元等穴，或选子宫、肝、脾、肾等耳穴，用王不留行行耳穴贴压；气滞血瘀者，经期可选用活血止痛膏贴敷小腹部，或按摩关元、气海等穴。剧痛晕厥时，应迅速平卧，取头低足高位，保持呼吸道通畅，同时针刺或按压合谷、内关、水沟等穴，以快速缓解症状。

【健康教育】

1. 养成良好的生活规律，经期注意保暖，避免过劳或剧烈运动，避免冒雨涉水。讲究个人卫生，保持外阴清洁，勤换内裤。经期忌盆浴、房事和游泳。

2. 日常生活中，学会自我调节情绪，避免不良情绪的刺激，以免诱发或加重腹痛症状。

3. 经期注意饮食调摄，避免贪凉饮冷。小腹可用热水袋热敷。指导患者遵医嘱合理使用止痛药，防止成瘾。

4. 坚持周期性治疗，标本结合。积极治疗原发病。

第三节　阴道炎（带下病）

一、西医

（一）滴虫性阴道炎

滴虫性阴道炎是由阴道毛滴虫引起的最常见的阴道炎。阴道毛滴虫主要寄生于女性阴道，也可存在于尿道、尿道旁腺及膀胱，男性可存在于包皮皱褶、尿道及前列腺内。滴虫适宜生长在温度为 25~40 ℃、pH 为 5.2~6.6 的潮湿环境。月经前后，阴道内酸性减弱，接近中性，隐藏在腺体及阴道皱襞中的滴虫常得以繁殖，而发生滴虫性阴道炎。此病的传播途径有经性交的直接传播及经游泳池、浴盆、厕所、衣物、器械等途径的间接传播。

【护理评估】

1. 健康史

（1）病因评估：阴道毛滴虫呈梨形，体积为多核白细胞的 2~3 倍。滴虫顶端有 4 根鞭毛，体部有波动膜，后端尖并有轴柱凸出。活的滴虫透明无色，如水滴，鞭毛随波动膜的波动而活动。阴道毛滴虫极易传播，pH 在 4.5 以下时便受到抑制甚至致死。pH 上升至 7.5 时，其繁殖可完全被抑制。在妊娠期和月经来潮前后，阴道 pH 升高，可使阴道毛滴虫的感染率和发病率升高。

（2）病史评估：评估发作与月经周期的关系，既往阴道炎病史，个人卫生情况；分析感染经过；了解治疗经过。

2. 身心状况

（1）症状：主要症状为白带呈稀薄泡沫状，量多及伴有外阴、阴道口瘙痒。如有其他细菌混合感染，白带可呈黄绿色、血性、脓性且有臭味。局部可有灼热、疼痛、性交痛。合并尿路感染，可有尿频、尿痛、血尿。阴道毛滴虫能吞噬精子，阻碍乳酸生成，影响精子在阴道内存活，可致不孕。

（2）体征：妇科检查时可见阴道黏膜充血，严重时有散在的出血点。有时可见阴道后穹隆处有液性或脓性泡沫状分泌物。

（3）心理－社会状况：患者常因炎症反复发作而烦恼，出现无助感。

【辅助检查】

（1）悬滴法：在玻片上加 1 滴温生理盐水，自阴道后穹隆处取少许分泌物混于生理盐水中，用低倍镜检查，如有滴虫，可见其活动。阳性率可达 80%~90%。取分泌物检查前 24~48 小时，避免性交、阴道灌洗及阴道上药。

（2）培养法：适于症状典型而悬滴法未见滴虫者，可用培养基培养，其准确率可达 98%。

【常用护理诊断/问题】

1. 知识缺乏　缺乏对疾病传染途径的认识及缺乏阴道炎治疗的知识。
2. 舒适改变　与外阴瘙痒、分泌物增多有关。
3. 组织完整性受损　与分泌物增多、外阴瘙痒、搔抓有关。

【护理目标】

1. 患者能说出疾病传染的途径、阴道炎的治疗与日常防护知识。
2. 患者分泌物减少，舒适度提高。保持组织完整性，无破损。

【护理措施】

1. 一般护理　注意个人卫生，保持外阴部清洁、干燥，避免搔抓外阴导致皮肤破损。

2. 心理护理　解除患者因疾病带来的烦恼，减轻其对确诊后的心理压力，增强治疗疾病的信心。告知患者夫妇滴虫性阴道炎的传播途径、临床表现、治疗方法和注意事项，减轻他们的焦虑心理，同时鼓励他们积极配合治疗。

3. 病情观察　观察患者的外阴瘙痒症状、阴道分泌物的量及颜色等。

4. 治疗护理

（1）治疗原则：杀灭阴道毛滴虫，保持阴道的自净作用，防止复发，夫妻双方要同时治疗，切断直接传染途径。

（2）治疗配合，①局部治疗：增强阴道酸性环境，用1%乳酸溶液、0.5%醋酸溶液或1:5000高锰酸钾溶液冲洗阴道后，每晚睡前用甲硝唑200 mg，置于阴道后穹隆，每日1次，10天为1个疗程。②全身治疗：甲硝唑（灭滴灵）每次200~400 mg，每日3次口服，10天为1个疗程。③指导患者正确用药，按疗程坚持用药，注意冲洗液的浓度、温度。④观察用药后反应：甲硝唑口服后偶见胃肠道反应，如食欲缺乏、恶心、呕吐及白细胞减少、皮疹等，一旦发现，应报告医师并停药。妊娠期、哺乳期女性应慎用，因为药能通过胎盘进入胎儿体内，并可由乳汁排泄。

【健康教育】

1. 做好卫生宣教，积极开展普查普治，消灭传染源，严格禁止滴虫阴道炎或带虫者进入游泳池。医疗单位做好消毒隔离，防止交叉感染。治疗期间勤换内裤，内裤、坐浴及洗涤用物应煮沸消毒5~10分钟以消灭病原体，禁止性生活，避免交叉或重复感染的机会。哺乳期女性在用药期间或用药后24小时内不宜哺乳。经期暂停坐浴、阴道冲洗及阴道用药。

2. 夫妻应双双检查，男方若查出毛滴虫，夫妻应同治，有助于提高疗效，治疗期间应禁止性生活。

3. 治愈标准　治疗后应在每次月经干净后复查1次，连续3次均为阴性，方为治愈。

【护理评价】

1. 患者自诉外阴不适症状减轻，舒适感增加，悬滴法试验连续 3 个周期复查为阴性。
2. 患者正确复述预防及治疗此疾病的相关知识。

（二）外阴阴道假丝酵母菌病

外阴阴道假丝酵母菌病（vulvovaginal candidiasis，VVC）也称外阴阴道念珠菌病，是一种常见的外阴、阴道炎，80%～90% 的病原体为白假丝酵母菌，其发病率仅次于滴虫阴道炎。白假丝酵母菌是真菌，不耐热，加热至 60 ℃，持续 1 小时，即可死亡；但对干燥、日光、紫外线及化学制剂的抵抗力较强。

【护理评估】

1. 健康史
（1）病因评估：念珠菌为机会致病菌，可存在口腔、肠道和阴道而不引起症状，当阴道内糖原增多，酸度增加，局部细胞免疫力下降时，念珠菌可繁殖并引起炎症，故外阴阴道假丝酵母菌病多见于孕妇、糖尿病患者及接受大量雌激素治疗者；此外，长期应用抗生素、服用类固醇皮质激素或免疫缺陷综合征等，可以改变阴道内微生物之间的相互制约关系，易发此症，紧身化纤内裤、肥胖可使会阴局部的温度及湿度增加，也易使念珠菌得以繁殖而引起感染。

（2）传播途径评估：①内源性感染为主要感染，假丝酵母菌除寄生阴道外，还可寄生于人的口腔、肠道，这些部位的假丝酵母菌可互相传染。②通过性交直接传染。③通过接触感染的衣物等间接传染。

（3）病史评估：了解有无糖尿病及长期使用抗生素、雌激素、类固醇皮质激素病史，了解个人卫生习惯及有无不洁性生活史。

2. 身心状况
（1）症状：外阴、阴道奇痒，坐卧不安，痛苦异常，可伴有尿痛、尿频、性交痛。阴道分泌物为干酪样或豆渣样。

（2）体征：妇科检查见小阴唇内侧、阴道黏膜红肿并附着白色块状薄膜，容易剥离，下面为糜烂及溃疡。

（3）心理社会状况：患者常因外阴强痒痛苦不堪，由于影响休息与睡眠，产生忧虑与烦躁，评估患者心理障碍及影响疾病治疗的原因。

3. 辅助检查
（1）悬滴法：在玻片上加 1 滴温生理盐水，自阴道后穹隆处取少许分泌物混于生理盐水中，用低倍镜检查，若找到白假丝酵母菌的芽孢和假菌丝即可确诊。

（2）培养法：适于症状典型而悬滴法未见白假丝酵母菌者，可用培养基培养。

【常用护理诊断/问题】

1. 焦虑　与易复发，影响休息与睡眠有关。
2. 组织完整性受损　与分泌物增多、外阴瘙痒、搔抓有关。

【护理目标】

1. 患者情绪稳定，积极配合治疗与护理。
2. 患者病情改善，舒适度提高。
3. 保持组织完整性，组织无破损。

【护理措施】

1. 一般护理　注意个人卫生，保持外阴部清洁、干燥，避免搔抓外阴以免皮肤破损。
2. 心理护理　向患者讲解外阴阴道假丝酵母菌病的病因、治疗方法和注意事项等，消除患者的顾虑和焦虑心理，使其积极配合治疗。
3. 病情观察　观察患者的外阴瘙痒症状、阴道分泌物的量及颜色等。
4. 治疗护理

（1）治疗原则：消除诱因，改变阴道酸碱度，根据患者情况选择局部或全身应用抗真菌药杀灭致病菌。

（2）用药护理，①局部治疗：用2%～4%碳酸氢钠溶液冲洗阴道或坐浴，再选用制霉菌素栓剂、克霉唑栓剂、咪康唑检剂等置于阴道内，一般7～10天为1个疗程。②全身用药：若局部用药效果较差或病情顽固，可选用伊曲康唑、氟康唑、酮康唑等口服。③用药注意：孕妇要积极治疗，否则阴道分娩时新生儿易感染发生鹅口疮。妊娠期坚持局部治疗，禁用口服唑类药物。勤换内裤，内裤、坐浴及洗涤用物应煮沸消毒5～10分钟以消灭病原体，避免交叉和重复感染的机会。④用药护理：阴道灌洗或坐浴应注意药液浓度和治疗时间，灌洗药物要充分溶化，温度一般为40 ℃，切忌过烫，以免烫伤皮肤。

【健康教育】

1. 做好卫生宣教，养成良好的卫生习惯，每天洗外阴、换内裤。切忌搔抓。
2. 约15%的男性与女性患者接触后患有龟头炎，对有症状男性也应进行检查与治疗。
3. 鼓励患者坚持用药，不随意中断疗程。
4. 嘱积极治疗糖尿病等疾病，正确使用抗生素、雌激素，以免诱发外阴阴道假丝酵母菌病。

【护理评价】

1. 患者分泌物减少，性状转为正常，舒适感增加。
2. 患者正确复述预防及治疗此疾病的相关知识，做到积极配合并坚持治疗。

（三）萎缩性阴道炎

萎缩性阴道炎属非特异性阴道炎，常见于绝经后及卵巢切除后或盆腔放射治疗者。绝经后的萎缩性阴道炎又称老年性阴道炎。

【护理评估】

1. 健康史

（1）病因评估：①女性绝经后；②手术切除卵巢；③产后闭经；④药物假绝经治疗；⑤盆腔放射治疗后等。由于雌激素水平降低，阴道上皮萎缩变薄，上皮细胞内糖原减少，阴道内 pH 增高，阴道自净作用减弱，局部抵抗力降低，致病菌入侵后易繁殖引起炎症。

（2）病史评估：了解有无糖尿病及长期使用抗生素、雌激素、类固醇皮质激素病史；了解个人卫生习惯及有无不洁性生活史；了解有无进行盆腔放疗等。

2. 身心状况

（1）症状：白带增多，多为黄水状，严重感染时可呈脓性，有臭味。黏膜有浅表溃疡时，分泌物可为血性，有的患者可有点滴出血，可伴有外阴瘙痒、灼热、尿频、尿痛、尿失禁等症状。

（2）体征：妇科检查可见阴道皱襞消失，上皮菲薄，黏膜出血，表面可有小出血点或片状出血点；严重时可形成浅表溃疡，阴道弹性消失、狭窄，慢性炎症、溃疡还可引起阴道粘连，导致阴道闭锁。

（3）心理－社会状况：老年人常因思想比较保守，不愿就医而出现无助感。其他患者常因知识缺乏而病急乱投医，因此应注意评估影响患者不愿就医的因素及家庭支持系统。

3. 辅助检查　取分泌物检查，悬滴法排除滴虫性阴道炎和外阴阴道假丝酵母菌病，有血性分泌物时，常需做宫颈刮片或分段诊刮排除宫颈癌和子宫内膜癌。

【常用护理诊断/问题】

1. 舒适改变　与外阴瘙痒、疼痛、分泌物增多有关。
2. 知识缺乏　与缺乏绝经后女性预防保健知识有关。
3. 有感染的危险　与局部分泌物增多、破溃有关。

【护理目标】

1. 患者分泌物减少，性状转为正常，舒适感增加。
2. 患者正确复述预防及治疗此疾病的相关知识，做到积极配合并坚持治疗。
3. 患者无感染发生或感染被及时发现和控制，体温、血常规正常。

【护理措施】

1. 一般护理　嘱患者保持外阴清洁，勤换内裤。穿棉织内裤，减少刺激等。
2. 心理护理　使患者了解老年性阴道炎的病因和治疗方法，减轻其焦虑；对卵巢切除、放疗者给予心理安慰与相关医学知识解释，增强其治疗疾病的信心；解释雌激素替代疗法可缓解症状，帮助其建立治愈疾病的信心。

3. 病情观察　观察白带性状、量、气味，有无外阴瘙痒、灼热及膀胱刺激症状等。

4. 治疗护理

（1）治疗原则：增强阴道黏膜的抵抗力，抑制细菌生长繁殖。

（2）治疗配合，①增加阴道酸度：用 0.5% 醋酸或 1% 乳酸溶液冲洗阴道，每日 1 次。阴道冲洗后，将甲硝唑 200 mg 或氧氟沙星 200 mg，放入阴道深部，每日 1 次，7～10 日为 1 个疗程。②增加阴道抵抗力：针对病因给予雌激素制剂，可局部用药，也可全身用药。将己烯雌酚 0.125～0.25 mg，每晚放入阴道深部，7 日为 1 个疗程。③全身用药：可口服尼尔雌醇，首次 4 mg，以后每 2～4 周 1 次，每晚 2 mg，维持 2～3 个月。

【健康教育】

1. 对围绝经期、老年女性进行健康教育，使其掌握预防老年性阴道炎的措施及技巧。

2. 指导患者及其家属阴道灌洗、上药的方法和注意事项。用药前洗净双手及会阴，减少感染的机会。自己用药有困难者，指导其家属协助用药或由医务人员帮助使用。

3. 告之使用雌激素治疗可出现的症状，嘱乳腺癌或子宫内膜癌患者慎用雌激素制剂。

【护理评价】

1. 患者分泌物减少，性状转为正常，舒适感增加。

2. 患者正确复述预防及治疗此疾病的相关知识，做到积极配合并坚持治疗。

二、中医

阴道炎在中医中对应带下病的范畴。带下病是湿热、湿毒，或肝虚、肾虚等所致，以带下明显增多或减少，色、质、气味发生异常，或伴有局部、全身症状为主要临床表现的病证，又称"下白物""流秽物""白沃"等。正常带下是肾气充盛，脾气健运，由任脉、带脉所约束而润泽于阴户的一种无色、质黏、无臭的阴液，其量不多。带下量明显增多称为带下过多；带下明显减少称为带下过少。经间期、经前期及妊娠期带下稍有增多者，属正常现象，不作疾病论。带下病是妇科常见病，常伴有月经不调、阴痒、阴痛等，本节主要介绍带下过多。

"带下"病名首见于《内经》，如《素问·骨空论》曰："任脉为病，女子带下瘕聚。"广义的带下病，如汉代张仲景《金匮要略·妇人杂病脉证并治》记载："带下者，带脉之下，古人列经脉为病，凡三十六种，皆谓之带下病，非令人所谓赤白带下也。"狭义的带下病，如《女科证治约旨》说："若外感六淫，内伤七情，酝酿成病，致带脉纵弛，不能约束诸脉经，于是阴中有物，淋漓下降，绵绵不断，即所谓带下也。"《金匮要略·妇人杂病脉证并治》所载"妇人经水闭不利，脏坚癖不止，中有干血，下白物，矾石丸主之"是经带合病的最早记载。

【病因病机】

本病的病因病机主要是湿邪影响任带二脉，以致带脉失约，任脉不固，而形成带下病。湿邪有内湿和外湿之分。外湿多因感受湿邪，直犯任带二脉、胞宫、阴器。内湿多为脾肾受病，脾虚不运，肾虚不固所致。本病病位主要在前阴、胞宫。任脉损伤，带脉失约是带下病的主要病机。

1. 脾虚　素体脾虚，或饮食不节，劳倦过度，或忧思气结，损伤脾气，或肾虚不能温脾。脾主运化，虚则运化失职，湿浊停聚，流注下焦，伤及任带，任脉不固，带脉失约，而致带下病。

2. 肾阳虚　素有肾虚，或恣情纵欲，或久病伤肾，肾阳虚，气化失常，水湿内停，下注冲任，损及任带，而致带下病。若肾阳虚损，精关不固，精液滑脱，也可致带下病。

3. 阴虚夹湿　素体阴虚，或久病失养，暗耗阴精，相火偏旺，阴虚失守，下焦感受湿热之邪，损及任带，约固无力，而致带下病。

4. 湿热下注　脾虚湿盛，郁久化热，或久居阴湿之地，感受湿邪，久而化热，或情志不畅，肝郁化火，肝热脾湿，湿热互结，流注下焦，损及任带，约固无力，而致带下病。

5. 湿毒蕴结　摄生不洁，或房事不禁，或手术损伤，或经期、产后胞脉空虚，忽视卫生，湿毒乘虚直犯阴器、胞宫。或热甚化火成毒，或湿热遏久成毒，湿毒损伤任带而为带下病。

【诊断与鉴别诊断】

（一）诊断依据

1. 带下量明显增多，因病因不同，带下的色、质、气味异常亦有所差异。临床常见带下色白或如米泔，或色黄绿如脓，或赤白相兼，或五色杂陈。带下质地或清稀，或黏稠，气味或无臭，或臭秽，或恶臭。

2. 常伴有局部或全身症状。如发热，外阴、阴道灼热、瘙痒、坠胀或疼痛，小腹、腰骶疼痛，尿急、尿频、尿痛等。

3. 素体虚弱，或经期、产后余血未净，摄生不洁，或房事不节，或妇科术后感染邪毒等病史。

（二）病证鉴别

1. 白浊　白浊是指尿窍流出混浊如米泔样物的一种疾病，夹有血者称为赤白浊，全血者称为红浊，多随小便排出，可伴有小便淋沥涩痛。而带下出自阴道。二者有明显区别。

2. 漏下与赤带　漏下是指经血非时而下，淋漓不净，一般无特殊臭气，易与赤带混淆。赤带者月经正常，时而从阴道流出的红色黏浊之液，似血非血，绵绵不断，可有臭气。

3. 经间期出血与赤带　经间期出血是指月经周期正常，在两次月经之间周期性出血，持续3～7天自行停止，出血量少，色红无臭气。而赤带月经周期虽然正常，但带下不在行经期间，且无周期性。

【辨证施护】

（一）辨证要点

辨虚实寒热　一般而论，带下色淡，质稀者为虚寒；色黄、黏稠、臭秽者为实热。带下量多、色白、质稀、无臭味者属气虚；带下量多、色白、质清稀如水，多为阳虚；带下量少，色黄或赤白带下，质黏稠，多为阴虚；带下量多，色黄或黄白，质黏腻，有臭味，多为湿热；带下量多，色黄或赤白带，五色带，质稠如脓样，有臭味或恶臭难闻者，多为湿毒。

（二）证候分型

1. 脾虚

证候表现：带下量多，色白或淡黄，质稀薄，无臭气，绵绵不断，神疲倦怠，四肢不温，纳少便溏，四肢水肿，面色㿠白；舌质淡，苔白腻，脉缓弱。

证候分析：脾气虚弱，运化失司，湿邪下注，损伤任带，使任脉不固，带脉失约而为带下过多；脾虚中阳不振，则面色㿠白，神疲倦怠；脾虚失运，则纳少便溏，四肢水肿；舌淡，苔白腻，脉缓弱，均为脾虚湿困之征。

护治法则：健脾益气，升阳除湿（治疗代表方：完带汤加减）。

2. 肾阳虚

证候表现：带下量多，色白清冷，质稀薄如水，绵绵不断，头晕耳鸣，腰痛如折，畏寒肢冷，小腹和腰背冷感，小便清长或频数，夜间尤甚，大便溏薄，面色晦暗；舌淡润，苔薄白，脉沉细而迟。

证候分析：肾阳不足，命门火衰，封藏失职，精液滑脱而下，故带下量多，绵绵不断，质清稀如水；腰为肾之府，肾虚则腰酸如折；肾阳不足，不能温煦胞宫，故小腹冷痛；阳气不能外达，则畏寒肢冷，面色晦暗；肾阳虚不能上温脾阳，则大便溏薄；肾阳虚不能下暖膀胱，故小便清长；舌质淡，苔薄白，脉沉迟，亦为肾阳虚之征。

护治法则：温肾助阳，固涩止带（治疗代表方：内补丸加减）。

3. 阴虚夹湿

证候表现：带下量多，色黄或赤白相兼，质稠，有气味，阴部干涩不适，有灼热感，或阴部瘙痒，腰膝酸软，头晕耳鸣，颧赤唇红，心烦易怒，咽干口燥，失眠多梦，或面部烘热；舌红，苔少或黄腻，脉细数。

证候分析：肾阴不足，相火偏旺，损伤血络，或复感湿邪，损伤任带致任脉不固，带脉失约，故带下量多，色黄或赤白相兼，质稠，有气味；腰为肾之府，肾阴虚则腰酸腿软；阴虚生内热，则咽干口燥，阴部灼热感或瘙痒；虚阳上扰，则心烦易怒，头晕耳鸣，面部烘热；肾水亏损，不能上济于心，则失眠多梦；舌红，苔少或黄腻，脉细数均为阴虚夹湿之证。

护治法则：滋阴益肾，清热利湿（治疗代表方：知柏地黄丸加减）。

4. 湿热下注

证候表现：带下量多，色黄或呈脓状，黏稠，有臭气，或带下色白，呈豆腐渣样，伴阴部瘙痒，胸闷心烦，口苦口腻，纳食较差，小腹或少腹作痛，小便黄短；舌红，苔黄腻，脉滑数。

证候分析：湿热蕴结于下，损伤任带二脉，故带下量多，色黄或呈脓状，质黏稠，或浊如豆渣样，有秽臭，阴痒；湿热蕴结，阻遏气机，则小腹作痛；湿热内盛，阻于中焦，则口苦口腻，胸闷纳呆；湿热蕴于膀胱，则小便黄短；舌红，苔黄腻，脉滑数均为湿热之征。

护治法则：清热利湿止带（治疗代表方：止带方加减）。

5. 湿毒蕴结

证候表现：带下量多，黄绿如脓，或赤白相兼，或混浊如米泔，或五色杂下，臭秽难闻，小腹疼痛，腰骶酸痛，口苦咽干，小便短赤，或有发热；舌红，苔黄腻，脉滑数。

证候分析：湿毒损伤任带，秽浊下流，故带下量多；热毒蕴蒸，损伤脉络，则带下黄绿如脓，或赤白相兼，或混浊如米泔，或五色杂下，臭秽难闻；湿毒蕴结，瘀阻胞络，则小腹疼痛，腰骶酸痛；热毒伤津，则口苦咽干，小便短赤；舌红，苔黄腻，脉滑数均为热毒之征。

护治法则：清热解毒（治疗代表方：五味消毒饮加减）。

【护理措施】

1. 起居护理　居室宜温湿度适宜。保持外阴清洁，尤其是经期、产后，应保持干燥，每日用温水清洗，勤换内裤。劳逸结合，加强锻炼，增强体质。湿热下注、热毒蕴结者室内宜通风凉爽。湿热下注、阴虚夹湿者勿久居湿地，以免加重病情。

2. 病情观察　注意观察带下的量、色、质、气味及全身情况。如带下呈灰黄色泡沫状，质稀薄有臭味，伴有外阴瘙痒，经检查见滴虫者，为滴虫性阴道炎。带下呈乳白色，豆腐渣样，外阴奇痒，镜检见霉菌者，为霉菌性阴道炎。带下色黄质稀，有时带血，伴阴道烧灼感，检查见阴道有小出血点，为老年性阴道炎。如出现高热、寒战、头痛、食欲缺乏，甚至恶心呕吐、腹胀腹泻、腹痛拒按、下腹部扪及包块等为重症患者，应立即报告医师。如发现有外阴糜烂、溃疡或全身皮疹等，应警惕性病的可能。

3. 饮食护理　饮食宜清淡、易消化、富有营养，忌肥甘厚味及甜腻食品，以免留湿生痰。脾虚者宜多食健脾除湿之品，可选用山药、薏苡仁；肾阳虚者可多食温补助阳之品，如羊肉、狗肉、禽蛋、芡实、金樱子等；阴虚夹湿者宜食滋阴利湿之品，如土茯苓煲龟；湿热下注者宜食绿豆，饮绿茶、新鲜果汁等；湿毒蕴结者宜食冬瓜、薏苡仁、扁豆及其他新鲜蔬菜水果等。

4. 情志护理　带下病多为湿热蕴结而致，病程迁延，易反复发作，患者易产生抑郁、恼怒等负性情绪。应关心理解患者，帮助其正确认识疾病，传授疾病的相关知识及防护措施，采取有效的方法解除忧虑情绪，积极配合治疗和护理。

5. 用药护理　中药汤剂宜文火久煎。汤药一般宜饭后温服，补益药物宜饭前温服，体内有虚热、湿热或湿毒者，中药汤剂宜偏凉服，服药后观察有无不良反应。可配合使用外治法，如保留灌肠、阴道塞药或涂布中药。阴道局部瘙痒者，可用黄柏、白鲜皮、蛇床子等中药煎汤坐浴、熏洗。忌用刺激性药物或热水清洗外阴。行经期间暂停中药灌洗阴道、坐浴和塞药治疗。阴部干涩者，可用紫草油外擦。

6. 适宜技术　脾虚湿困者注意保暖，针刺可取足三里、三阴交、关元、气海、脾俞、胃俞等穴，用补法；肾虚者取气海、三阴交、关元、肾俞等穴，毫针刺用补法。夜寐不宁者，可耳穴贴压神门、交感、心等穴。

【健康教育】

1. 慎起居，避寒湿，防劳累，节房事。注意经期卫生，每日用温水清洗外阴，保持外阴清洁，提倡淋浴，防止交叉感染。做好计划生育工作，避免早婚、多产或多次人工流产。加强锻炼，选择适宜的运动方式，以助正气。

2. 饮食宜清淡、易消化，忌肥甘厚味及甜腻之品。注意饮食调护，脾虚者可食山药薏苡仁粥；湿热下注者宜食绿豆薏苡仁粥等。

3. 定期进行体检，及时诊治妇科疾病。若带下五色杂陈或奇臭无比，应及时排查恶变的可能，以免延误病情。

第四节　盆腔炎（盆腔炎）

一、西医

女性内生殖器及其周围的结缔组织、盆腔腹膜发生炎症时称为盆腔炎，包括子宫内膜炎、输卵管炎、输卵管卵巢脓肿或囊肿、盆腔腹膜炎。炎症局限于一个部位，也可同时累及几个部位，最常见的是输卵管炎及输卵管卵巢炎，单纯的子宫内膜炎或卵巢炎较少见。盆腔炎分急性和慢性，是妇科常见病，多见于生育女性。

急性盆腔炎主要病因有：①宫腔内手术操作后感染（如刮宫术、输卵管通液术、子宫输卵管造影术、宫腔镜检查、放置宫内节育器等，由于手术消毒不严格或术前适应证选择不当），引起炎症发作或扩散（生殖器原有慢性炎症经手术干扰也可引起急性发作并扩散）。②产后或流产后感染（分娩或流产后妊娠组织残留、阴道出血时间过长，或手术器械消毒不严格、手术无菌操作不严格，均可发生急性盆腔炎）。③经期卫生不良（使用不洁的月经垫、经期性交等，均可引起病原体侵入而导致炎症）。④不洁性生活史、早年性交、多个性伴侣、性交过频可致性传播疾病的病原体入侵，引起炎症。⑤邻近器官炎症蔓延（阑尾炎、腹膜炎等蔓延至盆腔，致炎症发作）。⑥慢性盆腔炎急性发作。

慢性盆腔炎（chronic pelvic inflammatory disease，CPID）常因急性盆腔炎治疗不彻底、不及时或患者体质较弱，病程迁延而致。其病情较顽固，当机体抵抗力较差时，可急性发作。

【病因】

女性生殖系统有较完整的自然防御功能，但当机体免疫力下降、内分泌发生变化及病原体侵入时，可导致炎症的发生。年轻女性、不良性行为、不注意性卫生保健、下生殖道感染、宫腔内操作、邻近器官炎症等是发生盆腔炎性疾病的高危因素。年轻女性容易发生盆腔炎性疾病，可能与频繁性活动、宫颈柱状上皮生理性异位、宫颈黏液机械防御功能较差有关。此外，不注意性卫生保健，如使用不洁的月经垫、经期性交或不恰当阴道冲洗，均可引起病原体侵入而导致炎症。

引起盆腔炎症性疾病的病原体有：①内源性病原体，来自寄居于阴道内的菌群，包括需氧菌及兼性厌氧菌（金黄色葡萄球菌、溶血性链球菌、大肠埃希菌等）和厌氧菌（脆弱类杆菌、消化球菌、消化链球菌等）。需氧菌或厌氧菌可以单独引起感染，但以需氧菌及厌氧菌混合感染多见。②外源性病原体，主要是性传播疾病的病原体，如淋病奈瑟菌、沙眼衣原体、支原体等。外源性和内源性病原体可单独存在，但通常为混合感染，可能是外源性的衣原体或淋病奈瑟菌感染造成输卵管损伤后，容易继发内源性的需氧菌及厌氧菌感染。

病原体可经生殖道黏膜上行蔓延，如刮宫术、输卵管通液术、子宫输卵管造影术、宫腔镜检查等，由手术消毒不严格或手术所致生殖道黏膜损伤等，可导致下生殖道内源性菌群的病原体上行感染。病原体也可经外阴、阴道、宫颈及宫体创伤处的淋巴管经淋巴系统蔓延；或病原体先侵入人体的其他系统再经血液循环传播（结核），或因腹腔内其他脏器感染后直接蔓延到内生殖器，如阑尾炎、腹膜炎等蔓延至盆腔，导致炎症发作，病原体以大肠埃希菌为主。

盆腔炎性疾病所致的盆腔广泛粘连、输卵管损伤、输卵管防御能力下降，容易造成再次感染，导致急性发作。

【临床表现】

1. 盆腔炎性疾病　因炎症轻重及范围不同，症状与体征表现也不尽相同。轻者无症状或症状轻微。常见症状为下腹痛、阴道分泌物增多。腹痛为持续性、活动或性交后加重。重者可有寒战、高热、头痛、食欲缺乏等。月经期发病者可出现经量增多、经期延长。腹膜炎者出现消化系统症状，如恶心、呕吐、腹胀、腹泻等。若有脓肿形成，可有下腹包块及局部压迫刺激症状。包块位于子宫前方可出现排尿困难、尿频等膀胱刺激症状，若引起膀胱肌炎还可有尿痛等；包块位于子宫后方可有直肠压迫或刺激症状，如腹泻、里急后重感和排便困难；若包块在腹膜外，可破溃入直肠或阴道，流出脓性液体。患者若有输卵管炎的症状及体征并同时伴有右上腹疼痛者，应怀疑有肝周围炎。

轻者检查无明显异常发现，或妇科检查仅发现宫颈举痛或宫体压痛或附件区压痛等。重者，患者呈急性病容，体温升高，心率加快，下腹部有压痛、反跳痛及肌紧张，叩诊鼓音明显，肠鸣音减弱或消失。盆腔检查：阴道充血，可见大量脓性臭味分泌物从宫颈口流出；穹隆有明显触痛，宫颈充血、水肿，举痛明显；宫体增大，有压痛，活动受限；子宫两侧压痛明显。若为单纯输卵管炎，可触及增粗的输卵管，压痛明显；若为输卵管积脓或输卵管卵巢脓肿，可触及包块且压痛明显，活动受限或粘连固定；宫旁结缔组织炎时可扪及宫旁一侧或两侧片状增厚，或两侧宫骶韧带高度水肿、增粗，压痛明显；若有盆腔脓肿形成且位置较低，可扪及后穹隆或侧穹隆有肿块且有波动感。三合诊常能协助进一步了解盆腔情况。

2. 盆腔炎性疾病后遗症　患者有时出现低热、乏力等，临床多表现为不孕、异位妊娠、慢性盆腔痛或盆腔炎性疾病反复发作等症状。根据病变涉及部位，妇科检查可呈现不同特点：通常发现子宫大小正常或稍大、常呈后位，活动受限或粘连固定、触痛；宫旁组织增厚，骶韧带增粗，触痛；或在附件区可触及条索状物、囊性或质韧包块，活动受限，有触痛。如果子宫被固定或封闭于周围瘢痕化组织中，则呈"冰冻骨盆"状态。

【护理评估】

（一）健康史

1. 病因评估　评估急性盆腔炎的病因。急性盆腔炎如未彻底治疗，病程迁延而发生慢性盆腔炎，当机体抵抗力下降时，容易急性发作。

2. 病史评估　了解有无手术、流产、引产、分娩、宫腔操作后感染史。有无经期性生活、使用不洁卫生巾及性生活紊乱；有无急性盆腔炎病史及原发性不孕史等。

3. 病理评估　慢性盆腔炎的病理表现主要有以下几种。

（1）慢性子宫内膜炎：多见于产后、流产后或剖宫产后，因胎盘胎膜残留或子宫复旧不良致感染；也可见老年女性绝经后雌激素低下，子宫内膜菲薄而易受细菌感染，严重者宫颈管粘连形成宫腔积脓。

（2）慢性输卵管炎与输卵管积水：慢性输卵管炎最常见，多为双侧性，输卵管呈轻度或中度肿大，伞端可闭锁并与周围组织粘连。输卵管峡部的黏膜上皮和纤维组织增厚粘连，使输卵管呈结节性增厚，称为结节性输卵管炎。当伞端及峡部粘连闭锁，浆液性渗出物积聚而形成输卵管积水，其表面光滑，管壁薄，形似腊肠。

（3）输卵管卵巢炎及输卵管卵巢囊肿：当输卵管炎症波及卵巢时可互相粘连形成炎性包块，或伞端与卵巢粘连贯通，液体渗出而形成输卵管卵巢脓肿，脓液被吸收后可形成输卵管卵巢囊肿。

（4）慢性盆腔结缔组织炎：炎症蔓延至宫骶韧带，使纤维组织增生、变硬。若蔓延范围广泛，子宫固定，宫颈旁组织也增厚变硬，形成"冰冻骨盆"。

（二）身心状况

1. 急性盆腔炎

（1）症状：下腹疼痛伴发热，重者可有寒战、高热、头痛、食欲缺乏、腹胀等，呈急性病容，体温升高，心率快，呼吸急促、表浅。

（2）体征：下腹部有压痛、反跳痛及腹肌紧张，肠鸣音减弱或消失。妇科检查见阴道充血，可有大量脓性分泌物从宫颈口外流；穹隆触痛明显；宫颈举痛；宫体增大，有压痛，活动受限；子宫两侧压痛明显，若有脓肿形成，可触及包块且压痛明显。

2. 慢性盆腔炎

（1）症状：全身症状多不明显，有时可有低热，全身不适，易疲劳。下腹痛、腰痛、肛门坠胀、月经期或性交后症状加重，也可有月经失调，痛经或经期延长。由于输卵管阻塞可致不孕。

（2）体征：子宫常呈后位，活动受限，粘连固定，输卵管炎可在子宫一侧或两侧触到增厚的输卵管，呈条索状，输卵管卵巢积水或囊肿可摸到囊性肿物。

（三）辅助检查

急性盆腔炎做血常规检测白细胞计数增高，尤其是中性粒细胞计数升高明显表示已感染。慢性盆腔炎一般无明显异常，急性发作时可出现中性粒细胞计数增高。

【常用护理诊断/问题】

1. 焦虑　与病情严重或病程长、疗效不明显，担心生育功能有关。
2. 体温过高　与盆腔急性感染有关。
3. 疼痛　与急性盆腔炎引起下腹部腹膜炎或慢性盆腔炎导致盆腔淤血及粘连有关。

【护理目标】

1. 产妇的情绪稳定，焦虑缓解，能配合护理人员与家人采取有效应对措施。
2. 患者体温正常，无感染发生，生命体征平稳。
3. 患者疼痛减轻或消失，舒适感增加。

【护理措施】

（一）一般护理

加强健康卫生教育，指导患者安排好日常生活，避免过度劳累。增加营养，提高机体抵抗力。合理锻炼身体，可参加慢跑、散步、打太极拳、各种球类运动等。

（二）心理护理

让患者及其家属了解急慢性盆腔炎相关知识，和患者及其家属一起商定治疗计划，同时关心患者疾苦，耐心倾听患者诉说，尽可能满足患者需求，除去其思想顾虑，减轻其担心、焦虑及恐惧的心理，增强患者对治疗的信心，使之积极配合治疗和护理。

（三）病情监护

观察体温、小腹疼痛、腰痛等症状。

（四）治疗护理

1. 治疗原则
（1）急性盆腔炎：以控制感染为主，辅以支持疗法及手术治疗。根据药敏试验选择抗生素，一般通过联合用药以尽快控制感染。手术治疗针对脓肿形成或破裂的患者。
（2）慢性盆腔炎：采用综合治疗包括药物治疗（用抗生素的同时加糜蛋白酶或透明质

酸和地塞米松，以防粘连，促进炎症吸收）、中医治疗（清热利湿、活血化瘀、行经止痛为主）、手术治疗（盆腔脓肿、输卵管积水或输卵管囊肿）、物理疗法（用短波、超短波、激光等，促进血液循环，提高新陈代谢，利于炎症吸收），同时增强局部和全身的抵抗力。

2. 用药护理　遵医嘱给予足量有效的抗生素，注意用药的剂量、方法及注意事项，观察输液反应等。

3. 对症护理

（1）减轻疼痛：腹痛、腰痛时注意休息，防止受凉，必要时遵医嘱给镇静止痛药以缓解症状。

（2）促进睡眠：若患者睡眠不佳，可在睡前热水泡脚，关闭照明设施，保持室内安静，必要时服用镇静药物。

（3）高热时宜采用物理降温；腹胀行胃肠减压；注意纠正电解质紊乱和酸碱失衡。为手术患者做好术前准备、术中配合及术后护理。

【健康教育】

1. 做好经期、孕期及产褥期卫生宣教；指导患者保持性生活卫生，减少性传播疾病，经期禁止性交。

2. 指导患者保持良好的个人卫生习惯，增加营养，积极锻炼身体，增强体质。

【护理评价】

1. 患者主要症状是否改善，舒适感是否增加。

2. 患者焦虑情绪是否缓解，是否能正确复述此疾病的相关知识。

二、中医

盆腔炎是指女性内生殖器官及其周围结缔组织、盆腔腹膜发生的炎症，包括子宫体、卵巢、输卵管炎症，临床特征为下腹痛，或伴有发热，带下增多，月经不调等。其范围较广，炎症可局限于某一部位，也可同时累及几个部位。分为急性盆腔炎和慢性盆腔炎。急性盆腔炎继续发展可引起弥漫性腹膜炎、败血症、感染性休克，严重者可危及生命。若在急性期未能得到彻底治愈，则可转为慢性盆腔炎，往往日久不愈并可反复发作。本病是生育期女性的常见病，近年来，发病率有上升趋势。

盆腔炎是西医病名。中医古籍中无盆腔炎之名，但 1983 年《中华医学百科全书·中医妇科学》已将"盆腔炎"编入，作为中西医通用的病名之一。

根据盆腔炎的特点，与古籍中散在记载的"热入血室""带下病""经病疼痛""妇人腹痛""癥瘕""不孕"等病证相似。汉代张仲景《金匮要略·妇人杂病脉证并治》云："妇人中风，七八日续来寒热，发作有时，经水适断，此为热入血室，其血必结，故使如疟状，发作有时。"又说："妇人腹中诸疾痛，当归芍药散主之。"此二条经文的描述，或是有关急、慢性盆腔炎临床症状的最早记载。清代傅山《傅青主女科》云："黑带者，乃火热之极也……其症必腹中疼痛，小便时如刀刺……口中热渴……是火结于下……治法惟以泻火为主，火热退而湿自除"，为盆腔炎的中医治疗提供了参考。

（一）急性盆腔炎

女性盆腔生殖器官及其周围结缔组织和腹膜的急性炎症，称为急性盆腔炎。根据其病变部位的不同，分别称作急性子宫内膜炎、急性输卵管炎、输卵管积脓、输卵管卵巢脓肿、急性盆腔结缔组织炎、急性盆腔腹膜炎等。急性盆腔炎发病急、病情重，病势进展迅速，延迟治疗，可发展为脓毒血症、败血症、感染性休克。

【病因病机】

急性盆腔炎多发生在经期、产后、流产后、宫腔内手术后，此时胞脉空虚，热毒、湿热等邪气乘虚侵袭，郁滞胞宫、脉络，与气血相搏结，邪正交争，而发热、腹痛，若热毒秽浊邪气侵入营血，可致急性腹膜炎、感染性休克。

1. 热毒壅盛　经期、产后、流产后及手术后，此时胞脉空虚，气血不足，若房事不节、摄生不慎等，致热毒乘虚而入，客于胞宫，滞于冲任，致高热，腹痛不宁。

2. 湿热瘀阻　经行产后，余血未净，热邪或湿热内侵，瘀血与热邪内结，阻滞冲任、胞宫，则腹痛，带下量多臭秽，缠绵难愈。

【诊断与鉴别诊断】

1. 诊断依据

（1）下腹部疼痛，甚至剧痛，腹痛为持续性，可向大腿内侧放射，活动或性交后加重；发热，白带增多，色黄呈脓性，秽臭，或赤白带下，或恶露量多；若发于经期，则可出现月经量多，经期延长。

（2）伴有头痛，腰骶酸痛，恶心呕吐，腹胀，腹泻或排便困难，尿频，尿痛，排尿困难。重者可见烦躁、谵语、神昏等。

（3）近期有行经、分娩、流产、妇科手术、房室不洁等发病诱因，或有癥瘕宿疾病史。

2. 病证鉴别

（1）异位妊娠：异位妊娠临床表现为腹痛、阴道流血，甚至晕厥，与急性盆腔炎相似。但急性盆腔炎者有发热，白细胞明显升高。异位妊娠者尿 hCG（＋），血 β-hCG 定量低于正常妊娠者，阴道后穹隆穿刺或可抽出暗红色不凝固的积血。

（2）肠痈：肠痈与急性盆腔炎都有身热、腹痛、白细胞升高。盆腔炎痛在下腹部正中或两侧，病位较低，可伴有月经异常；肠痈多有转移性右下腹痛，有麦氏点压痛、反跳痛。

（3）卵巢囊肿蒂扭转：常有突然腹痛，逐渐加重，甚至伴有恶心呕吐，一般体温不甚高，既往有卵巢囊肿病史，结合 B 超检查或妇科检查可行鉴别。

【辨证施护】

1. 辨证要点　辨轻重缓急：本病的发生与发展有轻重缓急之别，故应视具体病情加以区别。病情重者，病情发展迅速，病势凶险，易发展为急性腹膜炎、败血症、感染性休克，甚至危及生命，应及时治疗。病情较轻者，如治疗不及时，或迁延不愈，也可转为慢性盆腔炎，导致不孕或异位妊娠。

2. 证候分型

（1）热毒壅盛

证候表现：高热恶寒或寒战，下腹部疼痛拒按，甚至全腹剧痛，口干，大便秘结，小便频数短赤，带下量多臭秽，色黄质黏稠或呈脓样；舌红，苔黄燥或黄腻，脉滑数。

证候分析：热毒内侵胞宫，滞于冲任，热毒与气血相搏结，邪正交争故高热恶寒或寒战，气机不畅则下腹疼痛拒按甚至剧痛；热毒损伤任脉带脉，则带下量多臭秽，色黄质黏稠或呈脓样；热毒伤津则口干，大便秘结，小便短赤；舌红，苔黄燥或黄腻，脉滑数为热毒内盛之象。

护治法则：清热解毒，利湿排脓（治疗代表方：五味消毒饮合大黄牡丹汤加减）。

（2）瘀热互结

证候表现：下腹部刺痛或胀痛拒按，或有包块，腰骶酸痛，经期疼痛加重，或热势起伏，寒热往来，带下量多、色黄、质稠、气臭秽，月经量多，色暗有块；舌紫暗或尖边有瘀点、瘀斑，苔黄腻，脉沉细数。

证候分析：热邪或湿热邪气与瘀血蕴结胞宫，滞于冲任，致气机不利，血行不畅，则下腹部刺痛或胀痛拒按，或有包块，腰骶酸痛；瘀热内结，邪正交争，则热势起伏，寒热往来；瘀热互结，湿热下注，热毒损伤任、带脉则带下量多、色黄、质稠、气臭秽；瘀热互结，热迫血行则月经量多，色暗有块；舌紫暗或尖边有瘀点、瘀斑，苔黄腻，脉沉细数为瘀热内结之征。

护治法则：清热理气，化瘀止痛（治疗代表方：仙方活命饮加减）。

【护理措施】

1. 起居护理　保持居室清洁，温湿度适宜。室温可偏凉。半卧位休息，以利脓液及带下引流。避风寒，保持会阴部清洁。

2. 病情观察　注意观察腹痛的部位、性质、程度及伴有的全身情况，有无腹肌紧张、压痛、反跳痛等腹膜刺激症状。观察白带及月经的色、质、量、气味等。严密监测患者的生命体征、舌象、神志、尿量等内容，尤其是发热情况，预防危证，若出现高热、腹痛或面色苍白、四肢冰冷、大汗淋漓等，为阳气亡脱征象，应立即报告医师采取急救措施。

3. 饮食护理　饮食宜清淡、易消化、富有营养，忌食生冷、辛辣、煎炸、油腻。热毒壅盛者宜食清热解毒之品，如蒲公英、薏苡仁、金银花、野菊花、马齿苋、土茯苓等煎水频服；湿热瘀阻者宜食清热利湿之品，如绿豆薏苡仁粥、山药、扁豆、冬瓜葫芦汤等。高热者多喝水，养阴生津，可给予流质饮食。

4. 情志护理　关心体贴患者，帮助患者消除紧张情绪。耐心与患者沟通，稳定情绪，向患者和家属宣教有关疾病的知识，减轻忧虑和压力，积极配合治疗。

5. 用药护理　汤药一般宜温凉服。若兼有外感，可武火急煎，热服，药后加盖衣被或饮热粥，以助药效。高热患者若服药后热势不退，可行物理降温。若联合应用抗生素，应注意用药效果及不良反应。

6. 适宜技术　可行中药保留灌肠、中药热敷、艾灸、拔罐等方法，减轻症状，促进康复。可用双柏散或四黄散用温水及蜂蜜调成糊状，试温后轻敷于患者下腹部，胶布或绷带固定。注意敷药后的疗效及有无皮肤反应，如有异常应及时停止外敷并对症处理。也可用复方毛冬青灌肠液等进行保留灌肠，药液温度宜偏凉，灌肠后嘱患者卧床休息，保留药液 1 小时以上。湿热瘀阻可选肝俞、肾俞、血海、地机、三阴交等穴拔罐。热盛者可用耳尖放血法或针刺合谷、外关、大椎、曲池等穴。

【健康教育】

1. 注意经期、孕期、产褥期个人卫生。患病期间避免盆浴及不必要的妇科检查，禁房事。避免劳累和剧烈运动，选择合适的锻炼方式，增强体质，提高抗病能力。

2. 保持情志舒畅，避免七情过极而加重病情。选择合适的饮食结构，加强营养。

3. 积极治疗内生殖器邻近器官疾病，如阑尾炎、结肠炎等。预防炎症蔓延而形成盆腔炎。引导患者积极对待病情，急性期要治疗彻底，防止转为慢性，以免缠绵难愈。

(二) 慢性盆腔炎

女性盆腔内生殖器官及其周围结缔组织、盆腔腹膜发生慢性炎症性的病变，称为慢性盆腔炎，其主要临床表现为月经紊乱、白带增多、腰腹疼痛及不孕等。往往由急性盆腔炎失治、误治，或治疗不彻底，或患者体质虚弱，病程迁延演变所致。本病经积极有效治疗，大多数可好转或治愈。

【病因病机】

慢性盆腔炎多因经行、产后、手术后，胞门未闭，正气未复或素体亏虚，寒湿、湿热秽浊邪气乘虚而入，蕴积于胞宫，滞于冲任，损伤带脉，影响肝经，阻碍气机，血行不畅，病变日久又耗伤气血，致病证虚实错杂，缠绵难愈。

1. 湿热瘀阻　湿热之邪内侵，阻滞气血，导致湿热瘀血内结冲任、胞宫，而湿邪的黏滞特性，致病证缠绵日久。

2. 气滞血瘀　七情内伤，肝气郁结，气机不畅，气滞则血瘀，致冲任、胞宫脉络不通，不通则痛而引发本病。

3. 寒湿凝滞　素体阳虚，水湿内停，或寒湿之邪乘虚而入，致冲任气血失调，瘀血阻滞胞宫，寒湿瘀血凝结为病。

4. 气虚血瘀　素体正气不足或邪气滞留耗伤正气，气虚推动无力，血行不畅，瘀血停聚，致气虚血瘀。

【诊断与鉴别诊断】

1. 诊断依据

(1) 时发时止的下腹痛或坠胀痛，痛连腰骶，疼痛一般不剧烈，常在劳累、房事后及月经前后加重或复发。

（2）可伴有低热，易疲劳，带下增多、月经不调，甚则不孕等。

（3）既往有急性盆腔炎、阴道炎、节育、妇产科手术感染、房室不洁等病史。

2. 病证鉴别

（1）子宫内膜异位症：以进行性加重的痛经为特征，病程长，与慢性盆腔炎相似。后者的特点是长期慢性疼痛，可有反复急性发作，低热，经行、性交、劳累后疼痛加重。子宫内膜异位症平时不痛，或仅有轻微疼痛不适，经期则腹痛难忍，并呈进行性加重。

（2）卵巢囊肿：慢性盆腔炎形成输卵管积水，或输卵管卵巢囊肿者，需与卵巢囊肿相鉴别。前者有盆腔炎病史，肿块呈腊肠型，囊壁较薄，周围有粘连，活动受限；卵巢囊肿多为圆形或椭圆形，周围无粘连，活动自如，常无明显自觉不适，偶于妇科体检中发现。B超可资鉴别。

【辨证施护】

1. 辨证要点　辨寒热虚实，本病常为有形实邪阻滞胞宫，不通则痛。因热者常见湿热瘀阻，每由湿热之邪内侵，阻滞气血；因寒者常见寒湿凝滞，阳不化水，生湿生痰，与胞宫内余血浊液相结，阻滞胞宫气血；因实者可因气机不畅，气滞血瘀，阻滞冲任胞宫；因虚者可因正气不足，运血无力，瘀血停聚而致。慢性盆腔炎因病程较久，常见虚实夹杂，寒热互结，病情较为复杂，故临床上应仔细辨证。

2. 证候分型

（1）湿热瘀阻

证候表现：小腹及少腹部隐痛或刺痛拒按，痛连腰骶，经行或劳累时加重，低热起伏，身热不扬，带下量多，色黄黏稠，气臭秽，胸闷纳呆，口干不欲饮，大便溏或秘结，小便黄赤；舌红或紫暗，舌体胖大，苔黄腻，脉弦数或滑数。

证候分析：湿热内蕴日久未退，瘀血阻滞，不通则痛，故小腹及少腹部隐痛或刺痛拒按，痛连腰骶；湿遏热伏则低热起伏、身热不扬；湿热瘀血内结日久，正气已伤，加之经行、劳累耗伤气血，则经行或劳累时病势加重；湿热下注则带下量多色黄；湿热瘀阻，气机不畅，则胸闷纳呆、口干不欲饮、便溏或秘结、小便黄赤；舌红或紫暗，舌体胖大，苔黄腻，脉弦数或滑数为湿热瘀阻之象。

护治法则：清热祛湿，化瘀止痛（治疗代表方：银甲丸加减）。

（2）气滞血瘀

证候表现：小腹或少腹部胀痛或刺痛或坠胀不适，经行腰腹疼痛加重，经血量多有块，瘀块排出则痛减，带下量多，婚久不孕，经前乳房胀满或胀痛，情志抑郁或急躁易怒，胸胁胀满；舌紫暗或有瘀点、瘀斑，苔薄白，脉弦涩或弦细。

证候分析：肝喜条达，肝失疏泄，气机郁滞，血行不畅则成瘀，气滞血瘀，胞宫冲任脉阻滞不通则小腹或少腹部胀痛或刺痛或坠胀不适；瘀血下行则经血量多有块；气滞血瘀，带脉受损则带下量多；胞络闭阻则婚久不孕；肝失疏泄、肝失条达则情志抑郁，肝失柔和则急躁易怒；肝经布胸胁乳房，肝失疏泄则肝经阻滞，故胸胁乳房胀满或胀痛；舌紫暗或有瘀点、瘀斑，苔薄白，脉弦涩或弦细为气滞血瘀之象。

护治法则：活血化瘀，理气止痛（治疗代表方：膈下逐瘀汤加减）。

（3）寒湿凝滞

证候表现：小腹或少腹冷痛，腰骶酸痛，得热痛减，经行或劳累后加剧，月经后期，经血量少，色暗有块，带下量多，色白清稀，神疲乏力，畏寒肢冷，小便频数，婚久不孕；舌淡紫或有瘀点、瘀斑，舌胖大，苔白腻，脉沉细迟或沉紧。

证候分析：寒湿停于冲任、胞宫，寒凝气滞，血行不畅，则小腹或少腹冷痛，腰骶酸痛，得热痛减，经行加重；寒性凝滞，血行不畅故月经后期，经血量少，色暗有块；寒湿内停，阻碍阳气的运行，病变日久必伤阳气，阳气不振，脏腑四肢失于温煦则神疲乏力，畏寒肢冷，宫寒不孕，小便频数；寒湿下注则带下量多，色白清稀；舌淡紫或有瘀点、瘀斑，舌胖大，苔白腻，脉沉细迟或沉紧为寒湿凝滞之象。

护治法则：祛湿散寒，逐瘀止痛（治疗代表方：少腹逐瘀汤合当归四逆汤加减）。

（4）气虚血瘀

证候表现：下腹部刺痛或坠痛，或有包块，痛连腰骶，经行加重，经血量多有块，淋漓不尽，带下量多，神疲乏力，倦怠懒言，食少纳呆；舌淡紫或有瘀点、瘀斑，苔白，脉弦细或弦涩无力。

证候分析：气虚血瘀，瘀血结滞于冲任胞宫，则下腹部刺痛或坠痛，甚或有包块，痛连腰骶，经行加重；气虚不能摄血，瘀血下行，故经血量多有块，淋漓不尽；气虚致水湿不化，带脉失约则带下量多；病程缠绵，气血耗伤，脏腑组织器官失养，功能减退，故神疲乏力，倦怠懒言，食少纳呆；舌淡紫或有瘀点、瘀斑，苔白，脉弦细或弦涩无力为气虚血瘀之征。

护治法则：益气健脾，化瘀散结（治疗代表方：黄芪建中汤合失笑散加减）。

【护理措施】

1. 起居护理　居室安静整洁，通风良好，温湿度适宜，切忌潮湿。注意休息，忌过度劳累。经期避免涉水和淋雨。指导患者注意个人卫生，保持外阴清洁，避免经期同房。

2. 病情观察　观察腹痛情况，包括腹痛部位、性质、程度、发生及持续时间，与月经有无关系，是否伴随腰酸、发热等；观察患者带下的量、色、质、味及外阴阴道情况，根据腹痛、带下及其伴随症状辨别寒热虚实以对证施护。

3. 饮食护理　饮食宜清淡、富营养、易消化。勿过食生冷，以免损伤脾胃；勿食辛辣、煎炸、油腻之品，以免蕴湿生热。湿热瘀阻者，宜健脾利湿清热之品，如土茯苓赤小豆汤、豆芽猪骨汤、赤小豆汤、冬瓜薏苡仁猪骨汤等；气滞血瘀者，应多食疏肝理气、活血祛瘀之品，如莲藕、萝卜、玫瑰花、山楂、月季花等，可选用三七煲鸡、玫瑰花粥、莲藕排骨汤等；寒湿凝滞者，可在膳食中添加高良姜、扁豆、陈皮、洋葱、砂仁、胡椒等温中祛湿之品，可选择胡椒猪肚汤、陈皮扁豆粥、生姜大枣茶等；气虚血瘀者，多摄入益气活血之品，根据体质炖服人参、山药、当归、黄芪、三七等。

4. 情志护理　关心体贴患者，向患者和家属宣教有关疾病的知识，患者因病扰常有心烦、脾气暴躁等表现，应理解患者，耐心倾听患者的诉说，加强沟通，稳定情绪，消除紧张心理，减轻压力，配合治疗。

5. 用药护理　虚证者汤药宜饭前空腹温服，实证者汤药宜饭后温服。理气药多芳香之品，汤剂不宜久煎，具有温中性质的中药可偏热服。伴有呕吐者，可于服药前在舌面滴数滴姜汁，或按压合谷、内关、足三里等穴。观察服药后的效果及有无不良反应，如出现异常，及时停药并处理。也可选用妇科千金片、妇炎康片等中成药口服治疗，或选用保妇康栓、康妇消炎栓等外用药治疗。

6. 适宜技术　可采用按摩、推拿、艾灸、刮痧、拔罐等方法护理。气滞血瘀者可按摩血海、三阴交、归来、中极、太冲等穴，或用耳穴埋豆法，取盆腔、腹、交感、肝等穴；寒湿凝滞者，可艾灸足三里、脾俞、胃俞、关元等穴，或用花椒、艾叶、杜仲、当归、川芎、干姜等煎水沐足；湿热瘀阻者可用刮痧法，取血海、阴陵泉、膈俞、丰隆等穴。根据不同证型选择中药保留灌肠，药液温度适宜，肛管插入要达到一定的深度，尽可能延长药液在肠道内的保留时间。灌肠后嘱患者卧床休息。

【健康教育】

1. 避免劳累、剧烈运动，可选择合适的锻炼方法，增强体质，提高抗病能力。患病期间禁盆浴及游泳。

2. 注意经期、孕期、产褥期个人卫生。根据不同的体质选择适合的饮食结构。

3. 积极治疗内生殖器邻近器官疾病，如阑尾炎、结肠炎等，预防炎症蔓延而形成盆腔炎。引导患者积极对待病情，急性期要治疗彻底，防止转为慢性，以免缠绵难愈。

第五节　妊娠剧吐（妊娠恶阻）

一、西医

妊娠剧吐是指妊娠期恶心，频繁呕吐，不能进食，导致脱水，酸、碱平衡失调及水、电解质紊乱，甚至肝肾功能损害，严重可危及孕妇生命。其发生率为 0.3% ~ 1%。

【病因】

尚未明确，可能与下列因素有关。

1. 血 hCG 水平增高　因早孕反应的出现和消失的时间与孕妇血 hCG 上升、下降的时间一致；另外多胎妊娠、葡萄胎患者血 hCG 显著增高，发生妊娠剧吐的比率也增高；而终止妊娠后，呕吐消失。但症状的轻重与血 hCG 水平并不一定呈正相关。

2. 精神及社会因素　恐惧妊娠、精神紧张、情绪不稳、经济条件差的孕妇易患妊娠剧吐。

3. 幽门螺杆菌感染　近年研究发现妊娠剧吐的患者与同孕周无症状孕妇相比，血清抗幽门螺杆菌的 IgG 浓度升高。

4. 其他因素　维生素缺乏，尤其是维生素 B_6 缺乏可导致妊娠剧吐；变态反应；研究发现几种组织胺受体亚型与呕吐有关，临床上抗组胺治疗呕吐有效。

【病理生理】

1. 频繁呕吐导致失水、血容量不足、血液浓缩、细胞外液减少，钾、钠等离子丢失使电解质平衡失调。

2. 不能进食，热量摄入不足，发生负氮平衡，使血浆尿素氮及尿酸升高；由于机体动用脂肪组织供给热量，脂肪氧化不全，导致丙酮、乙酰乙酸及 β－羟丁酸聚集，产生代谢性酸中毒。

3. 由于脱水、缺氧血转氨酶升高，严重时血胆红素升高。机体血液浓缩及血管通透性增加，另外，钠盐丢失，不仅尿量减少，尿中可出现蛋白及管型。肾脏继发性损害，肾小管有退行性变，部分细胞坏死，肾小管的正常排泄功能减退，终致血浆中非蛋白氮、肌酐、尿酸的浓度迅速增加。肾功能受损和酸中毒使细胞内钾离子较多地移到细胞外，出现高钾血症，严重时心脏停搏。

4. 病程长达数周者，可致严重营养缺乏，由于维生素 C 缺乏，血管脆性增加，可致视网膜出血。

【临床表现】

1. 恶心、呕吐　多见于年轻初孕妇，一般停经 6 周左右出现恶心、呕吐，逐渐加重直至频繁呕吐不能进食。

2. 水电解质紊乱　严重呕吐、不能进食导致失水、电解质紊乱，使氢、钠、钾离子大量丢失，出现低钾血症。营养摄入不足可致负氮平衡，使血浆尿素氮及尿素增高。

3. 酸、碱平衡失调　机体动用脂肪组织供给能量，使脂肪代谢中间产物酮体增多，引起代谢性酸中毒。病情发展，可出现意识模糊。

4. 维生素缺乏　频繁呕吐、不能进食可引起维生素 B_1 缺乏，导致 Wernicke-Korsakoff 综合征。维生素 K 缺乏，可致凝血功能障碍，常伴血浆蛋白及纤维蛋白原减少，增加孕妇出血倾向。

【辅助检查】

1. 尿液检查　患者尿比重增加，尿酮体阳性，肾功能受损时，尿中可出现蛋白和管型。

2. 血液检查　血液浓缩，红细胞计数增多，血细胞比容上升，血红蛋白值增高；血酮体可为阳性，二氧化碳结合力降低；肝、肾功能受损害时胆红素、转氨酶、肌酐和尿素氮升高。

3. 眼底检查　严重者出现眼底出血。

【诊断及鉴别诊断】

根据病史、临床表现及妇科检查，诊断并不困难。可用 B 型超声检查排除滋养叶细胞疾病，此外尚需与可引起呕吐的疾病，如急性病毒性肝炎、胃肠炎、胰腺炎、胆管疾病、脑膜炎、脑血管意外及脑肿瘤等鉴别。

【并发症】

1. Wernicke-Korsakoff 综合征　发病率为妊娠剧吐患者的 10%，是由于妊娠剧吐长期不能进食，导致维生素 B_1 缺乏引起的中枢系统疾病，Wernicke 脑病和 Korsakoff 综合征是一个病程中的先后阶段。

维生素 B_1 是糖代谢的重要辅酶，参与糖代谢的氧化脱羧代谢，维生素 B_1 缺乏时，体内丙酮酸及乳酸堆积，发生糖代谢的三羧酸循环障碍，使得主要靠糖代谢供给能量的神经组织、骨骼肌和心肌代谢出现严重障碍。病理变化主要发生在丘脑、下丘脑的脑室旁区域、中脑导水管的周围区灰质、乳头体、第四脑室底部、迷走神经运动背核，可出现不同程度的神经细胞和神经纤维轴索或髓鞘的丧失，伴有星形细胞和小胶质细胞的增生。毛细血管扩张，血管的外膜和内皮细胞明显增生，有散在小出血灶。

Wernicke 脑病表现为眼球震颤、眼肌麻痹等眼部症状，躯干性共济失调及精神障碍，可同时出现，但大多数患者精神症状迟发。Korsakoff 综合征表现为严重的近事记忆障碍，表情呆滞、缺乏主动性，产生虚构与错构。部分伴有周围神经病变。严重时发展为永久性的精神、神经功能障碍，出现神经错乱、昏迷甚至死亡。

2. Mallory-Weiss 综合征　胃 – 食管连接处的纵向黏膜撕裂出血，引起呕血和黑粪。严重时，可使食管穿孔，表现为胸痛、剧吐、呕血，需急症手术治疗。

【治疗与护理】

治疗原则：休息，适当禁食，计出入量，纠正脱水、酸中毒及电解质紊乱，补充营养，并需要良好的心理支持。

1. 补液治疗　每日应补充葡萄糖液、生理盐水、平衡液，总量 3000 mL 左右，加维生素 B_6 100 mg。维生素 C 2~3 g，维持每日尿量大于等于 1000 mL，肌内注射维生素 B_1 每日 100 mg。为了更好地利用输入的葡萄糖，可适当加用胰岛素。根据血钾、血钠情况决定补充剂量。根据二氧化碳结合力值或血气分析结果，予以静脉滴注碳酸氢钠溶液。

一般经上述治疗 2~3 日后，病情大多迅速好转，症状缓解。待呕吐停止后，可试进少量流食，以后逐渐增加进食量，调整静脉输液量。

2. 终止妊娠　经上述治疗后，若病情不见好转，反而出现下列情况，应迅速终止妊娠：①持续黄疸。②持续尿蛋白；③体温升高，持续在 38 ℃ 以上。④心率大于 120 次/分。⑤多发性神经炎及神经性体征。⑥出现 Wernicke-Korsakoff 综合征。

3. 妊娠剧吐并发 Wernicke-Korsakoff 综合征的治疗　如不紧急治疗，该综合征的死亡率高达 50%，即使积极处理，死亡率约为 17%。在未补给足量维生素 B_1 前，静脉滴注葡萄糖会进一步加重三羧酸循环障碍，使病情加重，导致患者昏迷甚至死亡。对长期不能进食的患者应给维生素 B_1 注射液 400~600 mg 分次肌内注射，以后每日 100 mg 肌内注射至能正常进食为止，然后改口服，并给予多种维生素。同时应对其内分泌及神经状态进行评价，对病情严重者及时终止妊娠。早期大量维生素 B_1 治疗，上述症状可在数日至数周内有不同程度的恢复，但仍有 60% 的患者不能得到完全恢复，特别是记忆恢复往往需要 1 年左右的时间。

【预后】

绝大多数妊娠剧吐患者预后良好，仅少数病例因病情严重而需终止妊娠。然而对胎儿方面，曾有报道妊娠剧吐发生酮症者，所生后代的智商较低。

二、中医

妊娠剧吐在中医中对应妊娠恶阻的范畴。妊娠恶阻是指妊娠早期因冲脉之气上逆，胃失和降，以出现恶心呕吐、头晕厌食，甚则食入即吐为主要症状的病证，又称"妊娠呕吐""子病""胎逆""病儿""恶食"等。妊娠早期若出现轻度恶心择食、晨起偶尔呕吐等为早孕反应，不作病论，一般 3 个月后逐渐消失。

本病最早见于汉代张仲景《金匮要略·妇人妊娠病脉证并治》曰："妇人得平脉，阴脉小弱，其人渴（《金匮要略心典》解此处渴作呕），不能食，无寒热，名妊娠，桂枝汤主之。"又提出："妊娠呕吐不止，干姜人参半夏丸主之。"隋代巢元方《诸病源候论·恶阻候》首次提出恶阻病名，并明确提出素体不足，又感受风冷兼之有孕系本病的主要原因。宋代陈自明《妇人大全良方·妊娠门》谓："夫妊娠阻病者，按晋殷《产宝方》谓之子病。"明代张景岳《景岳全书·恶阻》指出："凡恶阻多由胃虚气滞，然亦有素本不虚，而忽受胎妊，则冲任上壅，气不下行，故致呕逆等证。"

【病因病机】

本病的发生，主要是冲脉之气上逆、胃失和降所致。临床常见的原因有脾胃亏虚及肝胃失和等，甚者可发展为气阴两虚的恶阻重症。

1. 脾胃亏虚　孕妇素体脾胃亏虚，受孕后，血聚胞宫养胎，因冲脉起于胞宫而隶属阳明，此时冲脉之气较盛，冲脉之气循经上逆犯胃，胃失和降，发为恶阻。

2. 肝胃失和　孕妇素有情志不遂，肝失疏泄，气郁化火，暗耗阴血。孕后血聚养胎，肝血越虚，肝火越旺，肝火横逆犯胃，胃失和降，遂致恶阻。

呕吐日久，水谷难入，加之呕吐伤气耗阴，必致气阴两虚，尤以胃肝肾气阴亏虚多见。胃的气阴亏虚，推动及濡润不能则便秘，便秘则腑气不通，气机逆上，加重呕吐；肝肾阴伤则肝失柔和之性，肝失疏泄，气机逆乱，呕吐越甚，如此因果相干，最后演变为气阴两虚之恶阻重症。

【诊断与鉴别诊断】

（一）诊断依据

1. 厌食，恶心呕吐频繁，恶闻食气，甚者食入即吐，不食亦吐，头晕。严重者或出现全身乏力，精神疲惫，目眶下陷，血压下降，体温升高，黄疸，嗜睡或昏迷。

2. 有停经史，诊断为早孕者，并伴有早孕反应。

（二）病证鉴别

1. 葡萄胎　恶心呕吐剧烈，常伴有阴道不规则出血，偶有水疱状胎块排出，子宫多数较停经月份大，质软，血 hCG 水平明显升高，B 超显示宫腔内呈落雪状或蜂巢状图像，而无妊娠囊、胎儿结构及胎心搏动征。

2. 妊娠合并急性胃肠炎　多有饮食不洁史，除恶心呕吐外常伴有上腹部或全腹阵发性疼痛，或伴有腹泻，血常规检查可见白细胞升高，大便检查可见白细胞及脓细胞。

3. 妊娠合并急性阑尾炎（中医称孕痈）　开始于脐周或中上腹部疼痛，可伴有恶心呕吐，24 小时内腹痛转移到右下腹；查体腹部麦氏点有压痛、反跳痛，伴肌紧张，出现体温升高和白细胞增多。

【辨证施护】

（一）辨证要点

辨病性　口淡纳差、呕吐清涎者，多为脾胃亏虚；口淡黏腻、呕吐黏稠痰涎者，多为脾虚痰湿；口苦，呕吐酸水或苦水者，多为肝胃失和；剧呕、干呕或呕吐血性物者，多为气阴两虚。

（二）证候分型

1. 脾胃亏虚

证候表现：妊娠早期，恶心呕吐，呕吐清涎，厌食，甚则食入即吐，口淡，脘腹部痞胀，甚或隐痛，或见下腹胀闷不舒，头晕，神疲，体倦乏力；舌淡，苔白，脉缓弱无力。

证候分析：脾胃素虚，孕后血聚养胎，冲脉之气上逆犯胃，胃失和降，故恶心呕吐不食，甚则食入即吐；脾胃亏虚，运化失司，水湿内停，故口淡；脾胃亏虚，运化推动无力，水湿内停，故脘腹痞胀甚至疼痛；脾胃亏虚，气血不足，清阳不升，四肢脑窍失养则头晕，神疲，体倦乏力；舌淡，苔白，脉缓弱无力为脾胃亏虚之征。

护治法则：健脾和胃，降逆止呕（治疗代表方：香砂六君子汤加减）。

2. 肝胃不和

证候表现：妊娠早期，恶心呕吐，呕吐酸水或苦水，嗳气，恶闻油腻，烦渴，口干口苦，头晕或头目胀痛，胸胁满闷，甚或疼痛，喜叹息，急躁易怒；舌红，苔黄，脉弦滑数。

证候分析：素体肝郁血虚，肝火偏旺，孕后血聚养胎，冲脉之气夹肝火横逆犯胃，胃气上逆，则恶心呕吐，嗳气；肝胆互为表里，肝火上逆则胆火随之上升，胆汁不循常道，故呕吐酸水或苦水，恶闻油腻，烦渴口苦；肝火上扰清窍则头晕或头目胀痛；肝失疏泄，气机不畅，则见胸胁满闷或疼痛，喜叹息，急躁易怒；舌红，苔黄，脉弦滑数均为肝胃失和、肝热犯胃之征。

护治法则：清肝和胃，降逆止呕（治疗代表方：橘皮竹茹汤加减）。

妊娠早期，呕吐剧烈，经治未愈，持续日久，可发展为气阴两虚的重症。表现为干呕或呕吐苦黄水，甚则血水，精神萎靡，形体消瘦，眼眶下陷，双目无神，四肢乏力，或发热口渴，尿少便秘，唇舌干燥，舌质红，苔薄黄而干或光剥，脉细滑数无力。治宜益气养阴，和胃止呕。方用生脉散合增液汤加减。

【护理措施】

1. 起居护理 居室环境宜清洁、安静、舒适。妊娠初期嗅觉敏感，应避免异常气味的刺激，病房或家庭内要清除一切诱发呕吐的因素，并随时清除呕吐物，避免恶性刺激。生活有规律，可选择一些舒缓的运动如散步等，保证每日睡眠充足。剧吐者，宜卧床休息。注意口腔护理，每次呕吐后应用温开水或盐开水漱口，以保持口腔清洁。

2. 病情观察 观察病情变化，记录呕吐的次数，呕吐物的性状、颜色、量及伴随的症状等，观察呕吐与饮食、情志、劳倦的关系。必要时记录24小时出入量。注意全身症状及大小便和腹部情况，如发现精神萎靡、呼吸急促、反应迟钝、呕吐物混有血液、尿酮体阳性等酮症酸中毒的临床表现，应立即报告医师及时处理。

3. 饮食护理 注意饮食调理。饮食以富营养、易消化、品种多样、少食多餐为原则，也可根据患者的喜好选择食物。不宜进食生冷、肥甘、油腻、辛辣、煎炸、香燥、硬固食物，忌烟、酒、茶、咖啡、薄荷等刺激性食物。可多吃一些酸味或较干的食物如馒头、面包等，减少孕吐。用餐前吃点咸的食物，可以增加食欲。适当增加饮水量，防止脱水。鼓励患者进食，以扶助正气。脾胃亏虚者宜多食健脾益气的食物，如鱼类、瘦肉、桂圆、莲子、大枣、山药、牛奶、鸡蛋等，可食山药生姜肉片、白术鲫鱼粥等；肝胃失和者应清肝和胃，宜食水果蔬菜，如金橘、橙子、苹果、柚子、萝卜等，可食陈皮苏梗生姜汤、生姜乌梅汤等。

4. 情志护理 稳定患者的情绪，多给予精神安慰，消除各种不良因素刺激，避免紧张、激动、焦虑、忧愁等不良心理状态，以减轻妊娠呕吐的程度。嘱家属与孕妇多交谈、多沟通，转移和分散患者注意力。肝气犯胃者，应保持心情舒畅，避免恼怒忧思，情绪不舒时，不宜进食。

5. 用药护理 汤药宜浓煎，少量频服。切忌大量药液吞服，以免药入即吐。药液温热随患者喜恶，喜热者温服，喜饮冷者凉服。可用生姜和药兑服；或以生姜汁涂舌面或漱口后再服药，或服药后再含生姜片，可有效减少呕恶。

6. 适宜技术 呕吐剧烈者可按摩内关、足三里、阳陵泉、合谷等穴；耳针可选择膈、胃、神门、交感等；脾胃亏虚者可艾灸足三里等穴，肝胃失和者可加太冲等穴。

【健康教育】

1. 慎起居，适寒温，防劳倦。注意饮食调摄，养成良好的饮食卫生习惯，少食生冷、油腻、辛辣、煎炸之物，戒烟酒，并注意饮食卫生。

2. 调摄精神，保持开朗乐观的心态和舒畅的心情，避免不良情志刺激而诱发呕吐。加强体育锻炼，适当活动，可选择保健操、散步等方式，以增强体质。

3. 指导患者掌握自我调护的方法，如将鲜姜片含于口中，或者在饮水或饮牛奶时，冲入鲜姜汁，均可缓解恶心的症状。可用手掌自上向下按摩胃脘部，反复进行，每日数次，以增强脾胃功能。

第六节　产后出血（产后恶露不绝）

一、西医

产后出血是指胎儿娩出后 24 小时内失血量超过 500 mL。它是分娩期的严重并发症，居我国产妇死亡原因首位。其发病率占分娩总数的 2%~3%，其中 80% 以上在产后 2 小时内发生产后出血。

【病因】

临床上产后出血的主要原因有子宫收缩乏力、胎盘因素、软产道裂伤及凝血功能障碍等，这些病因可单一存在，也可互相影响，共同并存。

（一）子宫收缩乏力

子宫收缩乏力是产后出血的最主要、最常见的病因，占产后出血总数的 70%~80%。

1. 全身因素　产妇对分娩有恐惧心理，精神高度紧张；产程过长，造成产妇体力衰竭；产妇合并慢性全身性疾病；临产后过多地使用镇静剂、麻醉剂或子宫收缩抑制剂。

2. 局部因素

（1）子宫过度膨胀，肌纤维过度伸展：多胎妊娠、巨大儿、羊水过多等。

（2）子宫肌水肿或渗血：前置胎盘、胎盘早剥、妊娠期高血压、宫腔感染等。

（3）宫肌壁损伤：剖宫产史、子宫肌瘤剔除术后、急产等。

（4）子宫病变：子宫肌瘤、子宫畸形等。

（二）胎盘因素

（1）胎盘滞留：胎盘大多在胎儿娩出后 15 分钟内娩出，如 30 分钟后胎盘仍不娩出，胎盘剥离面血窦不能关闭而导致产后出血。常见于膀胱充盈，使已剥离的胎盘滞留宫腔；宫缩剂使用不当，使剥离后的胎盘嵌顿于宫腔内；第三产程时过早牵拉脐带或挤压宫底，影响胎盘正常剥离。胎盘剥离不全部位血窦开放而出血。

（2）胎盘粘连或胎盘植入：胎盘绒毛仅穿入子宫壁表层为胎盘粘连。胎盘绒毛穿入子宫壁肌层为胎盘植入。部分性胎盘粘连或植入表现为胎盘部分剥离，部分未剥离，导致子宫收缩不良，已剥离面的血窦开放而致出血。完全性胎盘粘连或植入因胎盘未剥离而无出血。

（3）胎盘部分残留：当部分胎盘小叶、胎膜或副胎盘残留于宫腔时，影响子宫收缩而出血。

（三）软产道裂伤

常因为急产、子宫收缩过强、产程进展过快、软产道未经充分扩张、软产道组织弹性差、巨大儿分娩、会阴助产不当、未做会阴侧切或会阴侧切切口过小等，在胎儿娩出时可致软产道撕裂。

（四）凝血功能障碍

任何原因引起的凝血功能异常均可导致产后出血。

（1）妊娠合并凝血功能障碍性疾病：如血小板减少症、白血病、再生障碍性贫血、重症肝炎等。

（2）妊娠并发症导致凝血功能障碍：如重度妊娠期高血压、胎盘早剥、死胎、羊水栓塞等均可影响凝血功能，从而发生弥散性血管内凝血，导致子宫大量出血。

【临床表现】

产后出血主要表现为阴道大量流血及失血性休克导致的相关症状和体征。

（一）症状

产后出血产妇会出现休克症状，面色苍白、冷汗淋漓、口渴、心慌、头晕、烦躁、畏寒、寒战，甚至表情淡漠、呼吸急促，很快会陷入昏迷状态。

胎儿娩出后立即出现鲜红色的阴道流血，应为软产道裂伤；胎儿娩出数分钟后出现暗红色阴道流血，可能是胎盘因素引起；胎盘娩出后见阴道流血较多，可能为子宫收缩乏力或胎盘、胎膜残留；胎儿娩出后阴道持续流血并且有出血不凝的现象，可能发生凝血功能障碍；如果产妇休克症状明显，但阴道流血量不多，可能发生软产道裂伤而造成阴道壁血肿，此类产妇会有尿频或明显的肛门坠胀感。

（二）体征

产妇会出现脉压缩小、血压下降、脉搏细速，子宫收缩乏力和胎盘因素所致产后出血的产妇，子宫轮廓不清、触不到宫底，按摩后子宫可收缩变硬，停止按摩子宫又变软，按摩子宫时会有大量出血。如有宫腔积血或胎盘滞留，宫底可升高，按摩子宫并挤压宫底部等刺激宫缩时，可使胎盘或者积血排出。若腹部检查宫缩较好、子宫轮廓清晰，但阴道流血不止，可考虑为软产道裂伤或凝血功能障碍所致。

【辅助检查】

1. 实验室检查　查血常规，出、凝血时间，纤维蛋白原，凝血酶原时间等。血红蛋白每下降 10 g/L，估计失血量为 400～500 mL。但需注意在产后出血早期，由于血液浓缩，血红蛋白值常不能准确反映实际出血量。

2. 测量中心静脉压　中心静脉压低于 2 cmH$_2$O，常提示右心房充盈压力不足，即静脉回流不足，血容量不足。

【治疗要点】

针对出血原因，迅速止血，补充血容量。纠正失血性休克。同时防止感染。

【护理评估】

1. 病史　评估产妇有无与产后出血相关的病史。例如，孕前有无出血性疾病，有无重症肝炎，有无子宫肌壁损伤史，有无多次人流史，有无产后出血史。孕期产妇有无妊娠合并妊娠期高血压、前置胎盘、胎盘早剥、多胎妊娠，产妇有无合并内科疾病。分娩期产妇有无过多使用镇静剂，情绪是否稳定，是否产程过长或者急产，有无产妇衰竭、有无软产道裂伤等情况。

2. 身心状况　评估产妇产后出血所导致症状和体征的严重程度。产后出血发生初期，产妇有代偿功能，症状、体征可能不明显，待机体出现失代偿情况，可能很快进入休克期，并且容易发生感染。当产妇合并有内科疾病时，可能出血不多，也会很快进入休克状态。

3. 辅助检查

（1）评估产后出血量：注意阴道流血是否凝固，同时估计出血量。通常有以下 3 种方法，①称重法：失血量（mL）=［胎儿娩出后所有使用纱布、敷料总重（g）－使用前纱布、敷料总重（g）］/1.05（血液比重 g/mL）。②容积法：用产后接血容器收集血液后，放入量杯测量失血量。③面积法：可按接血纱布血湿面积粗略估计失血量。

（2）测量生命体征和中心静脉压：观察血压下降的情况，呼吸短促，脉搏细速，体温开始低于正常后升高，通过观察体温情况来判断有无感染征象。中心静脉压测定结果若低于 1.96×10^{-2} kPa 提示右心房充盈压力不足，即血容量不足。

（3）实验室检查：抽取产妇血进行生化指标化验，如血常规、出凝血时间、凝血酶原时间、纤维蛋白原测定等。

【护理诊断】

1. 潜在并发症　出血性休克。
2. 有感染的危险　与出血过多、机体抵抗力下降有关。
3. 恐惧　与出血过多、产妇担心自身预后有关。

【护理目标】

1. 及时补充血容量，产妇生命体征尽快恢复平稳。
2. 产妇无感染症状发生，体温、血常规指标等正常。
3. 产妇能理解病情，并且预后无异常。

【护理措施】

（一）预防产后出血

1. 妊娠期　加强孕前及孕期保健，如有凝血功能障碍等相关疾病的产妇，应积极治疗后再孕，定期接受产检，及时治疗高危妊娠。对有产后出血危险的高危妊娠者，应提早入院，住院待产。

2. 分娩期　第一产程严密观察产妇的产程进展，鼓励产妇进食和休息，防止疲劳和产妇衰竭，同时合理使用宫缩剂，防止产程延长或急产，适当使用镇静剂以保证产妇休息。第二产程严格执行无菌技术，指导产妇正确使用腹压；严格掌握会阴切开的时机，保护会阴，避免胎儿娩出过快，胎儿娩出后立即使用宫缩剂，以加强子宫收缩，减少出血。第三产程时，不可过早牵拉脐带，挤压子宫，待胎盘剥离征象出现后及时协助胎盘娩出，并仔细检查胎盘、胎膜，软产道有无裂伤或血肿。若阴道出血量多，应查明原因，及时处理。

3. 产后观察　产后 2 小时产妇仍于产房观察，80% 的产后出血发生在这一期间。注意观察产妇子宫收缩，恶露的色、质、量，会阴切口处有无血肿，定时测量产妇的生命体征，发现异常，及时处理。督促产妇及时排空膀胱，以免因膀胱充盈影响宫缩致产后出血。尽可能进行早接触、早吸吮，可刺激子宫收缩，减少阴道出血量。重视产妇主诉，同时对有高危因素的产妇，保持静脉通畅。做好随时急救的准备。

（二）针对出血原因，积极止血，纠正失血性休克，防止感染

1. 子宫收缩乏力　子宫收缩乏力所致产后出血，可加强子宫收缩，通过使用宫缩剂、按摩子宫、宫腔填塞或结扎血管等方法止血。

（1）使用宫缩剂：胎儿、胎盘娩出后即刻使用宫缩剂促进子宫收缩。可用缩宫素肌内注射或静脉滴注，卡前列甲酯栓塞肛、地诺前列酮宫肌内注射等均可促进子宫收缩，用药前注意产妇有无禁忌证。

（2）按摩子宫：胎盘娩出后。一手置于产妇腹部。触摸子宫底部，拇指在前，其余四指在后，均匀而有节律地按摩子宫，促使子宫收缩，直至子宫收缩正常。如效果不佳，可采用腹部 - 阴道双手压迫子宫方法。一手在子宫体部按摩子宫体后壁；另一手戴无菌手套深入阴道握拳置于阴道前穹隆处，顶住子宫前壁，两手相对紧压子宫，均匀而有节律地按摩，不仅可以刺激子宫收缩且可压迫子宫内血窦，减少出血。

（3）宫腔填塞：一种是宫腔纱条填塞法，应用无菌纱布条填塞宫腔，有明显的局部止血作用，适用于子宫全部松弛无力，以及经过子宫按摩、应用宫缩剂仍然无效者。术者用卵圆钳将无菌纱布条送入宫腔内，自宫底由内向外填紧宫腔。压迫止血，助手在腹部固定子宫。一般于 24 小时后取出纱条，填塞纱条后要严密观察子宫收缩情况，观察生命体征，警惕填塞不紧，若留有空隙，可造成隐匿性出血，以及宫腔内继续出血、积血而阴道不流血的假象。24 小时后取出纱条，取出前应先使用宫缩剂。另一种是宫腔填塞气囊。宫腔纱布条填塞可能会造成填塞不均匀、填塞不紧等情况而导致隐性出血，纱条填塞无效时或可直接使用宫腔气囊填塞。在气泵的作用下向气球囊充气配合止血辅料对子宫腔进行迅速止血，它对宫腔加压均匀，并且止血效果较好，操作简单，便于抢救时能及时使用。

（4）结扎盆腔血管：如遇子宫收缩乏力、前置胎盘等严重产后出血的产妇，上述处理无效时，可经阴道结扎子宫动脉上行支或结扎髂内动脉。

（5）动脉栓塞：在超声提示下，行股动脉穿刺插入导管至髂内动脉或子宫动脉，注入吸收性明胶海绵栓塞动脉。栓塞剂可于 2 ~ 3 周自行吸收，血管恢复畅通，但需要在产妇生命体征平稳时进行。

（6）子宫切除：如经积极抢救无效者，危及产妇生命，根据医嘱做好子宫全切术的术前准备。

2. **胎盘因素** 怀疑有胎盘滞留时应立即做阴道检查或宫腔探查，做好必要的刮宫准备。胎盘已剥离者，可协助产妇排空膀胱，牵拉脐带，按压宫底，协助胎盘娩出。若胎盘部分剥离、部分粘连时，可徒手进入宫腔，协助剥离胎盘后取出。若胎盘部分残留者，徒手不能取出胎盘，使用大刮匙刮取残留胎盘；胎盘植入者，不可强行剥离，做好子宫切除的准备。

3. **软产道裂伤** 软产道裂伤时应及时准确地进行修复缝合。如果出现血肿，则需要切开血肿、清除积血、缝合止血，同时补充血容量，必要时可置橡皮管引流。

4. **凝血功能障碍** 排除以上各种因素后，根据血生化报告，针对不同病因治疗，及时补充新鲜全血，补充血小板、纤维蛋白原，或凝血酶原复合物、凝血因子等。如果发生弥散性血管内凝血应进行抗凝与抗纤溶治疗，积极抢救。

5. **失血性休克** 对失血量多的产妇，其休克程度与出血量、出血速度和产妇自身状况有关。在抢救的同时，尽可能正确地判断出血量，判断出血程度，并补充相同的血量为原则，止血治疗的同时进行休克抢救。建立有效的静脉通路，测量中心静脉压，根据医嘱补充晶体和胶体，纠正低血压。给予产妇安静的环境，平卧，吸氧并保暖，纠正酸中毒，同时观察产妇的意识状态、皮肤颜色、生命体征和尿量。根据医嘱使用广谱抗生素防止感染。

【健康教育】

1. 产后出血后，产妇抵抗力下降、活动无耐力，医护人员应主动给予产妇关心，使其增加安全感，并且帮助产妇进行生活护理，鼓励产妇说出内心感受，针对产妇的情况，逐步改善饮食，纠正贫血，逐步增加活动量，促进预后。

2. 指导产妇加强营养和适度活动等自我保健知识，同时宣教关于自我观察子宫复旧和恶露情况，自我护理会阴伤口、功能锻炼等方法，指导其定时产后检查，随时根据医师的检查结果调节产后自我恢复的方案。向产妇提供产后避孕指导，产褥期禁止盆浴，禁止性生活。晚期产后出血可能发生于分娩24小时之后，于产褥期发生大量出血，也可能发生于产后1~2周，应予以高度警惕。

二、中医

产后有出血在中医中对应产后恶露不绝。女性产后阴道排出血性恶露，量或多或少，淋漓不净，持续2周以上者，称产后恶露不绝。

本病在《金匮要略·妇人产后病脉证并治》中被称为"恶露不尽"。隋代巢元方《诸病源候论》首列"产后血露不尽候"和"产后崩中恶露不尽候"等，归纳本病可由"风冷搏于血""虚损""内有瘀血"所致。唐代孙思邈《千金要方》载有治疗恶露不尽的方剂25首。宋代陈自明《妇人大全良方》对本病的病因病机阐释为"产后恶露不绝者，由产后伤于经血，虚损不足。或分解之时，恶血不尽，在于腹中，而脏腑夹于宿冷，致气血不调，故令恶露淋沥不绝也"。明代张景岳《景岳全书·妇人规》指出产后恶露不止为血热气伤冲任之络、肝脾气虚、气血俱虚、肝火、风热所致，并提出相应的治疗药方。

【病因病机】

恶露是产后自子宫排出的余血浊液，为血所化，源于脏腑，注于冲任，流于胞宫，正常情况下一般一周内干净。若脏腑受损，冲任为病，则可导致恶露不绝。本病常见的病因有气虚冲任不固，血失统摄；或瘀阻冲任，血不归经；或热伤冲任，迫血妄行，其主要病机为冲任不固。

1. 气虚　素体气虚者，或因分娩失血耗气，或因产后过早劳累耗气，使气虚加重，而致冲任不固，不能摄血，以致恶露不绝。

2. 血热　素体阴虚，因产时出血，阴液更亏，阴虚生内热；或因产后过食辛热温燥之品而化热，或因感受热邪，或因情志不遂，肝郁化热等；皆可导致热扰冲任，迫血下行，使恶露不净。

3. 血瘀　产后胞宫及冲任脉皆空虚，寒邪易乘虚而入，寒凝则血瘀；或因产后情志不遂，气滞则血瘀；或因产后胞衣胎膜残留为血瘀。瘀血阻于胞宫冲任，新血不得归经，而致恶露不净。

【诊断与鉴别诊断】

（一）诊断依据

1. 产后血性恶露日久不尽，量或多或少，色淡红、暗红或紫红，或有恶臭气，可伴神疲懒言，气短乏力，小腹空坠，或伴小腹疼痛拒按。出血多时可合并贫血，严重者可致昏厥。

2. 有产程过长、组织残留、产后子宫复旧不良等病史。

（二）病证鉴别

1. 子宫黏膜下肌瘤　产后阴道出血淋漓不净，B 超提示有黏膜下肌瘤，宫内无胎盘胎膜残留，尿 hCG 阴性。

2. 绒毛膜癌　本病多发生于正常妊娠足月产 2 ~ 3 个月后，除产后阴道出血淋漓不净外，有时可见咯血、阴道紫蓝色结节等转移灶症状；胸片、血 hCG、尿 hCG、B 超、诊刮等可助诊断。

【辨证施护】

（一）辨证要点

辨寒热虚实　可根据恶露的量、色、质、味等辨别寒、热、虚、实。恶露量多，色淡红，质稀，无臭气者多为气虚；量多，色紫红，质稠而臭秽者多为血热；量或多或少，色紫暗，有血块，小腹刺痛者多为血瘀。

（二）证候分型

1. 气虚证

证候表现：恶露过期不尽，量多或淋漓不净，色淡，质稀，无臭气，面色㿠白或萎黄，眩晕，神疲懒言，倦怠乏力，自汗，小腹空坠；舌淡，苔白，脉细弱。

证候分析：气虚冲任胞宫失于固摄，故恶露过期不止而量多或淋漓不净；气虚温煦无力，血失温煦，故恶露色淡、质稀、无臭气；气虚推动无力，气血不能上荣于面及脑窍则面色㿠白或萎黄，眩晕；气虚不能充养脏腑四肢故神疲懒言、倦怠乏力；气虚固摄无权，故自汗，小腹空坠；舌淡，苔白，脉细弱，均为气虚之征。

护治法则：补气摄血固冲（治疗代表方：补中益气汤加减）。

2. 血热证　血热证有虚实之分，临床表现和治则方药不同。实热的病因来源不同，所以治疗又有差异，其中情志不遂、肝郁化火较为多见。

（1）虚热

证候表现：产后恶露过期不止，量较多，色紫红，质黏稠且臭秽，颧红，盗汗，五心烦热，口燥咽干；瘦薄舌，舌红苔少，脉细数无力。

证候分析：素体阴虚，产后失血伤津，阴液益亏，虚热内生，热扰冲任，迫血下行，故恶露过期不尽，量亦多，色紫红，质黏稠而臭秽。阴血亏虚，虚火上炎则面色潮红；阴液不足，津液不上乘于口，故口燥咽干；舌红，脉细数，为阴虚内热之征。

护治法则：养阴清热止血（治疗代表方：保阴煎加减）。

（2）实热（肝郁化火）

证候表现：产后恶露过期不止，量较多，色紫红，质黏稠且臭秽，心烦，急躁易怒，面红口苦，大便干结；舌红苔黄，脉弦数有力。

证候分析：情志不遂，肝郁化火，热扰冲任，迫血下行，故恶露过期不止，量多，色紫红，质黏稠而臭秽。热邪上炎，则面红口苦，热扰心神则心烦；肝郁化火则急躁易怒；热盛伤津则大便干结；舌红苔黄，脉弦数有力为肝郁化火之象。

护治法则：疏肝清热，凉血止血（治疗代表方：丹栀逍遥散加减）。

3. 血瘀证

证候表现：恶露过期不尽，量或少或多，色暗有块，小腹刺痛拒按；舌紫暗或舌尖边有瘀点、瘀斑，脉涩。

证候分析：瘀血阻滞冲任、胞宫，新血不得归经，故恶露过期不尽，量或少或多，色暗有块；瘀血阻于胞宫、冲任，不通则痛，故小腹刺痛拒按；舌紫暗或边有瘀点，脉涩，均为瘀血阻滞之征。

护治法则：活血化瘀（治疗代表方：生化汤加减）。

【护理措施】

1. 起居护理　病室保持整洁、舒适、安静。气虚和血瘀者要注意保暖，避免受寒。气虚者，多卧床休息，切忌劳累耗气，以免加重病情；血热者衣被不宜过暖，空气保持湿润，注意通风。加强会阴部护理，定时清洗外阴，保持清洁。

2. 病情观察　观察恶露的量、色、质、味等情况，根据恶露的性状辨别寒热虚实。观察患者的面色、神情、汗出、二便、腹痛、体温、脉象、舌象等，如出现下腹痛剧、发热及阴道流出物增多、臭秽等应及时报告医师。若出现大出血时，应做好输液、输血及刮宫手术的准备。

3. 饮食护理 宜食营养丰富、易消化的食物。避免辛辣刺激、油腻之品，忌酒、浓茶和咖啡。根据不同证型指导患者选择合适的饮食，气虚者多摄入益气健脾的食品，如瘦肉汤、鱼汤、鸡汤、鸽子汤、八宝粥等，可根据体质炖服人参、太子参、山药、黄芪等益气之品，但脾胃功能不佳者，不宜过用滋腻之品；血瘀者宜食活血化瘀之品，如山楂饮、三七炖鸡、当归鸽子汤、玫瑰花茶、桃仁煎等膳食，忌生冷；血热者宜食清热凉血之品，如绿豆、雪梨、西瓜、冬瓜等，忌食辛辣、煎炸、油腻之品。

4. 情志护理 恶露不绝易使患者产生焦虑、抑郁等情绪，应多与患者交流，及时向患者解释有关疾病的知识及防护措施，了解其生活起居、饮食、睡眠、情志等情况，解除思想顾虑，保持心情舒畅。

5. 用药护理 遵医嘱准确给药，观察药后效果和反应。气虚证汤药宜饭前空腹温服，血瘀证宜饭后温服，血热证宜饭后偏凉服。

6. 适宜技术 气虚者，可用艾条灸脾俞、胃俞、气海、关元、足三里等穴，以补益气血；或按揉脾俞、胃俞、关元等穴。血瘀腹痛者，可用艾条灸血海、三阴交、归来、子宫、中极等穴。发热者，用刮痧板刮拭膈俞至胆俞，或按摩合谷、大椎、曲池、外关、血海、三阴交等穴，或采用留罐法，拔吸膈俞、血海等处。

【健康教育】

1. 养成良好的生活习惯，生活起居有常。产褥期注意休息与保暖，避免过度劳累，不要汗出当风或涉雨着凉。产后未满50天禁止房事。恶露持续不净者，应注意阴部清洁，严禁盆浴，防止并发症。

2. 注意调畅情志，保持良好的心态，学会自我心理调节，避免不良情志刺激。注意饮食调养，加强营养，少食油腻及辛辣、刺激性食品。

3. 产后遵医嘱按时随诊，出现产后诸证应及时采取措施。

第六章 儿科病证护理

第一节 支气管肺炎（肺炎喘嗽）

一、西医

支气管肺炎为儿童时期最常见的肺炎。以 2 岁以下儿童最多见。起病急，四季均可发病，以冬、春寒冷季节及气候骤变时多见。居室拥挤、通风不良、空气污浊等均可使机体的抵抗力降低，易患肺炎。低出生体重儿及合并营养不良、维生素 D 缺乏性佝偻病、先天性心脏病的患儿病情严重，常迁延不愈，病死率较高。

【病因】

常见的病原体为病毒和细菌。病毒以呼吸道合胞病毒最多见，其次是人鼻病毒、副流感病毒等；细菌以肺炎链球菌多见，其他有流感嗜血杆菌、金黄色葡萄球菌、表皮葡萄球菌等。近年来，肺炎支原体、衣原体及流感嗜血杆菌肺炎日渐增多。肺炎链球菌、金黄色葡萄球菌和流感嗜血杆菌是重症肺炎的主要病因。目前，发达国家儿童肺炎以病毒感染为主，发展中国家以感染细菌为主。病原体常由呼吸道入侵，少数由血行入肺。

病原体侵入肺部后，引起支气管黏膜水肿，管腔狭窄；肺泡壁充血、水肿，肺泡腔内充满炎性渗出物，从而影响肺通气和肺换气。通气不足引起 PaO_2 和 SaO_2 降低（低氧血症）及 $PaCO_2$ 增高（高碳酸血症）；换气功能障碍则主要引起低氧血症。为代偿缺氧，患儿出现呼吸与心率增快；为增加呼吸深度，呼吸辅助肌也参与活动，出现鼻翼煽动和三凹征。重症者可产生呼吸衰竭。缺氧、二氧化碳潴留及病原体毒素和炎症产物吸收产生的毒血症，可导致循环系统、消化系统、神经系统的一系列改变及酸碱平衡失调和电解质紊乱。

1. 循环系统　病原体和毒素作用于心肌可引起中毒性心肌炎。低氧血症和二氧化碳潴留，可引起肺小动脉反射性收缩，使肺循环的阻力增高，形成肺动脉高压，右心的负担加重。肺动脉高压和中毒性心肌炎是诱发心力衰竭的主要原因。重症患儿可出现微循环障碍、休克、弥散性血管内凝血。

2. 神经系统　缺氧和二氧化碳潴留可使脑毛细血管扩张，血流减慢，血管壁的通透性增加而致脑水肿。严重缺氧使脑细胞无氧代谢增强，乳酸堆积，ATP 生成减少，钠钾 ATP 酶的活性降低，引起脑细胞内钠、水潴留，形成脑细胞水肿。

3. 消化系统　低氧血症和病原体毒素的作用，使胃肠道黏膜出现糜烂、出血、上皮细胞坏死脱落等，导致黏膜屏障功能破坏，胃肠功能紊乱，出现腹泻、呕吐，严重者出现中毒性肠麻痹和消化道出血。

4. 酸碱平衡失调和水、电解质紊乱　重症肺炎可出现混合性酸中毒，因为严重缺氧时体内需氧代谢障碍、酸性代谢产物增加，常可引起代谢性酸中毒；而二氧化碳潴留、$H_2CO_3^-$ 增加又可导致呼吸性酸中毒。缺氧和二氧化碳潴留还可导致肾小动脉痉挛而引起水钠潴留，重症者可造成稀释性低钠血症。

【临床表现】

本病 2 岁以下的婴幼儿多见。起病大多较急，发病前数日多数患儿有上呼吸道感染。

（一）呼吸系统症状和体征

主要表现为发热、咳嗽、气促，肺部固定的中、细湿啰音。

1. 发热　热型不一，多数为不规则热，亦可为弛张热或稽留热，新生儿、重度营养不良患儿可不发热或体温不升。

2. 咳嗽　较频繁，初为刺激性干咳，以后咳嗽有痰，新生儿、早产儿可仅表现为口吐白沫。

3. 呼吸增快　多在发热、咳嗽之后出现。呼吸 40～80 次/分，重者可有鼻翼煽动、点头呼吸、三凹征、唇周发绀。

4. 肺部啰音　胸部体征早期不明显或仅呼吸音粗糙，以后可听到较固定的中、细湿啰音，以背部两肺下方及脊柱旁较多，深吸气末更为明显。新生儿、小婴儿常不易闻及湿啰音。

除上述症状外，患儿常有精神不振、食欲减退、烦躁不安、轻度腹泻或呕吐等全身症状。重症除全身症状及呼吸系统的症状加重外，常出现循环系统、神经系统、消化系统等功能障碍，出现相应的临床表现。

（二）循环系统表现

轻度缺氧可致心率增快；重症肺炎可合并心肌炎、心力衰竭。心肌炎主要表现为：面色苍白、心动过速、心音低钝、心律失常及心电图 ST 段下移、T 波平坦或倒置；心力衰竭主要表现为：①安静状态下，呼吸困难加重，呼吸突然加快超过 60 次/分。②安静状态下，心率突然增快超过 180 次/分，与体温升高和呼吸困难不相称。③心音低钝，奔马律。④骤发极度烦躁不安，面色苍白或发灰，指/趾甲微血管充盈时间延长。⑤肝脏迅速增大。⑥尿少或无尿，眼睑或双下肢水肿。重症革兰阴性杆菌肺炎还可发生微循环衰竭，出现面色灰白、四肢发凉、脉搏细弱等。

（三）神经系统表现

轻度缺氧表现为精神萎靡、烦躁不安或嗜睡；中毒性脑病时，可有以下表现：出现意识障碍、惊厥、前囟膨隆，可有脑膜刺激征，呼吸不规则，瞳孔对光反射迟钝或消失。

（四）消化系统表现

轻者常有食欲减退、吐泻，腹胀等；重者可发生中毒性肠麻痹，因严重的腹胀，使膈肌抬高，呼吸困难加重。有消化道出血时，可吐咖啡渣样物，大便潜血试验阳性或柏油样便。

（五）弥散性血管内凝血

重症患儿可出现弥散性血管内凝血，表现为血压下降，四肢凉，脉细数，皮肤、黏膜及胃肠道出血。

若延误诊断或病原体致病力强，可引起脓胸、脓气胸及肺大疱等并发症。

【实验室及其他检查】

1. 外周血检查　病毒性肺炎白细胞大多正常或降低；细菌性肺炎白细胞总数及中性粒细胞常增高，并有核左移，胞质中可见中毒颗粒。细菌感染时血清 C 反应蛋白（CRP）浓度升高，非细菌感染时 CRP 上升不明显。

2. 病原学检查　采集痰液、血液、气管分泌物、胸腔穿刺液、肺穿刺液等做细菌培养和鉴定；鼻咽拭子或气管分泌物做病毒分离鉴定；免疫学方法进行病原特异性抗原检测；冷凝集试验、病原特异性抗体测定、聚合酶链反应或特异性的基因探针检测病原体的 DNA。

3. 胸部 X 线检查　早期可见肺纹理增粗，以后出现大小不等的斑片状阴影，可融合成片，以双肺下野、中内带多见。可有肺气肿及肺不张。

【治疗要点】

采用综合的治疗措施，原则是控制炎症，改善通气功能，对症治疗，治疗和预防并发症。

1. 控制感染　明确为细菌感染或病毒感染继发细菌感染者，根据不同病原体选择抗生素。使用原则：根据病原菌选用敏感药物；早期治疗；联合用药；选用渗入下呼吸道浓度高的药物；足量，足疗程。重症宜静脉给药。

根据不同病原选择抗菌药物。

（1）肺炎链球菌：青霉素敏感者首选青霉素或阿莫西林；青霉素中介者，首选大剂量青霉素或阿莫西林；耐药者首选头孢曲松、头孢噻肟、万古霉素；青霉素过敏者选用大环内酯类抗生素，如红霉素等。

（2）金黄色葡萄球菌：甲氧西林敏感者首选苯唑西林钠或氯唑西林，耐药者选用万古霉素或联用利福平。

（3）流感嗜血杆菌：首选阿莫西林/克拉维酸、氨苄西林/舒巴坦。

（4）大肠埃希菌和肺炎克雷白菌：不产超广谱 β 内酰胺酶（ESBL）菌首选头孢他啶、头孢哌酮；产 ESBL 菌首选亚胺培南、美罗培南。

（5）铜绿假单胞菌：首选替卡西林/克拉维酸。

（6）肺炎支原体和衣原体：首选大环内酯类抗生素，如阿奇霉素、红霉素及罗红霉素。

用药时间：一般用至热退且平稳、全身症状明显改善、呼吸道症状改善后 3～5 日。一般肺炎链球菌肺炎疗程 7～10 日，支原体肺炎、衣原体肺炎疗程平均 10～14 日，个别严重者可适当延长。葡萄球菌肺炎在体温正常后 2～3 周可停药，一般总疗程 ≥6 周。

抗病毒治疗：目前有肯定疗效的抗病毒药物很少，加之不良反应大，使得抗病毒治疗受到很大制约。若为流感病毒感染，可用磷酸奥司他韦口服。

2. 对症治疗　有缺氧症状时应及时吸氧；发热、咳嗽、咳痰者，给予退热、祛痰、止咳，保持呼吸道通畅；喘憋严重者可用支气管解痉剂；腹胀伴低钾者及时补钾，中毒性肠麻痹者，应禁食和胃肠减压，也可使用酚妥拉明静脉注射等；纠正水、电解质、酸碱平衡紊乱。

3. 其他　中毒症状明显或严重喘憋、脑水肿、感染性休克、呼吸衰竭者，可短期应用糖皮质激素。防治心力衰竭、中毒性肠麻痹、中毒性脑病等，积极治疗脓胸、脓气胸等并发症。

【护理评估】

1. 健康史　详细询问发病情况，了解有无反复呼吸道感染史，发病前是否有麻疹、百日咳等呼吸道传染病；询问出生时是否足月顺产，有无窒息史；生后是否按时接种疫苗，患儿生长发育是否正常，家庭成员是否有呼吸道疾病病史。

2. 身体状况　评估患儿有无发热、咳嗽、咳痰的情况，体温增高的程度、热型，咳嗽、咳痰的性质；有无呼吸增快、心率增快、肺部啰音；有无气促、端坐呼吸、鼻翼煽动、三凹征及唇周发绀等症状和体征；有无循环、神经、消化系统受累的临床表现。评估血常规、胸部 X 线、病原学等检查结果。

3. 心理 - 社会状况　了解患儿既往是否有住院的经历，家庭经济情况如何，父母的文化程度、对本病的认识程度等。评估患儿是否有因发热、缺氧等不适及环境陌生产生焦虑和恐惧，是否有哭闹、易激惹等表现。评估家长的心理状态，患儿家长是否有因患儿住院时间长、知识缺乏等产生的焦虑不安、抱怨的情绪。

【常见护理诊断/问题】

1. 气体交换受损　与肺部炎症有关。
2. 清理呼吸道无效　与呼吸道分泌物过多、黏稠，患儿体弱、无力排痰有关。
3. 体温过高　与肺部感染有关。
4. 营养失调：低于机体需要量　与摄入不足、消耗增加有关。
5. 潜在并发症　心力衰竭、中毒性脑病、中毒性肠麻痹。

【护理目标】

1. 患儿气促、发绀症状逐渐改善以至消失，呼吸平稳。
2. 患儿能顺利有效地咳出痰液，呼吸道通畅。
3. 患儿体温恢复正常。

4. 患儿住院期间能得到充足的营养。

5. 患儿不发生并发症或发生时得到及时发现和处理。

【护理措施】

1. 改善呼吸功能

（1）休息：保持室内空气清新，室温控制在 18～20 ℃，湿度 60%。嘱患儿卧床休息，减少活动。注意被褥要轻暖，穿衣不要过多，以免引起不安和出汗；内衣应宽松，以免影响呼吸；勤换尿布，保持皮肤清洁，使患儿感觉舒适，以利休息。治疗护理应集中进行，尽量使患儿安静，以减少机体的耗氧量。

（2）氧疗：烦躁、口唇发绀等缺氧表现的患儿应及早给氧，以改善低氧血症。一般采用鼻前庭导管给氧，氧流量为 0.5～1 L/min，氧浓度不超过 40%；缺氧明显者用面罩或头罩给氧，氧流量为 2～4 L/min，氧浓度不超过 50%～60%。出现呼吸衰竭时，应使用人工呼吸器。吸氧过程中应经常检查导管是否通畅，患儿缺氧症状是否改善，发现异常及时处理。

（3）遵医嘱给予抗生素治疗，促进气体交换。

2. 保持呼吸道通畅　及时清除患儿口鼻分泌物；经常变换体位，以减少肺部淤血，促进炎症吸收。根据病情采用相应的体位，以利肺的扩张及呼吸道分泌物的排除。指导患儿进行有效咳嗽，排痰前协助转换体位，帮助清除呼吸道分泌物。必要时，可进行雾化吸入，使痰液变稀薄、利于咳出。用上述方法不能有效咳出痰液者，可用吸痰器吸出痰液。但吸痰不能过频，否则可刺激黏液产生过多。密切监测生命体征和呼吸窘迫程度，以帮助了解疾病的发展情况。

3. 降低体温　密切监测体温变化，采取相应的护理措施。

4. 补充营养及水分　给予足量的维生素和蛋白质，少量多餐。婴儿哺喂时应耐心，每次喂食须将头部抬高或抱起，以免呛入气管发生窒息。进食确有困难者，可遵医嘱静脉补充营养。鼓励患儿多饮水使呼吸道黏膜湿润，以利痰液的咳出，并助于黏膜病变的修复，同时防止发热导致的脱水。对重症患儿应准确记录 24 小时出入量。要严格控制静脉点滴滴注速度，最好使用输液泵，保持液体均匀输入，以免发生心力衰竭。

5. 密切观察病情

（1）注意观察患儿神志、面色、呼吸、心音、心率等变化。当患儿出现烦躁不安、面色苍白、呼吸加快 >60 次/分，心率 >180 次/分，心音低钝、奔马律、肝在短时间内急剧增大时，是心力衰竭的表现；若患儿咳粉红色泡沫样痰为急性肺水肿的表现；均应及时报告医师，并减慢输液速度，为患儿摇高床头，给予氧气吸入，准备强心剂、利尿剂，做好抢救的准备。

（2）密切观察意识、瞳孔、囟门及肌张力等变化，若有烦躁或嗜睡、惊厥、昏迷、呼吸不规则、肌张力增高等颅内高压表现，应立即报告医师，并共同抢救。

（3）观察有无腹胀、肠鸣音是否减弱或消失、呕吐的性质、是否有便血等，以便及时发现中毒性肠麻痹及胃肠道出血。

（4）如患儿病情突然加重，出现剧烈咳嗽、呼吸困难、烦躁不安、面色青紫、胸痛及一侧呼吸运动受限等，提示出现了脓胸、脓气胸，应及时报告医师并配合胸穿或胸腔闭式引流。

6. 健康教育　指导家长加强患儿的营养，培养良好的饮食和卫生习惯。从小养成锻炼身体的好习惯，经常户外活动，增强体质，改善呼吸功能。婴幼儿应少去人多的公共场所，尽可能避免接触呼吸道感染患者。有营养不良、佝偻病、贫血及先天性心脏病的患儿应积极治疗，增强抵抗力，减少呼吸道感染的发生。教会家长处理呼吸道感染的方法，使患儿在疾病早期能得到及时控制。定期健康检查，按时预防接种。

【几种不同病原体所致肺炎的特点】

1. 呼吸道合胞病毒肺炎　呼吸道合胞病毒（RSV）感染所致，是造成5岁以下儿童急性下呼吸道感染的最常见的病因。其发病机制一般认为是 RSV 直接侵害肺引起肺间质炎症。本病多见于3岁以下婴幼儿，尤以1岁以内的婴儿多见，重症患儿主要见于6个月以下。主要症状为咳嗽、喘息、气促。轻者发热及呼吸困难等症状不显著，中重症患儿有明显的呼吸困难、喘憋、口周发绀、鼻翼煽动、三凹征及不同程度的发热（低、中或高热）。肺部听诊多有细小或粗、中湿啰音，约2/3的患儿有喘鸣音。叩诊一般无浊音。X 线表现为两肺可见小点片状、斑片状阴影，部分患儿有不同程度的肺气肿。白细胞总数大多正常。

2. 腺病毒性肺炎　腺病毒（ADV）感染引起，多见于6个月~2岁婴幼儿，冬、春季多发，病死率较高，是婴幼儿肺炎中最严重的类型之一。临床主要特点为急骤发热，高热持续时间长，中毒症状重。多呈稽留热，体温在1~2日即可达到39 ℃以上，可持续2~3周。起病时即有咳嗽，咳嗽较剧，频咳或阵咳，第3~6日逐渐出现呼吸困难、发绀等表现。本病早期出现精神萎靡、嗜睡、烦躁、面色苍白等全身中毒症状。肺部啰音出现较晚，在发病3~4日后才开始出现，并经常有肺气肿征象。肺部 X 线改变较肺部体征早，可见大小不等的片状阴影或融合成大病灶，故强调早期摄片。病灶吸收较缓慢，需数周至数月。部分 ADV 肺炎可发展为闭塞性细支气管炎，导致反复喘息。

3. 金黄色葡萄球菌肺炎　多见于新生儿及婴幼儿，冬、春季多发，本病大多并发于葡萄球菌败血症，病原体可由呼吸道侵入或经血行播散入肺。新生儿免疫功能不全是金黄色葡萄球菌感染的重要易感因素。金葡菌能产生多种毒素与酶，使肺部发生广泛性出血、坏死和多发性小脓肿，并可引起迁徙化脓性病变。本病临床起病急，病情重，进展快，中毒症状明显。多呈弛张热。患儿烦躁不安，咳嗽、呻吟、呼吸困难，面色苍白，时有呕吐、腹胀，皮肤可见猩红热样皮疹或荨麻疹样皮疹，严重者出现惊厥甚至休克。肺部体征出现较早，早期呼吸音减低，双肺可闻及散在中、细湿啰音，在发展过程中迅速出现肺脓肿，脓胸和脓气胸是本病的特点。外周血白细胞数明显增高，一般超过（15~30）× 10^9/L，中性粒细胞增高，有核左移并有中毒颗粒。小婴儿及体弱儿白细胞数可正常或偏低，但中性粒细胞的比例仍高。胸部 X 线表现依病变不同，可出现小片浸润影、小脓肿、肺大疱或胸腔积液等。

4. 流感嗜血杆菌肺炎　由流感嗜血杆菌引起，4岁以下儿童多见，常并发于流感病毒或葡萄球菌感染时。近年，由于大量使用广谱抗生素、免疫抑制剂及院内感染等原因，发病有上升趋势。临床起病较缓慢，病程呈亚急性，但全身中毒症状明显，表现为发热、精神萎靡、面色苍白、痉挛性咳嗽、呼吸困难、发绀、鼻翼煽动和三凹征等。肺部有湿啰音或实变体征。易并发脓胸、脑膜炎、败血症、心包炎、化脓性关节炎、中耳炎等。外周血白细胞数明显增高。胸部 X 线表现多种多样，可为支气管肺炎征象或大叶性肺炎阴影，常伴胸腔积液。

5. 肺炎支原体肺炎　又称原发性非典型肺炎，是学龄儿童和青少年常见的一种肺炎，由肺炎支原体（MP）感染导致。本病全年均可发生，各年龄段的儿童均可发病，占儿童肺炎的 20%~30%。起病缓慢，潜伏期 2~3 周。大多起病不急，病初有全身不适、乏力头痛等症状，2~3 日后出现发热，体温常达 39 ℃左右，可持续 1~3 周。常伴有咽痛和肌肉酸痛。咳嗽为本病突出的症状，一般发病后 2~3 日开始，初为干咳，后转为顽固性剧咳，常有黏稠痰，甚至带血丝，可持续 1~4 周。一般无呼吸困难的表现。有些患儿有胸痛、食欲缺乏、恶心、呕吐、腹泻等症状。肺部体征常不明显，少数可听到干、湿啰音。婴幼儿起病急，病程长、病情重，以呼吸困难、喘憋和双肺哮鸣音较突出，可闻湿啰音。部分患儿可出现多系统的损害，如心肌炎、肝炎、脑膜炎、肾炎等。胸部 X 线改变大体分为 4 种：①肺门阴影增浓为突出表现；②支气管肺炎改变；③间质性肺炎改变；④均一的片状影。X 线阴影消失缓慢，比症状消失晚 2~3 周。体征轻微而胸片阴影显著是本病特征之一。支原体肺炎首选大环内酯类抗生素，目前临床上以阿奇霉素为首选药物，剂量为 5~10 mg/（kg·d），每日 1 次，疗程为 10~14 日。

6. 衣原体肺炎　由衣原体感染引起。①沙眼衣原体肺炎：沙眼衣原体是引起 6 个月以下婴儿肺炎的重要病因，主要通过母婴垂直传播。起病缓慢，多不发热或仅有低热。开始可有鼻塞、流涕等上感症状，后出现气促和频繁咳嗽，有的类似百日咳样阵咳，但无回声。偶见呼吸暂停或呼气喘鸣。肺部有湿啰音。胸部 X 线可见弥漫性间质或小片状浸润，双肺过度充气。②肺炎衣原体肺炎：多见于 5 岁以上儿童，多为轻症，发病隐匿，无特异性临床表现。早期为上感症状，1~2 周后上感症状逐渐消退，而咳嗽逐渐加重，可持续 1~2 个月。两肺部可闻及干湿啰音。胸部 X 线可见肺炎病灶，多为单侧肺下叶浸润，少数呈广泛单侧或双侧性病灶。衣原体肺炎首选大环内酯类抗生素。

二、中医

小儿支气管肺炎在中医中对应肺炎喘嗽的范畴。肺炎喘嗽是感受外邪或卫外不固，或痰湿内生，火热内蕴所致，以发热咳嗽、气急鼻煽、痰涎上壅为主要临床表现的病证，重者可见张口抬肩、呼吸困难、面色苍白、口唇青紫等症。本病为小儿时期的常见病，好发于冬春季节，尤以婴幼儿多见，年龄越小，发病率越高，病情越重。一般发病较急，部分来势凶猛，迅速出现心阳虚脱、内陷厥阴的变证。若治疗及时得当，一般预后良好。

本病又称咳喘、痰喘、马脾风、肺闭（或肺痹）等。肺炎喘嗽的病名首见于清代谢玉琼的《麻科活人全书》，其中描述了麻疹病程中出现的"喘而无涕，兼之鼻煽"等症状，称之为"肺炎喘嗽"，并指出其病机"多缘肺热不清所致"。早在《素问·通评虚实论》中有"乳子中风热，喘鸣肩息"类似肺炎喘嗽的描述。汉代张仲景《伤寒论》中提出："汗出而喘，无大热者，麻黄杏仁石膏甘草汤主之。"这些记载论述了肺炎喘嗽的病因、临床表现及辨证施治方法。

【病因病机】

小儿肺炎喘嗽发生的原因，有外因和内因两大类。外因责之于感受外邪，或由他病传变而来。内因责之于小儿气血未盛，形气未充，肺脏娇嫩，卫外不固，抗病能力低下，或痰湿内伏，火热内蕴所致。病位在肺，但病变可累及心、肝、脾。基本病机为肺气郁闭。

1. 风邪郁肺　肺主皮毛，开窍于鼻，风热、风寒之邪自口鼻、皮毛外侵，郁于肌腠，产生表证。犯于肺窍，邪热或寒邪化热，热蒸肺络，灼津炼液为痰，阻于气道，郁遏肺气，宣肃失司，则咳嗽加剧，痰鸣气促。

2. 痰热闭肺　邪热炽盛，由表入里，郁阻于肺，熏灼肺津，熬炼成痰，阻于肺络，气滞血行不畅成瘀。热、郁、痰、瘀相互交结，痰热壅盛，肺气闭阻，宣发肃降失职，则产生肺炎喘嗽、咳、痰、热的典型证候。若是邪气炽盛，毒热化火，闭阻肺气，阴津受灼，则致高热持续、咳喘剧烈、烦渴不宁的毒热闭肺重证。

痰热闭肺阶段若是邪毒枭张、正气不支，则易于转为变证。感邪之后，肺气不利，气郁则血滞，心血运行不畅，心失所养，或加原本心气不足，则易成心阳虚衰之变证。若邪毒化热化火，内陷心包，引动肝风，则形成邪陷厥阴之变证。

3. 正虚邪恋　小儿肺脏娇嫩，邪热伤肺，最易耗损阴津，余邪留恋不去，后期则转成阴虚肺热之证。体弱气虚儿或伴有其他疾病者，感受外邪后进一步损伤肺气、脾气，肺炎迁延，形成肺脾气虚之证候。

【诊断与鉴别诊断】

(一) 诊断依据

1. 起病较急，临床症状以发热、咳嗽、气喘、鼻煽、痰鸣等为主，或有轻度发绀。
2. 病情严重者可见喘促不安，烦躁不宁，面色苍白，口唇发绀，高热持续不退。
3. 新生儿患本病时，多以不思乳食、口吐白沫、精神萎靡等症状为主，而无上述典型表现。

(二) 病证鉴别

1. 咳嗽　以咳嗽为主症，可伴发热，但无气喘、鼻煽，肺部听诊可闻及湿啰音或干啰音。

2. 哮喘　有反复发作史，常有家族史及过敏史。以发作性咳嗽、气喘、喉间痰鸣、呼气延长为主，多不伴发热，肺部听诊可闻及哮鸣音。

【辨证施护】

(一) 辨证要点

1. 辨轻重　轻症以咳嗽为主，发热不高，喘憋不明显；重症喘憋痰鸣，鼻煽，胸高气促，两胁扇动，下陷作坑。

2. 辨常证与变证　常证以肺系征象为主，未累及其他脏腑，典型表现为发热、咳嗽、痰壅、气喘、鼻煽。变证除肺系征象外，可累及心、肝，见心阳虚衰或邪陷厥阴变证，表现为呼吸困难，甚至节律不齐，呼吸浅促，面唇爪甲青紫，肝脏进行性肿大及神昏抽搐等。

（二）证候分型

1. 常证

（1）风寒郁肺

证候表现：发热恶寒，无汗，呛咳不爽，呼吸气急，痰白而稀，口不渴，咽不红；舌淡红，苔薄白，脉浮紧，指纹浮红。

证候分析：肺主皮毛，风寒之邪外袭，由皮毛而入，肺为邪侵，肃降无权，其气上逆，故呛咳不爽，呼吸急促；风寒束表，卫阳为寒邪所遏，阳气不能敷布周身，故发热恶寒而无汗；肺为水之上源，风寒犯肺，肺气郁闭，水液输化无权，凝而为痰，故痰白而稀；舌淡红，苔薄白，脉浮紧皆为风寒郁肺、邪在表分之象。

护治法则：辛温宣肺，止咳平喘（治疗代表方：三拗汤合葱豉汤或华盖散加减）。

（2）风热郁肺

证候表现：轻症见发热恶风，微汗，咳嗽气急，痰稠色黄，口渴，咽红肿痛；舌苔薄白微黄，脉浮数。重症见高热不退，咳嗽微喘，气急鼻煽，喉中痰鸣，口渴烦躁，面色红赤，尿黄便干；舌红苔黄，脉滑数，指纹紫红。

证候分析：风热袭肺，多由口鼻而入，肺受火烁，郁闭不宣，气逆不顺，故见咳嗽气急；热灼肺津，炼液成痰，故痰黏难出；痰湿阻肺，肺失宣肃则气急鼻煽；痰阻气道，则见喉中痰鸣；肺热蒸腾则发热汗出，口渴烦躁；肺与大肠相表里，肺热郁闭，大肠传导失司，故大便秘结，面色红赤，尿黄便干；舌红苔黄，脉滑数，指纹紫红皆为风热郁肺之象。

护治法则：辛凉宣肺，清热化痰（治疗代表方：银翘散合麻杏石甘汤加减）。

（3）痰热闭肺

证候表现：发热，烦躁，咳嗽喘促，呼吸困难，气急鼻煽，口唇发绀，面赤口渴，喉间痰鸣，胸闷胀满，泛吐痰涎；舌红苔黄，脉滑数，指纹紫滞。

证候分析：肺为水之上源，肺被邪困，水湿不运，湿滞肺络，与热互结，形成湿热；湿热蕴蒸，故见发热自汗；肺热炎炎，炼液成痰，痰与湿热互结，痹阻肺络，壅塞肺窍，肺气闭塞，宣肃失司，故呼吸困难，气急鼻煽，喉间痰鸣；痰堵于胸，胃失和降，故胸闷胀满，泛吐痰涎；热毒壅盛，故面赤口渴；气为血帅，气行则血行，气闭则血瘀，故口唇发绀，指纹紫滞；舌红苔黄，脉滑数为痰热内羁之象。

护治法则：清热涤痰，开肺定喘（治疗代表方：五虎汤合葶苈大枣泻肺汤加减）。

（4）毒热闭肺

证候表现：壮热不退，咳嗽剧烈，痰黄稠难咳或痰中带血，气急喘憋，鼻翼煽动，胸高胁满，张口抬肩，鼻孔干燥，面色红赤，口唇发绀，涕泪俱无，烦躁不宁，口渴引饮，小便黄少，便秘；舌红少津，舌苔黄燥，脉洪数，指纹紫滞。

证候分析：本证邪势炽盛，毒热内闭肺气，常为痰热闭肺证发展而成。热炽肺气郁闭而见壮热不退，咳嗽剧烈，气急喘憋；毒热耗灼阴津故见涕泪俱无，鼻孔干燥。毒热闭肺证病情重笃，容易发生变证，若邪热化火内陷或正虚心阳不支，则迅速转为邪陷厥阴、心阳虚衰之危证。

护治法则：清热解毒，泻肺开闭（治疗代表方：黄连解毒汤合麻杏石甘汤加减）。

（5）阴虚肺热

证候表现：病程较长，低热盗汗，面色潮红，口唇樱赤，干咳无痰，小便黄少；舌红乏津，苔少或花剥，脉细数，指纹淡紫。

证候分析：小儿为稚阴稚阳之体，阴常不足，由于久热伤阴，久咳伤肺，阴津耗伤，而余热留恋不去，故低热，面色潮红，口唇樱赤；肺阴不足，虚火上炎，阴虚阳越，逼蒸外泄，故盗汗，干咳无痰；小便黄少，舌红乏津，苔少或花剥，脉细数，指纹淡紫皆为阴虚肺热之象。

护治法则：养阴清肺，润肺止咳（治疗代表方：沙参麦冬汤加减）。

（6）肺脾气虚

证候表现：低热起伏不定，汗出恶风，神疲乏力，面白少华，四肢不温，咳嗽无力，喉中痰鸣，纳呆便溏；舌质偏淡，苔薄白，脉细无力，指纹淡红。

证候分析：小儿原本肺脾不足，又由于正邪交争，虽邪气渐退，但肺气大伤，子病及母，肺脾俱虚；肺气虚则卫外不固，腠理不密，故汗出恶风；脾气虚则运化不利，痰涎内生，壅塞气道，痹阻肺络，故咳嗽无力，喉中痰鸣，纳呆便溏；邪气渐衰，正气虚损，正邪交争势减，故低热起伏不定；脾气虚损，气血生化乏源，故神疲乏力，面白少华，四肢不温；舌淡苔白，脉细无力，指纹淡红皆为肺脾气虚之象。

护治法则：补肺益气，健脾化痰（治疗代表方：人参五味子汤加减）。

2. 变证

（1）心阳虚衰

证候表现：突然面色苍白而青，口唇发绀，呼吸浅促，额汗不温，四肢厥冷，虚烦不安或神萎淡漠，右肋下肝脏进行性肿大；舌质略紫，苔薄白，脉细弱而数，指纹青紫，可达命关。

证候分析：本证常见于婴幼儿，或素体虚弱，突患肺炎喘嗽者。由于肺气严重痹阻，气机不利，不能贯通心脉，则心阳不振，不能温养分肉，故面色苍白而青，额汗不温，四肢厥冷；气为血之帅，气郁则血滞，心主血，血流不畅瘀阻，故口唇发绀，舌紫；肝主藏血，气滞血瘀，故肝大；心血瘀阻，心失所养，心气不足，故虚烦不安或神萎淡漠；肺病及肾，肾不纳气，若肺气垂绝则呼吸浅促；脉通于心，心阳虚衰，不能尽其输运血液的功能，故脉细数。

护治法则：温补心阳，救逆固脱（治疗代表方：参附龙牡救逆汤加减）。

（2）邪陷厥阴

证候表现：壮热烦躁，神昏谵语，四肢抽搐，口噤项强，两目上窜，呼吸浅促微弱或间歇叹息；舌质绛红，脉细数，指纹青紫，可达命关或透关射甲。

证候分析：心主神明，因邪毒炽盛，内陷厥阴，蒙蔽心包，故壮热烦躁，神昏谵语；邪扰肝经，热盛动风，故四肢抽搐，口噤项强，两目上窜；肺闭不宣，有垂绝之势，故呼吸浅促微弱或间歇叹息；温邪化火伤阴，故舌质绛红；脉细数，指纹青紫，达命关或透关射甲，为病势垂危之象。

护治法则：清心开窍，平肝息风（治疗代表方：羚角钩藤汤合牛黄清心丸加减）。

【护理措施】

1. 起居护理　保持病室环境安静、整洁、舒适，空气新鲜，阳光充足，定时通风换气，室内温湿度适宜。卧床休息，以减少机体氧耗，保证充足睡眠。床单位设护栏，衣被穿盖适宜，风寒郁肺者注意保暖，以防风寒之邪入里；风热郁肺者注意避风热，出汗甚者应及时更衣。

2. 病情观察　密切观察患儿生命体征、咳嗽、气喘、鼻煽、神色、尿量、发绀等症状的轻重程度，了解病情转归。对于高热患儿，应采取相应的降温措施，风寒郁肺者可用温水擦浴，禁用冷敷法，以防邪气入里；风热郁肺可用温水擦浴或用温水沐足。对于咳嗽、痰壅患儿，应鼓励其进行有效咳嗽、咳痰，协助翻身并予拍背，痰多黄稠时，可给予中药雾化吸入或吸引器吸痰，保持呼吸道通畅。对于气促患儿，给予氧气吸入，以改善缺氧症状。若见患儿突发烦躁不安，气喘加剧伴心慌，口吐粉红色泡沫痰，面色青紫、冷汗淋漓等，提示左心衰竭，及时报告医师，配合抢救。

3. 饮食护理　饮食宜清淡易消化，多饮水，多食蔬菜水果，忌食辛辣刺激、油腻荤腥之品，以免助热生痰。风寒郁肺者可用苏叶煎取浓汁，兑姜汁当茶饮，以散寒止咳；风热郁肺、痰热闭肺和毒热闭肺者可多食梨汁、藕汁、荸荠汁、萝卜汁等清凉饮料，以生津止渴、清热化痰，少进过甜的食物和饮料，以免助湿生痰；阴虚肺热者可常食百合粥、百合红枣汤及梨汁、橘汁、甘蔗汁等，以养阴生津止咳，忌食煎炸、烘烤食物；肺脾气虚者应多食党参粥、黄芪粥、山药粥、薏苡仁粥等，以健脾益气；心阳虚衰者饮食宜低盐、易消化，少量多餐。

4. 情志护理　生活环境的改变加之服药等治疗的痛苦，会使患儿产生恐惧心理。加强巡视，多关心、安慰和抚触患儿，减少恐惧感。开展有利于患儿身心愉悦的活动。各项治疗及护理操作尽量集中进行。

5. 用药护理　按时按量服用中药汤剂，并注意观察用药后反应。风寒郁肺者汤药宜热服，服药后进热粥或热饮促使发汗，注意加盖衣被，以取全身微汗，汗出后避免直接吹风；风热郁肺者汤药宜温凉服；痰热闭肺及毒热闭肺者汤药宜温服或凉服、少量频服；心阳虚衰者汤药宜急煎，频频热服。

6. 适宜技术　风寒郁肺高热患儿可按摩大椎、曲池、合谷等穴以散寒退热；风热郁肺患儿首选推涌泉、捏脊，也可按摩大椎、风池、合谷等穴或点刺放血；高热惊厥时，可按压水沟、涌泉、十宣穴或挤捏四缝穴；痰液黏稠者可按摩定喘、丰隆、肺俞等穴；肺部啰音经久不消者，可行拔罐疗法；心阳虚衰时，可隔姜灸百会、气海、关元、神阙等穴，有回阳固脱之效；盗汗者可用五倍子粉醋调成糊状，敷神阙穴，或用糯稻根水煎服，或泥鳅煮汤喝。

【健康教育】

1. 加强患儿营养，进食高热量、高蛋白、高维生素、清淡易消化的食物，多饮水，忌食生冷、辛辣、油腻、海腥发物之品。

2. 指导患儿积极参加体育锻炼，提倡户外活动，多晒太阳，以增强体质，预防呼吸道感染的发生。

3. 教育患儿注意个人卫生，勤洗手，咳嗽时用手帕或纸巾捂嘴，不随地吐痰，防止病菌污染空气而传染他人。

4. 外出注意气候变化，避免去公共场所，冬春季节衣着厚薄应适宜，注意保暖，避免受凉，远离烟雾刺激。

第二节　小儿腹泻（小儿泄泻）

一、西医

腹泻病是一组由多种病原、多种因素引起的，以大便次数增多和大便性状改变为特点的消化道综合征，严重者可引起水、电解质和酸碱平衡紊乱。发病年龄以6个月~2岁多见，其中1岁以内者约占半数，是造成儿童营养不良、生长发育障碍的主要原因之一。一年四季均可发病，但夏秋季发病率较高。

【病因】

（一）易感因素

1. 消化系统发育不成熟　胃酸和消化酶分泌不足，消化酶活性低，对食物质和量变化的耐受性差。

2. 生长发育快　对营养物质的需求相对较多，消化道负担较重。

3. 机体防御功能差　婴儿血液中免疫球蛋白、胃肠道SIgA及胃内酸度均较低，对感染的防御能力差。

4. 肠道菌群失调　新生儿出生后尚未建立正常肠道菌群，或因使用抗生素等导致肠道菌群失调，使正常菌群对入侵肠道致病微生物的拮抗作用丧失，而引起肠道感染。

5. 人工喂养　母乳中含有大量体液因子（如SIgA、乳铁蛋白）、巨噬细胞和粒细胞、溶菌酶、溶酶体等，有很强的抗肠道感染作用。人工喂养代乳品中虽有某些上述成分，但在加热过程中被破坏，而且人工喂养的食物和食具易受污染，故人工喂养儿肠道感染发生率明显高于母乳喂养儿。

（二）感染因素

1. 肠道内感染　可由病毒、细菌、真菌、寄生虫引起，尤以病毒和细菌多见。

（1）病毒感染：寒冷季节的婴幼儿腹泻80%由病毒感染引起，以轮状病毒引起的秋冬季腹泻较为常见，其他如诺如病毒、星状病毒和肠道病毒（包括柯萨奇病毒、埃可病毒、肠道腺病毒等）。

（2）细菌感染（不包括法定传染病）：以致腹泻大肠埃希菌为主，包括致病性大肠埃希菌（EPEC）、产毒性大肠埃希菌（ETEC）、侵袭性大肠埃希菌（EIEC）、出血性大肠埃希菌（EGEC）和黏附－集聚性大肠埃希菌（EAEC）五大组。其次是空肠弯曲菌和耶尔森菌等。

（3）真菌感染：以白念珠菌多见，其次是曲菌和毛霉菌等。

（4）寄生虫感染：常见有蓝氏贾第鞭毛虫、阿米巴原虫和隐孢子虫等。

2. 肠道外感染　因发热及病原体毒素作用使消化功能紊乱，或肠道外感染的病原体（主要是病毒）同时感染肠道，故当患中耳炎、肺炎、上呼吸道、泌尿道及皮肤感染时可伴有腹泻。

（三）非感染因素

1. 饮食因素

（1）喂养不当：喂养不定时、食物的质和量不适宜、过早给予淀粉类或脂肪类食物等均可引起腹泻；给予含高果糖或山梨醇的果汁，可产生高渗性腹泻；给予肠道刺激物如调料或富含纤维素的食物等也可引起腹泻。

（2）过敏因素：个别婴儿对牛奶、大豆（豆浆）及某些食物成分过敏或不耐受而引起腹泻。

（3）其他因素：包括原发性或继发性双糖酶缺乏，乳糖酶的活力降低，肠道对糖的消化吸收不良而引起腹泻。

2. 气候因素　气候突然变冷、腹部受凉使肠蠕动增加；天气过热致消化液分泌减少或口渴饮奶过多，都可诱发消化功能紊乱而引起腹泻。

【临床表现】

不同病因引起的腹泻常具有不同临床过程。急性腹泻指病程在2周以内的腹泻；迁延性腹泻指病程在2周至2个月之间的腹泻；慢性腹泻指病程超过2个月的腹泻。

（一）急性腹泻

不同病因引起的腹泻常具相似的临床表现，同时各有其特点。

（1）轻型腹泻：多由饮食因素或肠道外感染引起。起病可急可缓，以胃肠道症状为主，表现为食欲缺乏，偶有溢奶或呕吐，大便次数增多，一般每天多在10次以内，每次大便量不多，稀薄或带水，呈黄色或黄绿色，有酸味，粪质不多，常见白色或黄白色奶瓣和泡沫。一般无脱水及全身中毒症状，多在数日内痊愈。

（2）重型腹泻：多由肠道内感染引起，起病常较急；也可由轻型逐渐加重而致。除有较重的胃肠道症状外，还有明显的脱水、电解质紊乱及全身中毒症状。

1）胃肠道症状：腹泻频繁，每日大便从十余次到数十次；除腹泻外，常伴有呕吐（严重者可呕吐出咖啡样物）腹胀、腹痛、食欲缺乏等。大便呈黄绿色水样或蛋花汤样、量多，含水分多，可有少量黏液，少数患儿也可有少量血便。

2）水、电解质和酸碱平衡紊乱症状：有脱水、代谢性酸中毒、低钾血症、低钙血症、低镁血症等。

3）全身中毒症状：如发热，体温可达 40 ℃，精神烦躁或萎靡、嗜睡，面色苍白、意识模糊，甚至昏迷、休克等。

（二）迁延性腹泻和慢性腹泻

迁延性腹泻和慢性腹泻多与营养不良和急性期治疗不彻底有关，以人工喂养、营养不良的小儿多见。表现为腹泻迁延不愈，病情反复，大便次数和性质不稳定，严重时可出现水、电解质紊乱。由于营养不良的小儿腹泻时易迁延不愈，持续腹泻又加重了营养不良，两者可互为因果，形成恶性循环，最终引起免疫功能低下，继发感染，导致多脏器功能异常。

（三）生理性腹泻

生理性腹泻多见于 6 个月以内的婴儿，外观虚胖，常有湿疹，表现为生后不久即出现腹泻，但除大便次数增多外，无其他症状，食欲好，不影响生长发育，添加换乳期食物后，大便即逐渐转为正常。有学者认为此类腹泻可能为乳糖不耐受的一种特殊类型，或为食物过敏相关。

【辅助检查】

1. 血常规　细菌感染时白细胞总数及中性粒细胞增多；寄生虫感染和过敏性腹泻时嗜酸性粒细胞增多。

2. 大便常规　肉眼检查大便的性状如外观、颜色、是否有黏液脓血等；大便镜检有无脂肪球、白细胞、红细胞等。

3. 病原学检查　细菌性肠炎，大便培养可检出致病菌；真菌性肠炎，大便镜检可见真菌孢子和菌丝；病毒性肠炎可做病毒分离等检查。

4. 血液生化　血钠测定可了解脱水的性质；血钾测定可了解有无低钾血症；碳酸氢盐测定可了解体内酸碱平衡失调的性质及程度。

【治疗要点】

腹泻的治疗原则为调整饮食，预防和纠正脱水；合理用药，控制感染，预防并发症的发生。不同时期的腹泻病治疗重点各有侧重，急性腹泻多注意维持水电解质平衡；迁延性和慢性腹泻应注意肠道菌群失调及饮食治疗。

1. 调整饮食（见"饮食护理"部分）　根据疾病的特殊病理生理状况、个体消化吸收功能和平时的饮食习惯等合理调整饮食，以满足生理需要，补充疾病消耗，缩短腹泻后的康复时间。

2. 纠正水电解质及酸碱平衡紊乱　口服补液（ORS）可用于预防脱水及纠正轻、中度脱水，中、重度脱水伴周围循环衰竭者需静脉补液。重度酸中毒或经补液后仍有酸中毒症状者，给予 5% 碳酸氢钠纠正酸中毒；有低钾血症者遵循"见尿补钾"的原则，可口服或静脉补充，但静脉补钾浓度不超过 0.3%，且不可推注。

3. 药物治疗

（1）控制感染：病毒性肠炎以饮食疗法和支持疗法为主，一般不用抗生素。其他肠炎应对因选药，如大肠埃希菌肠炎可选用抗 G - 杆菌抗生素；抗生素诱发性肠炎应停用原使用的抗生素，可选用万古霉素、新青霉素、抗真菌药物等；寄生虫性肠炎可选用甲硝唑、大蒜素等。

（2）肠道微生态疗法：有助于恢复肠道正常菌群的生态平衡，抵御病原菌侵袭，控制腹泻，常用双歧杆菌、嗜酸乳杆菌等制剂。

（3）肠黏膜保护剂：能吸附病原体和毒素，维持肠细胞的吸收和分泌功能，与肠黏膜糖蛋白相互作用，增强其屏障功能，阻止病原微生物的攻击，常用蒙脱石粉。

（4）抗分泌治疗：脑啡肽酶抑制剂消旋卡多曲可以通过加强内源性脑啡肽来抑制肠道水电解质的分泌，可以用于治疗分泌性腹泻。

（5）补锌治疗：补锌能加速肠黏膜再生，提高肠道功能，缓解腹泻症状，缩短腹泻病程。对于急性腹泻患儿，年龄 >6 个月者，应每日给予元素锌 20 mg；年龄 <6 个月者，应每日给予元素锌 10 mg。疗程 10 ~ 14 日，可缩短病程。

（6）对症治疗：腹泻一般不宜用止泻剂，因止泻会增加毒素的吸收。腹胀明显者可肌内注射新斯的明或肛管排气；呕吐严重者可肌内注射氯丙嗪或针刺足三里等。

4. 预防并发症　迁延性、慢性腹泻常伴营养不良或其他并发症，病情复杂，必须采取综合治疗措施。

【护理评估】

1. 健康史　应详细询问喂养史，是母乳喂养还是人工喂养，喂何种乳品，冲调浓度、喂哺次数及量，添加辅食及断奶情况。并了解当地有无类似疾病的流行。并注意患儿有无不洁饮食史、肠道内外感染、食物过敏史、外出旅游和气候变化史等。询问患儿腹泻开始时间、次数、颜色、性质、量、气味，以及并是否伴随发热、呕吐、腹胀、腹痛及里急后重等症状。既往有无腹泻史、其他疾病史和长期服用广谱抗生素史等。

2. 身体状况　观察患儿生命体征，有无腹痛、里急后重、大便性状为松散或水样，密切观察患儿生命体征、体重、出入量、尿量、神志状态、营养状态、皮肤弹性、眼窝凹陷、口舌黏膜干燥、神经反射等脱水表现。并评估脱水的程度和性质，检查肛周皮肤有无发红、破损；了解大便常规、大便致病菌培养等实验室检查结果。

3. 心理社会状况　腹泻是小儿的常见病、多发病，年龄越小、发病率越高，特别是在贫困和卫生条件较差的地区，家长缺乏喂养及卫生知识是导致小儿易患腹泻的重要原因。故应了解患儿家长的心理状况及对疾病的病因，护理知识的认识程度，注意评估患儿家庭的经济状况、聚居条件、卫生习惯，家长的文化程度及家长对病因、护理知识的了解程度，认识疾病流行趋势。

4. 实验室检查　了解大便常规及致病菌培养等化验结果。分析血常规、红细胞计数、血清电解质、尿素氮、二氧化碳结合力等可了解体内酸碱平衡紊乱性质和程度。

【护理诊断】

1. 体液不足　与腹泻、呕吐丢失过多和摄入量不足有关。
2. 体温过高　与肠道感染有关。
3. 有皮肤黏膜完整性受损的危险　与腹泻大便次数增多刺激臀部皮肤及尿布使用不当有关。
4. 知识缺乏（家长）　与喂养知识、卫生知识及腹泻患儿护理知识缺乏有关。
5. 营养失调　营养低于机体需要量，呕吐腹泻等消化功能障碍所致。
6. 排便异常腹泻　与喂养不当，肠道感染或功能紊乱。
7. 腹泻　与喂养不当、感染导致胃肠道功能紊乱有关。
8. 有交叉感染的可能　与免疫力低下有关。
9. 潜在并发症
（1）酸中毒：与腹泻丢失碱性物质及热能摄入不足有关。
（2）低血钾：与腹泻、呕吐丢失过多和摄入不足有关。

【护理目标】

1. 患儿腹泻、呕吐、排便次数逐渐减少至正常，大便次数、性状、颜色恢复正常。
2. 患儿脱水、电解质紊乱纠正，体重恢复正常，尿量正常，获得足够的液体和电解质。
3. 体温逐渐恢复正常。
4. 住院期间患儿能保持皮肤的完整性，不再有红臀发生。
5. 家长能说出婴儿腹泻的病因、预防措施和喂养知识，能协助医护人员护理患儿。
6. 患儿不发生酸中毒，低钾血症等并发症。
7. 避免交叉感染的发生。
8. 保证患儿营养的补充，将患儿体重保持不减或有增加。

【护理措施】

新入院的患儿首先要测量体重，便于了解患儿脱水情况和计液量。以后每周测一次，了解患儿恢复和体重增长情况。

（一）体液不足的护理

1. 口服补液疗法的护理　适用于无脱水，轻中度脱水或呕吐不严重的患儿，可采用口服方法，它能补充身体丢失的水分和盐，执行医嘱给口服补液盐（ORS）时应在 4～6 小时少量多次喂，同时可以随意喂水，口服补液盐一定用冷开水或温开水溶解。

（1）一般轻度脱水需 50～80 mL/kg，中度脱水需 80～100 mL/kg，于 8～12 小时将累积损失量补足；脱水纠正后，将余量用等量水稀释按病情需要随时口服。对无脱水患儿，可在家进行口服补液的护理，可将 ORS 溶液加等量水稀释，每天 50～100 mL/kg，少量频服，以防脱水（新生儿慎用），有明显腹胀、休克、心功能不全或其他严重并发症者及新生儿不宜口服补液。在口服补液过程中，如呕吐频繁或腹泻、脱水加重，应改为静脉补液。服用 ORS 溶液期间，应适当增加水分，以防高钠血症。

（2）护理中的注意事项：①向家长说明和示范口服液的配制方法。②向家长示范喂服方法；2 岁以下的患儿每 1～2 分钟喂 1 小勺约 5 mL，大一点的患儿可用杯子直接喝，如有呕吐，停 10 分钟后再慢慢喂服（每 2～3 分钟喂一勺）。③对于在家进行口服补液的患儿，应指导家长病情观察方法。口服补液可直到腹泻停止，并继续喂养。如病情不见好转或加重，应及时到医院就诊。④密切观察病情，如患儿出现眼睑水肿应停止服用 ORS 溶液，改用白开水或母乳，水肿消退后再按无脱水的方案服用。4 小时后应重新估计患儿脱水状况，然后选择上述适当的方案继续治疗护理。

2. 禁食、静脉补液　适用于中度以上脱水，吐、泻重或腹胀的患儿。在静脉输液前协助医师取静脉血做钾、钠、氯、二氧化碳结合力等项目检查。

（1）第一天补液：①输液总量，遵医嘱要求安排 24 小时的液体总量（包括累积损失量、继续损失量和生理需要量），并本着"急需先补、先快后慢、见尿补钾"的原则分批输入。如患儿烦躁不安，应检查原因，必要时可遵医嘱给予适量的镇静剂，如复方氯丙嗪，10% 水合氯醛，以防患儿因烦躁不安而影响静脉输液。一般轻度脱水 90～120 mL/kg，中度脱水 120～150 mL/kg，重度脱水 150～180 mL/kg。②溶液种类：根据脱水性质而定，若临床判断脱水困难，可先按等渗脱水处理。对于治疗前 6 小时内无尿的患儿首先要在 30 分钟内给输入 2：1 液，一定要记录输液后首次排尿时间，见尿后给含钾液体。③输液速度：主要取决于脱水程度和继续损失的量与速度，遵循先快后慢原则。明确每小时的输入量，一般茂菲氏滴管 14～15 滴为 1 mL，严格执行补液计划，保证输液量的准确，掌握好输液速度和补液原则。注意防止输液速度过速或过缓。注意输液是否通畅，保护好输液肢体，随时观察针头有无滑脱，局部有无红肿渗液以及寒战发绀等全身输液反应。对重度脱水有明显周围循环障碍者应先快速扩容；累积损失量（扣除扩容液量）一般在前 8～12 小时补完，每小时 8～10 mL/kg；后 12～16 小时补充生理需要量和异常的损失量，每小时约 5 mL/kg；若吐泻缓解，可酌情减少补液量或改为口服补液。④对于少数营养不良、新生儿及伴心、肺疾病的患儿应根据病情计算，每批液量一般减少 20%，输液速度应在原有基础减慢 2～4 小时，把累积丢失的液量由 8 小时延长到 10～12 小时输完。如有条件最好用输液泵，以便更精确地控制输液速度。

（2）第二天及以后的补液：脱水和电解质紊乱已基本纠正，主要补充生理需要量和继续损失量，可改为口服补液，一般生理需要量为每天 60～80 mL/kg，用 1/5 张含钠液；继续损失量是丢多少补多少，用 1/3～1/2 张含钠液，将这两部分相加于 12～24 小时均匀静脉滴注。

3. 准确记录出入量　准确记录出入量，是医师调整患儿输液质和量的重要依据。

（1）大便次数、量（估计）及性质、气味、颜色，有无黏液、脓血等。留大便常规并做培养。

（2）呕吐次数、量、颜色、气味及呕吐与其他症状的关系，体现了患儿病情发展情况。比如呕吐加重但无腹泻，补液后脱水纠正由于呕吐次数增多而效果不满意，这时要及时报告医师，以及早发现肠道外感染或急腹症。

4. 严密观察病情，细心做好护理

（1）注意观察生命体征：包括体温、脉搏、血压、呼吸、精神状况。若出现烦躁不安、脉率加快、呼吸加快等，应警惕是否输液速度过快，是否发生心力衰竭和肺水肿等情况。

（2）观察脱水情况：注意患儿的神志、精神、皮肤弹性，有无口渴，皮肤、黏膜干燥程度，眼窝及前囟凹陷程度，机体温度及尿量等临床表现，估计患儿脱水程度，同时要动态观察经过补充液体后脱水症状是否得到改善。如补液合理，一般补液后 3~4 小时应该排尿，此时说明血容量恢复，所以应注意观察和记录输液后首次排尿的时间、尿量。补液后 24 小时皮肤弹性恢复，眼窝凹陷消失，则表明脱水已被纠正。补液后眼睑出现水肿，可能是钠盐过多；补液后尿多而脱水未能纠正，则可能是葡萄糖液补入过多，宜调整溶液中电解质比例。

（3）密切观察代谢性酸中毒的表现：中、重度脱水患者多有不同程度的酸中毒，当 pH 下降、二氧化碳结合力在 25% 容积以下时，酸中毒表现明显。当患儿出现呼吸深长、精神萎靡、嗜睡，严重者意识不清、口唇樱红、呼吸有丙酮味。应准备碱性液，及时使用碱性药物纠正，应补充碳酸氢钠或乳酸钠。注意碱性液体有无漏出血管外，以免引起局部组织坏死。

（4）密切观察低血钾表现：常发现于输液后脱水纠正时，当发现患儿尿量异常增多、精神萎靡、全身乏力、不哭或哭声低下、吃奶无力、肌张力低下、反应迟钝、恶心呕吐、腹胀及听诊肠鸣音减弱或消失，呼吸频率不规整，心电图显示 T 波平坦或倒置、U 波明显、S-T 段下移（或心律失常，提示有低血钾存在，应及时补充钾盐）等临床表现，及时报告医师，做血生化检查。如是低血钾症，应遵医调整液体中钾的浓度。补充钾时应按照见尿补钾的原则，严格掌握补钾的速度，绝不可做静脉推入，以免发生高血钾引起心搏骤停。一般按每天 3~4 mmol/kg（相当于氯化钾 200~300 mg/kg）补给，缺钾明显者可增至 4~6 mmol/kg，轻度脱水时可分次口服，中、重度脱水予静脉滴入。并观察记录好治疗效果。

（5）密切观察有无低钙血症、低镁血症、低磷血症：当脱水和酸中毒被纠正时，大多表现有钙、磷缺乏，少数可有镁缺乏。低血钙或低血镁时表现为手足搐搦、惊厥；重症低血磷时出现嗜睡、精神错乱或昏迷，肌肉、心肌收缩无力（营养不良或佝偻病活动期患儿更甚），这时要及时报告医师。静脉缓慢注射 10% 葡萄糖酸钙或深部肌内注射 25% 硫酸镁。

（6）低钠血症：低钠血症多见于静脉输液停止后的患儿。这是以为患儿进食后水样便次数再次增多。主要表现为患儿前囟及眼窝凹陷、肢端凉、精神弱、尿少等。要及时报告医师要继续补充丢失液体。

（7）高钠血症：高钠血症出现在遵医嘱禁食补液或口服补液后，患儿出现烦躁不安、口渴、尿少、皮肤弹性差，甚至惊厥。这时应报告医师，必要时取血查生化，待结果回报后根据具体情况调整液体的质和量。

（8）泌尿系统感染：患儿腹泻渐好，但仍发热，阵阵哭闹不安，此时要报告医师，根据医嘱留尿常规，并寻找感染病灶。并发泌尿系感染的患儿多见于女婴，在护理和换尿布时一定要注意女婴儿会阴部的清洁，防止上行性尿路感染。

5. 计算液体出入量 24小时液体入量包括口服液体和胃肠道外补液量。液体出量包括尿、大便和不显性失水。呼吸增快时，不显性失水增加4~5倍，体温每升高1℃，不显性失水每小时增加0.5 mL/kg；环境湿度大小可分别减少或增加不显性失水；体力活动增多时，不显性失水增加30%。补液过程中，计算并记录24小时液体出入量，是液体疗法护理工作的重要内容。婴幼儿大小便不易收集，可用"称尿布法"计算液体排出量。

（二）腹泻的护理

控制腹泻，防止继续失水。

1. 调整饮食 根据世界卫生组织的要求对于轻中度脱水的患儿不必禁食，腹泻期间和恢复期适宜的营养对促进恢复、减少体重下降和生长停滞的程度、缩短腹泻后康复时间、预防营养不良非常重要。故腹泻脱水患儿除严重呕吐者暂禁食4~6小时（不禁水）外，均应继续喂养进食是必要的治疗与护理措施。但因同时存在着消化功能紊乱，故应根据患儿病情适当调整饮食，达到减轻胃肠道负担、恢复消化功能之目的。继续哺母乳限养，人工喂养出生6个月以内的小儿，牛奶（或羊奶）应加米汤或水稀释，或用发酵奶（酸奶），也可用奶和谷类混合物，每天6次，以保证足够的热量。腹泻次数减少后，出生6个月以上的婴儿可用平常已经习惯的饮食，选用稀粥、面条，并加些熟的植物油、蔬菜、肉末等，但需由少到多，随着病情稳定和好转，并逐渐过渡到正常饮食，对于幼儿应给一些新鲜、味美、碎烂、营养丰富的食物。病毒性肠炎多有双糖酶缺乏，应限制糖量，并暂停乳类喂养，改为豆制代用品或发酵奶，对牛奶和大豆过敏者应该用其他饮食，以减轻腹泻，缩短病程，腹泻停止后，继续给予营养丰富的饮食，并每天加餐1次，共2周，以赶上正常生长。双糖酶缺乏者，不宜用蔗糖，并暂停乳类。对少数严重病例口服营养物质不能耐受者，应加强支持疗法，必要时全静脉营养。

2. 控制感染 感染是引起腹泻的重要原因，细菌性肠炎需用抗生素治疗。病毒性肠炎用饮食疗法和支持疗法常可痊愈。严格消毒隔离，防止感染传播，按肠道传染病隔离，护理患儿前后要认真洗手，防止感染，遵医嘱给予抗生素治疗。

3. 观察排便情况 注意大便的变化，观察记录大便次数、颜色、性状、气味、量，及时送检，并注意采集黏液脓血部分，做好动态比较，根据大便常规检验结果，调整治疗和输液方案，为输液方案和治疗提供可靠依据。

（三）发热的护理

（1）保持室内安静、空气新鲜、通风良好，保持室温在18~22℃，相对湿度55%~65%，衣被适度，以免影响机体散热。

（2）让患儿卧床休息，限制活动量，利于机体康复和减少并发症的发生。多饮温开水或选择喜欢的饮料，以加快毒素排泄以带走热量和降低体温。

（3）密切观察患儿体温变化，每4小时测体温1次，体温骤升或骤降时要随时测量并记录降温效果。体温超过 38.5 ℃时给予物理降温：温水擦浴；用 30% ~ 50% 的酒精擦浴；冰枕、冷毛巾敷患儿前额，或冷敷腹股沟、腋下等大血管处；冷盐水灌肠。物理降温后 30 分钟测体温，并记录于体温单上。

（4）遵医嘱给予抗感染药及解热药，并观察记录用药效果，药物降温后，密切观察，防止虚脱。

（5）出汗后及时擦干汗液，更换衣服，并注意保暖，在严重情况下给予吸氧，以免惊厥抽搐发生。

（6）加强口腔护理，鼓励多漱口，口唇干燥时可涂护唇油。

（四）维持皮肤完整

由于腹泻频繁，大便呈酸性或碱性，含有大量肠液及消化酶，臀部皮肤常处于被大便腐蚀的状态，容易发生肛门周围皮肤糜烂，严重者引起溃疡及感染，要注意每次换尿布大便后须用温水清洗臀部及肛周并吸干，局部皮肤发红处涂以 5% 鞣酸软膏或 40% 氧化锌油并按摩片刻，促进血液循环。应选用消毒软棉尿布并及时更换。避免使用不透气塑料布或橡皮布，防止尿布皮炎发生。局部有糜烂者可在便后用温水洗净后用灯泡照烤，待烤干局部渗液后，再涂紫草油或 1% 甲紫效果更好。

（五）做好床边隔离

护理患儿前后均要认真洗手防止交叉感染。

（六）减轻患儿的恐惧

医护人员的检查、治疗应相对集中进行以减少患儿的哭闹，可根据患儿年龄给予不同玩具，减少其恐惧心理，若患儿哭闹不安影响静脉输液的顺利进行，必要时可根据医嘱适当应用镇静药物。

（七）对症治疗

腹胀明显者用肛管排气或肌内注射新斯的明。呕吐严重者针刺足三里、内关或肌内注射氯丙嗪等。

（八）注意口腔清洁

禁食患儿每天做 2 次口腔护理。由于长时间应用抗生素可发生鹅口疮。如口腔黏膜有乳白色分泌物附着为鹅口疮，可涂制霉菌素；若发生溃疡性口炎时可用 3% 过氧化氢溶液（双氧水）洗净口腔后，涂复方甲紫溶液（龙胆紫）、金霉素鱼肝油。

（九）恢复期患儿护理

（1）新入院患儿分室居住，预防交叉感染。
（2）患儿消化功能恢复时，逐渐增加奶的质和量，细心添加辅食，避免小儿腹泻复发。

（十）健康教育

（1）宣传母乳喂养的优点，鼓励母乳喂养，尤其是出生后最初数月及出生后每个夏天更为重要，避免在夏季断奶。按时逐步加辅食，防止过食、偏食及饮食结构突然变动。如乳制品的调剂方法，辅食加方法，断奶时间选择方法，人工喂养婴儿。根据具体情况选用合适的代乳品。

（2）指导患儿家长配制和使用 ORS 溶液。

（3）注意饮食卫生，培养良好的卫生习惯；注意食物新鲜、清洁，奶具、食具应定时煮沸消毒，避免肠道内感染。教育儿童养成饭前、便后洗手，勤剪指甲的良好习惯。

（4）及时治疗营养不良、维生素 D 缺乏性佝偻病等，加强体格锻炼，适当进行户外活动。防止受凉或过热，营养不良，预防感冒、肺炎及中耳炎等并发症的发生，避免长期滥用广谱抗生素。

（5）气候变化时及时增减衣物，防止受凉或过热，冬天注意保暖，夏天多喝水。尤其应做好腹部的保暖。集体机构中如有腹泻的流行，应积极治疗患儿，做好消毒隔离工作，防止交叉感染。

二、中医

小儿腹泻在中医中对应小儿泄泻的范畴。小儿泄泻是指脾胃功能失调所致，以大便次数明显增多，粪质稀薄，或如水样为主要临床表现的病证。本病发病年龄以 2 岁以下婴幼儿最多见，是我国婴幼儿最常见的疾病之一，发病季节以夏秋多见。本病临床有轻、重之分。轻症者泻下次数不多，预后良好；重者过度下泄，如果失治误治，易生变证，急则导致气阴两伤甚至阴竭阳脱而危及生命，或泄泻脾虚肝旺生风，发展为慢惊风；缓则导致疳证、小儿营养不良、生长发育迟缓等缠绵难愈的病证。

泄泻早在《内经》中就有记载。隋代巢元方《诸病源候论》首次论述了小儿泄泻，并详细阐述了泄泻的病因病机。清代吴谦《医宗金鉴·幼科心法要诀》曰："小儿泄泻认须清，伤乳停食冷热惊，脏寒脾虚飧水泻，分消温补治宜精。"阐明了小儿泄泻的病因病机和辨证施治方法，对临床有重要的指导意义。

【病因病机】

本病病因以感受外邪、内伤乳食、脾胃虚弱为主。病位在脾胃，可累及肝肾。基本病机为脾虚湿盛。

1. 感受外邪　小儿泄泻的发生与气候变化有密切的关系。风寒外侵，风聚于内，则湿自内生而致泻；寒邪客于小肠，小肠不得成聚而发为泄泻。暑湿浸淫，暑伤其气，湿困脾阳，以致水湿不运而致泻。火热内逼，直捣胃肠，以致水谷不能运化，则湿成而暴泻。可见外感六淫均可内伤脾胃而致泄泻。

2. 内伤饮食　是小儿泄泻较常见的病因。由于小儿脾常不足，运化功能尚未完善，若饮食不能自节，调护失宜，饮食无度，饮食不洁，或恣食生冷瓜果、肥甘厚腻及坚硬等难以消化的食物，容易伤及脾胃，脾伤则运化失职，胃伤则不能消磨水谷，从而清浊不分，混杂而下，并走大肠而发生泄泻。

3. 脾胃虚弱　脾主运化，主升，使水谷精微运化输布营养全身。胃主受纳腐熟水谷，主降，使水谷得以下行。二者一升一降，一纳一运，既分工又合作，共同完成受纳运化输布等一系列营养功能。小儿因禀赋素弱，或因病后失调，或因寒凉之药攻伐太过，均可导致脾胃虚弱，纳运失司，水谷不能运化，则水反为湿，谷反为滞，精华之气不能输布，乃至合污而下，并走大肠而致泄泻。

4. 脾肾阳虚　久泄或久病之后，或过食寒凉之品，皆可导致肾阳虚损。肾阳不足，则命门火衰，肾阳不能温煦脾阳，则脾气运化功能减弱，不能腐熟水谷，以致完谷不化，泻下澄澈清冷，洞泄不止。

由于小儿稚阳未充、稚阴未长，患泄泻后较成年人更易于损阴伤阳发生变证。重症泄泻患儿，泻下过度，易于伤阴耗气，出现气阴两伤，甚至阴伤及阳，导致阴竭阳脱的危重变证。若久泻不止，脾气虚弱，肝旺而生内风，可成慢惊风；脾虚失运，生化乏源，气血不足以荣养脏腑肌肤，久则可致疳证。

【诊断与鉴别诊断】

（一）诊断依据

1. 大便次数比平时明显增多，轻者每日 3～5 次，重者达 10 次以上，粪呈淡黄色，或蛋花汤样，或黄绿稀溏，或色褐而臭，或夹有少量黏液。可伴有恶心、呕吐、腹痛、发热、口渴等症。

2. 有乳食不节、饮食不洁或感受时邪的病史。

3. 重症泄泻及呕吐较严重者，可见神疲萎软、高热烦渴、皮肤干瘪、囟门凹陷、目眶下陷、啼哭无泪、小便短少等脱水征象，以及口唇樱红、呼吸深长、腹胀等酸碱平衡失调及电解质紊乱的表现。

4. 临床分期　连续病程少于 2 周为急性泄泻；病程 2 周至 2 个月为迁延性泄泻；病程超过 2 个月为慢性泄泻。

（二）病证鉴别

1. 生理性腹泻　多见于 6 个月以下婴儿，因初离母体，脾胃纳运功能与母乳不相适应所致，表现为出生不久即出现便次增多，呈黄绿色稀便，但婴儿精神状态良好，食欲正常，无脾虚积滞、伤阴耗液之候，其生长发育良好，待年龄增长添加辅食后即可自愈。

2. 痢疾　大便溏薄，便次增多，呈黏液脓血便，伴明显腹痛、里急后重感及肛周红肿，可有发热。大便常规检查可见脓细胞、红细胞及吞噬细胞，大便培养可有痢疾杆菌生长。

【辨证施护】

（一）辨证要点

本病应注意辨别常证和变证。

1. 常证辨寒、热、虚、实　大便的症状是常证辨证的重要依据，全身症状包括患儿的精神、食欲，有无发热、腹痛、腹胀，肛门和舌苔等情况辨别寒、热、虚、实。热泻者泻下如水或有黏液，色黄褐，热臭气重，小便色黄，肛门多灼热红赤，舌红，苔黄腻；寒泻者便清稀如水，色淡黄，臭气不显，小便色清，肛门无灼热红赤，舌淡，苔薄白腻。暴泻者多实，久泻者多虚，迁延难愈者多虚中夹实；腹胀痛拒按者多实，腹虚胀喜按者多虚。

2. 变证辨阴、阳　若精神不振，皮肤干燥，小便短赤，前囟和眼眶凹陷，口唇红，舌红少津，脉细数为气阴两伤，属于重证；精神萎靡，尿少或无，四肢厥冷，面色苍白或青灰，表情淡漠，脉细欲绝，是阴竭阳脱证，属危证。

（二）证候分型

1. 常证

（1）风寒泻

证候表现：大便清稀，多有泡沫，臭气不甚，腹痛肠鸣；或伴发热恶寒，鼻流清涕，咳嗽；舌淡，苔白腻，脉浮紧，指纹淡红。

证候分析：风寒乃无形之邪，客于肠胃，寒凝气滞，中阳受困，清阳不升，下陷作泻。因寒伤中阳，腐熟不全则泻下清稀；因非乳食积滞，故臭气不甚；因风夹其中故便中多泡沫；因寒湿内困肠胃，寒凝气机，故腹痛肠鸣；风寒束表，卫气失宣，故恶寒发热，鼻流清涕，咳嗽；舌淡苔白，脉浮紧，指纹淡红皆为风寒之象。

护治法则：疏风散寒，化湿和中（治疗代表方：藿香正气散加减）。

（2）湿热泻

证候表现：暴注下迫，量多次频，大便稀薄，如水样或蛋花汤样，色黄或黄褐，气味秽臭，可夹少许黏液，肛门灼热发红，小便短赤；常伴腹痛，纳差，呕吐，发热，烦躁口渴，疲乏倦怠；舌红，苔黄腻，脉滑数，指纹红紫。

证候分析：湿热之邪，蕴结脾胃，纳运无权，水谷不化，为湿为滞，下注大肠，传导失职故泻下稀薄，如水样或蛋花汤样；水谷停聚，湿热交蒸，阻遏肠胃气机，故粪色深黄而臭，或微见黏液，腹部时感疼痛等；邪热偏盛则发热烦渴；湿热内蕴故肛门灼热发红，小便短赤；舌红，苔黄腻，脉滑数，指纹红紫皆为湿热之象。

护治法则：清肠解热，化湿止泻（治疗代表方：葛根芩连汤加减）。

（3）伤食泻

证候表现：大便稀溏，夹有不消化食物残渣，气味酸臭，状如败卵；伴脘腹胀满，泻前腹痛，泻后痛减，腹痛拒按，嗳气酸馊，口臭纳呆；或伴呕吐，哭闹，夜卧不安；舌苔厚腻，脉滑实，指纹滞暗。

证候分析：乳食入胃，停积不化，蕴蒸内腐，故泻下稀糖，酸臭，状如败卵；若胃失和降，其气上逆，则嗳气酸馊或欲呕吐；乳食停积，壅于肠胃，化湿化滞，阻塞气机，故脘腹胀满；乳食壅结，气机失畅，不通则痛；邪壅过甚则从大肠而外泄，泻后积滞得下，气机暂觉通畅，通则不痛，故见痛减；乳食积滞，胃纳失职故不思饮食；胃不和则夜卧不安；舌苔厚腻，脉滑实，指纹滞暗皆为伤食积滞之象。

护治法则：运脾和胃，消食化滞（治疗代表方：保和丸加减）。

（4）脾虚泻

证候表现：久泻不止，多于食后作泻，时轻时重，反复不已，大便稀溏，色淡不臭，面色少华，肌肤松弛，形体消瘦，神疲倦怠；舌淡，苔薄白，脉沉无力，指纹淡。

证候分析：脾胃虚弱，清阳不升，纳运无权，故食后作泻，大便稀溏；发于脾虚，非因乳食积滞，故色淡不臭；脾虚体弱，运化易于失职，且易感外邪，故时轻时重，反复不已；脾虚则运化失职，精微不布，气血生化无源，形神失养，故见面色少华，肌肤松弛，形体消瘦，神疲倦怠；舌淡苔白，脉沉无力，指纹淡皆为脾虚之象。

护治法则：健脾益气，助运止泻（治疗代表方：参苓白术散加减）。

（5）脾肾阳虚泻

证候表现：久泄不止，食入即泻，大便稀溏，澄澈清冷，完谷不化，形寒肢冷，面色㿠白，精神萎靡，寐时露睛，甚则脱肛；舌淡苔白，脉细弱，指纹色淡。

证候分析：脾肾阳虚，命火不足，脾胃失于温煦，水谷不得腐熟，故久泄不止，食入即泻，粪质清稀，完谷不化；命门火衰，阳不温布，阴寒内盛，故形寒肢冷，面色㿠白，精神萎靡，寐时露睛；脾阳虚弱，中气下陷，则见脱肛；舌淡苔白，脉细弱，指纹色淡皆为脾肾阳虚之象。

护治法则：温补脾肾，固涩止泻（治疗代表方：附子理中汤加减）。

2. 变证

（1）气阴两伤泻

证候表现：泻下无度，暴泻不止，甚则泻下不禁，便稀如水，精神萎靡或烦躁不安，囟门及目眶凹陷，皮肤干燥枯瘪，啼哭无泪，唇干齿燥，口渴引饮，小便短少，甚则无尿；舌绛无津或起芒刺，少苔或无苔，脉细数。

证候分析：泻下过度，水液耗损，阴津受劫，津伤液脱，肌肤不得滋养，故精神萎靡，眼眶及前囟凹陷，皮肤干燥枯瘪，啼哭无泪，小便短少甚至无尿；胃阴受劫，则口渴引饮；津液耗伤，阴虚火旺，故见烦躁不安；唇红齿燥，舌绛无津或起芒刺，少苔或无苔，脉细数。

护治法则：健脾益气，酸甘敛阴（治疗代表方：人参乌梅汤加减）。

（2）阴竭阳脱泻

证候表现：暴泻不止，次频量多，便稀如水，神疲气弱，表情淡漠，哭声微弱，啼哭无泪，面色青灰或苍白，冷汗自出，四肢厥冷，少尿或无尿；舌淡无津，苔薄白，脉沉而微。

证候分析：中阳虚极，命火衰微，阴寒内盛，水谷不化，故暴泻不止，便稀如水；元阳衰败，形神失养，故面色苍白，神疲气弱，表情淡漠；正气不支，阳气外脱，故见冷汗自出，四肢厥冷，脉沉而微。

护治法则：挽阴回阳，救逆固脱（治疗代表方：生脉散合参附龙牡救逆汤加减）。

【护理措施】

1. 起居护理　保持病室整洁、安静、空气流通、温湿度适宜，湿热泻者病室宜凉爽。轻症者适当活动，以通调脏腑，增强体质；泄泻频繁并伴发热者，应卧床休息。加强生活护理，注意腹部保暖，以免外感风寒，加重泄泻。保持口腔清洁、湿润，避免口唇干裂、破溃；注意保持臀部清洁干燥，勤换尿布，每次便后用温水清洗臀部并擦干，防止红臀，如发生红臀，局部可涂紫草油膏以防破溃。具有传染性者，应执行消化道隔离，患儿的大便、便盆、尿布、痰盂等应分类消毒，妥善处理。

2. 病情观察　观察大便的次数、性状、颜色、气味及量，准确记录出入量。注意体温、脉搏、呼吸、血压及神志变化，防止变证的发生。若见患儿暴泻不止、频繁呕吐、精神萎靡或烦躁不安、囟门及目眶凹陷、皮肤干燥、口渴、尿少等，为脱水征象；若久泻者出现面色青灰或苍白，冷汗自出，四肢厥冷，尿少或无尿等为阳气外脱之征象，应立即配合医师抢救。

3. 饮食护理　控制饮食，以减轻脾胃负担。轻症婴幼儿者宜适当减少乳食，缩短喂奶时间和延长间隔时间；重症者应暂禁食，病情好转后逐渐增加饮食量，由少到多，由稀到稠。风寒泻者宜食姜汁茶等辛温食物；湿热泻者宜食赤豆、冬瓜、茯苓，可用芦根、竹叶煎水代茶饮，忌油腻辛辣和生热燥火的食物；伤食泻者应严格控制饮食，停食脂肪类和不易消化的食物，待腹中宿食泻净，自流食开始，逐渐恢复进食，注意少食多餐；脾虚泻者宜食芡实粥、扁豆粥、山药核桃粥、苡仁粥等补中健脾之品；脾肾阳虚泻者可食党参粥、黄芪粥、山药大枣粥等，以补脾温肾。

4. 情志护理　加强巡视，多关心、安抚患儿，消除紧张情绪，腹痛时多与其交流，分散其注意力，以减轻疼痛，对患儿进行各项护理操作时，做好解释，尽量减少患儿的痛苦和恐惧。

5. 用药护理　按时、按量服用中药汤剂，注意观察用药后症状缓解情况。风寒泻者汤药宜偏热服；脾虚泻、寒湿泻者汤药宜热服；阴竭阳脱者汤药宜热服、频服。

6. 适宜技术　可根据不同证型给予不同方药行脐部穴位贴敷。腹痛者可行腹部按摩，腹胀者可给予腹部热敷，或用食盐炒热温熨脐部，或用葱姜泥敷脐。呕吐者可指掐合谷、内关、胃俞穴。风寒泻者可灸中脘、足三里、气海、三阴交等穴，或隔盐隔姜灸神阙穴，同时灸天枢、长强等穴，也可揉外劳宫，推三关，摩腹，揉脐，揉龟尾；湿热泻者可揉天枢、中脘、阴陵泉穴；伤食泻者可推板门，摩腹，点揉天突；脾虚泻者可推三关，摩腹，推上七节骨，捏脊，重按肺俞、脾俞、大肠俞；脾虚泻及脾肾阳虚泻可灸足三里、中脘、神阙等穴。

【健康教育】

1. 指导家长及患儿注意饮食卫生，养成良好的卫生习惯，食物应新鲜、清洁；饮食宜定时定量，勿暴饮暴食，食具定期消毒，教育患儿饭前便后洗手，勤剪指甲。

2. 指导合理喂养，宣传母乳喂养的优点，提倡母乳喂养，尽量避免在夏季或患儿生病时断奶，按时逐步添加辅食，不宜过快，品种不宜过多，防止过食、偏食及饮食结构突然变化。食欲缺乏或情志不畅时，不宜强制进食。

3. 指导患儿适当参加户外活动，多晒太阳，以增强体质。

4. 注意气候变化，及时增减衣服，防止受凉或过热，冬天注意保暖，尤其注意避免腹部受凉，夏天多饮水。

第三节　小儿惊厥（惊风）

一、西医

惊厥的病理生理基础是脑神经元的异常放电和过度兴奋，是多种原因所致的大脑神经元暂时性功能紊乱的一种表现。发作时全身或局部肌群突然发生阵挛或强直性收缩，多伴有不同程度的意识障碍。惊厥是小儿最常见的急症，有5%~6%的小儿曾发生过高热惊厥。

【病因】

小儿惊厥可由众多因素引起，凡能造成脑神经元兴奋性功能紊乱的因素，如脑缺氧、缺血、低血糖、脑炎症、水肿、中毒变性、坏死等，均可导致惊厥的发生。将其病因归纳为以下几类。

（一）感染性疾病

1. 颅内感染性疾病
（1）细菌性脑膜炎、脑血管炎、颅内静脉窦炎。
（2）病毒性脑炎、脑膜脑炎。
（3）脑寄生虫病，如脑型肺吸虫病，脑型血吸虫病，脑囊虫病，脑棘球蚴病，脑型疟疾等。
（4）各种真菌性脑膜炎。
2. 颅外感染性疾病
（1）呼吸系统感染性疾病。
（2）消化系统感染性疾病。
（3）泌尿系统感染性疾病。
（4）全身性感染性疾病及某些传染病。
（5）感染性病毒性脑病，脑病合并内脏脂肪变性综合征。

（二）非感染性疾病

1. 颅内非感染性疾病
（1）癫痫。

（2）颅内创伤，出血。

（3）颅内占位性病变。

（4）中枢神经系统畸形。

（5）脑血管病。

（6）神经皮肤综合征。

（7）中枢神经系统脱髓鞘病和变性疾病。

2. 颅外非感染性疾病

（1）中毒：如有毒动植物，氟化钠、铅、汞中毒，急性酒精中毒及各种药物中毒等。

（2）缺氧：如新生儿窒息、溺水、麻醉意外、一氧化碳中毒、心源性脑缺血综合征等。

（3）先天性代谢异常疾病：如苯丙酮尿症、黏多糖病、半乳糖血症、肝豆状核变性、尼曼－皮克病等。

（4）水、电解质紊乱及酸碱失衡：如低血钙、低血钠、高血钠及严重代谢性酸中毒等。

（5）全身及其他系统疾病并发症：如系统性红斑狼疮、风湿病、肾性高血压脑病、尿毒症、肝性脑病、糖尿病、低血糖、胆红素脑病等。

（6）维生素缺乏症：如维生素 B_6 缺乏症、维生素 B_6 依赖症、维生素 B_1 缺乏性脑型脚气病等。

【临床表现】

（一）惊厥发作形式

1. 强直－阵挛发作　发作时突然意识丧失，摔倒，全身强直，呼吸暂停，角弓反张，牙关紧闭，面色青紫，持续 10～20 秒，转入阵挛期；不同肌群交替收缩，致肢体及躯干有节律地抽动，口吐白沫（若咬破舌头可吐血沫）。呼吸恢复，但不规则，数分钟后肌肉松弛而缓解，可有尿失禁，然后入睡，醒后可有头痛、疲乏，对发作不能回忆。

2. 肌阵挛发作　肌阵挛发作是由肢体或躯干的某些肌群突然收缩（或称电击样抽动），表现为头、颈、躯干或某个肢体快速抽搐。

3. 强直发作　表现为肌肉突然强直性收缩，肢体可固定在某种不自然的位置持续数秒钟，躯干四肢姿势可不对称，面部强直表情，眼及头偏向一侧，睁眼或闭眼，瞳孔散大，可伴呼吸暂停、意识丧失，发作后意识较快恢复，不出现发作后嗜睡。

4. 阵挛性发作　发作时全身性肌肉抽动，左右可不对称，肌张力可增高或减低，有短暂意识丧失。

5. 局限性运动性发作　发作时无意识丧失，常表现为下列形式。

（1）某个肢体或面部抽搐：由于口、眼、手指在脑皮层运动区所代表的面积最大，因而这些部位最易受累。

（2）杰克逊（Jackson）癫痫发作：发作时大脑皮层运动区异常放电灶逐渐扩展到相邻的皮层区。抽搐也按皮层运动区对躯干支配的顺序扩展，如从面部抽搐开始→手→前臂→上肢→躯干→下肢。若进一步发展，可成为全身性抽搐，此时可有意识丧失。常提示颅内有器质性病变。

（3）旋转性发作：发作时头和眼转向一侧，躯干也随之强直性旋转，或一侧上肢上举，另一侧上肢伸直，躯干扭转等。

6. 新生儿轻微惊厥　新生儿轻微惊厥是新生儿期常见的一种惊厥形式，发作时呼吸暂停，两眼斜视，眼睑抽搐，频频的眨眼动作，伴流涎、吸吮或咀嚼样动作，有时还出现上下肢类似游泳或蹬自行车样的动作。

（二）惊厥的伴随症状及体征

1. 发热　为小儿惊厥最常见的伴随症状，如系单纯性或复杂性高热惊厥患儿，于惊厥发作前均有 38.5 ℃，甚至 40 ℃ 以上高热。由上呼吸道感染引起者，还可有咳嗽、流涕、咽痛、咽部出血、扁桃体肿大等表现。如为其他器官或系统感染所致惊厥，绝大多数均有发热及其相关的症状及体征。

2. 头痛及呕吐　为小儿惊厥常见的伴随症状之一，年长儿能正确叙述头痛的部位、性质和程度，婴儿常表现为烦躁、哭闹、摇头、抓耳或拍打头部。多伴有频繁喷射状呕吐，常见于颅内疾病及全身性疾病，如各种脑膜炎、脑炎、中毒性脑病、瑞氏综合征、颅内占位性病变等。同时可出现程度不等的意识障碍，颈项抵抗，前囟饱满，颅神经麻痹，肌张力增高或减弱，克氏征、布鲁津斯基征及巴宾斯基征阳性等体征。

3. 腹泻　如遇重度腹泻病，可致水电解质紊乱及酸碱失衡，出现严重低钠或高钠血症，低钙、低镁血症，以及由于补液不当，造成水中毒也可出现惊厥。

4. 黄疸　新生儿溶血症，当出现胆红素脑病时，不仅皮肤巩膜高度黄染，还可有频繁性惊厥；重症肝炎患儿，当肝功能衰竭，出现惊厥前即可见到明显黄疸；在瑞氏综合征、肝豆状核变性等病程中，均可出现不等的黄疸，此类疾病初期或中末期均能出现惊厥。

5. 水肿、少尿　各类肾炎或肾病为儿童时期常见多发病。水肿、少尿为该类疾病的首起表现，当其中部分患儿出现急、慢性肾衰，或肾性高血压脑病时，均可有惊厥。

6. 智力低下　常见于新生儿窒息所致缺氧、缺血性脑病，颅内出血患儿，病初即有频繁惊厥，其后有不同程度的智力低下。智力低下亦见于先天性代谢异常疾病，如苯丙酮尿症、糖尿病等氨基酸代谢异常病。

【诊断依据】

（一）病史

了解惊厥的发作形式，持续时间，有无意识丧失，伴随症状，诱发因素及有关的家族史。

（二）体检

全面的体格检查，尤其神经系统的检查，如神志、头颅、头围、门、颅缝、脑神经、瞳孔、眼底、颈抵抗、病理反射、肌力、肌张力、四肢活动等。

（三）实验室及其他检查

1. 血、尿、粪常规　血白细胞显著增高，通常提示细菌感染。红细胞、血红蛋白很低，网织红细胞增高，提示急性溶血。尿蛋白及细胞数增高，提示肾炎或肾盂肾炎。粪便镜检，排除痢疾。

2. 血生化等检验　除常规查肝肾功能、电解质外，应根据病情选择有关检验。

3. 脑脊液检查　凡疑有颅内病变惊厥患儿，尤其是颅内感染时，均应做脑脊液常规、生化、培养或有关的特殊化验。

4. 脑电图　阳性率可达80%～90%。小儿惊厥，尤其无热惊厥，其中不少系小儿癫痫。脑电图上可表现为阵发性棘波、尖波、棘慢波、多棘慢波等多种波型。

5. CT 检查　疑有颅内器质性病变惊厥患儿，应做脑 CT 扫描，高密度影见于钙化、出血、血肿及某些肿瘤；低密度影常见于水肿、脑软化、脑脓肿、脱髓鞘病变及某些肿瘤。

6. MRI 检查　MRI 对脑、脊髓结构异常反应较 CT 更敏捷，能更准确地反映脑内病灶。

7. SPECT　可显示脑内不同断面的核素分布图像，对癫痫病灶、肿瘤定位及脑血管疾病提供诊断依据。

【治疗要点】

（一）止惊治疗

1. 地西泮　每次 0.25～0.5 mg/kg，最大剂量不超过 10 mg，缓慢静脉注射，1 分钟不超过 1 mg。必要时可在 15～30 分钟后重复静脉注射一次。以后可口服维持。

2. 苯巴比妥钠　新生儿首次剂量 15～20 mg 静脉注射。维持量 3～5 mg/（kg·d）。婴儿、儿童首次剂量为 5～10 mg/kg，静脉注射或肌内注射，维持量 5～8 mg/（kg·d）。

3. 水合氯醛　每次 50 mg/kg，加水稀释成 5%～10% 溶液，保留灌肠。惊厥停止后改用其他镇静剂止惊药维持。

4. 氯丙嗪　剂量为每次 1～2 mg/kg，静脉注射或肌内注射，2～3 小时后可重复 1 次。

5. 苯妥英钠　每次 5～10 mg/kg，肌内注射或静脉注射。遇有癫痫持续状态时可给予 15～20 mg/kg，速度不超过 1 mg/（kg·min）。

6. 硫苯妥钠　催眠，大剂量有麻醉作用。每次 10～20 mg/kg，稀释成 2.5% 溶液肌内注射。也可缓慢静脉注射，边注射边观察，惊止即停止注射。

（二）降温处理

1. 物理降温　可用 30%～50% 酒精擦浴。头部、颈、腋下、腹股沟等处可放置冰袋。亦可用冷盐水灌肠。或用低于体温 3～4 ℃的温水擦浴。

2. 药物降温　一般用安乃近 5～10 mg/（kg·次），肌内注射。亦可用其滴鼻，大于 3 岁患儿，每次 2～4 滴。

（三）降低颅内压

惊厥持续发作时，引起脑缺氧、缺血，易致脑水肿；如惊厥是颅内感染炎症引起，疾病本身有脑组织充血水肿，颅内压增高，因而及时应用脱水降低颅内压治疗。常用 20% 甘露醇溶液 5~10 mL/（kg·次），静脉注射或快速静脉滴注（10 mL/min），6~8 小时重复使用。

（四）纠正酸中毒

惊厥频繁，或持续发作过久，可致代谢性酸中毒，如血气分析发现血 pH < 7.2，BE 为 15 mmol/L 时，可用 5% 碳酸氢钠 3~5 mL/kg，稀释成 1.4% 的等张液静脉滴注。

（五）病因治疗

对惊厥患儿应通过病史了解，全面体检及必要的化验检查，争取尽快明确病因，给予相应治疗。对可能反复发作的病例，还应制定预防复发的防治措施。

【护理诊断】

1. 有窒息的危险。
2. 有受伤的危险。
3. 潜在并发症　脑水肿。
4. 潜在并发症　酸中毒。
5. 潜在并发症　呼吸、循环衰竭。
6. 知识缺乏。

【护理目标】

1. 不发生误吸或窒息，适当加以保护防止受伤。
2. 保护呼吸功能，预防并发症。
3. 患儿家长情绪稳定，能掌握止痉、降温等应急措施。

【护理措施】

1. 一般护理

（1）将患儿平放于床上，取头侧位。保持安静，治疗操作应尽量集中进行，动作轻柔敏捷，禁止一切不必要的刺激。

（2）保持呼吸道通畅：头侧向一边，及时清除呼吸道分泌物。有发绀者供给氧气，窒息时施行人工呼吸。

（3）控制高热：物理降温可用温水或冷水毛巾湿敷额头部，每 5~10 分钟更换 1 次，必要时用冰袋放在额部或枕部。

（4）注意安全，预防损伤，清理好周围物品，防止坠床和碰伤。

（5）协助做好各项检查，及时明确病因。根据病情需要，于惊厥停止后，配合医师做血糖、血钙或腰椎穿刺、血气分析及血电解质等针对性检查。

（6）加强皮肤护理：保持皮肤清洁干燥，衣、被、床单清洁、干燥、平整，以防皮肤感染及压疮的发生。

（7）心理护理：关心体贴患儿，处置操作熟练、准确，以取得患儿信任，消除其恐惧心理。说服患儿及其家长主动配合各项检查及治疗，使诊疗工作顺利进行。

2. 临床观察内容

（1）惊厥发作时，观察惊厥患儿抽搐的时间和部位，有无其他伴随症状。

（2）观察病情变化，尤其随时观察呼吸、面色、脉搏、血压、心音、心率、瞳孔大小、对光反射等重要的生命体征，发现异常及时通报医师，以便采取紧急抢救措施。

（3）观察体温变化，如有高热，及时做好物理降温及药物降温，如体温正常，应注意保暖。

3. 药物观察内容

（1）观察止惊药物的疗效。

（2）使用地西泮、苯巴比妥钠等止惊药物时，注意观察患儿呼吸及血压的变化。

4. 预见性观察　若惊厥持续时间长、频繁发作，应警惕有无脑水肿、颅内压增高的表现，如收缩压升高、脉率减慢，呼吸节律慢而不规则，则提示颅内压增高。如未及时处理，可进一步发生脑疝，表现为瞳孔不等大、对光反射消失、昏迷加重、呼吸节律不整甚至骤停。

【健康教育】

1. 做好患儿的病情观察，准备好急救物品，教会家属正确的退热方法，提高家长的急救知识和技能。

2. 加强患儿营养与体育锻炼，做好基础护理等。

3. 向家长详细交代患儿的病情、惊厥的病因和诱因，指导家长掌握预防惊厥的措施。

二、中医

小儿惊厥在中医中对应小儿惊风的范畴。惊风是外感及内伤所致，以高热、抽搐、昏迷为主要临床表现的病证。本病因风动而发惊，故称惊风。惊风又可分为急惊风和慢惊风。急惊风起病暴急，病程短，疾病性质为阳热实证，持续高热、昏迷、抽搐症状明显，但时间短；慢惊风起病缓慢，病程长，疾病性质为阴寒虚证，可无发热或者症状较轻，昏迷、抽搐症状不明显，但持续时间较长。抽搐时的主要表现可归纳为八种，即搐、搦、掣、颤、反、引、窜、视，古人称之为"惊风八候"，并伴有惊、风、热、痰四证。本病是小儿时期常见的一种恶候，被列为古代儿科四大证之首，此病一般以 1~5 岁的小儿为多见，年龄越小，发病率越高，一年四季均可发生。本病的病情变化迅速，不仅威胁着小儿的生命，还会影响小儿的智力发育。

惊风在宋代以前并无此名，易与痫证混淆，如唐代孙思邈《千金要方·惊痫》曰："少小所以有痫病及痓病者，皆由脏气不平故也。"直至北宋王怀隐《太平圣惠方·治小儿急惊风诸方》曰："夫小儿急惊风者，由气血不和，夙有实热，为风邪所乘，干于心络之所致也，心者神之所舍也。"始有惊风此名，还将惊风分为急惊风与慢惊风两类，认为其病机为风邪所乘、入舍于心所致。南宋《小儿卫生总微论方·惊痫论上》曰："小儿亦有因惊所传，或诸病久发，见此证者，皆因脾胃虚怯，而生风所为也，故俗谓慢脾风矣。"指出慢脾风的存在，并将惊风分为急惊、慢惊、慢脾风三类。明代万全在《幼科发挥·惊风后余证》中又列出了"惊退而哑"及"惊退而筋脉不舒"等病变，表明古代医家更进一步认识了惊风后的许多变证与后遗症。

【病因病机】

急惊风病变部位主要在心、肝二脏，常由外感时邪、痰热积滞或暴受惊恐所致；慢惊风病位重在肝、脾、肾三脏，常因久吐久泻、热病或大病之后，以致脾胃受伤，肝木侮土，脾虚生风；或因急惊风后驱邪未尽，而致阴虚风动，辗转而成。

（一）急惊风

1. 外感时邪
（1）感受风邪：逢冬春之交，寒暖不调，气候骤变，小儿腠理不密，极易感受风邪。风为阳邪，易于传变，蕴而化热化火，热盛生痰，痰盛发搐，故表现为头痛、发热、神昏、项强、抽风等症。
（2）感受暑邪：当夏秋时节，暑气旺盛，小儿元气薄弱，极易感受暑邪。暑为阳邪，化火最速，传变急骤，暑必夹湿，湿为阴邪，若被热蒸，则化为痰浊，蒙蔽清窍，内动肝风，则见高热、神昏、惊厥等症。
（3）感受疫病之邪：疫病之邪，其性暴烈，多带传染，化热化火最速，引动肝风，内陷心包，起病即可致实热内闭之象，见神昏、抽风等症。
2. 内蕴湿热　饮食不洁、误食污秽或毒物，湿热疫毒蕴结肠腑，内陷心肝，扰乱神明，而致高热昏厥、抽搐不止。
3. 暴受惊恐　小儿神志怯弱，元气未充，若猝见异物，乍闻异声，或不慎跌仆，暴受惊恐，则心失守舍，神无所依，惊惕不安，或致痰涎上壅，蒙蔽清窍，引动肝风而惊搐。

（二）慢惊风

1. 脾虚肝旺　由于暴吐暴泻，久吐久泄，或急惊治疗不当，过用峻利之剂，或他病误汗误下，导致脾阳不振，中土虚亏，脾虚肝旺，肝亢化风，而成慢惊之证。
2. 脾肾阳衰　禀赋不足，脾肾素亏，复因泄泻，阴寒内盛，使阳气外泄，则脾阳受损，继而损及肾阳，从而引起脾肾阳虚。病至于此，皆虚极之候，虚极生风而成慢惊风。
3. 阴虚风动　急惊或温热病后，迁延未愈，耗伤阴液，肾阴亏损，不能滋养肝木，以致水不涵木，筋失濡养，阴虚风动而成慢惊风。

【诊断与鉴别诊断】

（一）诊断依据

1. 急惊风

（1）本病以 3 岁以下婴幼儿最为多见，5 岁以上则逐渐减少。

（2）患儿有明显的原发疾病，如感冒、肺炎喘嗽、流行性乙型脑炎、中毒性细菌性痢疾、流行性腮腺炎等。

（3）有接触疫疠之邪，或暴受惊恐史。

（4）以发热、四肢抽搐、颈项强直、角弓反张、神志昏迷为主要临床表现。

2. 慢惊风

（1）多起病缓慢，病程较长。可表现为面色苍白、嗜睡无神、抽搐无力、时作时止，或两手颤动，脉细无力。

（2）有长期泄泻、反复呕吐、初生不啼、急惊风、解颅、佝偻病等病史。

（二）病证鉴别

1. 急惊风与痫证　痫证又称癫痫，与急惊风都有抽搐、昏迷症状，然而痫证常有家族史、反复发作史，但醒后一如常人，多不伴有发热，且脑电图常有特异性癫痫波形。

2. 惊风与厥证　是由阴阳失调、气机逆乱而引起，以突然昏倒、不省人事、四肢逆冷为主要表现的一种病证。厥证多出现四肢厥冷而无肢体抽搐或强直等表现。

【辨证施护】

（一）辨证要点

1. 辨惊风四证　惊风四证包括热、痰、惊、风。高热目赤，唇颊鲜红，烦渴冷饮，便秘尿赤，甚至神昏谵语为热证；咳嗽气促，痰涎壅盛或满口痰浊，喉中痰鸣，声如曳锯，神志不清或昏迷为痰证；昏谵惊叫，或恐惧不安为惊证；牙关紧闭，口角牵引，二目窜视，四肢抽搐，项背强直，甚则角弓反张为风证。惊风四证是古代医家对急惊风病机变化和临床表现的高度概括。急惊风发作时，往往热、痰、惊、风四证并见，大多混同出现，难以截然分开。

2. 辨惊风八候　惊风八候是指搐、搦、颤、掣、反、引、窜、视。搐，肘臂伸缩不定；搦，十指开合不已；颤，手足头身动摇；掣，肩膊抽掣、势如相扑；反，项背强直、角弓反张；引，手臂如挽弓形状；窜，目珠斜视或偏左，或偏右；视，直视似怒，睛露不活。八候的出现，表示惊风已在发作。但是，惊风发作之时，不一定八候都出现，而且发作时急慢强弱的程度也不尽相同。

3. 辨惊风的性质　急惊风多病势急暴，形证有余，八候表现急速、强劲、有力，性属阳证、热证、实证。慢惊风多病势缓慢，形证不足，八候表现迟缓、震颤、无力，性属阴证、寒证、虚证。如果慢惊风进一步发展，严重损伤小儿阳气，出现阳气衰败的危象，又称为慢脾风，仍属于慢惊风的范畴。

4. 辨轻重　抽搐不重、抽搐次数不多、随抽随醒者，病情较轻；病势急暴、抽搐频繁、神志不清者，病情危重。

（二）证候分型

1. 急惊风

（1）风热动风

证候表现：起病急骤，头痛，发热，咳嗽，咽痛，鼻塞，流涕，咽红，随即出现烦躁，神昏，惊厥；舌苔薄白或黄，舌质红，脉浮数。

证候分析：风热之邪郁于肌表，故见发热；风热之邪郁于肺卫，肺气失宣，故见鼻塞流涕、咳嗽咽痛，肺热上熏，故见咽红；风热之邪上扰清阳，故见头痛；风热化火，热极动风，逆传心包，故见烦躁，神昏，惊厥；苔薄白或黄，舌质红，脉浮数，均为风热在表之征。

护治法则：疏风清热，息风镇惊（治疗代表方：银翘散加减）。

（2）气营两燔

证候表现：起病急骤，高热多汗，头痛项强，烦躁嗜睡，恶心呕吐，口渴便秘；舌红苔黄，抽搐，脉数有力。病情严重者高热不退，反复抽搐，神志昏迷；舌苔黄腻，脉滑数。

证候分析：本证多为暑邪所致，常见于夏至之后。暑热疫毒充斥气分，内热炽盛，消耗津液，故高热口渴；邪迫心营，上蒙清窍，故见头痛烦躁，嗜睡神昏；邪陷厥阴，肝风内动，故见惊厥抽搐；浊痰内阻，胃失和降，故见恶心呕吐；舌苔黄腻，脉滑数，均是气营两燔之象。

护治法则：清热凉血，息风开窍（治疗代表方：清瘟败毒饮加减）。

（3）邪陷心肝

证候表现：起病急骤，高热不退，神志昏迷，烦躁口渴，谵语，两目上视，反复抽搐；舌质红，苔黄腻，脉弦滑。

证候分析：本证多为外感温热邪毒而致。邪毒入里，内热炽盛，故见高热不退，烦躁口渴；邪热逆传心包，神明无主，故见两目上视，神昏谵语；内陷厥阴，肝风内动，故见反复抽搐；舌质红，苔黄腻，脉弦滑，为邪热内炽之象。

护治法则：清心开窍，平息肝风（治疗代表方：羚角钩藤汤加减）。

（4）湿热疫毒

证候表现：持续高热，神志昏迷，谵语，频繁抽风，腹痛呕吐，大便腥臭或夹脓血；舌质红，苔黄腻，脉滑数。

证候分析：本证常见于夏秋之季。感受湿热疫毒，邪毒充斥表里，故见持续高热；邪毒迫入营血，直袭心肝，则神明失主，肝风内动，故见昏迷谵语、频繁抽风；湿热疫毒蕴结肠胃，气机受阻，胃失和降，故见腹痛呕吐，大便黏腻或夹脓血；舌质红，舌苔黄腻，脉滑数，均为湿热疫毒内结之征。

护治法则：清热化湿，解毒息风（治疗代表方：黄连解毒汤合白头翁汤加减）。

（5）暴受惊恐

证候表现：暴受惊恐后惊惕不安，面色时青时赤，身体战栗，夜间惊啼，喜投母怀，甚至抽风，惊厥，神志不清，大便色青；舌苔薄白，脉象数乱或指纹紫滞。

证候分析：本证患儿常有惊吓史，神怯胆虚，或在原有惊风病变基础上因惊吓而发作、加重。惊则伤心，心气受损，神志不宁，故面赤，惊惕；肝主筋脉，气机逆乱，引动肝风，故面色泛青、筋脉躁急而痉厥；肝木乘脾，脾湿下渗并出现肝之本色，故大便呈青色；脉象数乱，指纹紫滞亦为气机逆乱之象。

护治法则：镇惊安神，平息肝风（治疗代表方：琥珀抱龙丸加减）。

2. 慢惊风

（1）脾虚肝旺

证候表现：形神疲惫，面色萎黄，不欲饮食，嗜睡露睛，大便稀溏，色见青绿，时有肠鸣，四肢不温，抽搐无力，时作时止；舌淡苔白，脉沉弱。

证候分析：久病正虚，土色上泛，则形神疲惫，面色萎黄；脾阳虚衰，则寒湿内生，不能温煦四肢，故四肢不温；土弱木乘，虚风内动，故见嗜睡露睛，抽搐无力；肝木乘脾，水走大肠，脾湿下渗而现肝之本色，故大便稀薄，色见青绿，时有肠鸣；舌淡苔白，脉象沉弱，亦为脾阳虚弱之征。

护治法则：温中健脾，缓肝理脾（治疗代表方：缓肝理脾汤加减）。

（2）脾肾阳衰

证候表现：精神极度委顿，沉睡昏迷，面色无华或灰滞，口鼻气凉，额汗涔涔，四肢厥冷，手足蠕动震颤，大便澄澈清冷；舌质淡，苔薄白，脉细无力。

证候分析：本证多见于暴泻久泻之后。阳气衰弱，虚风内动，火不生土，寒水上泛，故面色无华或灰滞，手足蠕动震颤；元阳不运，则气不摄液，气液外脱，故口鼻气凉，额汗涔涔，四肢厥冷，抚之不温，甚至沉睡昏迷；脾肾阳虚，寒湿下趋，故大便澄澈清冷；舌质淡，苔薄白，脉细无力，亦属脾肾阳衰、精气欲脱之象。

护治法则：温补脾肾，回阳救逆（治疗代表方：固真汤合逐寒荡惊汤加减）。

（3）阴虚风动

证候表现：虚烦低热，形容憔悴，面色萎黄或时有潮红，手足心热，大便干结，肢体拘挛或强直，抽搐时重时轻；苔少或无苔，舌绛少津，脉细数。

证候分析：由急惊或他病经久不愈而致。热久伤阴，肝肾之阴不足，水火不济，心神失养，故见虚烦低热，形容憔悴；阴虚生内热，故面色潮红，手足心热；肝肾阴亏，水不涵木，筋脉失养，故肢体拘挛，时或抽搐；津枯液燥，肠失濡润，故大便干结；苔少或无苔，舌绛少津，脉象细数，亦为肝肾阴亏之象。

护治法则：育阴潜阳，滋肾养肝（治疗代表方：大定风珠加减）。

【护理措施】

1. 起居护理　保持居室环境安静和空气流通，避免强光和噪声。进行护理操作时动作要轻柔，避免一切不必要的刺激。加强口腔护理，口腔溃疡者可涂锡类散或西瓜霜。重视皮肤护理，可用中药汤剂擦浴，及时更换尿片及衣服，便后及时用温水擦浴，以防压疮的发生。床旁设置防护床挡，防止坠地摔伤。专人守护，以防惊风发作时受伤。发作时应有人守候在患儿身旁，避免碰伤、坠伤，不可强行按压，以免造成骨折。

2. 病情观察　密切观察患儿抽搐发作的次数及持续时间、程度及体温、呼吸、脉搏、血压、瞳孔、面色、四肢皮肤温度和湿度等变化。抽搐发作时将患儿平放于床上，头侧向一边，松解衣领，保持呼吸道通畅，用开口器或清洁纱布包裹的压舌板放于上下臼齿间，以防咬破舌体，切勿强制按压、牵拉，以防骨折；高热患儿，及时给予物理或药物降温，保持呼吸道通畅，必要时给予氧气吸入。

3. 饮食护理　患儿抽搐时禁食，抽搐停止后给予清淡易消化的饮食。昏迷者给予鼻饲；高热惊厥者，应及时补充液体，防止津液耗伤；痰涎壅盛者可予白萝卜汁或荸荠汁；肝肾阴虚者宜食滋阴清补之肴，如银耳汤、猪肝汤等，忌温热动火之品；脾肾阳虚者，宜给予健脾温肾的食物，如山药、核桃、龙眼肉、红枣等。

4. 情志护理　如有自卑、退缩、孤独等心理障碍，应配合家长对患儿进行鼓励、疏导，消除紧张和恐惧情绪，使患儿情志舒畅，避免因恐惧、惊慌而诱发病情。

5. 用药护理　中药宜浓煎，少量频服，不可强行灌服，抽搐时不宜喂服中药。一般药物遵医嘱按时按量服用，且要遵循"急惊合凉泻，慢惊合温补"的原则。出现抽搐症状时，遵医嘱准确、迅速给药，观察用药后的疗效。

6. 适宜技术　惊风发作时，针刺或指掐水沟、十宣、合谷、百会、涌泉等穴，牙关紧闭者指掐下关、颊车、合谷等穴或用生乌梅擦牙，使抽搐尽快停止。慢惊风脾阳虚者，可艾灸足三里、关元、中脘等穴，以疏通经络、调和气血、补益脾肾。高热抽搐者，应及时采取降温措施。

【健康教育】

1. 向患儿家长讲解惊风急救处理措施，如发作时指压水沟穴，不能摇晃或随意移动患儿等，发作缓解后迅速将其送往医院检查。

2. 根据季节变化及时增减小儿的衣服。注意饮食卫生，营养均衡搭配，以增强小儿体质，提高其抗病能力，避免惊恐，减少疾病，防止惊风的发生。

3. 创造条件参加娱乐活动，使患儿心情舒畅，情志条达，多到户外活动。

4. 惊风反复发作者，嘱家长通过游戏等方式观察患儿有无耳聋、肢体活动障碍等神经系统后遗症，如发现异常，及时诊治。

第四节　小儿手足口病（手足口病）

一、西医

手足口病是肠道病毒引起的常见传染病之一，以婴幼儿发病为主。多数患儿表现为手、足、口腔等部位的皮疹、疱疹，大多预后良好。但少数患儿可表现为严重的中枢神经系统损害，引起神经源性肺水肿、无菌性脑膜炎、急性迟缓性麻痹等，病情进展迅速，病死率高。

【发病机制与相关病理生理】

手足口病是肠道病毒包括柯萨奇病毒 A16 和肠道病毒 EV71 引起的小儿急性传染病，发病人群主要为婴幼儿、学龄前儿童，多发生于夏秋季。口腔溃疡性损伤和皮肤斑丘疹为手足口病的特征性病变。光镜下斑丘疹可见表皮内水疱，水疱内有中性粒细胞、嗜酸性粒细胞碎片，水疱周围上皮有细胞间和细胞内水肿，水疱下真皮有多种白细胞的混合型浸润。电镜下可见上皮细胞内有嗜酸性包涵体。脑膜脑炎表现为淋巴细胞性脑膜炎，脑灰质和白质血管周围淋巴细胞、浆细胞浸润，局灶性出血和局灶性神经细胞坏死及胶质反应性增生。心肌炎表现为局灶性心肌细胞坏死，偶见间质淋巴细胞和浆细胞浸润。肺炎表现为弥漫性间质淋巴细胞浸润、肺泡损伤、肺泡内出血和透明膜形成，可见肺细胞脱落和增生，有片状肺不张。

【临床特点】

手足口病的潜伏期多为 2 ~ 10 天，平均 3 ~ 5 天。

1. 一般症状　急性起病，发热，口腔黏膜、手、足和臀部出现斑丘疹、疱疹，疱疹周围可有炎性红晕，疱内液体较少。可伴有咳嗽、流涕、食欲缺乏等症状。部分病例仅表现为皮疹或疱疹性咽峡炎。多在 1 周内痊愈，预后良好。

2. 重症病例表现　少数病例（尤其是小于 3 岁者）皮疹出现不典型，病情进展迅速，在发病 1 ~ 5 天出现脑膜炎、脑炎（以脑干脑炎最为凶险）、脑脊髓炎、肺水肿、循环障碍等，可留有后遗症。极少数病例病情危重，可致死亡。

（1）神经系统表现：精神差、嗜睡、易惊、头痛、呕吐、谵妄甚至昏迷；肢体抖动、肌阵挛、眼球震颤、共济失调、眼球运动障碍；无力或急性弛缓性麻痹；惊厥。查体可见脑膜刺激征，腱反射减弱或消失，巴宾斯基征等病理征阳性。

（2）呼吸系统表现：呼吸浅促、呼吸困难或节律改变，口唇发绀，咳嗽，咳白色、粉红色或血性泡沫样痰液；肺部可闻及湿啰音或痰鸣音。

（3）循环系统表现：面色苍灰、皮肤花纹、四肢发凉，指（趾）发绀；出冷汗；毛细血管再充盈时间延长；心率增快或减慢，脉搏浅速或减弱甚至消失。

【实验室及其他检查】

1. 血常规　白细胞计数正常或降低，病情危重者白细胞计数可明显升高。重症病例白细胞计数可明显升高（15×10^9/L）或显著降低（$< 2 \times 10^9$/L），恢复期逐渐恢复正常。

2. 血生化检查　部分病例可有轻度谷丙转氨酶（ALT）、谷草转氨酶（AST）、肌酸激酶同工酶（CK-MB）升高，病情危重者可有肌钙蛋白（cTnI）、血糖升高。C 反应蛋白（CRP）一般不升高。乳酸水平升高。

3. 血气分析　轻症患者血气分析在正常范围。重症患者呼吸系统受累时可有动脉血氧分压降低、血氧饱和度下降，二氧化碳分压升高，代谢性酸中毒。

4. 脑脊液检查　脑脊液外观清亮，压力增高，白细胞计数增多，多以单核细胞为主，蛋白正常或轻度增多，糖和氯化物正常。脑脊液病毒中和抗体滴度增高有助于明确诊断。

5. 病原学检查　用组织培养分离肠道病毒是目前诊断的标准，但 Cox A16、EV 71 等肠道病毒特异性核酸是手足口病病原确认的主要方法。咽拭子、气道分泌物、疱疹液、粪便阳性率较高。

6. 血清学检查　恢复期与急性期血清手足口病肠道病毒中和抗体 IgG 滴度升高 4 倍或 4 倍以上，证明手足口病病毒感染。

7. 胸部放射学检查　可表现为双肺纹理增多，网格状、斑片状阴影，部分病例以单侧为著。

8. 磁共振　神经系统受累者可有异常改变，以脑干、脊髓灰质损害为主。

9. 脑电图　可表现为弥漫性慢波，少数可出现棘（尖）慢波。

10. 心电图　无特异性改变。少数病例可见窦性心动过速或过缓，Q-T 间期延长，ST-T 改变。

【治疗要点】

1. 普通病例　一般治疗：注意隔离，避免交叉感染。适当休息，清淡饮食，做好口腔和皮肤护理。

2. 重症病例

（1）控制颅内高压限制入量，积极给予甘露醇降颅压治疗，每次 0.5～1.0 g/kg，每 4～8 小时一次，20～30 分钟快速静脉注射。根据病情调整给药间隔时间及剂量。必要时加用呋塞米。

（2）保持呼吸道通畅，吸氧；呼吸衰竭者，尽早给予气管插管机械通气。

（3）早期抗休克处理：扩充血容量，10～20 mL/kg 快速静脉滴入，之后根据脑水肿、肺水肿的具体情况边补边脱，决定再次快速静脉滴入和 24 小时的需要量，及时纠正休克和改善循环。

（4）及时使用肾上腺糖皮质激素：可选用甲泼尼龙、氢化可的松、地塞米松。病情稳定后，尽早停用。

（5）掌握静脉注射免疫球蛋白的指征，建议应用指征：精神萎靡、抽搐、安静状态下呼吸频率超过 30～40 次/分；出冷汗、四肢发凉、皮肤出现花纹，心率 >140～150 次/分（按年龄）。

（6）合理应用血管活性药物，常用米力农注射液：维持量 0.25～0.75 μg/（kg·min），一般使用不超过 72 小时。血压高者，控制血压，可用酚妥拉明 2～5 g/（kg·min），或硝普钠 0.5～8 μg/（kg·min），一般由小剂量开始逐渐增加剂量，逐渐调整至合适剂量。如血压下降，低于同年龄正常下限，停用血管扩张剂，可使用正性肌力及升压药物，如多巴胺、多巴酚丁胺、肾上腺素、去甲肾上腺素等。

（7）注重对症支持治疗：①降温；②镇静、止惊；③保护各器官功能，特别注意神经源性肺水肿、休克和脑疝的处理；④纠正水、电解质失衡。

（8）确保 2 条以上静脉通路通畅，监测呼吸、心率、血压和血氧饱和度，有条件监测有创动脉血压。

【护理评估】

1. 流行病学史评估　注意当地流行情况，评估患者病前 1 周内有无接触史。

2. 一般评估　注意患者有无发热、拒食、流涎、口腔疼痛、呕吐、腹泻等症状，注意皮疹出现部位和演变，有无脑膜炎、脑炎及心肌炎症状。

3. 身体评估　注意手、足、臀及其他体表部位有无斑丘疹及疱疹，形状及大小，周围有无红晕及化脓感染。注意唇、口腔黏膜有无红斑、疱疹及溃疡。有无局部淋巴结肿大。

4. 心理 - 社会评估　此病的患者多为小儿，评估小儿的状况，家长的关心和支持程度，家庭经济状况。

5. 辅助检查结果评估　白细胞计数及分类，咽拭子培养。疱疹如有继发感染，必要时取其内容物送涂片检查及细菌培养。咽拭子病毒分离；疱疹液以标记抗体染色检测病毒特异抗原，或 PCR 技术检测病毒 RNA。如有神经系统症状应做脑脊液常规、生化及病毒 RNA。必要时取血清检测病毒抗体。疑有心肌炎者检查心电图。

【常见护理诊断/问题】

1. 潜在并发症　如神经源性肺水肿、心力衰竭。
2. 体温升高　与病毒感染有关。
3. 皮肤完整性受损　与手、足、口腔黏膜、臀部存在疱疹有关。
4. 营养失调：低于机体需要量　与口腔存在疱疹不易进食有关。
5. 有传播感染的可能　与病原体排出有关。

【护理措施】

（一）隔离要求

及时安置在负压隔离病房内，进行单间隔离。严格执行消毒隔离措施，操作前后应严格洗手，做好手卫生。病房内每天以 600 mg/L 的含氯消毒剂对床及地面进行彻底消毒，医疗垃圾放入双层黄色垃圾袋中，外贴特殊标签，直接送至垃圾处理中心，不在其他地方中转。出院或转科后严格执行终末消毒。一旦诊断，医师应立即上报医院感染管理科，并留取大便标本备检。

（二）饮食护理

发热 1 周内应卧床休息，多饮开水。饮食宜给予营养丰富易消化的清淡、温凉的流质或半流质食物，如牛奶、米粥、面条等，禁食冰冷、辛辣等刺激性食物。意识障碍者暂禁食，逐渐改鼻饲流质，最后过渡到半流质饮食。

（三）病情观察

密切观察患儿的病情变化，24 小时监测心率、血氧饱和度、呼吸及面色，常规监测体温并观察热型和变化趋势。同时注意观察发热与皮疹出现的顺序。评估患儿的意识，大多数患儿神经系统受损发生在病程早期。对持续热不退，早期仅出现皮疹，但 1～2 天后继发高热者需引起重视。

（四）对症护理

1. 高热的护理

（1）体温超过 39 ℃且持续不退的患儿除给布洛芬混悬液等退热药物外，还需以温水擦浴、冰袋或降温毯降温。使用降温毯时严密监测生命体征，观察末梢循环，出现异常及时汇报医师。

（2）注意肢体保暖，防止冻伤，勤翻身，检查皮肤有无发红、发紫，衣被有无潮湿，防止压疮。

（3）遵医嘱给予抗病毒的药物。

2. 口腔的护理

（1）每天 4 次口腔护理，常规的口腔护理用 0.05% 的醋酸氯己定清洗口腔，然后喷活性银离子抗菌液（银尔通），经口气管插管的患儿，采用口腔冲洗。

（2）患儿原有口腔疱疹，极易出现口腔溃疡，若出现溃疡，可给予复方维生素 B_{12} 溶液（贯新克）喷溃疡处，促进伤口的愈合。

3. 皮肤黏膜的护理

（1）保持皮肤及床单位干燥清洁，剪短患儿指（趾）甲，必要时包裹患儿双手，避免抓破皮疹，防止感染。

（2）臀部有皮疹时要保持臀部干燥清洁，避免皮疹感染。皮疹或疱疹已破裂者，局部皮肤可涂抹抗生素药膏或炉甘石洗剂。

（五）并发症的护理

1. 神经系统　EV 71 具有嗜神经性，病毒在早期可侵犯中枢神经系统，密切观察患儿入院后第 1～3 天的病情变化，重点观察患儿有无惊跳、意识、瞳孔、生命体征、前囟张力、肢体活动情况等，注意有无精神差、嗜睡、烦躁、易呕吐等神经系统病变的早期症状和体征。患儿呕吐时应将其头偏向一侧，保持呼吸的通畅，及时清除口腔内的分泌物，防止误吸；观察呕吐物的性质，记录呕吐的次数、呕吐物的颜色及量。

2. 循环系统　持续心电监护，注意有无心率增快或缓慢、血压升高或下降、中心静脉压过高或过低、尿量减少；观察有无面色苍白、四肢发凉、指（趾）甲发绀、毛细血管再充盈时间延长（＞2 秒）、冷汗、皮肤花纹；听诊有无心音低钝、奔马律及心包摩擦音等。立即报告医师，遵医嘱给予适当镇静药，并遵医嘱给予强心、升压等处理，维持循环系统的稳定。

3. 呼吸系统 严密观察呼吸形态、频率、节律，注意有无呼吸浅快、节律不规则、血氧饱和度下降、三凹征、鼻翼煽动等呼吸困难表现。神经源性肺水肿是手足口病常见的死亡原因，临床上以急性呼吸困难和进行性低氧血症为特征，早期仅表现为心率增快、血压升高、呼吸急促等非特异性表现，一旦出现面色苍白、发绀、出冷汗、双肺湿啰音、咳粉红色泡沫痰、严重低氧血症时应及时通知医师，备好各类急救用品，紧急气管内插管辅助呼吸。使用呼吸机可减轻心肺功能，缓解呼吸困难症状，早期的心肺功能支持可改善 EV 71 病毒感染患儿的预后。

（六）心理护理

由于患儿患病突然，尤其确诊后家长担心患儿的生命危险和后遗症的发生。患儿住隔离病室，限制探视，病情变化时及时跟家长沟通，评估患儿家长的心理承受能力，帮助家长树立信心，同时帮助家长接受现实，以取得家长的支持与配合。

【护理效果评估】

1. 患者的疱疹、斑丘疹消退，自感舒适。
2. 患者未发生并发症或发生但被及时发现和处理。
3. 患者的家属学会了如何进行皮肤的护理，并对疾病的预防知识有了一定的了解。

二、中医

手足口病是由外感湿温疫毒时邪引起的急性出疹性时行疾病，临床以发热，手足肌肤、口腔黏膜疱疹为特征。一年四季均可发生，尤以夏秋季节常见。发病年龄以 5 岁以下小儿居多。本病传染性强，易引起流行。感染后对同型病毒能产生较持久的免疫力。一般预后较好，少数重症患儿可合并心肌炎、脑炎、脑膜炎等，甚则导致死亡。

中医经典中有关本病症状的描述常见于"肺痿""喘证""肺痹""咳嗽""肺胀"等疾病。目前大多数医家认同肺纤维化归于中医"肺痿"范畴。肺痿是指肺叶痿弱不用，为肺脏慢性虚损性疾病，以咳吐浊唾涎沫为临床主症。

【病因病机】

引起手足口病的病因为感受湿温疫毒时邪，其主要病变部位在肺脾二经。湿温时邪疫毒从口鼻而入，内侵肺脾，邪毒犯肺，肺气失宣，卫阳被遏，犯脾则脾气失健，胃失和降，临床可见发热、咳嗽、口痛、纳差、呕恶等症；邪毒蕴郁，气化失司，水湿与毒相搏，外透肌表，则发疱疹。

感邪轻者，疱疹仅限于手足肌肤及口咽部，分布稀疏，无明显全身症状；感邪较重，则疱疹波及四肢、臀部，分布稠密，全身症状较重；邪毒炽盛，内陷厥阴，可出现神昏、抽搐等。若邪毒犯心，气阴耗损，可见心悸、胸闷、气短，甚至阴损及阳，心阳欲脱，危及生命。

【诊断与鉴别诊断】

（一）诊断依据

1. 以手足肌肤、口腔黏膜疱疹为诊断的主要依据。

2. 发病前 1~2 周有手足口病接触史。潜伏期 2~7 天，初期一般表现为发热，体温多在 38 ℃左右，可伴有咳嗽、流涕、头痛、口痛、纳差、恶心、呕吐、泄泻等症。

3. 口腔疱疹多发生在硬腭、牙龈、颊部、唇内及舌部，为粟米大小的红色疱疹，周围绕有红晕，疱疹破溃后形成溃疡，患儿自觉疼痛较剧，致使吞咽困难及流涎，常表现烦躁、哭闹、拒食等。皮疹呈离心性分布，好发于手掌、足底，少数患儿也可在肘、腕、臀、膝、踝等部位见到，但躯干及颜面部极少。皮疹先为玫瑰色红斑、斑丘疹，继可变成疱疹，疱疹呈圆形或椭圆形扁平凸起，如米粒至豌豆大小，质地较硬，多不破溃，内有混浊液体，周围绕以红晕，数目不等。疱疹一般在 7~10 天消退，退后无瘢痕及色素沉着。

（二）病证鉴别

1. 水痘皮疹　对称，分布于面部、头部、躯干及四肢近端，皮疹为多形态，各期皮疹同时存在，且皮疹较浅，底部无浸润，呈不规则形或椭圆形。而手足口病的疱疹呈单房形且多伴有低热等全身症状，一般有接触史。

2. 疱疹性咽炎及咽峡炎　好发于春季，多见于 6 个月~2 岁幼儿，可出现发热，进食时哭闹、拒食，整个口腔黏膜，特别是咽部及咽喉部黏膜充血、水肿，并出现针头大小的透明水疱。水疱呈圆形或椭圆形，周围有红晕环绕，破溃后形成黄白色小溃疡，溃疡周围黏膜发红，口唇红肿裂开，颌下淋巴结肿大，但一般无手足疱疹。

【辨证施护】

（一）辨证要点

1. 辨轻重　手足掌心及口腔黏膜出现疱疹，全身症状不重，属轻症；高热，手足、口腔、臀部、四肢疱疹，全身症状深重，属重症，多见于年幼体弱或感邪较重者。

2. 辨病性　手足口病热重者口腔溃疡明显，疼痛流涎，甚或拒食；偏于气分者，高热持续，口渴引饮，烦躁不安，溲赤便结；偏于营分者，身热夜甚，口干不欲饮，心烦不寐，舌质红绛；湿重者，皮肤疱疹显著，身热不扬，午后热甚，脘闷纳呆，呕恶苔腻。

（二）证候分型

1. 邪犯肺脾

证候表现：低热或无发热，流涕咳嗽，咽红疼痛，或纳差恶心，呕吐泄泻，口腔及手足掌心疱疹，分布稀疏，疹色红润，疱液清亮，根盘红晕不著；舌质红，苔薄黄腻，脉浮数。

护治原则：宣肺解表，利湿解毒（治疗代表方：甘露消毒丹）。

2. 湿热蒸盛

证候表现：高热持续，口腔、手足、臀部、四肢疱疹，分布稠密，疹色紫暗，疱液混浊，根盘红晕显著，烦躁口渴，口痛流涎，甚或拒食，小便黄赤，大便秘结；舌质红绛，苔黄厚腻或黄燥，脉滑数。

护治原则：清气凉营，解毒祛湿（治疗代表方：清瘟败毒饮）。

【护理措施】

1. 生活起居护理　将患儿及时隔离，居室清洁，空气新鲜，温度适宜，定期开窗换气。对患儿的用具、呕吐物、排泄物等进行严格浸泡消毒。保证患儿衣服、被褥清洁、柔软，尽量减少对皮肤的各种刺激。剪短指甲，必要时包裹患儿双手，防止抓破皮疹。臀部有皮疹的婴儿，应随时清理大小便，保持臀部清洁干燥。注意口腔卫生，进食前后可用生理盐水或者温开水漱口，以防并发症。溃疡处可用消炎、镇痛、促进溃疡愈合的溃疡贴膜，并经常观察溃疡、糜烂愈合情况。

2. 病情观察　密切观察患儿生命体征、精神状态、皮疹出现及消退情况、神经系统症状等，及早发现有无邪毒内陷及邪毒犯心等并发症。若见异常，应立即通知医师，给予相应处理，同时做好相关记录。

3. 饮食护理　宜进营养丰富、刺激性小、易消化的流质或半流质饮食，如牛奶、鸡蛋汤、菜粥等。保持营养均衡，少吃零食。饮食宜温性、清淡、可口，忌肥甘、油腻、冰冷、辛辣、过咸等刺激性食物。口腔疼痛，咀嚼吞咽困难，唾液经常流出，易引起消化液流失，要嘱患儿咽下唾液。

4. 情志护理　由于手、足、口疱疹的疼痛刺激，使患儿产生紧张恐惧心理，常表现为哭闹不安，不能安静地接受治疗。因此医护人员态度要热情、和蔼，取得患儿的信任，减轻紧张心理。做治疗时采取鼓励表扬法，使患儿保持情绪稳定，避免哭闹，保证患儿充足的休息与睡眠。

5. 用药护理　解表药应轻煎，汤药宜热服，服药后以微汗为宜。高热患者使用退热剂后应注意汗出情况，防止虚脱。

6. 适宜技术　疱疹抓挠溃破，易引起皮肤感染，如破溃，可用金黄散或青黛散麻油调敷。瘙痒明显者，可用苦参、芒硝、浮萍煎水外洗；也可取肺、脾、神门、脑等耳穴行王不留行贴压。当口唇、咽喉部发生疱疹，可用西瓜霜合冰硼散吹敷口腔患处。

【健康教育】

手足口病一般1周内可康复，但如果此前疱疹破溃，极容易传染。手足口病具有流行强度大、传染性很强、传播途径复杂等特点。病毒可以通过唾液飞沫或带有病毒之苍蝇叮爬过的食物，经鼻腔、口腔传染给健康儿童，也可因直接接触而传播。本病常在婴幼儿集聚的场所发生，呈流行趋势，故应注意环境卫生，居室要经常通风。流行期间不宜带儿童到人群聚集、空气流通差的公共场所。

第七章 其他病证护理

第一节 白内障（圆翳内障）

一、西医

凡是各种原因，如老化、遗传、局部营养障碍、免疫与代谢异常、外伤、中毒、辐射等，都能引起晶状体代谢紊乱，导致晶状体蛋白质发生变性而混浊，称为白内障，此时光线被混浊晶状体阻挠，无法投射在视网膜上，导致视物模糊。多见于 40 岁以上人群，且发病率随年龄增长而增高。

【病因与发病机制】

1. 先天性白内障 又叫发育性白内障，多在出生前即已存在，多为静止型，可伴有遗传性疾病，有内生性与外生性两类，内生性者与胎儿发育障碍有关，外生性者是母体或胎儿的全身病变对晶状体造成损害所致。先天性白内障分为前极白内障，后极白内障，绕核性白内障及全白内障。

2. 后天性白内障 为出生后全身疾病或局部眼病、营养代谢异常、中毒、变性及外伤等原因所致的晶状体混浊，分为 6 种：①老年性白内障，最常见，又叫年龄相关性白内障，多见于 40 岁以上人群，且随年龄增长而增多，与多因素相关，如与老年人代谢缓慢、发生退行性病变有关，也有人认为与日光长期照射、内分泌紊乱、代谢障碍等因素有关，根据初发混浊的位置可分为核性与皮质性两大类。②并发性白内障（并发于其他眼病）。③外伤性白内障。④代谢性白内障。⑤放射性白内障。⑥药物及中毒性白内障。

【临床表现】

单或双侧性，两眼发病可有先后，视力进行性减退，晶状体皮质混浊导致晶状体不同部位屈光力不同，可有眩光感，或单眼复视，近视度数增加。临床上将老年性白内障分为皮质性、核性和囊膜下白内障三种类型。

1. 皮质性白内障 以晶状体皮质灰白色混浊为主要特征，其发展过程可分为四期：初发期、未成熟期、成熟期、过熟期。

2. 核性白内障 晶状体混浊从晶状体中心部位即胚胎核位置开始出现，逐渐加重并缓慢向周围扩展，早期呈淡黄色，随着混浊加重，色泽渐深如深黄色、深棕黄色，核的密度增大，屈光指数增加，患者常诉说老视减轻或近视加重，早期周边部皮质仍为透明，因此在黑暗处瞳孔散大，视力增进，而在强光下瞳孔缩小，视力反而减退，故一般不等待皮质完全混浊即行手术。

3. 囊膜下白内障 混浊位于晶状体的囊膜下皮质，如果位于视轴区，早期即影响视力。

【诊断要点】

世界卫生组织从群体防盲、治盲角度出发，对晶状体发生变性和混浊，变为不透明，以致影响视力，而矫正视力在 0.7 或 0.7 以下者，方可诊断为白内障。

【治疗要点】

1. 药物治疗 目前国内外都处于探索研究阶段，一些早期白内障，临床用药以后病情会减慢发展，视力也稍有提高，白内障从早期进展至成熟是一个较漫长的过程，它有可能自然停止在某一发展阶段而不至于严重影响视力。早期白内障可口服维生素 C、维生素 B_2、维生素 E 等，也可用一些药物延缓病情发展。通常一些中期白内障患者，用药后视力和晶状体混浊程度也可得到一定改善。但成熟期的白内障，药物治疗则无实际意义。

2. 手术治疗

（1）白内障超声乳化术：为近年来国内外开展的新型白内障手术。使用超声波将晶状体核粉碎使其呈乳糜状，然后连同皮质一起吸出，术毕保留晶状体后囊膜，可同时植入后房型人工晶状体。老年性白内障发展到视力低于 0.3，或白内障的程度和位置显著影响或干扰视觉功能，患者希望有好的视觉质量时，即可行白内障超声乳化术。其优点是切口小，组织损伤少，手术时间短，视力恢复快。

（2）白内障囊外摘除：切口较囊内摘除术小，将混浊的晶状体核排出，吸出皮质，但留下晶状体后囊。后囊膜被保留，可同时植入后房型人工晶状体，术后可立即恢复视力功能。因此，白内障囊外摘除已成为目前白内障的常规手术方式。

【护理措施】

白内障患者应根据具体情况进行相应护理，如老年性白内障患者应注意预防外伤，手术治疗后的患者应进行相应的术后护理。

1. 日常护理

（1）老年性白内障的护理

主要针对家属，以预防患者跌倒为主。床的位置应固定，高低适宜，需要时安装床挡。将常用物品定位放置，方便患者取用。提供充足的光线，通道无障碍物。厕所安装防滑垫、扶手等，并教会患者使用。

（2）先天性白内障的护理

主要针对患儿家长。注意术眼的保护，家长应修剪好患儿指甲，防止抓伤眼睛。加强安全防护，避免碰伤等意外发生。

2. 术后护理 患者应多卧床休息，头部不可过多活动，不要用力闭眼。避免低头、弯腰，防止碰撞术眼。避免重体力劳动和剧烈运动。不用手或不洁物品擦揉眼睛，保持眼部周围皮肤清洁，洗脸时勿用力擦洗。洗头、洗澡时，避免水进入眼睛。注意保暖，预防感冒，避免咳嗽、打喷嚏、擤鼻涕。不穿领口过紧的衣服。头部不要过度紧张或悬空。

3. 病情监测　糖尿病性白内障患者应密切观察血糖变化，按时监测血糖，提高自我管理能力。

4. 特殊注意事项　白内障所致失明不可逆，所以白内障早期发现、早期治疗尤为重要。

二、中医

圆翳内障是年高体弱、精血日衰、目失涵养，致晶珠混浊，视力渐降，渐至失明的内障类眼病。本病多见于老年人，常两眼发病，有先后发生或轻重程度不同之别。

"圆翳内障"一名，首见于《秘传眼科龙木论》。唐代王焘《外台秘要·出眼疾候》记载："眼无所因起，忽然膜膜，不痛不痒，渐渐不明，久历年岁，遂致失明。令观容状，眼形不异，唯正当眼中央小珠子里，乃有其障，作青白色，虽不辨物，犹知明暗三光，知昼知夜。如此之者，名作脑流青盲眼。未患时，忽觉眼前时见飞蝇黑子，逐眼上下来去，此宜用金篦决，一针之后，豁然开去而见白日。"《龙树菩萨眼论》曰："眼不痒不痛，端然渐渐不明，遂即失明，眼形不异，唯瞳人里有隐隐青白色，虽不辨人物，犹见三光者，名曰内障。"

西医学中的老年性白内障、先天性白内障、外伤性白内障、并发性白内障及代谢性白内障，均可参照本节辨证施护。

【病因病机】

本病多是年老体衰，肝肾两亏，精血不足，或脾虚失运，精气不能上荣于目所致。此外，肝经郁热或阴虚夹湿热上攻，亦是主要病因之一。

1. 年老体衰　肝肾两亏，精血不足，或脾虚失运，精气不能上荣于目，晶珠失养而混浊。

2. 饮食不洁　劳伤形体，脾虚气弱，运化无力，五脏六腑之精气不能上荣于目，晶珠失养而混浊。

3. 忧思暴怒　肝火上炎或肝郁化火，上扰于目，热灼晶珠，晶珠混浊。

4. 脾胃湿热　中焦湿热蕴结，熏蒸于目，或湿热郁久，化热伤阴，不能濡养于目，晶珠失养而混浊。

【诊断与鉴别诊断】

（一）诊断依据

1. 45岁以上，双眼同时或先后发病，病程数月或数年不等。

2. 视力逐渐下降，初期有固定黑影或单眼复视。初发期可见晶状体周边皮质混浊，呈扇形、楔形灰白色，赤道部呈辐射状混浊；未成熟期可见晶状体皮质混浊加重，向瞳孔区发展，体积膨胀，前房浅，半月状虹膜投影，视力明显下降；成熟期可见全晶状体呈弥漫性乳白色混浊，视力仅有光感，光定位及色觉正常，虹膜投影消失，前房深浅正常；过熟期可见晶状体纤维分解溶化，排出水分，体积缩小，前囊可见彩色胆固醇结晶或白色钙质沉着，黄色晶状体核下沉，前房加深，虹膜震颤，晶状体脱位，可有复视。

（二）病证鉴别

1. 老年性核性白内障与老年性核硬化　老年性核硬化多不影响视力，检眼镜透照法检查眼底时，核硬化无遮光现象。

2. 囊膜下白内障与并发性白内障　并发性白内障早期在面包屑样混浊中有彩色光泽，混浊沿视轴区向前发展，边界模糊，有眼部其他疾病病史。

3. 蓝点状白内障　为静止性先天异常，混浊呈斑点状，可呈灰白色或天蓝色，一般较小，不影响视力。

【辨证施护】

（一）辨证要点

辨脏腑　圆翳内障病位虽在眼，但与肝、脾、肾三脏关系密切。肝肾阴虚，精血不足，目窍失养，晶珠渐混则视物模糊；肾阳虚衰，脾失健运，精气不能上贯于目，晶珠失养，渐变混浊，故视物模糊；脾虚运化失常，湿阻中焦，蕴而化热，湿热上攻于目，目失濡养，故干涩昏花，晶珠混浊。

（二）证候分型

1. 肝肾阴虚

证候表现：晶珠混浊，视物模糊，头晕耳鸣，腰膝酸软；舌红，苔薄，脉细。

证候分析：肝肾阴虚，精血不足，目窍失养，故晶珠渐混而视物模糊；肾藏精，主骨生髓，诸髓属脑，肝肾阴虚，脑髓、骨骼失养，故头晕耳鸣，腰膝酸软；舌红，苔薄，脉细为阴虚所致。

护治法则：补益肝肾（治疗代表方：杞菊地黄丸加减）。

2. 脾肾阳虚

证候表现：晶珠混浊，视物模糊，形寒肢冷，面色苍白，喜热恶冷，大便溏薄，小便清长；舌质淡，苔薄，脉沉细。

证候分析：肾阳虚衰，脾失健运，精气不能上贯于目，故晶珠失养，渐变混浊，视物模糊；脾肾阳虚，不能温养形体，故形寒肢冷，面色苍白，喜热恶冷；阳虚不能运化水湿，水湿下注，故小便清长；脾肾阳虚，水谷不得腐熟运化，故大便溏薄；舌质淡，苔薄，脉沉细均为脾肾阳虚之征。

护治法则：温补脾肾（治疗代表方：右归饮加减）。

3. 气血两虚

证候表现：晶珠混浊，视物昏花，不耐久视，眉棱骨酸痛，神疲懒言，肢软乏力；舌淡，苔薄，脉细。

证候分析：气血不足，不能润养于目，故晶珠渐变混浊，视物昏花，不耐久视，眉棱骨酸痛；气血虚少，不足以充养周身，故神疲懒言，肢软乏力；舌淡，苔薄，脉细均为气血亏虚之象。

护治法则：益气补血（治疗代表方：八珍汤加减）。

4. 脾虚湿热

证候表现：晶珠混浊，干涩昏花，口干不欲饮；舌红，苔黄腻，脉滑数。

证候分析：脾虚运化失常，水湿内停，湿阻中焦，蕴而化热，湿热上攻于目，目失濡养，故干涩昏花，口干不欲饮；舌红，苔黄腻，脉滑数均为脾虚湿热之象。

护治法则：健脾除湿，宽中利湿（治疗代表方：三仁汤加减）。

【护理措施】

1. 起居护理　病室安静，光线适宜，环境舒适。生活规律，控制目力，减轻眼睛疲劳，避免用眼过度引起眼胀痛甚至头痛。参加户外活动时戴防护眼镜，避免强光刺激。

2. 病情观察　观察视力下降的程度；观察晶状体混浊程度及瞳孔有无变化；观察眼压的变化，若发生头痛、眼痛、恶心及呕吐，应立即报告医师。

3. 饮食护理　宜多食富含维生素C、谷胱甘肽、锌、硒、蛋白质的食物。忌辛辣、油腻、不易消化的食物，忌烟酒。肝肾阴虚者多食用枸杞子、核桃仁等补益肝肾之品，可用芡实、羊肾煲粥，或用沙苑子、母鸡煲汤食用，可给予清蒸枸杞桂圆；脾肾阳虚者宜食用温补之品，如牛肉、羊肉等，忌生冷食物；气血两虚者宜食用猪肝、银耳、桂圆等益气养血之品，可给予山药大枣粥；脾虚湿热者宜食用健脾利湿之品，如冬瓜、扁豆、薏苡仁等。

4. 情志护理　保持心情舒畅，避免忧郁紧张。圆翳内障患者由于年龄大、视力差，行动十分不便，常会出现社交及心理障碍，故应做好生活照料，解除思想顾虑，保持心胸开阔，情绪稳定。

5. 用药护理　服药期间观察病情，肝肾阴虚者中药汤剂宜上午饭前热服，也可选用杞菊地黄丸、明目地黄丸、石斛夜光丸等；脾肾阳虚者中药汤剂宜饭前及临睡前热服；气血两虚者中药汤剂宜在饭前及晚上热服；脾虚湿热者中药汤剂宜午后温服、顿服。圆翳内障初发期及未成熟期，可在医师指导下用珍珠明目滴眼液、法可林滴眼液、吡诺克辛（吡诺克辛钠）滴眼液等眼药水滴眼。

6. 适宜技术　早期患者可行毫针刺法，选光明、太阳、睛明、攒竹、丝竹空、承泣、三阴交等穴，肝肾亏虚者加太冲、肾俞、百会、太溪、神阙以滋补肝肾；脾胃虚弱者加脾俞、胃俞、足三里、合谷以补益脾胃、益气养血；阴虚湿热者加脾俞、三焦俞、膀胱俞、太溪、阴陵泉以养阴清热除湿。或遵医嘱选择水针疗法，取合谷、曲池、肝俞、肾俞、三阴交、足三里、翳明等。

【健康教育】

1. 注意休息，少用目力，以减轻眼睛疲劳，防止晶状体进一步老化。阳光较强时，宜戴墨镜或防护眼镜以保护眼睛。适当锻炼，增强机体抗病能力。

2. 注意用眼卫生，勿用不洁物品擦抹眼睛，连续阅读或看电视时不宜超过 1 小时，中间需休息 15 分钟左右，以免引起视疲劳和视物不清。

3. 中老年患者应定期去医院进行检查，平时可遵医嘱服用杞菊地黄丸、六味地黄丸等中成药，以达到益肾填精、调理气血的目的。

4. 对于早期白内障患者，可予局部用药或口服药物，以控制病情发展。

5. 圆翳内障未成熟期的患者应多锻炼，劳逸结合，使血脉通畅，益气升清，上润目珠，手术后以静养为主，勿用力咳嗽及排便。

第二节　耳鸣（耳鸣）

一、西医

耳鸣为耳科疾病中的常见症状，患者自觉耳内有声响、响度不一，高音耳鸣可使患者烦恼，影响睡眠与工作。其出现或为间歇性，或为持续性。有时耳鸣可能是某些疾病的首发症状或伴随症状。

【病因】

（一）主觉性（非振动性）耳鸣

1. 耳鼻咽喉科疾病：耳部疾病引起耳鸣最为常见。
（1）鼓部如中耳感染、耳硬化、内耳窗的增生性阻塞。
（2）岩部耳蜗及第Ⅶ颅神经病变，前者常见于梅尼埃病，后者常见于听神经瘤。
（3）中枢神经：除老年性大脑硬化外，中枢神经的器质性病变很少引起耳鸣。
2. 心血管疾病：亦属常见的耳鸣原因，耳鸣常呈波动性，高血压、贫血、动脉粥样硬化伴血管栓塞等均可引起耳鸣。
3. 代谢性疾病：甲状腺功能亢进或减退、糖尿病均可引起耳鸣。
4. 神经科疾病：颅脑外伤、脑干损伤、脑炎、脑震荡及多发性硬化等可引起耳鸣。

（二）他觉性耳鸣

1. 咽鼓管开放　患者能听到自己呼吸时的气流摩擦声。
2. 血管源性　颈内动脉和静脉，分别经过鼓室的前、下，如血管与鼓室的间隔很薄甚或缺损，常可听到搏动性耳鸣。颈动脉瘤、颈静脉球体瘤或颈内静脉突入鼓室等均可引起耳鸣。耳部附近的骨血管瘤、动脉栓亦可引起耳鸣。
3. 肌源性　耳部附近的肌肉痉挛，如鼓膜张肌、镫骨肌、腭帆张肌等软腭肌肉和咽鼓管咽肌痉挛收缩时可引起耳鸣。
4. 颞颌关节病变或咬合不良　有时可引起耳内弹响声。

【临床表现】

绝大部分耳鸣是一种主观症状，可为一侧性或双侧性。其性质是多样的，可呈铃声、嗡嗡声、哨声、汽笛声、海涛声、咝咝声、吼声等，也可呈各种音调的纯音或杂声。

【诊断要点】

应详细询问耳鸣病史，包括起病情况，耳鸣性质、程度，有无耳病及使用耳毒性药物史，有无颅脑外伤、噪声损伤、眩晕等病史，有无烟酒过度史。了解心血管系统及神经系统的病史。

【治疗要点】

1. 病因治疗　若能找到原发病变，并采取特殊治疗，则不论主觉性或他觉性耳鸣，均能获得较好效果。在主觉性耳鸣中，如分泌性中耳炎常可在吹张或鼓室穿刺抽液后，耳鸣立即消失；又如早期噪声性聋所致耳鸣，一般在脱离噪声环境后，可获得缓解或消失；再如不少鼓室肿瘤或脑桥小脑角肿瘤，在切除病变后耳鸣得到缓解或消失。他觉性耳鸣也多在纠正病因后消失，如咽鼓管异常开放经保守或手术治疗，解除其过度通畅后，耳鸣即可缓解或消失；又如动、静脉瘘或畸形，通过手术纠正后可使症状缓解；再如椎动脉交通支病变所致耳鸣，常于切除其交通支和病变后消失。

2. 药物治疗

（1）改善耳蜗供血：血液供应不良，如血管痉挛、血管栓塞等是影响耳蜗功能的常见原因。应用血管扩张剂可改善内耳血液循环，以达到治疗内耳疾病、消除或减轻耳鸣的目的。

（2）改善内耳组织的能量代谢或神经营养：三磷酸腺苷和辅酶 A 等有激活组织呼吸和改善循环系统的作用，都可增加内耳组织供氧；甲钴胺是一种辅酶 B_{12}，可修复受损的神经组织。

（3）抗惊厥药：这类药物的作用可能是阻滞脑干内的多轴突系统，特别是网状结构。

3. 掩蔽疗法　主要目的是利用外界的声音来抑制耳蜗或听神经的自发性兴奋增强的活动。掩蔽疗法的近期效果较好，远期效果尚需随访观察。但耳鸣掩蔽器只能缓解耳鸣症状，以减轻患者痛苦，不能治愈耳鸣。掩蔽疗法对部分耳鸣患者尚有效，即停止掩蔽后，耳鸣仍暂时消失。

4. 生物反馈疗法　是利用不同的生物反馈信号训练患者进入松弛状态。其治疗原则是教患者有意识地控制身体各部的感觉，使患者通过学习改变自己身体的反应。如控制肌张力和血流量等，使患者进入松弛状态，恢复体内相对平衡，以达到治疗耳鸣的目的。

5. 手术疗法　目前用手术疗法治疗主觉性耳鸣，尚无肯定的疗效。他觉性耳鸣可通过手术进行根治。在主觉性耳鸣中，若原发耳病本身有手术指征，则可行手术治疗，本身手术指征不强时，则不宜为解决耳鸣而进行。

6. 其他治疗方法　电刺激疗法、催眠疗法、针刺疗法及中医中药等，对耳鸣有一定疗效。

【日常护理】

1. 减轻焦虑，改善睡眠质量

（1）向患者介绍耳鸣的可能病因、耳鸣的特点，使患者认识到耳鸣是一种常见症状，并不是严重的、致命的疾病，以消除患者的紧张情绪。同时向患者讲清耳鸣的治疗需要一段较长的时间，使患者有充分的思想准备及坚定的治疗信心。

（2）介绍有关耳鸣的治疗方法，并说明耳鸣的治疗与情绪的关系，使患者保持良好的情绪并对耳鸣的治疗有较清楚的了解，以取得配合。

（3）了解患者的发病规律，和患者共同安排作息时间，在疾病发作时尽量避免睡眠，症状缓解时适当休息。

（4）为患者提供舒适安静的环境，营造适于睡眠的氛围，合理安排各种治疗护理操作，将操作集中完成，在患者睡眠时尽量不去打扰。保持患者休息环境适中的温度和湿度，提供促进睡眠的方法。

2. 调节神经紧张　紧张状态是耳鸣的促发因素，紧张状态的强度、持续时间及性质，也直接影响患者对耳鸣症状的耐受程度。患者如果集中注意力于自身的耳鸣症状，可导致神经紧张状态加剧，从而加重耳鸣。因此，患者应有意识地轮流放松全身肌肉的各个肌群，以使神经系统松弛、缓解或解除紧张状态，使耳鸣症状得到减轻。

3. 避免危险　和患者探讨在发病时可能出现的安全问题，找出危险因素，讲解避免危险发生的方法。指导患者在发病时尽量休息，或在有人陪同的情况下进行少量的活动。避免一人外出，尤其是尽量不要去人多拥挤的公共场所。应提高安全意识，有不适感觉时尽快离开危险环境。

二、中医

耳鸣是指脏腑功能失调所致的以自觉耳内鸣响而周围环境中并无相应声源为主要特征的病证。其可发生于单侧，也可发生于双侧。因患者有时自觉鸣声来自头颅内部，故又称为"颅鸣"或"脑鸣"。在中医古籍中还有"聊啾""苦鸣""耳虚鸣"等不同的名称。耳鸣既是多种耳科疾病乃至全身疾病的一种常见症状，有时也可单独成为一种疾病。

耳鸣早在《内经》已有明确记载。《灵枢·口问》曰："黄帝曰：人之耳中鸣者，何气使然？岐伯曰：耳者，宗脉之所聚也，故胃中空则宗脉虚，虚则下溜，脉有所竭者，故耳鸣。"《素问·海论》曰："髓海不足，则脑转耳鸣。"

西医学中的感染、外伤等原因引起的耳鸣，均可参照本节辨证施护。

【病因病机】

本病多由外感、情志、饮食、虚损等因素引起，有虚实之分。实证多为外感风热、肝火上扰、肝气郁结或气滞血瘀所致；虚证多为脏腑虚损、气血亏虚所致。病位在耳，与肝、肾、脾、肺等脏关系密切。

1. 风热侵袭　外感风热，或风寒化热，肺失宣降，致外邪循经上犯耳窍，蒙蔽清窍，导致耳鸣。

2. 肝火上扰　外邪由表而里，侵犯少阳，或情志抑郁，抑或暴怒伤肝，致肝失条达，气郁化火，可导致肝胆火热循经上扰耳窍，引起耳鸣。

3. 痰火郁结　饮食不节，过食肥甘厚腻，损伤脾胃，或思虑过度，伤及脾胃，致水湿不运，聚而生痰，痰火郁于耳中，壅闭清窍，导致耳鸣。

4. 气滞血瘀　跌仆爆震、突闻巨响等伤及气血，致瘀血内停，或情志抑郁，致肝气郁结，气机不畅，气滞则血瘀，或久病入络，均可造成耳窍经脉壅阻，清窍闭塞，发生耳鸣。

5. 肾精亏损　先天肾精不足，或病后失养，或房劳过度，伤及肾精，或年老肾精渐亏，虚火内生，上扰耳窍，引起耳鸣。

6. 气血亏虚　素体脾胃虚弱，或饮食不节，饥饱失调，或劳倦、思虑过度，致脾胃虚弱，清阳不升，气血生化之源不足，而致气血亏虚，不能上奉于耳，耳窍经脉空虚，导致耳鸣，或大病之后，耗伤心血，心血亏虚，则耳窍失养而致耳鸣。

【诊断与鉴别诊断】

（一）诊断依据

1. 以患者自觉单侧或双侧耳内鸣响为主要临床表现；可急性起病，亦可缓慢起病；可呈持续性，也可呈间歇性；耳鸣的音调可呈高音调，如蝉鸣声、汽笛声等，也可呈低音调，如机器声、隆隆声等；一般在夜间或安静时加重，严重时可影响睡眠及对生活、工作、情绪产生干扰；无明显听力下降。

2. 有耳外伤史、爆震史、噪声接触史、耳毒性药物用药史、耳流脓史，或其他全身疾病导致体质亏虚等病史。

（二）病证鉴别

耳聋指不同程度的听力减退。耳鸣与耳聋在临床上常常同时或先后出现，其主要区别是耳聋有明显听力减退或丧失，耳鸣则无明显听力下降。

【辨证施护】

（一）辨证要点

1. 辨虚实　起病急、病程短者多为实证，常由风热侵袭、肝火上扰、痰火郁结、气滞血瘀等引发；起病缓慢、病程较长者多为虚证，常与肾精亏损或气血亏虚有关。病久常虚中夹实，虚实夹杂。

2. 辨脏腑　本病与肝、肾二脏密切相关，肝火上扰者出现口苦、咽干、面红、目赤、尿黄、便秘、夜寐不宁、胸胁胀痛、头痛或眩晕等症状；肾精亏损者出现头昏眼花、腰膝酸软、虚烦失眠、发脱齿摇、夜尿频多、遗精、带下等症状。

（二）证候分型

1. 风热侵袭

证候表现：突起耳鸣，如吹风样，昼夜不停；或伴有耳胀闷感，鼻塞流涕，咳嗽头痛，发热恶寒；舌质红，苔薄黄，脉浮数。

证候分析：手太阴肺经之络入耳中，若风热外袭，肺经受病，宣降失常，外邪可循经上犯，蒙蔽清窍，故耳鸣；风热上犯，经气痞塞，则耳内胀闷；鼻塞流涕，咳嗽头痛，发热恶寒，舌质红，苔薄黄，脉浮数均为风热外感之征象。

护治法则：疏风清热，宣肺通窍（治疗代表方：银翘散加减）。

2. 肝火上扰

证候表现：耳鸣如闻潮声或风雷声，多在情志抑郁或恼怒之后加重；伴口苦咽干，面红目赤，溲黄便秘，夜寐不宁，胸胁胀痛，头痛或眩晕；舌质红，苔黄厚，脉弦数。

证候分析：足少阳胆经入耳中，肝与胆相表里，肝的络脉亦络于耳，故肝火可循经上扰耳窍，则耳鸣；情志抑郁或恼怒则肝气郁结，气郁化火，故耳鸣加重；肝火上炎，则面红目赤，头痛或眩晕；肝火内炽，灼伤津液，则口苦咽干，溲黄便秘；肝火内扰心神，则夜寐不宁；肝经循胁肋，肝气郁结，则胸胁胀痛；舌质红，苔黄厚，脉弦数为肝火旺盛之征象。

护治法则：清泄肝热，开郁通窍（治疗代表方：龙胆泻肝汤加减）。

3. 痰火郁结

证候表现：耳鸣，耳中闷胀；伴头重头昏，或见头晕目眩，胸脘满闷，咳嗽痰多，口苦或淡而无味，二便不畅；舌质红，苔黄腻，脉滑数。

证候分析：痰火郁结，蒙蔽清窍，故耳鸣，耳中闷胀，头重头昏或头晕目眩；痰湿中阻，气机不利，则胸脘满闷，二便不畅；痰火犯肺，肃降失常，则咳嗽痰多；痰湿困脾，则口淡而无味；内热则口苦；舌质红，苔黄腻，脉滑数为内有痰热之征象。

护治法则：化痰清热，散结通窍（治疗代表方：清气化痰丸加减）。

4. 气滞血瘀

证候表现：耳鸣病程可长可短，全身可无其他明显症状，或有爆震史；舌质暗红或有瘀点，脉细涩。

证候分析：耳为清空之窍，若因情志郁结，气机阻滞，或爆震之后，致瘀血停滞，耳窍经脉闭塞，则耳鸣；舌质暗红或有瘀点，脉细涩为内有瘀血之征象。

护治法则：活血化瘀，行气通窍（治疗代表方：通窍活血汤加减）。

5. 肾精亏损

证候表现：耳鸣如蝉，昼夜不息，安静时尤甚，操劳则加剧，或见头昏眼花，腰膝酸软，虚烦失眠，发脱齿摇，夜尿频多，遗精，带下；舌质红，苔少，脉细弱。

证候分析：肾开窍于耳，肾精亏损，不能上奉于耳，则耳鸣；肾主骨生髓，脑为髓海，齿为骨之余，肾元亏损，则头昏眼花，发脱齿摇；肾主水，肾气不固则夜尿频多；腰为肾之府，肾虚则腰膝酸软；肾阴不足，虚火内扰心神，则虚烦失眠；舌质红，苔少，脉细弱为肾精亏损之征象。

护治法则：补肾益精，滋阴潜阳（治疗代表方：杞菊地黄丸加减）。

6. 气血亏虚

证候表现：耳鸣，疲劳加重，或见倦怠乏力，声低气怯，面色无华，食欲缺乏，脘腹胀满，大便溏薄，心悸失眠；舌质淡红，苔薄白，脉细弱。

证候分析：脾失健运，气血生化之源不足，耳窍失养，则耳鸣；气虚则倦怠乏力，声低气怯；血虚则面色无华；脾虚失运，则食欲缺乏，脘腹胀满，大便溏薄；血虚心神失养则心悸失眠；舌质淡红，苔薄白，脉细弱为气血不足之征象。

护治法则：健脾益气，养血通窍。

【护理措施】

1. 起居护理　病室宜整洁安静，空气新鲜，光线柔和，避免噪声刺激，注意劳逸结合，保持心情舒畅，避免过度劳累、紧张，节制房事。常按摩耳部增强耳部血运。晚上睡觉前可用热水泡脚，或按摩双足涌泉穴，有引火归原的作用，有助于减轻耳鸣症状。鼓励患者置身于声音充实的环境中，主动接触自然界的声音，或让患者听节奏舒缓的音乐，缓解紧张的情绪，从而提高生活质量。

2. 病情观察　密切观察患者耳鸣程度、伴随症状、舌苔、脉象等情况，若有耳痛耳胀，应注意观察鼓膜的情况及外耳道是否有脓液渗出。观察有无头痛、眩晕等症状及神志、面色、血压等变化。因耳鸣与耳聋在临床上经常同时或先后出现，故要注意观察患者的耳鸣程度，密切监测听力变化情况，及时治疗，预防听力下降。对有听力下降的患者，要积极恰当治疗，尽最大可能恢复听力。

3. 饮食护理　饮食宜清淡、有营养，忌食辛辣、肥厚之品，避免咖啡、浓茶等刺激性食物，忌烟酒，忌暴饮暴食，以免诱发和加重耳鸣。外感风热者宜进食疏风清热的半流质食物，如蒲公英粥、生姜粥等；肝火上扰者可食疏肝清火之品，如银花菊花粥、苦瓜羹；痰火郁结者应多食祛痰降火的食物，如绿豆粥、萝卜汤等；脾胃虚弱者宜多食健脾祛湿之品，如莲子桂圆粥、薏苡仁粥等；耳鸣眩晕者应多食补肾益精的食物，如银耳杜仲粥、枸杞汤、白芷鱼头汤等。

4. 情志护理　不良的情志刺激可诱发或加重耳鸣。应嘱患者保持心情舒畅，情绪稳定，避免精神刺激及过度恼怒忧郁。对于焦虑、抑郁的患者，要耐心聆听其倾诉，给予理解、同情和安慰，及时解决患者的疑问和尽量满足患者的需要，指导患者调节情绪和自我心理疏导的方法。鼓励患者多听音乐、读书、看报等，以分散注意力，减轻耳鸣的困扰。

5. 用药护理　中药汤剂以温热服用为宜。风热外侵者使用解表药宜武火快煎，不宜久煎，汤剂宜热服，服后卧床盖被，以助发汗，并观察出汗、体温和伴随症状的变化；祛湿降浊汤剂宜饭后服；肝火上扰和痰火郁结者中药宜饭后凉服或微温服；气滞血瘀者中药宜饭后温服，服药期间忌食生冷；肾精亏损和气血亏虚者中药宜饭前空腹温服，以利药物吸收。

6. 适宜技术　耳内虚鸣者，可艾灸中脘、百会、足三里及背部腧穴；或予以耳穴贴压埋籽法，取内耳、肾、肝、神门、皮质下等穴，嘱患者定时按压刺激；或用按摩法，以示指或中指置于外耳道口，或取听宫、听会、耳门、翳风、完骨等穴，轻轻按压，可缓解耳鸣症状；或行穴位敷贴，取吴茱萸、乌头尖、大黄粉三味为末，温水调和，敷贴于涌泉穴，有引火下行的作用，适用于肝火、痰火、虚火上扰所致耳鸣；或用毫针刺法，取耳门、听宫、听会、翳风、中渚、侠溪等穴。风热侵袭所致耳鸣可针刺风池、外关、合谷等穴，以疏风清热；肝火上扰所致耳鸣可针刺行间、丘墟、足临泣等穴，以清泻肝火；痰火郁结所致耳鸣可针刺丰隆、内庭等穴，以豁痰泻火；肾精亏损所致耳鸣可针刺肾俞、太溪、关元等穴，以补肾填精；气血亏虚所致耳鸣可针刺气海、足三里、脾俞等穴，以补益脾胃。

【健康教育】

1. 起居有常，加强锻炼，增强体质，预防伤风感冒。引导患者树立乐观豁达的生活态度，避免情志因素诱发或加重耳鸣。

2. 饮食宜清淡，戒烟酒，避免使用耳毒性药物。

3. 指导患者积极防治引起耳鸣的各种疾病，进行相关知识的宣教，提高患者的自我保健能力。

4. 耳鸣患者应避免处于过分安静的环境，适度的有声环境有助于减轻耳鸣。

第三节　鼻窦炎（鼻渊）

一、西医

一个或多个鼻窦发生炎症称为鼻窦炎，累及的鼻窦包括：上颌窦、筛窦、额窦和蝶窦。这是一种在人群中发病率较高的疾病，影响患者生活质量。鼻窦炎可分为急性、慢性鼻窦炎2种。

【病因】

急性鼻窦炎病程12周。根据严重度的视觉模拟评分法（VAS）（10 cm），将这种疾病分为轻度和中/重度：轻度 = VAS 0~4 cm；中/重度 = VAS 5~10 cm。

1. **急性鼻窦炎**　多由上呼吸道感染引起，细菌与病毒感染可并发。常见细菌菌群是肺炎链球菌、溶血性链球菌和葡萄球菌等多种化脓性球菌，其次为流感嗜血杆菌和卡他莫拉菌，后者常见于儿童。其他的致病菌还有链球菌类、厌氧菌和金黄色葡萄球菌等。由牙病引起者多属厌氧菌感染，脓液常带恶臭。真菌及过敏也有可能是致病因素。

急性鼻窦炎的感染常来自：窦源性感染、鼻腔源性感染、邻近组织源性感染、血源性感染、创伤源性感染，还有全身因素和中毒因素导致的。

2. **慢性鼻窦炎**

（1）由急性鼻窦炎转变而来：多因对急性鼻窦炎治疗不当，或对其未予彻底治疗以致反复发作，迁延不愈，使之转为慢性。此为本病之首要病因。

（2）阻塞性病因：鼻腔内的阻塞性疾病，如鼻息肉、鼻甲肥大、鼻腔结石、鼻中隔偏曲、鼻腔肿瘤、鼻腔填塞等阻碍鼻腔、鼻窦通气引流，是本病的重要病因。

（3）致病菌毒力强：某些毒力较强的致病菌，如患猩红热时的乙型溶血性链球菌，其所致的急性鼻窦炎，极易转为慢性。

（4）牙源性感染：因上列磨牙的牙根与上颌窦底部毗邻，若牙疾未获根治，易成为牙源性慢性上颌窦炎。

（5）外伤和异物：外伤骨折、异物存留或血块感染等，导致慢性鼻窦炎。

（6）鼻窦解剖因素：由于各个鼻窦特殊的或异常的解剖构造，不利于通气引流，亦为不可忽略的自身因素。

（7）全身性因素：包括各种慢性疾病、营养不良、疲劳过度导致的机体抵抗力低下。同时，还有各种变应性因素及支气管扩张所诱发的病因。

【发病机制】

1. 急性鼻窦炎

（1）好发群体：所有人群均易发生，低龄、年老体弱者更多见。

（2）疾病症状

1）全身症状：常在急性鼻炎病程中患侧症状加重，继而出现畏寒发热、周身不适、精神不振、食欲减退等，以牙源性急性上颌窦炎的全身症状较剧。儿童发热较高，严重者可发生抽搐、呕吐和腹泻等全身症状。

2）局部症状：①鼻阻塞。因鼻黏膜充血肿胀和分泌物积存，可出现患侧持续性鼻塞。②脓涕。患侧鼻内有较多的黏脓性或脓性分泌物擤出，初起时涕中可能带少许血液，牙源性上颌窦炎者脓涕有臭味。③局部疼痛和头痛。急性鼻窦炎除发炎导致鼻部疼痛外常伴有较剧烈的头痛，这是由于窦腔黏膜肿胀和分泌物潴留压迫或分泌物排空后引发负压，刺激三叉神经末梢。急性鼻窦炎疼痛有其时间和部位的规律性。前组鼻窦接近头颅表面，其头痛多在前额、内眦及面颊部，后组鼻窦在头颅深处，其头痛多在头顶部、后枕部。急性上颌窦炎常前额部、面颊部或上列磨牙痛，晨起轻，午后重。急性额窦炎晨起前额部剧痛，渐渐加重，午后减轻，至晚间全部消失。筛窦炎多头痛较轻，局限于内眦或鼻根部，也可能放射至头顶部。蝶窦炎表现为眼球深处疼痛，可放射到头顶部，还可出现早晨轻、午后重的枕部头痛。但是有些人的疼痛症状不典型，无法单纯根据头痛的特点来确定受累的鼻窦。④嗅觉下降。

2. 慢性鼻窦炎

（1）好发群体：所有人群均易发生，低龄、年老体弱者更多见。

（2）疾病症状

1）局部症状：①脓涕。鼻涕多为脓性或黏脓性，黄色或黄绿色，量多少不定，可倒流向咽部，单侧有臭味者，多见于牙源性上颌窦炎或真菌感染。②鼻塞。轻重不等，多为鼻黏膜充血肿胀和分泌物增多所致。③嗅觉障碍。鼻塞和炎症反应可导致嗅觉障碍。④头痛。慢性鼻窦炎一般无明显局部疼痛或头痛。如有头痛，常表现为钝痛或头部沉重感，白天重，夜间轻。前组鼻窦炎多表现为前额部和鼻根部胀痛或闷痛，后组鼻窦炎的头痛在头顶部、后枕部。患牙源性上颌窦炎时，常伴有同侧上列牙痛。⑤其他。由于脓涕流入咽部和长期用口呼吸，常伴有慢性咽炎症状，如痰多、异物感或咽干痛等。若影响咽鼓管，也可有耳鸣、耳聋等症状。

2）其他症状：眼部有压迫感，亦可引起视力障碍，但少见。头部沉重、压迫感，或仅有钝痛或闷胀痛。

3）全身症状：较轻缓或不明显，一般可有头昏、易倦、精神抑郁、萎靡不振、纳差、失眠、记忆力减退、注意力不集中、工作效率降低等症状。极少数病例若已成为病灶，可有持续低热。

【实验室及其他检查】

1. 急性鼻窦炎

（1）查体：局部红肿及压痛，前组急性鼻窦炎由于病变接近头颅表面，其病变部位的皮肤及软组织可能发生红肿，由于炎症波及骨膜，故窦腔在体表投影的相应部位可以有压痛。后组急性鼻窦炎由于位置较深，表面无红肿或压痛。

（2）鼻腔检查：鼻黏膜充血肿胀，尤以中鼻甲、中鼻道及嗅裂等处较为明显。前组鼻窦炎可见中鼻道积脓，后组鼻窦炎可见嗅裂积脓，或脓液自上方流至后鼻孔。

（3）鼻内镜检查：鼻腔内可见脓液，鼻黏膜充血水肿。

（4）体位引流：如疑为鼻窦炎，鼻道未查见脓液，可行体位引流试验，以助诊断。

（5）X线鼻窦摄片：X线鼻颏位和鼻额位摄片有助于诊断，急性鼻窦炎时可显示鼻窦黏膜肿胀，窦腔混浊、透光度减弱，有时可见液平面。因颅骨重叠，观察效果欠佳。

（6）鼻窦CT：可见鼻窦内液平面或软组织密度影。CT由于分辨率高，观察病变较为细致和全面，是目前诊断急性鼻窦炎的较好指标。

（7）鼻窦MRI：可见鼻窦内长 T_2 信号，可以与鼻窦软组织影像相鉴别。

2. 慢性鼻窦炎

（1）鼻腔检查：病变以鼻腔上部变化为主，可见中鼻甲水肿或肥大，甚至息肉样变。有的可见多发性息肉。前组鼻窦炎可见中鼻道及下鼻甲表面有黏脓性分泌物附着，后组鼻窦炎可见嗅裂及中鼻道后部存有黏脓液，严重者鼻咽部可见脓性分泌物。

（2）辅助检查，①鼻内镜检查：前、后鼻孔镜检查，用麻黄碱收缩鼻黏膜，然后仔细检查鼻腔各部，可见水肿、脓涕或息肉。②体位引流：疑有慢性鼻窦炎而中鼻道或嗅裂无脓液存留时，可行体位引流检查。③上颌窦穿刺冲洗术：上颌窦穿刺冲洗术既是对上颌窦炎的一种诊断方法，也是一种治疗措施。冲出液宜做需氧细菌培养和药敏试验。④X线鼻窦摄片：对诊断不明确或怀疑有其他病变者，可协助诊断。⑤牙的检查：在可疑牙源性上颌窦炎时，应进行有关牙的专科检查。⑥鼻窦CT：鼻窦CT有助于明确病变范围，有助于明确局部骨质变化情况，有助于与鼻腔肿瘤相鉴别。CT由于有较高的分辨率，观察病变较为细致和全面，是目前诊断慢性鼻窦炎的良好指标。⑦鼻窦MRI：MRI对鼻窦内软组织和液体有较好的区分度，对术前制定完备的手术方案有益。

【诊断】

根据典型症状及相关检查可确诊。

【鉴别诊断】

1. 急性鼻窦炎　主要与引起头痛的其他疾病相鉴别，如偏头痛、颅内肿瘤；因有鼻塞，要与鼻腔鼻窦肿瘤相鉴别，如鼻腔内翻性乳头状瘤、鼻腔鳞癌等，病理诊断可以明确。

2. 慢性鼻窦炎　主要与引起头痛的其他疾病相鉴别，如偏头痛、颅内肿瘤；因有鼻塞，要与鼻腔鼻窦肿瘤相鉴别，如鼻腔内翻性乳头状瘤、鼻腔鳞癌等，病理诊断可以明确。

【治疗要点】

1. 急性鼻窦炎

（1）全身治疗：采用足量抗生素控制感染，因多为球菌感染，以青霉素类、头孢菌素类为首选药物。药物治疗强调选择敏感抗生素，足量、足疗程使用。若头痛或局部疼痛剧烈，可适当用镇静剂或镇痛剂。一般疗法与急性鼻炎相同。中医中药治疗以散风清热、芳香通窍为主，以解毒祛瘀为辅。

（2）改善鼻窦引流：常用含 1% 麻黄碱的药物滴鼻，收缩鼻腔，改善引流。急性鼻窦炎还可以通过改变体位来改善鼻窦的通气引流，从而减轻头痛。

（3）上颌窦穿刺冲洗术：急性上颌窦炎宜在全身症状消退、局部急性炎症基本控制后施行。冲洗后可注入抗菌溶液，每周 1~2 次。

（4）鼻窦置换疗法：适用于儿童多组鼻窦炎患者。

（5）病因治疗：如为牙源性上颌窦炎，应同时治疗牙病。

（6）黏液促排剂治疗：可以使用黏液促排剂，改善分泌物性状，使其易于排出。

（7）激素治疗：可以应用鼻用局部激素或全身应用激素，改善局部炎症状态，加强引流。

（8）手术：急性鼻窦炎在药物控制不满意或出现并发症时可采用鼻内镜手术，通过内镜引导直达病灶，开放鼻窦口，清除病变，改善局部引流，进而恢复鼻窦正常的生理功能。

2. 慢性鼻窦炎

（1）抗生素 Macrolides（大环内酯类抗生素）：虽然不可以清除细菌，但可以减小慢性细菌感染的毒性和减少细胞损害。在激素治疗失败的病例中，选择性地长期、低剂量应用大环内酯类抗生素治疗是有效的。具体起效机制不是很明确，但可能同局部宿主免疫反应的下调及繁殖细菌的毒性较弱有关。

（2）血管收缩剂：能收缩鼻腔肿胀的黏膜，以利鼻窦引流。但血管收缩剂不宜长期使用，会有引起继发药物性鼻炎之虞。

（3）黏液促排剂：在标准的治疗方法上加入黏液促排剂可以获得更好的治疗效果，主要是可以减少治疗时间。

（4）抗组胺药：尽管在慢性鼻 – 鼻窦炎的治疗中并没有建议使用抗组胺药，但美国一项研究显示在慢性鼻窦炎的治疗中，抗组胺药还是经常被使用，可以明显减轻打喷嚏、流涕和鼻塞症状，但对鼻息肉的大小无明显影响。

（5）高渗盐水：高渗盐水可以改善鼻黏膜纤毛清除率，有临床试验结果显示高渗盐水在咳嗽、流涕、鼻后滴漏症状各个评价指标中均有明显效果。

（6）中医中药：以芳香通窍、清热解毒、祛湿排脓为原则。

（7）理疗：一般用超短波透热疗法，以辅助治疗。

（8）鼻窦置换法：适用于多个鼻窦发炎及儿童。

（9）手术治疗

1）鼻内镜下鼻窦手术：目前首选方法。在鼻内镜明视下，彻底清除各鼻窦病变，充分开放各鼻窦窦口，改善鼻窦引流，并尽可能保留正常组织，是一种尽可能保留功能的微创手术。

2）其他手术：上颌窦鼻内开窗术、上颌窦根治术、鼻内筛窦切除术、鼻外筛窦切除术、额窦钻孔术、额窦切开术、蝶窦切开术等。

对于一个确诊的慢性鼻窦炎患者，推荐的治疗程序应该是首先进行药物治疗（包括局部和全身应用），在药物治疗无效的情况下进行鼻窦 CT 扫描，如果有影像学改变及手术指征，再行鼻内镜手术。

【护理措施】

鼻窦炎患者日常应积极主动配合医师治疗，日常护理应严格遵照医嘱执行。

1. 日常护理　患者多休息，保证充足睡眠，有助于提高身体抵抗力。患者避免接触过敏原，如花粉、香水等，空气污染时外出戴口罩。患者在气温变化时注意保暖，预防感冒等上呼吸道感染。

2. 病情监测　患者日常注意观察自身身体状况，如出现鼻塞加重、脓涕增多等状况应及时前往医院就诊。

3. 心理护理　患者可主动与医师进行沟通，了解鼻窦炎的相关知识。患者有问题时及时与医师或家人沟通，可以通过看电影、听音乐等方式舒缓焦虑的心情。

4. 特殊注意事项　鼻窦炎急性期的患者多不宜手术，仅在鼻窦炎症向外扩散而导致毗邻器官发生严重并发症时，才做手术控制炎症。

二、中医

鼻渊是外邪侵袭或脏腑失调所致的以鼻流浊涕、如泉下渗、量多不止为主要临床表现的病证。常伴有头痛、鼻塞、嗅觉减退，久则虚眩不已等症状，是鼻科的常见病、多发病之一。多发生于感冒或急性鼻炎之后，一年四季、男女老幼均可患病，而以青少年多见。

鼻渊病名，最早见于《内经》，如《素问·气厥论》曰："胆移热于脑，则辛頞鼻渊。鼻渊者，浊涕下不止也。"继《内经》之后，历代医家对本病的论述也较多，并根据《内经》对其病机、病位、症状及"脑渗为涕"的论述，又有"脑漏""脑渗""脑崩""脑泻"等病名。明代张景岳《景岳全书·卷二十七》中说："此证多因酒醴肥甘或久用热物，或火由寒邪，以致湿热上熏，津汁溶溢而下。"

西医学中的急、慢性鼻窦炎，均可参照本节辨证施护。

【病因病机】

本病多由外感、饮食、情志、虚损引起，有虚实之分，实证多因外邪侵袭、胆腑郁热、脾胃湿热而发病；虚证多为肺气虚寒、脾气虚弱所致。本病病位在鼻窍，与肺、脾、胆密切相关。

1. 肺经风热　风热袭表伤肺，或风寒外袭，郁而化热，内犯于肺，肺失宣降，邪热循经上壅鼻窍而为病。

2. 胆腑郁热　情志不遂，恚怒失节，胆失疏泄，气郁化火，胆火循经上犯，移热于脑，伤及鼻窍，或邪热犯胆，胆热上蒸鼻窍而为病。

3. 脾胃湿热　饮食失节，湿热内生，运化失常，湿热邪毒循经熏蒸鼻窍而发为本病。

4. 肺气虚寒　久病体虚，或病后失养，致肺脏虚损，肺卫不固，易为邪犯，正虚托邪无力，邪滞鼻窍而为病。

5. 脾气虚弱　久病失养，或思虑过度，损及脾胃，致脾胃虚弱，运化失健，气血精微生化不足，鼻窍失养，加之脾虚不能升清降浊，湿浊内生，困聚鼻窍而为病。

【诊断与鉴别诊断】

（一）诊断依据

1. 可有伤风鼻塞病史，以大量黏性或脓性鼻涕为主要症状，常同时伴有鼻塞及嗅觉减退症状。可局限于一侧，也可双侧同时发生。

2. 部分患者伴有明显的头痛，头痛的部位常局限于前额、鼻根部或颌面部、头顶部等，并有一定的规律性。

3. 实证起病急，病程短；虚证病程长，缠绵难愈。

（二）病证鉴别

1. 鼻窒　以经常性鼻塞为主要特征的慢性鼻病。鼻塞呈间歇性或交替性，病变较重者，可呈持续性鼻塞，鼻涕不易擤出，久病者可有嗅觉减退。鼻渊虽伴有鼻塞症状，但其主症是鼻流浊涕、量多不止。

2. 鼻菌　指发生于鼻腔、鼻窦的恶性肿瘤，临床以鼻内肿块、鼻塞、流污秽脓血涕、头痛、颈部恶核为主要特征。鼻渊与鼻菌虽都有鼻流脓涕的症状，但鼻渊无鼻内肿块，且涕中无脓血。

【辨证施护】

（一）辨证要点

1. 辨虚实　鼻渊的病性有实有虚，实证多因外邪侵袭，起病急，病程短；虚证多因肺脾脏气虚损，邪气久羁，滞留鼻腔，以致病程缠绵难愈。

2. 辨寒热　热证鼻涕色黄，舌红，苔黄，脉数；寒证鼻涕黏白，遇冷加重，舌质淡，苔薄白，脉缓弱。

（二）证候分型

1. 肺经风热

证候表现：鼻涕量多而白黏或黄稠，鼻塞，嗅觉减退，头痛，前额、颌面部疼痛；可兼有发热，恶风，汗出，或咳嗽痰多；舌质红，苔黄，脉浮数。

证候分析：风热犯肺，肺失宣降，邪热循经上壅鼻窦，燔灼黏膜，则鼻涕增多，鼻塞不通，嗅觉减退；风热上扰，则头痛；风热内郁，气血壅阻，上困鼻窍，故前额、颌面部疼痛；风热袭表，则发热，恶风，汗出；邪壅肺系，肺气不利，则咳嗽痰多；舌质红，苔黄，脉浮数为风热在表之征象。

护治法则：疏散风热，宣肺通窍（治疗代表方：银翘散加减）。

2. 胆腑郁热

证候表现：鼻涕浓浊，量多，色黄或黄绿，或有腥臭味，鼻塞，嗅觉减退，头痛剧烈；可兼有烦躁易怒，口苦咽干，胸胁苦满，寐少梦多，小便黄赤；舌质红，苔黄腻，脉弦数。

证候分析：胆腑郁热，循经上犯鼻窍，燔灼气血，熏腐黏膜，故鼻涕浓浊，量多，色黄或黄绿；胆经火热上攻头目，清窍不利，故头痛剧烈，口苦咽干；胆热内郁，扰乱神明，故烦躁易怒，失眠多梦；舌质红，苔黄腻，脉弦数为胆经火热之征象。

护治法则：清泄胆热，利湿通窍（治疗代表方：龙胆泻肝汤加减）。

3. 脾胃湿热

证候表现：鼻流黄浊涕，量多，鼻塞重而持续，鼻根胀痛，嗅觉减退，头昏闷或重胀；兼有倦怠乏力，胸脘痞闷，纳呆食少，小便黄赤；舌质红，苔黄腻，脉滑数。

证候分析：脾胃湿热，循经上蒸鼻窍，故鼻涕黄浊、量多；湿热滞鼻，壅阻脉络，故鼻塞，鼻根胀痛，嗅觉减退；湿热上蒸，蒙蔽清窍，则头昏闷或重胀；湿热蕴结脾胃，受纳运化失职，故倦怠乏力，胸脘痞闷，纳呆食少；小便黄赤，舌质红，苔黄腻，脉滑数为脾胃湿热之征象。

护治法则：清热利湿，化浊通窍（治疗代表方：甘露消毒丹加减）。

4. 肺气虚寒

证候表现：鼻涕黏白，鼻塞或轻或重，稍遇风冷则鼻涕增多，鼻塞加重，喷嚏时作，嗅觉减退；可兼有头晕，头胀，气短乏力，语声低微，面色苍白，自汗，畏风寒，咳嗽痰多；舌质淡，苔薄白，脉缓弱。

证候分析：肺气虚弱，无力托邪，邪滞鼻窍，则涕多，鼻塞，嗅觉减退；肺卫不固，腠理疏松，则自汗，畏寒，稍遇风冷则鼻涕增多，鼻塞加重，喷嚏时作；肺气虚弱，肃降失常，则咳嗽痰多；肺气不足，则头昏，气短乏力，语声低微，面色苍白；舌质淡，苔薄白，脉缓弱为肺气虚寒之征象。

护治法则：温补肺气，散寒通窍（治疗代表方：补肺汤加减）。

5. 脾气虚弱

证候表现：鼻涕白黏或黄稠，量多，嗅觉减退，鼻塞较重；可兼有食少纳呆，脘腹胀满，便溏，肢困乏力，面色萎黄，头昏重，或头闷胀；舌体胖，舌质淡，苔薄白，脉细弱。

证候分析：脾气虚弱，健运失职，湿浊上犯，停聚鼻窍，则涕多，鼻塞，嗅觉减退；脾虚湿困，运化失职，升降失常，则食少纳呆，脘腹胀满，便溏，头昏重或闷胀；脾气虚弱，气血生化无源，则面色萎黄；舌淡胖，苔薄白，脉细弱均为脾气虚弱之征象。

护治法则：健脾利湿，益气通窍（治疗代表方：参苓白术散）。

【护理措施】

1. 起居护理　居室宜整洁舒适，温湿度适宜，起居有常，劳逸结合。肺经风热者室温宜清凉；胆腑郁热者室温宜稍低，湿度稍高，防止干燥空气对鼻部的刺激；脾胃湿热者忌潮湿闷热；虚证患者应防风寒邪毒侵袭，加强体育锻炼，增强防御能力；伴有头晕头胀、肢体乏力者，应卧床休息。注意鼻腔周围局部皮肤的护理，减少对局部皮肤的刺激。保持口腔清洁，防止并发症。

2. 病情观察　注意观察鼻涕的量、色、性质及舌苔、脉象。涕液色黄稠，味腥臭，量较多者，多属实证；涕液如脓样，质黏稠，量较少者，多属虚证。观察伴随的症状，肺经风热者，可有发热恶寒，并伴有头痛、咳嗽、咳痰等；胆腑郁热者，头痛较甚，常伴身热、口苦、大便干燥等实热之征；脾胃湿热者，常伴有食欲缺乏、大便溏薄等湿热之征；肺脾气虚者，多伴有少气乏力、大便溏薄等。若患者高热持续不退，头痛加剧，应及时报告医师，及时采取救治措施。

3. 饮食护理　饮食宜清淡、有营养，多食水果和蔬菜，忌食辛辣、肥厚、炙煿之品及海鲜，戒烟酒，以免加重病情。肺经风热者宜多食疏风清热的食物，如薏苡仁冬瓜汤、生姜粥等；胆腑郁热者应多食清凉解热之品，如冬瓜绿豆汤等；脾胃湿热者可多食健脾利湿的食物，如薏苡仁粥、山药粥等；肺脾气虚者多食健脾益气的食物，如黄芪粥、山药薏苡仁粥等。

4. 情志护理　鼻渊患者因病程久，常反复发作，伴有头痛和局部不适，易出现情绪反应，故需注意患者情绪变化，解释本病的相关知识，及时疏导情志，解除不良情绪刺激，避免或减少本病的反复发作。

5. 用药护理　中药汤剂以温热服用为宜。实热证患者汤剂宜凉服或微温服；肺经风热者所服中药多为辛散轻扬之品，有效成分易挥发，不宜久煎；胆腑郁热者汤剂宜饭前冷服；脾胃湿热者中药宜饭后凉服或微温服；虚证患者服用补益药宜在早晚饭前空腹温服或热服；肺气虚寒者宜进温热饮食以加强药效。鼻塞严重者，可局部使用 3% 麻黄碱或滴鼻灵等滴鼻，或予以冰连散吹鼻，或予以中药制剂超声雾化经鼻吸入，以改善鼻腔通气。

6. 适宜技术　鼻塞症状较重者，可用艾灸疗法，取前顶、迎香、四白、上星、足三里、三阴交、肺俞、脾俞、肾俞、命门等穴。实证头痛剧烈时，可针刺迎香、太阳、风池、合谷、曲池、足三里等穴，用强刺激泻法。也可用超短波治疗仪进行理疗，以改善局部血液循环，促进炎症吸收和水肿消退。脓涕多时，予以鼻腔冲洗或行鼻窦负压引流疗法，清除鼻腔及窦内积存的分泌物。或用穴位按摩法，取迎香、合谷，自我按摩，或用双手大鱼际相对摩擦，生热后沿鼻翼两侧反复推擦。

【健康教育】

1. 保持家居清洁和个人卫生，避免粉尘和气体刺激鼻腔。寒冷季节进行户外活动时应戴口罩，避免外感而诱发鼻渊。

2. 指导患者了解鼻渊的相关知识，提高自我防护能力。积极防治邻近组织器官病变，如扁桃体炎、牙病等；保持鼻腔通畅，及时排出鼻腔内分泌物。

3. 加强锻炼，提高机体抗病能力。指导患者掌握鼻部按摩的方法，以强身健体，抗御病邪。

4. 指导患者正确应用滴鼻药和擤鼻，每次擤鼻不可同时紧捏双侧鼻孔，应分别进行，鼻腔有分泌物而鼻塞重时忌用力擤鼻，以免邪毒逆入耳窍，导致耳窍疾病。

5. 饮食清淡，少食辛辣刺激之品。

6. 不到江河湖水中或不卫生的泳池中游泳，防止污水进入鼻腔。

第四节　扁桃体周围脓肿（喉痈）

一、西医

扁桃体周围脓肿为扁桃体周围组织间隙的化脓性炎症，是急性扁桃体炎的并发症之一。多发生于扁桃体前上方，常为单侧性，双侧同时发生者甚少见。此病多见于青壮年，10 岁以下及老年人少见。

【病因】

本病大多继发于急性扁桃体炎，尤其多见于慢性扁桃体炎屡次急性发作者。由于扁桃体隐窝特别是上隐窝引流不畅或深部滤泡化脓，感染向深层发展，穿透扁桃体被膜进入扁桃体周围隙。初为炎性浸润，即扁桃体周围炎，继而形成脓肿。脓肿多位于扁桃体前上方，即腭舌弓上方与扁桃体之间，位于其后上方或后下方者少见。常发生于一侧。其致病菌为金黄色葡萄球菌、乙型溶血性链球菌、甲型溶血性链球菌及厌氧性链球菌（恶臭味）。

【临床表现】

1. 本病大多数发生于急性扁桃体炎发病 3～5 天后，发热仍持续或又加重。一侧咽痛较扁桃体炎时加剧，常放射至同侧耳部及牙齿，因咽痛剧烈及软腭肿胀，患者吞咽困难，口涎外溢，饮水向鼻腔反流，语言含糊不清。周围炎症波及翼内肌时，出现张口困难。脓肿甚大者可能引起上呼吸道梗阻。

2. 患者表情痛苦，头偏向患侧，稍前倾。口臭多涎，舌苔厚腻，张口受限，颈淋巴结肿大、压痛。若为前上位脓肿，患侧腭舌弓上部及软腭充血肿胀，明显隆起，扁桃体覆以脓性分泌物，被推向内下方，悬雍垂充血肿胀、转向对侧；后上位脓肿时，患侧腭咽弓明显肿胀隆起，扁桃体被推向前下方；下位脓肿者极少见，但可并发咽、喉水肿及颈动脉鞘炎，以扁桃体下极与舌根部之间肿胀隆起为著，而软腭及悬雍垂充血肿胀不明显。

【实验室及其他检查】

可见咽黏膜充血，患侧软腭充血肿胀显著，脓肿常见于扁桃体上极与腭舌弓之间。该处明显隆起，软腭及悬雍垂被推向对侧。若脓肿位于扁桃体上极与腭舌弓之间，则腭舌弓上方隆起，扁桃体被遮盖且被推向内下方。若脓肿位于扁桃体与腭咽弓之间，则腭咽弓隆起，扁桃体被推向前下方。患侧颈及下颌淋巴结肿大，根据症状及体征诊断不难。通常根据发病已4~5天，咽痛剧烈和局部隆起明显，在最隆起处试验性穿刺抽脓可明确诊断。

【诊断要点】

1. 常继发于急、慢性扁桃体炎，多发生于一侧，常见于成年人。

2. 一侧咽痛剧烈，吞咽时加重，放射至同侧耳部。由于疼痛而张口困难、吞咽不便，致涎液潴留，言语含糊不清。发热，全身不适，呈急性病容。

3. 患侧腭舌弓及软腭高度红肿，悬雍垂肿胀、偏向健侧，扁桃体常被红肿的腭舌弓遮盖且被推向内下方。

4. 有时颈部活动受限，头常偏向患侧，颌下淋巴结肿大。

5. 于腭舌弓最隆起处抽出脓液，并做细菌培养及药物敏感试验。

6. 血白细胞及中性粒细胞计数增多。

【治疗要点】

1. 脓肿未形成前的治疗　同急性扁桃体炎，需静脉给予足量抗生素，控制炎症扩散，制止脓肿形成及防止并发症的发生，并给予输液、对症处理。

2. 脓肿形成后的处理

（1）穿刺抽脓：通过穿刺可以明确脓肿是否已形成及脓肿的部位，同时达到了治疗的目的。在0.5%~1.0%丁卡因黏膜表面麻醉下，选择脓肿最隆起和最软化处，试探性进针，注意方位，不可刺入太深，以免误伤咽旁大血管。针进入脓腔时有空虚感，回抽时即有脓液抽出，尽量将脓液抽净。

（2）切开引流：在局部麻醉下于脓肿穿刺部位切开引流。若无法确定切口部位，则从悬雍垂根部做一假想水平线；从腭舌弓游离缘下端做一假想垂直线，两条线交点稍外，即适宜做切口之处。切口长1.0~1.5 cm，切开黏膜及浅层组织（不可过深），用一血管钳向后外方顺肌纤维走向逐层分离软组织，直达脓腔排脓。

（3）脓肿期施行扁桃体切除术：一般情况下，扁桃体急性炎症消退后2~3周才可施行手术。但对于扁桃体周围脓肿者，确诊后或切开排脓后数日，在足量抗生素控制下，便可施行患侧扁桃体切除术，尤其适用于病程较长、多次切开排脓仍未治愈者。此时扁桃体被膜与扁桃体窝之间已为脓液所分离，所以，手术剥离扁桃体较易，出血少、疼痛轻。扁桃体切除后，其脓腔完全敞开，排脓彻底，容易治愈。尽早去除病灶，可减少并发症的发生，亦可避免再次手术时的痛苦和瘢痕形成造成的剥离扁桃体困难。

3. 脓肿消退后的处理　应在脓肿消退 2 周后，将扁桃体切除，以预防复发。

【护理】

1. 日常护理　患有此类疾病的患者需要在生活中特别注意，一定要加强休息，避免熬夜及过度劳累。患者在生活中还需要特别注意戒烟戒酒，注意加强营养。保持良好的生活习惯，锻炼身体，增强体质，勤洗手，多通风。外出时注意佩戴口罩，春秋易发病时期建议尽量不去人群密集场所。

2. 病情监测　咽拭子监测：随着患者病情的发展，监测咽拭子的化验结果，监测病原菌，及时调整药物。

3. 心理护理　扁桃体周围脓肿的患者要放松心情，学会转移注意力来缓解疼痛，不要过分紧张，对于疾病的治疗一定要有信心。

4. 特殊注意事项　扁桃体周围脓肿的患者，如果经常出现病情反复，可以行扁桃体切除术。

二、中医

喉痈是内外热毒搏结咽喉所致的咽喉及其邻近部位的痈肿，以咽喉肿塞、疼痛、吞咽困难，甚至呼吸困难为主要临床表现。本病由热毒引发，病情发展迅速，失治、误治或可演变为急喉风而危及生命。喉痈根据不同发病部位有不同的名称，生于喉关的称喉关痈或骑关痈，生于会厌的称会厌痈，生于喉底的称里喉痈，生于颌下的称颌下痈。本病以喉关痈、会厌痈为常见，多发于青壮年，夏、秋季节发病较多。里喉痈多见于 3 岁以下的婴幼儿。

古代喉痈又称猛疽，首见于《灵枢·痈疽》："痈发于嗌中，名曰猛疽。猛疽不治，化为脓，脓不泻，塞咽，半日死。"隋代巢元方《诸病源候论·卷三十》对喉痈病名首做记载。历代医家对喉痈的病因病机、证候特点、辨证用药及外治方法等都有较详尽的论述，并根据痈肿的发病部位、发病原因、形色及证候特点，提出众多的名称，如喉关痈、积热喉痈、大红喉痈、锁喉痈等。

西医学中的扁桃体周围脓肿、急性会厌炎及会厌脓肿、咽后脓肿、咽旁脓肿、颌下脓肿等疾病，均可参照本节辨证施护。

【病因病机】

本病多因脏腑蕴热，复感风热邪毒，或异物、创伤染毒，内外热毒搏结咽喉，灼腐血肉而为脓，毒聚而成痈肿。

1. 外邪侵袭，热毒搏结　咽喉为肺胃所属，风热邪毒乘虚侵袭，循口鼻入肺系，咽喉首当其冲，邪毒与气血搏结不散，导致气血壅聚而为病。

2. 热毒困结，化腐成脓　外邪不解，入里化火，引动脏腑积热上攻，内外火热邪毒搏结于咽喉，热毒流窜困结于一处，灼腐血肉而化为脓。

3. 气阴耗损，余邪未清　火热邪毒久灼咽喉，又因咽痛饮食难进，加之清解攻伐，气阴两伤。

【诊断与鉴别诊断】

（一）诊断依据

1. 喉关痈　咽喉疼痛剧烈，吞咽尤甚，痛引耳窍，吞咽困难，口涎外溢，言语含糊，似口中含物，汤水易从口鼻呛出，甚则张口困难。多继发于急性乳蛾，起病较急。

2. 会厌痈　起病急骤，咽喉剧痛，吞咽困难，张口流涎，言语含糊，甚则呼吸困难。可有外感、异物、创伤或邻近器官急性炎症史。

3. 里喉痈　咽喉疼痛剧烈而拒食。起病较急，畏寒，高热，咳嗽，吸奶时啼哭或呛逆，严重者可致呼吸困难，可有感冒或咽部异物及外伤后染毒史。

4. 颌下痈　咽痛及颈侧剧烈疼痛，吞咽障碍，言语不清，张口困难。伴高热、畏寒、食欲缺乏、头痛、乏力等症状。可有乳蛾、喉关痈、里喉痈或咽旁组织损伤史。

（二）病证鉴别

智牙冠周炎是指智齿（第三磨牙）牙冠周围的软组织炎症，主要症状为牙冠周围软组织肿胀疼痛。虽也有一定程度的吞咽困难、张口困难及头痛、发热等全身症状，但发病原因和疼痛部位与喉痈有明显的区别。

【辨证施护】

（一）辨证要点

1. 辨是否成脓　喉痈的主要特征是咽喉剧烈疼痛，局部红肿、化脓，其病变进程可分为酿脓期、成脓期、溃脓期。辨是否成脓是辨证施护的关键。

2. 辨部位　生于喉关的称喉关痈或骑关痈，生于会厌的称会厌痈，生于喉底的称里喉痈，生于颌下的称颌下痈。

（二）证候分型

1. 外邪侵袭，热毒搏结
证候表现：喉痈初起，咽痛逐渐加重，吞咽不利，吞咽时疼痛尤甚；伴发热恶寒，头痛，周身不适，口干，咳嗽痰多，小便黄；舌质红，苔薄黄，脉浮数。

证候分析：风热邪毒侵袭，热毒搏结于咽喉，脉络阻滞，气血凝滞，故咽喉疼痛、红肿；喉关为呼吸、饮食孔道，咽喉肿痛则吞咽不利，吞咽与咳嗽时疼痛加剧；热灼伤津则口干，溲黄；发热恶寒，头痛，舌质红，苔薄黄，脉浮数均为风热外袭之征象。

护治法则：清热解毒，消肿止痛（治疗代表方：五味清毒饮加减）。

2. 热毒困结，化腐成脓

证候表现：咽痛剧烈，胀痛或跳痛，痛引耳窍，吞咽困难，口涎外溢，或张口困难，言语不清，如口中含物，或咽喉阻塞，呼吸困难；伴高热，头痛，口臭口干，便结溲黄；舌质红，苔黄厚，脉洪数有力。

证候分析：火热邪毒困结，气血壅盛，患处肉腐化脓，故红肿高突，疼痛剧烈；气血与脓液随血脉搏动而跳动，故有跳痛或胀痛；咽通于耳窍，手少阳三焦经沿颈进入耳内，故痛引耳窍；痈肿突起，喉关阻塞，故吞咽困难，口涎外溢，言语不清，甚或呼吸困难；热毒波及牙关，则张口困难，甚至牙关紧闭；便结溲黄，舌质红，苔黄厚，脉洪数有力皆为热邪炽盛之征象。

护治法则：泄热解毒，消肿排脓（治疗代表方：仙方活命饮加减）。

3. 气阴耗损，余邪未清

证候表现：咽痛逐渐减轻，身热已平，红肿始退，咽干口渴，乏力懒言；舌质红或淡红，苔薄黄少津，脉细数。

证候分析：热毒蕴积多日，饮食难进，加之清解攻伐，耗气伤阴。气阴未复，余邪尚存，故显以上诸症。

护治法则：益气养阴，清解余邪（治疗代表方：沙参麦冬汤加减）。

【护理措施】

1. 起居护理　居室保持整洁安静，注意温湿度适宜。外感者，室温以舒适为宜，避免对流风，服解表药后，避免汗出当风。热毒炽盛者，室温宜稍低，湿度应稍高，急性期注意休息，高热者应卧床休息，给予药物或物理降温。

2. 病情观察　观察患者局部肿痛程度、性质，体温变化，舌苔及脉象等情况，观察肿痛处有脓无脓，若肿胀散漫，可用压舌板轻触患处，坚硬者，脓未成；红肿光亮，高突，四周红晕紧束，按之软者，是为脓已成。脓未成之时痛觉散漫；脓已成则痛觉集中，且有跳动之感，应采取中西医结合的方法进行排脓治疗，并保持引流通畅。高热者，应定时测量体温、脉搏，可予以物理降温，或使用退热剂；高热不退，且伴有抽搐、呕吐、昏睡、呼吸困难者，为出现变证，应及时报告医师，并配合采取救治措施。

3. 饮食护理　宜食清淡、富有营养的流质和半流质饮食，少食多餐，多饮水、水果汁和蔬菜汁，忌食辛辣、肥甘厚味、海腥发物。外邪侵袭，热毒搏结者可用薄荷、金银花、胖大海沸水浸泡代茶饮；热毒困结，化腐成脓者可食用蒲公英粥、冬瓜绿豆汤；气阴耗损，余邪未清者宜食黄精粥、木瓜炖银耳等食品，以滋阴降火。

4. 情志护理　耐心向患者解释病情、治疗方案，使患者情绪稳定，树立信心，积极配合治疗，促进疾病的康复。患者因咽部肿痛，吞咽时加重，而易出现心烦等情绪表现，应理解和关心患者，耐心做好解释和安慰，鼓励患者多进食和多饮水，保证营养摄入，增强身体抵抗力。

5. 用药护理　本病多因脏腑蕴热、复感风热邪毒、内外热毒搏结咽喉而为病，故中药以清热为主，宜饭后凉服或微温服用，注意观察药后的疗效，热退肿消为病退之象；服药后高热烦渴不减，提示热盛动风，应立即报告医师，采取救治措施。清热药多属苦寒，易伤脾胃或内伤中阳，应中病即止。年老体弱、脾胃虚寒者慎用，或减量服用。可用清热解毒、利咽消肿的中药含片、滴丸含服，如六神丸等。也可用金银花、桔梗、甘草煎水或用内服中药渣再煎之药液，冷却后频频含漱。

6. 适宜技术　用吹药法，如用清热解毒、消肿止痛的中药喷剂（西瓜霜等）吹局部患处。或用毫针刺法，取少商、合谷、列缺、曲池等穴，高热者加大椎，痰涎壅盛者加丰隆、天突，大便秘结者加支沟、天枢，痈肿脓已溃者加足三里、鱼际，用泻法。或用刺络疗法，选用少商、商阳、耳尖，三棱针点刺，每穴放血数滴。

【健康教育】

1. 做好生活指导，指导患者劳逸结合，起居有常，戒除或节制烟酒。加强锻炼，可根据自身的体质状况，选择跑步、爬山、打太极拳等各种运动方式，提高机体抗病能力，预防外邪侵袭。

2. 多饮水，多食清淡、易消化、高营养的食物。忌食辛辣、刺激食物。

3. 进行疾病相关知识的宣教。提高患者自我防病意识，积极治疗口咽部的各种急、慢性疾病，保持口腔卫生。

体质辨识篇

第八章 体质辨识的原则与内容

体质辨识，是指以人的体质为认知对象，从体质状态及不同体质分类的特性，把握其健康与疾病的整体要素与个体差异，从而为制定防治原则，选择相应的治疗、预防和养生方法奠定基础。

人是一个有机的整体，对人的体质辨识必须遵循共同的原则，从整体观念出发，全面审查其神、色、形、态、舌、脉等体征及性格、心理、饮食、二便等情况，结合中医临床辨体论治的实际经验进行综合分析。具体包括形态结构、生理功能、心理状态和适应能力四个维度。

一、体质辨识的原则

（一）整体性原则

整体观是中医体质辨识强调整体审察的认识论基础。人体的外部结构与内部脏腑是有机相关的，整个人体又受到自然环境和社会环境的影响。中医体质辨识中的整体性原则，是指从整体上进行多方面的考虑，如年龄、性别、民族、先天禀赋、家族遗传、居处环境、性格类型及饮食习惯等，并结合时、地、病的特殊性，对人体体质状态进行全面分析，综合判断。

（二）形神结合原则

神是机体生命活动的体现。形健则神旺，形衰则神惫，人的精神状态和面部气色常能显示出体质的强和弱。清代林之翰《四诊抉微》曰："夫气由脏发，色随气华。"神色是五脏气血盛衰的表现。体质健康的人，五脏无偏胜，气血调和，阴平阳秘，必然精神健旺，气色明润，目光有神，语言响亮，耳听灵敏，反之，偏颇体质必然反映不同气色。人体的形态结构与心理特征也存在特异性的对应关系，一定的形态结构有其相对应的性格特点，只有全面观察，形神结合，才能对体质类型做出准确的判断。

（三）四诊合参原则

利用望闻问切的手段广泛而全面地搜集体质资料，而不能只看到局部的体质状况。其中，诊察舌脉在分辨体质的差异性上有重要参考价值，如阳虚质多舌淡胖、血瘀质多舌紫暗等，临床辨证时对舌的神、色、态及苔色、苔质进行全面观察。脉象也是体质辨识中不可或缺的部分，如气虚质多脉弱、气郁质多脉弦、血瘀质多脉涩，均与体质的临床内涵相关。

二、体质辨识的内容

一定的形态结构必然表现为一定的生理功能，而伴随着形态结构、生理功能的变化，又会产生一定的心理过程和个性心理特征。不同个体对自然、社会环境的适应能力也不同。因此，体质辨识的内容通常包括以下几个方面。

（一）辨形态结构

人体形态结构上的差异性是辨析个体体质的重要内容。人体的形态结构是生理功能和心理活动的基础，又是精气盛衰和代谢情况的外在表现，包括外部形态结构和内部形态结构。外部形态结构是由体表直接表现出的特性，是用感觉器官直接观测到的体质要素，包括体格、体型、姿势、营养状况等。内部形态结构包括脏腑经络、精气血津液等，是决定其外显特征的内在基础。中医藏象学说认为，内在五脏与形体有着配属、表里关系，因而观察形体的强弱胖瘦，可以测知内脏的坚脆、气血的盛衰等。一般认为五脏强壮，外形也强壮。如骨骼粗大、胸廓宽厚、肌肉充实、皮肤润泽、举动灵活等，是强壮的征象；骨骼细小、胸廓狭窄、肌肉瘦弱、皮肤枯燥、举动迟钝等，是衰弱的表现。所以，关于形态结构的辨析，中医主要是通过望诊观察形态、体型、体态、头面、五官、躯干、四肢、皮肤、面色、毛发及舌象等，重点了解个体的体质状态及体质差异。

（二）辨生理功能

人体生理功能上的差异性也是体质辨识的重要内容。形态结构是产生各种生理功能的基础，机体内部和外部的形态结构特点决定着其生理功能反应形式和反应强度、频率等，决定着机体生理功能对各种刺激反应的差异。人体的生理功能是其内部形态结构完整性、协调性的反映，是脏腑经络和精气血津液盛衰的体现。机体对外界的反应和适应能力、自我调节能力、防病抗病能力和新陈代谢情况等，均是脏腑经络及精气血津液生理功能的体现。中医主要通过望目光、色神情、体态及呼吸、舌象、脉象等，了解个体的精神意识、思维活动，以及对外界的反应和适应能力、自我调节能力、防病抗病能力、新陈代谢情况等，从而可以判断机体各脏腑生理功能的个体差异性。如神志清楚、两目灵活、面色荣润、肌肉不削、动作自如，说明精充气旺，多见于平和质；精神不振、两目乏神、面色少华、肌肉松软、倦怠乏力、少气懒言、动作迟缓，说明精气不足，功能减退，多见于气虚质。

（三）辨心理特征

心理是指客观事物在大脑中的反映，是感觉、知觉、情感、记忆、思维、性格、能力等的总称，属于中医学"神"的范畴。"人有五脏化五气，以生喜怒悲忧恐"（《素问·阴阳应象大论》），神志活动的产生和维持有赖于内在脏腑的功能活动，以脏腑精气为物质基础，但脏腑精气藏于内而不能直接得以观察，精气显于外可以形成相应的心理活动，使个体容易表现出相应的心理特征。心理特征的差异，主要表现为人格、气质、性格的差异。中医辨心理特征，主要通过观察情绪倾向、感情色彩、认知速度、意志强弱、行为表现等方面，了解人体气质特点与人格倾向。如阴虚质的人多性情急躁、外向好动、活泼，阳虚质的人多沉静内向，气郁质的人多内向、敏感多疑等。

（四）辨适应能力

体质的适应能力主要包括对自然环境与社会环境的适应能力。辨适应能力，主要通过询问获得人体对气候变化、地域变化、家庭环境、社会环境、情志刺激等的适应性和调节能力。如阴虚质的人多耐冬不耐夏；而阳虚质的人多耐夏不耐冬；气郁质的人社会适应能力差，且对精神刺激的调节能力较差。

体质辨识的基本内容，综合了形态结构、生理功能、心理特征和适应能力四方面，概括了构成体质的基本要素，也深刻把握了个体生命的本质特征，能对体质特点做出准确判断。如痰湿质的人，形态结构表现为体形肥胖、腹部肥满松软；生理功能多见皮肤出油较多、多汗、汗黏、眼睑轻微水肿、容易困倦；心理特征以温和稳重多见；适应能力方面，对梅雨季节和潮湿环境适应能力较差等。

第九章　体质类型的辨识

辨识体质类型，主要是依据不同体质在形态结构、生理功能、心理特征和适应能力四个方面的特征，经过综合分析，将其归为不同体质类型的思维与实践过程。中医基本体质类型主要分平和质、气虚质、阳虚质、阴虚质、痰湿质、湿热质、血瘀质、气郁质、特禀质9种。

一、平和质

1. 定义　阴阳气血调和，以体态适中、面色红润、精力充沛等为主要特征的体质类型。
2. 成因　先天禀赋良好，后天调养得当。
3. 特征　①形体特征：形体匀称健壮。②常见表现：面色、肤色润泽，头发稠密，目光有神，鼻色明润，嗅觉通利，唇色红润，不易疲劳，精力充沛，耐寒暑，睡眠安和，二便正常，舌淡红，苔薄白，脉和缓有力。③心理特征：性格随和开朗。④发病倾向：平素患病较少。⑤对外界环境适应能力：对自然环境和社会环境适应能力较强。
4. 体质分析　平和质先天禀赋良好，后天调养得当，故其神、色、形、态、局部特征等方面表现良好，性格随和开朗，平素患病较少，对外界环境适应能力较强。

二、气虚质

1. 定义　元气不足，以疲乏、气短、自汗等气虚表现为主要特征的体质类型。
2. 成因　先天禀赋不足，后天失养，如孕育时父母体弱、早产、人工喂养不当、偏食、厌食，或病后气亏、年老气弱等。
3. 特征　①形体特征：肌肉松软不实。②常见表现：平素语音低弱，气短懒言，容易疲乏，精神不振，易出汗，舌淡红，舌边有齿痕，脉弱。③心理特征：性格内向，不喜冒险。④发病倾向：易患感冒、内脏下垂等病，病后康复较慢。⑤对外界环境适应能力：不耐受风、寒、暑、湿邪。
4. 体质分析　由于元气不足，故表现为气短懒言，语音低微，精神不振；气虚不能固护肌表，故易出汗；气化无权则舌边有齿痕；气虚鼓动血行之力不足，故脉弱；气虚阳弱，故性格内向，胆小不喜冒险；气虚卫外失固，故不耐受寒、风、暑邪，易患感冒；气虚升举无力，故多见内脏下垂、虚劳，或病后迁延不愈。

三、阳虚质

1. 定义　阳气不足，以畏寒怕冷、手足不温等虚寒表现为主要特征的体质类型。
2. 成因　先天不足，或后天失养，如孕育时父母体弱，或年长受孕，早产，或年老阳衰等。

3. 特征　①形体特征：肌肉松软不实。②常见表现：平素畏冷，手足不温，喜热饮食，精神不振，舌淡胖嫩、边有齿痕，脉沉迟。③心理特征：性格多沉静、内向。④发病倾向：易患痰饮、肿胀、泄泻等病，感邪易从寒化。⑤对外界环境适应能力：耐夏不耐冬，易感风、寒、湿邪。

4. 体质分析　由于阳气亏虚，机体失却温煦，故肌肉松软，平素畏冷，手足不温；阳虚不能温化和蒸腾津液上承，则喜热饮食；阳虚神失温养，则精神不振；阳气不能蒸腾、气化水液，则见舌淡胖嫩、边有齿痕；阳虚鼓动无力，则脉沉迟；阳虚阴盛，故性格沉静、内向；阴盛则发病多为寒证，或易寒化，不耐受寒邪，耐夏不耐冬；阳虚失于温化，故易感湿邪，易患痰饮、肿胀、泄泻等病。

四、阴虚质

1. 定义　阴液亏少，以口燥咽干、手足心热等虚热表现为主要特征的体质类型。
2. 成因　先天不足，如孕育时父母体弱，或年长受孕、早产等，或后天失养，纵欲耗精，积劳阴亏，或曾患出血性疾病等。
3. 特征　①形体特征：形体偏瘦。②常见表现：手足心热，口燥咽干，鼻微干，喜冷饮，大便干燥，舌红少津，脉细数。③心理特征：性情急躁，外向好动，活泼。④发病倾向：易患虚劳、失精、不寐等病，感邪易从热化。⑤对外界环境适应能力：耐冬不耐夏，不耐受暑、热、燥邪。
4. 体质分析　阴液亏少，机体失却濡润滋养，故体形偏瘦，平素易口燥咽干，鼻微干，大便干燥，舌少津，脉细；同时由于阴不制阳，阳热之气相对偏旺而生内热，故表现为一派虚火内扰的证候，可见手足心热，口渴喜冷饮；阴亏燥热内盛，故性情急躁，外向好动，活泼；因内有虚热，发病多为热证，或易热化，不耐受暑、热、燥邪，耐冬不耐夏；阴虚失于滋润，故平素易患有阴亏燥热的病变，如虚劳、失精、不寐等。

五、痰湿质

1. 定义　痰湿凝聚，以形体肥胖、腹部肥满、口黏苔腻等痰湿表现为主要特征的体质类型。
2. 成因　先天遗传，或后天过食肥甘。
3. 特征　①形体特征：形体肥胖，腹部肥满松软。②常见表现：面部皮肤油脂较多，汗多且黏，胸闷，痰多，口黏腻或甜，喜食肥甘甜黏，苔腻，脉滑。③心理特征：性格偏温和、稳重，善于忍耐。④发病倾向：易患消渴、中风、胸痹等病。⑤对外界环境适应能力：对梅雨季节及湿重环境适应能力差。
4. 体质分析　痰湿泛于肌肤，则见体形肥胖，腹部肥满松软，面部皮肤油脂较多，汗多且黏；痰湿蕴结于上焦，则胸闷，痰多；痰浊上泛于口，则口黏腻或甜；舌苔白腻，脉滑，亦为痰湿内蕴之象；由于痰湿重浊，其人性格多偏温和、稳重，善于忍耐；痰湿蕴而化热，易导致消渴；痰湿内蕴、痰瘀互结，故易患中风、胸痹；痰湿内盛，同气相求，因此对梅雨季节及湿重环境适应能力差。

六、湿热质

1. 定义　湿热内蕴，以面垢油光、口苦、苔黄腻等湿热表现为主要特征的体质类型。

2. 成因　先天禀赋，或久居湿地，喜食肥甘，或长期饮酒，湿热内蕴。

3. 特征　①形体特征：形体偏胖。②常见表现：面垢油光，易生痤疮，口苦口干，身重困倦，大便黏滞不畅或燥结，小便短赤，男性易阴囊潮湿，女性易带下增多，舌质偏红，苔黄腻，脉滑数。③心理特征：容易心烦急躁。④发病倾向：易患疮疖、黄疸、热淋等病。⑤对外界环境适应能力：对夏末秋初湿热气候，湿重或气温偏高环境较难适应。

4. 体质分析　湿热泛于肌肤，则见形体偏胖，平素面垢油光，易生痤疮粉刺；湿热上溢，则口苦口干；湿热内阻，阳气被遏，则身重困倦；热灼血络，则眼筋红赤；热重于湿，则大便燥结；湿重于热，则大便黏滞；湿热下注，则阴囊潮湿，或带下量多；小便短赤，舌质偏红，苔黄腻，脉滑数，为湿热内蕴之象；湿热化火扰心则容易心烦急躁；湿热郁于肌肤则易患疮疖；湿热蕴结肝胆，则易患黄疸；湿热郁而化火，则易患火热病证；湿热内盛之体，对湿重或气温偏高，尤其夏末秋初湿热交蒸气候较难适应。

七、血瘀质

1. 定义　血行不畅，以肤色晦暗、舌质紫暗等血瘀表现为主要特征的体质类型。

2. 成因　先天禀赋，或后天损伤，忧郁气滞，久患入络。

3. 特征　①形体特征：胖瘦均见。②常见表现：肤色晦暗，色素沉着，容易出现瘀斑，口唇暗淡，舌暗或有瘀点，舌下络脉紫暗或增粗，脉涩。③心理特征：易烦，健忘。④发病倾向：易患癥瘕及痛证、血证等。⑤对外界环境适应能力：不耐受寒邪。

4. 体质分析　血行瘀滞，则血色变紫变黑，故见肤色晦暗，色素沉着，容易出现瘀斑，口唇暗淡，舌暗或有瘀点，舌下络脉紫暗或增粗，脉涩；瘀血内阻，气血不畅，故心情易烦，健忘；瘀血阻滞凝结，不通则痛，血不循经而外溢，因此易患癥瘕、痛证、血证；寒性收引，因此血脉不畅者更不耐受寒邪。

八、气郁质

1. 定义　气机郁滞，以神情抑郁、忧虑脆弱等气郁表现为主要特征的体质类型。

2. 成因　先天遗传，或因精神刺激、暴受惊恐、所欲不遂、忧郁思虑等。

3. 特征　①形体特征：形体以瘦者为多。②常见表现：神情抑郁，情感脆弱，烦闷不乐，舌淡红，苔薄白，脉弦。③心理特征：性格内向，敏感多虑。④发病倾向：易患脏躁、梅核气、百合病及郁证等。⑤对外界环境适应能力：对精神刺激适应能力较差，不适应阴雨天气。

4. 体质分析　由于情志不畅、气机郁滞，因此平素多神情抑郁、情感脆弱、烦闷不乐；情志内郁，故性格内向、敏感多疑，易患脏躁、梅核气、百合病及郁证等病证，对精神刺激适应能力较差，不喜欢会导致情绪低沉的阴雨天气。

九、特禀质

1. 定义　禀赋不耐，以过敏反应等为主要特征的一种体质类型。

2. 成因　先天禀赋不耐、遗传等，或环境因素、药物因素等。

3. 特征　①形体特征：一般无特殊。②常见表现：常见哮喘、风团、咽痒、鼻塞、打喷嚏等。③心理特征：容易伴随焦虑紧张。④发病倾向：易患哮喘、荨麻疹、花粉症及药物过敏等。⑤对外界环境适应能力：对易致敏季节适应能力差，易引发宿疾。

4. 体质分析　由于先天禀赋、环境因素和药物因素等的不同影响，特禀质的形体特征、心理特征、常见表现、发病倾向等存在诸多差异。

第十章　体质类型的调护

中医养生主张因人、因时、因地制宜，总的原则是协调阴阳、顺应自然、谨慎起居、和调脏腑、通畅经络、形神共养等，具体包括精神调摄、运动调养、饮食调养、起居调护等措施。中医学因人制宜的思想，落实到养生就是"因人施养""因体施保"。养生应根据不同的体质类型，实施个体化保健。

一、平和质调养

（一）精神调摄

宜保持平和的心态，尽量适应四时的阴阳变化规律。如春季阳气生发，应去空气新鲜的户外进行活动，做到心胸开阔，情绪乐观；夏季天气炎热，易急躁上火，应尽量保持平稳之心情；秋季人们常会变得忧思悲伤，要多与他人交流沟通，保持乐观豁达的心态；冬季天气寒冷，万物藏匿，保养精神要以安定清静为根本，让心境处于淡泊宁静的状态。

《素问·上古天真论》谓："外不劳形于事，内无思想之患，以恬愉为务，以自得为功，形体不敝，精神不散，亦可以百数。"这是中医养生一个很高的境界，也是平和质追求的目标。

（二）运动调养

应形成良好的运动健身习惯。可根据个人爱好和耐受程度及四季寒热温凉的不同，选择运动健身项目，如运动量较小的郊游、放风筝、踢毽子等，运动量适中的跳绳、登高、骑马、射箭等。还有一些健身功法，如五禽戏、太极拳、八段锦、易筋经、形意拳等。尽量避免锻炼太过以耗正气，避免汗出太过以伤阴津。

（三）饮食调养

1. 调养原则　平和质饮食调养的第一原则是膳食平衡，要求食物多样化。《素问·脏气法时论》明确指出："五谷为养，五果为助，五畜为益，五菜为充，气味合而服之，以补精益气"，体现出中国传统膳食杂食平衡整体观。

在平衡膳食的基础上，平和质的饮食调养还应注意气味调和，因时施膳，根据不同的季节选择适宜的饮食，以维护机体的阴阳平衡，保障健康。

2. 调养宜忌　饮食宜粗细合理搭配，多吃五谷杂粮、蔬菜瓜果，少食过于油腻及辛辣食品；不要过饥过饱，也不要进食过冷过烫或不洁净食物；注意戒烟限酒。

二、气虚质调养

（一）精神调摄

心态宜乐观。气虚质性格偏内向，因此要做自我调整，培养豁达乐观的态度，且不可过度劳神。宜欣赏节奏明快的音乐，如笛子曲《喜相逢》等。

（二）运动调养

运动宜柔缓。气虚质锻炼宜采用低强度的运动方式，适当增加锻炼次数，减少每次锻炼的总负荷量，控制好运动时间，循序渐进地进行。不宜做大负荷运动和大出汗的运动，忌用猛力，以免耗伤元气。

可选择比较柔和的传统健身项目，如八段锦。在做完全套八段锦动作后，将"两手攀足固肾腰"和"攒拳怒目增力气"各加做 1~3 遍。

还可用提肛法防止脏器下垂。具体方法：全身放松，注意力集中在肛门部。首先吸气收腹，收缩并提升肛门，停顿 2~3 秒之后，再缓慢放松呼气，如此反复 10~15 次。

（三）饮食调养

调养宜忌。宜选用性平偏温、健脾益气的食物，少吃或不吃空心菜、槟榔、生萝卜等耗气食物。不宜多食生冷苦寒、辛辣燥热的食物。由于气虚者多有脾胃虚弱，因此饮食不宜过于滋腻，不能蛮补，否则易导致脾胃呆滞而出现腹胀、食欲缺乏等。

（四）起居调护

起居勿过劳。提倡劳逸结合，不要过于劳作，以免损伤正气，并且要注意规律作息。居室环境应采用明亮的暖色调。

气虚质适应寒暑变化之能力较差，不耐受风、寒、暑热的气候。在夏季烈日炎热之时，要注意加强防护，同时要注意不宜过于贪凉，不要让室内外温度相差太大。夏季午间应适当休息保证充足的睡眠。

气虚质容易感冒，平时应避免汗出受风。在空调居室和供暖气的房间久居者，患感冒的概率较大，应多在自然气候环境下活动。老幼等体弱之人慎用凉水淋浴。

气虚质也要注意房事不要过度，以免耗伤肾气。

（五）针灸推拿

1. 选穴　气海、关元。

2. 简便取穴

（1）气海：取穴时，可采用仰卧姿势。气海位于下腹部前正中线上，从脐到耻骨上方画一直线，将此线十等分，从脐往下 3/10 处，即此穴。

（2）关元：取穴时，可采用仰卧姿势。关元位于下腹部前正中线上，从脐到耻骨上方画一直线，将此线五等分，从脐往下 3/5 处，即此穴。

3. 功效　气海具有培补元气、益肾固精、补益回阳、延年益寿之功。关元具有培元固本、补益下焦之功。

4. 操作　用掌根着力于穴位，做轻柔缓和的环旋活动，每穴按揉 2 ~ 3 分钟，每天操作 1 ~ 2 次。还可用艾条温和灸，增加温阳益气的作用。点燃艾条或借助温灸盒，对穴位进行温灸，每次 10 分钟。温和灸可每周操作 1 次，或在节气转换日艾灸，每次 10 分钟。

三、阳虚质调养

（一）精神调摄

心态要阳光。阳虚质性格沉静、内向。因此，要加强精神调养，宜保持积极向上的心态，尽量避免和减少悲伤、惊恐等不良情绪的影响。在日常生活中，可以多听如《黄河大合唱》等激昂、高亢、豪迈的音乐，还可以选择一些优美、畅快的旋律或轻音乐。

（二）运动调养

运动应避寒。宜在阳光充足的环境下适当进行舒缓柔和的户外活动，日光浴、空气浴是较好的强身壮阳之法。根据中医学"春夏养阳，秋冬养阴"的观点，阳虚质锻炼最好时间为春夏，一天中又以阳光充足的上午为最好时机，其他时间锻炼则应当在室内进行。冬季要避寒就温，春夏季多晒太阳，每次不得少于 30 分钟。

中国传统体育中的一些功法，如八段锦，在完成整套动作后将"五劳七伤往后瞧"和"两手攀足固肾腰"各加做 1 ~ 3 遍，可以振奋阳气，促进阳气的生发和流通。阳虚质也可经常按摩督脉上的穴位，如长强、腰俞、命门等，可以起到疏通阳气、强身健体的作用。

（三）饮食调养

调养宜忌。宜选用以甘温补脾阳、温肾阳为主的食物。少食生冷、苦寒、黏腻食物，如田螺、螃蟹、海带、紫菜、芹菜、苦瓜、冬瓜、西瓜、香蕉、柿子、甘蔗、梨、绿豆、蚕豆、绿茶、冷冻饮料等。即使在盛夏也不要过食寒凉之品。

（四）起居调护

起居要保暖。阳虚质由于机体阳气不足，失于温煦，故在日常起居中要注意避寒取暖，养护阳气。特别是冬季要适当多穿衣服，尽量吃温热的食物，尤其要注意背部、腰部和下肢的保暖，居住环境以温和的暖色调为宜。

阳虚质不宜在阴暗、潮湿、寒冷的环境下长期工作和生活。白天应保持一定的活动量，激发体内阳气。睡觉前尽量不要饮水，睡前将小便排净。

阳虚质应坚持睡前用热水泡脚，或刺激足部穴位促进气血运行。泡脚时用 40 ~ 50 ℃ 的水，水量以淹没踝部为好，双脚浸泡 15 分钟。同时，用手缓慢、连贯地按摩双脚，直至自己感觉双脚微微发热。在水中再加入一些温阳药物，如阳起石、杜仲、续断、菟丝子等，效果更佳。

（五）针灸推拿

1. 选穴　百会、肾俞、气海、关元、足三里。

2. 简便取穴

（1）百会：两侧耳尖连线之中点取之。

（2）肾俞：背部，第2腰椎棘突下，旁开1.5寸。

（3）气海：取穴时，可采用仰卧姿势。气海位于下腹部前正中线上，从脐到耻骨上方画一直线，将此线十等分，从脐往下3/10处，即此穴。

（4）关元：取穴时，可采用仰卧姿势。关元位于下腹部前正中线上，从脐到耻骨上方画一直线，将此线五等分，从脐往下3/5处，即此穴。

（5）足三里：膝关节弯曲成直角，髌骨下方凹陷处向下4横指，离胫骨前嵴约1拇指宽即是。

3. 功效　百会具有益气升阳之效，关元、气海具有培元固本、补益下焦之功。三穴合用，既可交会任督二脉，又可益气培元、升举阳气。肾为先天之本，取肾俞可补益肾气；脾胃为后天之本，取足三里可调理脾胃、补益气血，使后天得以充养先天。故诸穴合用，可使气血渐旺、阳气渐充。

4. 操作　百会用平刺法，留针30分钟，不行针。其余穴位可行针刺补法，或正面、背面交替使用温针灸。居家保健可用温和灸方法，点燃艾条或借助温灸盒，对穴位进行温灸，每次10~15分钟，以皮肤微微潮红为度。每周进行1~2次。关元还可采用掌根揉法，每穴按揉2~3分钟，每天1~2次。也可配合摩擦腰肾法温肾助阳，方法是以手掌鱼际、掌根或拳背摩擦两侧腰骶部，每次操作约10分钟，以摩擦至皮肤温热为度，每天1次。

四、阴虚质调养

（一）精神调摄

心态要淡泊。阴虚质宜加强自我修养、培养自己的耐性，尽量减少与人争执、动怒，可在安静、优雅的环境中练习书法、绘画等。有条件者可选择在环境清新凉爽的海边、山林旅游休假。多听一些节奏舒缓的轻音乐，如《小夜曲》等。

（二）运动调养

运动勿太过。阴虚质由于体内津液精血等不足，所以运动的时候往往容易出现口干舌燥、面色潮红、小便少等症状，因此宜做中小强度、间断性的运动项目，注意控制出汗量、及时补充水分；不宜进行大强度、大运动量的锻炼，避免在炎热的夏天或闷热的环境中运动。可选择八段锦，在做完八段锦整套动作后将"摇头摆尾去心火"和"两手攀足固肾腰"各加做1~3遍；也可选择太极拳、太极剑等。由于任脉为"阴脉之海"，阴虚质平时可以多做扩胸运动，让整个胸腔随之开合，加强胸部锻炼，有助于任脉的畅通。

（三）饮食调养

调养宜忌。宜选用甘凉滋润的食物。少食温燥、辛辣、香浓的食物，如羊肉、韭菜、茴香、辣椒、葱、蒜、葵花子、酒、咖啡、浓茶，以及荔枝、龙眼、樱桃、杏、大枣、核桃、栗子等。

（四）起居调护

阴虚质应保证充足的睡眠时间，避免过分熬夜，以藏养阴气。高度紧张的工作、剧烈运动、高温酷暑的环境等均应尽量避免，不宜洗桑拿、泡温泉。

阴虚质也要节制房事，惜阴保精。

阴虚质可以多练习腹式呼吸，促进腹部任脉经气的畅通，有助于交通心肾，改善睡眠。

（五）针灸推拿

1. 选穴　太溪、三阴交。

2. 简便取穴

（1）太溪：位于足内侧，内踝后方与跟骨筋腱之间的凹陷处。

（2）三阴交：正坐屈膝成直角取穴。在小腿内侧，内踝尖上 3 寸，胫骨内侧缘后方。

3. 功效　太溪为肾经原穴，具有滋阴补肾、强健腰膝的功效。三阴交为足厥阴肝经、足太阴脾经、足少阴肾经交会之处，脾主统血、为气血生化之源，肝藏血，肾藏精，三阴交能益精养血补阴，从而改善阴虚体质。

4. 操作　采用指揉的方法，每个穴位按揉 2 ~ 3 分钟，每天操作 1 ~ 2 次。或用毫针补法，刺入 1 寸左右，留针 30 分钟，每周 1 ~ 2 次。

五、痰湿质调养

（一）精神调摄

心态要积极。痰湿质性格温和，处事稳重，多善于忍耐。但由于痰湿内蕴，阻遏阳气，易产生疲倦感。因此宜多参加社会活动，培养广泛的兴趣爱好。还可以适当听一些节奏强烈、轻快振奋的音乐，如施特劳斯的圆舞曲系列、比才的《卡门序曲》、《拉德茨基进行曲》、二胡《赛马》等。

（二）运动调养

运动应持久。痰湿质形体多肥胖，身重易倦，故应根据自己的具体情况，循序渐进，长期坚持运动锻炼。一切针对单纯性肥胖的体育健身方法都适合痰湿质，如散步、慢跑、打乒乓球、打羽毛球、打网球、游泳、练武术，以及适合自己的各种舞蹈。痰湿质要加强机体物质代谢，应当做较长时间的有氧运动。一般热身 15 分钟左右，然后开始慢慢增加频率，运动量以 1 小时为最佳。运动时间应当在下午 2：00—4：00 自然界阳气极盛之时，且运动环境应温暖宜人。痰湿质一般体重较重，运动强度较大时，要注意运动节奏，循序渐进地进行锻炼，以保障安全。对于体重超重、陆地运动能力差的人，应当进行游泳锻炼。

（三）饮食调养

调养宜忌。痰湿质宜选用健脾助运、祛湿化痰的食物，少食肥、甜、油、黏（腻）的食物。吃饭不宜过饱，要吃七分饱，忌暴饮暴食和进食速度过快。

（四）起居调护

起居避潮湿。痰湿质以湿浊偏盛为特征，不宜在潮湿环境中久留。湿性重浊，易阻滞气机，遏伤阳气。因此居住环境宜温暖干燥，衣着应透气散湿，面料以棉、麻、丝等天然纤维为主，这样有利于汗液蒸发，祛除体内湿气。痰湿质应常洗热水澡，程度以全身皮肤微微发红、通身出汗为宜。

痰湿质嗜睡，所以应适当减少睡眠时间，不要过于安逸，晚上睡觉枕头不宜过高，防止打鼾加重；应多进行户外活动，以舒展阳气，通达气机。痰湿质平时还应定期检查血糖、血脂、血压。

（五）针灸推拿

1. 选穴　丰隆、足三里。
2. 简便取穴
（1）丰隆：正坐屈膝或仰卧位取穴。在犊鼻（外膝眼）与外踝尖连线的中点，胫骨前嵴外2横指处。
（2）足三里：膝关节弯曲成直角，髌骨下方凹陷处向下4横指，离胫骨前嵴约1拇指宽即是。
3. 功效　丰隆为胃经络穴，联络脾经，能调治脾胃，为化痰要穴，具有化湿祛痰的功效。足三里为胃之下合穴，具有补益脾胃、健脾化痰的功效。
4. 操作　采用指揉、刮痧、艾灸等方法。每穴按揉2~3分钟，每天1~2次。每穴艾灸10分钟，每天1次。

六、湿热质调养

（一）精神调摄

情绪宜稳定。湿热质宜稳定情绪，尽量避免烦恼，可培养不同形式的兴趣爱好。多听曲调悠扬的音乐，如《高山流水》等。

（二）运动调养

宜做强度较大的运动，如中长跑、游泳、各种球类、武术等。夏季应避免在烈日下长时间活动。在秋高气爽的季节，选择爬山登高，更有助于祛除湿热。也可做八段锦，在完成整套动作后将"双手托天理三焦"和"调理脾胃须单举"各加做1~3遍。

(三) 饮食调养

调养宜忌。宜食用甘寒或苦寒的清热利湿食物。少食羊肉、动物内脏等肥厚油腻之品，以及韭菜、生姜、辣椒、胡椒、花椒、火锅、烹炸、烧烤等辛温助热的食物。

(四) 起居调护

起居避湿热。居室宜干燥、通风良好，避免居处潮热，可在室内用除湿器或空调改善湿热的环境。选择款式宽松、透气性好的天然棉、麻、丝质服装。注意个人卫生，预防皮肤病变。保持充足而有规律的睡眠，避免服用兴奋饮料，保持二便通畅，防止湿热积聚。

烟草为辛热秽浊之物，易于生热助湿，久受烟毒可内生浊邪。酒为熟谷之液，性热而质湿，《本草衍义补遗》言其"湿中发热近于相火"。嗜烟好酒，可以积热生湿，是湿热质的重要成因，所以湿热质必须限烟戒酒。

(五) 针灸推拿

1. 选穴　支沟、阴陵泉。
2. 简便取穴
(1) 支沟：正坐位或仰卧位取穴。位于前臂背侧，腕背横纹上4横指处，尺骨与桡骨之间。
(2) 阴陵泉：仰卧或正坐垂足取穴。位于小腿内侧，当胫骨内侧髁下缘凹陷中，当胫骨后缘和腓肠肌之间。
3. 功效　支沟为三焦经的经穴，具有清热理气、降逆通便的功效。阴陵泉为足太阴脾经之合穴，能健脾益气、渗利水湿。《杂病穴法歌》言"心胸痞满阴陵泉""小便不通阴陵泉"。两穴合用，清热利湿，使湿热从大小便而出。
4. 操作　采用指揉的方法，每穴按揉2~3分钟，每天操作1~2次。还可拔罐、刮痧。

七、血瘀质调养

(一) 精神调摄

情绪避烦躁。血瘀质易烦健忘，应努力克服烦躁情绪，遇事宜沉稳，保持精神舒畅。如此才可使气血和畅，有益于改善血瘀质。宜欣赏流畅抒情的音乐，如《春江花月夜》等。

(二) 运动调养

血瘀质经络气血运行不畅，应多采用有益于促进气血运行的运动项目，并持之以恒。如各种舞蹈、步行健身法、徒手健身操、易筋经、保健功、导引、按摩、太极拳、太极剑、五禽戏或八段锦等。练八段锦时，在完成整套动作后将"左右开弓似射雕"和"背后七颠百病消"各加做1~3遍。

血瘀质不宜做大强度、大负荷的体育锻炼，而应采用中小负荷、多次数的锻炼。运动时要特别注意自己的感觉，如有下列情况之一，应当停止运动，到医院做进一步检查：胸闷或绞痛，呼吸困难，特别疲劳，恶心，眩晕，头痛，两腿无力，行走困难，脉搏显著加快等。

（三）饮食调养

调养宜忌。宜选用具有调畅气血作用的食物，如生山楂、醋、玫瑰花、桃仁（花）、黑豆、油菜等。少食收涩、寒凉、冰冻之物，如乌梅、柿子、石榴、苦瓜、花生米，以及高脂肪、高胆固醇、油腻食物，如蛋黄、虾、猪头肉、奶酪等。

（四）起居调护

起居要避寒，劳逸相结合。居室宜温暖舒适，不宜在阴暗、寒冷的环境中长期工作和生活。因为血得温则行，得寒则凝，血瘀质要避免寒冷刺激。衣着宜宽松，注意保暖，保持大便通畅。日常生活规律，注意动静结合，避免长时间打麻将、久坐、看电视等。宜在阳光充足的时候进行户外活动。

（五）针灸推拿

1. 选穴　期门、血海、膈俞。

2. 简便取穴

（1）期门：位于胸部，当乳头直下（乳头为第4肋间隙），第6肋间隙凹陷处。

（2）血海：在正坐位时，将腿绷直，在膝盖上方的大腿内侧有一块隆起的肌肉，肌肉的顶端处。正坐位或仰卧位取穴。取穴时，患者屈膝，医者以左手掌心按于患者右膝髌骨上缘2～5指，向上伸长，拇指约成45°斜置，拇指尖下即是。

（3）膈俞：位于第7胸椎棘突下，旁开1.5寸。取穴时，先找到两侧肩胛下角，平对第7胸椎棘突，棘突下旁开1.5寸处即是。

3. 功效　期门为肝的募穴，具有疏肝理气活血的作用。血海为脾经腧穴，具有补血活血功效。膈俞为八会穴中的"血会"，有活血通络的作用。

4. 操作　采用指揉的方法，每个穴位按揉2～3分钟，每天操作1～2次。也可采用艾灸疗法，每次15～30分钟，每日1次。

八、气郁质调养

（一）精神调摄

心态要开朗。气郁质性格不稳定，情绪常处于忧郁状态，根据"喜胜忧"的原则，应鼓励气郁质主动寻求快乐，常看喜剧、滑稽剧，听相声，以及看富有激励意义的影视剧，勿看悲剧、苦剧；宜欣赏节奏欢快、旋律优美、能振奋精神的乐曲，如《金蛇狂舞》等；多读积极向上的、励志的、富有乐趣的书籍，以培养开朗、豁达的心态。

（二）运动调养

运动可以促进气血的流通和运行。气郁质宜每天坚持适量的体育锻炼，多参加集体性活动，如跳广场舞、打门球等；也可以多参加合唱、下棋、打牌等娱乐活动。集体性活动有助于和人群交流、调畅情志，对气郁质有积极的调理作用。

（三）饮食调养

调养宜忌　宜选用具有理气解郁作用的食物。少食收敛酸涩的食物，如石榴、乌梅、青梅、杨梅、草莓、阳桃、酸枣、李子、柠檬、南瓜、泡菜等。

（四）起居调护

气郁质居住环境宜温暖，有利于气血调畅。居室和衣着宜选用暖色系，如粉色、红色、黄色、橘色、天蓝色等，暖色系能使人心情愉快。衣着宜柔软、透气、舒适。花鸟鱼虫可以移情易性，气郁质可通过养花、养鸟等放松心情，调畅气血。可在房间内摆放一些带有香气的植物，如玫瑰花、月季花、茉莉花、夜来香、栀子花、君子兰等。

气郁质容易失眠多梦，睡觉前可以用温开水泡脚，以促进气血运行，缓解疲劳，有利于快速入睡，提高睡眠质量。避免熬夜，睡前不宜喝茶、咖啡和可可等饮料，也不宜聊天、看惊险刺激的节目。

（五）针灸推拿

1. 选穴　太冲、合谷、期门。

2. 简便取穴

（1）太冲：位于足背侧，第1、第2跖骨结合部之前凹陷中。以手指沿大趾、次趾夹缝向上移压，压至能感觉到动脉搏动处，即本穴。

（2）合谷：位于手背部位，第2掌骨中点桡侧。以一手拇指的指间关节横纹，放在另一手拇指、示指之间的指蹼缘上，当拇指尖下即穴位。可采用正坐或仰卧位取穴。

（3）期门：位于胸部，当乳头直下（乳头为第4肋间隙），第6肋间隙凹陷处。

3. 功效　太冲是肝经原穴，具有疏肝理气、缓解气郁的功效。合谷为大肠经原穴，具有行气通络、镇静止痛的功效。两穴配合，称为"四关穴"，具有调理全身气机的作用。期门为肝经的募穴，具有疏理肝气的作用。

4. 操作　采用指揉的方法，每穴按揉2~3分钟，每天操作1~2次。可刮痧、艾灸。

九、特禀质调养

（一）精神调摄

情绪勿紧张。特禀质因对过敏原敏感，容易产生紧张、焦虑等情绪，因此在尽量避免接触过敏原的同时，还应避免紧张情绪。可以选择听一些优美的轻音乐缓解情绪，转移注意力。

（二）运动调养

运动宜适当。由于特禀质的形成与先天禀赋有关，所以可练"六字诀"中的"吹"字功，以培补肾精肾气。宜进行慢跑、散步等户外活动，也可选择下棋、瑜伽等室内活动。不宜选择大运动量的活动，避免春天或季节交替时长时间在野外锻炼。运动时注意避风寒，如出现哮喘、憋闷现象应及时停止运动。

（三）饮食调养

调养宜忌。特禀质的调养原则是均衡饮食、粗细粮搭配适当、合理配伍荤素。特禀质宜多食能抗过敏的食物，尽量少食辛辣、腥发食物，不应食用含致敏物质的食品，还要少食油腻、甜食，勿食冰冷食物。

（四）起居调护

起居避过敏。特禀质在陌生环境中要注意减少户外活动，避免接触各种致敏的动植物，以减少发病机会。

在季节更替之时要及时增减衣被，增强机体对环境的适应能力。在春季花开季节，尽量避免过多的室外活动，因花开时节，空气中花粉漂浮量骤然增加而易出现花粉过敏。对花粉过敏者，可以提前 1 个月进行保健治疗，防患于未然。也要尽量避免去花卉集中的地方，尽量不要在室内养鲜花。

起居要有规律，保证充足的睡眠时间。居室宜通风良好。生活环境中接触的物品如枕头、棉被、床垫、地毯、窗帘、衣橱易附有尘螨，可引起过敏，应经常清洗、日晒。

（五）针灸推拿

1. 选穴　神阙、曲池、足三里。

2. 简便取穴

（1）神阙：在腹部脐区，肚脐中央。

（2）曲池：正坐，轻抬右臂，将手肘内弯，用另一手拇指下压此处，凹陷处即是。

（3）足三里：取穴时，可采用坐位，在小腿前外侧，当犊鼻下 3 寸，距胫骨前缘 1 横指（中指），即此穴。

3. 功效　神阙具有培元固本、补益脾胃、提高机体免疫力的作用。曲池为大肠经穴，肺主表，大肠与肺相表里，既能祛风清热，又能凉血解毒，是治疗皮肤疾病的要穴。足三里为胃经合穴，配神阙可培补先天和后天之气，扶正祛邪。

4. 操作　神阙、足三里可采用温和灸的方法，点燃艾条或借助温灸盒对穴位进行温灸，每次 10 分钟，每周进行 1～2 次。足三里、曲池可采用点按式推拿手法，每次 10 分钟，每周进行 1～2 次。

第十一章　基于大鱼际掌纹形态特征的辨体质施护

一、大鱼际掌纹形态特征与哮喘相关性理论创立

创始人青岛市中医医院周兆山教授总结多年临床经验，2004 年在国内首次发现和提出了大鱼际掌纹形态特征是诊断哮喘的一个重要体征，提出了"肾虚质"是哮喘发病的内在因素，大鱼际掌纹形态特征是哮喘"肾虚质"外在体征的新概念（属于源头性创新）。大鱼际掌纹形态特征可作为哮喘、咳嗽变异性哮喘、慢性喘息性支气管炎诊断及鉴别诊断的客观指标，为治哮喘采用补肾法提供了立法的客观依据。正常人的大鱼际表面皮肤润泽，纹理细腻，间隙密集，纹沟极浅，用手扪之柔软，反映了该部位皮肤的柔软致密。而哮喘患者大鱼际表面皮肤欠润泽甚至干而粗糙，用手扪之碍手，纹理清晰，明显可见，呈格子状分布，反映了该部位皮肤的粗糙与疏松。从现代医学的角度来看，人体皮肤在胚胎第 13 周开始发育，在第 19 周左右形成。一个人的掌纹在出生时已经定型，终身不变，这种皮肤纹理的发生是受遗传基因控制的，所以说，哮喘患者大鱼际掌纹的形态特征，可能是过敏性体质的遗传。这种遗传，作为一种体征，具体表现在大鱼际掌纹上。

二、哮喘患者大鱼际掌纹形态特征形成机制

"一叶知秋"，大鱼际掌纹形态特征是人身整体的缩影，是现代医学过敏体质及中医学"肾虚质"的外在体征，可为哮喘的诊断或鉴别诊断及中医辨证立法提供线索或依据。正如《灵枢·本脏》所说："视其外应，以知其内脏，则知所病矣。"为了揭示哮喘患者大鱼际掌纹形态特征的形成机制，运用《内经》理论试做如下探讨。

大鱼际所处的部位，是手太阴肺经所走行的末端，内应于肺。哮喘患者大鱼际掌纹是先天形成的，与肾有关。就肺肾的关系而言，肾为主水之脏，肺为"水之上源"，肺主呼气，肾主纳气，二者有着密切的关系。肾对肺起着统帅的作用，如《灵枢·本输》说："少阴属肾，肾上连肺，故将两脏。"《素问·水热穴论》说："少阴者，冬脉也，故其本在肾，其末在肺。"众所周知，体质是先天遗传形成的，具有相对的稳定性。就哮喘患者大鱼际掌纹而言，其生来具有、是先天形成的，其所处的部位，虽然是手太阴肺经所走行的末端，只能说明与肺有关，但肺肾存在着标本的关系，即其本在肾，其标在肺。肾为先天之本，主藏精。《素问·六节藏象论》说："肾者主蛰，封藏之本，精之处也。"《素问·上古天真论》说："肾者主水，受五脏六腑之精而藏之。"精，是构成人体和推动人体生命活动的基本物质，故《素问·金匮真言论》说："夫精者，身之本也。"其中所藏的生殖之精，禀受于父母，具有遗传特性，因其与生俱来，在出生之前已经形成，故称为"先天之精"。如《灵枢·决气》所说的"两神相搏，合而成形，常先身生，是谓精"，以及《灵枢·本神》所说的

"生之来谓之精"。肾藏精，肾精散，则化为肾气，肾气的主要生理功能是促进机体的生长发育。所以，对于人体的"成形""身生"（胚胎的发育），肾脏起着决定性的作用。《素问·阴阳应象大论》说："阳化气，阴成形"，马莳在注解本条文时说："阳化万物之气，而吾人之气由阳化之；阴成万物之形，而吾人之形由阴成之"。大鱼际掌纹细腻润泽或粗糙欠润泽是与肾脏主生殖发育的功能紧密相连的。大鱼际掌纹粗糙而欠润泽的现象，提示肾在胚胎发育（成形）过程中，由于其阴精（或阴津）不足，不能濡润肌肤所致。人的皮肤由表皮层、真皮层和皮下组织组成，含有大量脂肪，使皮肤润滑。手掌的皮肤，比身体其他部位的皮肤组织要紧密得多，且指掌皮肤一般不长汗毛，汗腺却相当丰富。大鱼际皮肤组织失于致密而粗糙，直接或间接地反映了全身腠理的疏松。《灵枢·邪客》云："卫气者所以温分肉，充皮肤，肥腠理，司开阖者也。……卫气和则分肉解利，皮肤调柔，腠理致密矣。"对于腠理的致密与否，卫气也起着重要的作用。细究之，卫气的生成与肾脏也有着密切的关系。肾精和肾气是同一物质。一般来说，肾精是有形的，肾气是无形的。肾精散，则化为肾气；肾气聚，则变为肾精，精与气在不断地相互转化之中。肾中精气为生气之源。《难经·八难》说："所谓生气之原者，谓十二经之根本也，谓肾间动气也。此五脏六腑之本，十二经脉之根，呼吸之门，三焦之原。"卫出下焦。《灵枢·邪客》云："卫气者，出其悍气之慓疾，而先行于四末分肉皮肤之间，而不休者也。昼日行于阳，夜行于阴，常从足少阴之分间，行于五脏六腑。"《灵枢·营卫生会》说："卫气行于阴二十五度，行于阳二十五度，分为昼夜，故气至阳而起，至阴而止。……故太阴主内，太阳主外，各行二十五度，分为昼夜。"高等医药院校五版教材在注释该条文时指出："太阴主内，太阳主外：太阴，指手太阴肺经；内，指营气。营行脉中，始于手太阴而复合于手太阴，故曰太阴主内。太阳，指足太阳膀胱经；外，指卫气。卫行脉外，始于足太阳而复合于足太阳，故曰太阳主外。"《灵枢·五癃津液别第三十六》说："……肺为之相，……肾为之主外。"高等医药院校五版教材在注释该条文时指出："指肾主藏精，蒸化津液濡润孔窍，又是卫气发源地，能抗御外邪而主表。"可见，卫气根源于肾，出之于肾。可借以说明大鱼际掌纹失于致密而粗糙，与肾精匮乏有关。

三、基于大鱼际掌纹形态特征的支气管哮喘辨体质施护

支气管哮喘是由嗜酸性粒细胞、肥大细胞和 T 淋巴细胞等多种炎性细胞参与的气道慢性炎症，这种慢性炎症常可使易感者对各种激发因子呈现出气道的高反应性，表现为反复发作的喘息、气促、胸闷或咳嗽等。近年来，其发病率呈上升趋势，严重危害患者的身心健康。

而掌纹医学作为一门新型医学学科，目前尚不能在现有的词典中找到诠释，但确实以其独特新颖的诊断方法，准确、快捷的诊断效果，赢得了社会的认可。掌纹的观察分析已成为诊断某些疾病的一个重要辅助手段。

中医强调"治病求本""缓则治其本"，慢性疾病的"本"应在于体质。辨体质施护是在中医基础理论的指导下，通过望、闻、问、切等多种诊察手段，搜集关于人体形态、心理和生理功能的既往和现况资料，经过分析、综合，判断人体在脏腑、气血阴阳等方面的体质

状态，在此基础上，再综合多方面与人体体质相关的实际生活状况，制定并实施具有针对性的护理方案。相对于常规施护，辨体质施护具有更精准、更能发挥出中医辨证优势的特点。

经临床护理研究，以支气管哮喘缓解期患者为研究对象，基于齐鲁周氏大鱼际掌纹特应征理论，采用中医辨体质施护，改善患者症状和肺功能，提高生活质量，值得在临床上推广使用。

中医特色适宜技术篇

第十二章　贴敷法

中药外用法是以中医理论为指导，将中草药制剂，直接施用于患者体表或病变部位，以治疗各种疾病的方法。贴敷法又称中药外敷法，是中药外用法的一种。中药外敷法是将中药研成细末，并与各种不同的赋形剂调成糊状制剂敷布于腧穴或患处，以治疗疾病的方法。中药可选用干药或鲜药，干药应研成粉剂，鲜药应洗净后在乳钵内捣烂。

第一节　贴敷法的源流

贴敷法历史悠久，早在 1300 年前的甲骨文中，就有大量有关中医外治的经验体会。在《周礼·天官》中就记载了治疗疮疡常用的外敷药物法、药物腐蚀法等，如"疡医掌肿疡、溃疡、金疡、折疡之祝药、劀煞之剂。凡疗疡以五毒攻之……"，其中"祝药"即敷药。在我国现存最早的临床医学文献《五十二病方》中就有使用地胆等药外敷治疗"牡痔"的记载。历代文献对其也有许多相关的论述，如晋代葛洪在《肘后备急方》中载有用鸡蛋清、醋、猪油、水、蜂蜜、酒等作为基质调和外敷药治疗皮肤病；唐代孟诜《食疗本草》中记述将胡桃研成泥状，用醋调和外敷治疗白发等。晋唐以后，一些医家在外敷的基础上将其与经络孔穴相结合，形成了穴位敷药法，如《普济方》中载有用生附子研末和葱涎为泥，敷涌泉穴，以治疗鼻渊；《本草纲目》中亦有使用吴茱萸敷贴涌泉穴治疗口舌生疮的记载。及至清代，吴师机在搜集整理前人经验基础上所著的《理瀹骈文》集敷贴疗法之大成，载有外敷方药近 200 首，标志着中药外敷法的临床应用更为完善。

第二节　贴敷法的作用原理

贴敷法是中药外治法的一种，就是将药物贴敷于肌肤、毛孔、穴位等，使药物成分通过透皮吸收，渗入到身体内部，从而达到治疗疾病的作用。第一，中药贴敷可以刺激相应穴位，参与机体调节；第二，药物被人体吸收之后，药力直达病所，就会对人体产生相应作用；第三，药物与穴位刺激起到协同增效的作用。同时要注意药物之间的配伍禁忌。

第三节　贴敷法的适应证与禁忌证

贴敷法可使中药药力直达病所，以发挥其通经、活血、解毒、止痛等作用。同时通过中药对相应腧穴的刺激，以调整阴阳、疏通经络，从而达到防治疾病的目的。由于经络有"内属脏腑，外络肢节，沟通表里，贯穿上下"的作用，因此贴敷法不仅可以治疗局部病证，还可治疗一些全身病证。

其主要适应证和禁忌证如下。

1. 适应证　适用于外科的疮疡、跌打损伤、烫伤、肠痈等病证；或内科的咳嗽、哮喘、肺痈、头痛等病证；或儿科的时行感冒、惊风、抽搐等病证；或妇科的崩漏、带下、产后恶露不净等病证。

2. 禁忌证　对所敷药物过敏者禁止使用。

第四节　贴敷法的操作流程

一、操作前评估与准备

1. 评估　核对并了解患者的既往史、当前主要症状、发病部位、中药用药史及中药药物过敏史等相关因素；了解患者的年龄、体质、文化层次、当前精神状态、心理状态和对疾病的认识；评估环境是否光线充足、清洁、干燥、安静。

2. 准备

（1）患者准备：向患者解释操作的目的、步骤、相关事项；说明所用中药的主治功效及可能产生的不良反应，以取得患者和（或）家属的知情同意；检查患者敷药部位的皮肤情况；根据需要置患者于舒适安全的体位。若给头部敷药，需剃掉头发，范围是多出药贴2 cm。

（2）用物准备：治疗盘，中药药膏（用中药粉末与赋形剂均匀搅拌而成；若用鲜药，需备乳钵将鲜药捣烂），棉纸，棉花若干，胶布或绷带，治疗碗，弯盘，油膏刀，生理盐水，棉球，必要时需备毛毯、屏风。

（3）操作者准备：操作者应仪表整洁，洗手。

二、操作步骤

1. 备齐用物至患者床旁，执行"三查七对"。

2. 协助患者取适宜体位，暴露并清洁患处。躯体及会阴部敷药时，需用屏风遮挡，注意保暖，防止直接吹风受凉。

3. 选用适宜大小的棉纸，用油膏刀将药膏均匀地平摊于棉纸上，厚度为 0.3～0.5 cm，并在药物周围围上棉花。

4. 测试药贴温度，以患者可以接受为度，轻敷于患处或相应的腧穴，以胶布或绷带固定。对于感觉异常的患者，药贴温度宜≤50 ℃。

5. 敷药结束，协助患者着衣，取安全舒适体位；整理床单位；清理用物，按医院消毒隔离原则处理；洗手；观察并记录结果。

6. 操作结束30分钟后巡视，观察敷药情况及药效反应，若药物变干，须随时更换，或加赋形剂湿润后再重新敷上。

三、注意事项

1. 护士需要注意的事项　药物应随配随用，夏天若以蜂蜜、饴糖为赋形剂，应加入少量0.1%~0.2%的苯甲酸，以防发酵变质。药物摊制应厚薄均匀，太薄则药力不够，太厚则浪费药物，且容易溢出污染衣被。敷药面积应大于患处，疮疡初起时，宜敷满整个病变部位，且超过肿势范围2 cm左右；如毒已结聚或溃后余肿未消，宜敷于患处四周，中间不用敷布，有利于脓毒外泄；特殊部位如乳痈敷药时，应使乳头露出，以免乳汁溢出污染敷料。

2. 患者及陪护人员需要注意的事项　在敷药期间应卧床休息；学会自我观察，如遇瘙痒，应及时告知护士，禁忌搔抓，以免引起感染；注意对敷药部位的防护，防止药物外溢及敷料脱落而污染衣物。

第五节　贴敷法的常见不良反应及处理

1. 皮肤过敏反应　出现局部瘙痒、红疹、水疱等过敏现象时，应立即停止敷药，并遵医嘱进行抗过敏处理。

2. 中毒反应　出现头晕、口麻、恶心、呕吐等症状时，应立即停止敷药，并及时告知医师以采取相应的措施。该反应常出现在大面积使用外敷中药的患者。

3. 烫伤　局部起水疱，按烫伤护理。

第十三章　拔罐疗法

　　拔罐疗法是以罐为工具，利用燃烧、抽吸、挤压等方法，排除罐内空气而形成负压，使之吸附于施术部（穴）位的体表而产生刺激，使局部皮肤充血、瘀血，从而达到疾病治疗作用的一种外治法。

　　平衡火罐是以中医的基本理论为基础，在传统罐法的基础上配合了热疗、推拿的擦法与擦法（闪罐后利用热罐进行滚罐与走罐）等多种物理刺激以达到温经通络、驱邪外达的疗效，从而激发人体阳气，调和脏腑，平衡阴阳的一种罐法。

　　拔罐是我国古代劳动人民在与疾病做斗争的过程中积累的宝贵经验，有着悠久的历史，是中医治疗学的一个重要组成部分。

第一节　拔罐疗法的源流

　　拔罐疗法古称"角法"，早在原始社会时期，人们就利用牲畜的角（如牛角、羊角等）做罐治病，"角法"因此而得名。晋代医家葛洪所著《肘后备急方》中有以牛角制成罐来拔脓治疗外科疮疡脓肿的记载。唐代王焘在《外台秘要》中进一步阐述了角法的应用："患等病……以墨点上记之，取三指大青竹筒，长寸半，一头留节，无节头削令薄似剑，煮此筒子数沸，及热出筒，笼墨点处，按之良久，以刀弹破所角处，又煮筒子重角之，当出黄白赤水，次有脓出……数数如此角之，令恶物出尽，乃即除，当目明身轻也。"在《古今录验方》中也有以角法治疗蝎螫的记载。此外，在《瑞竹堂经验方》中记载了"竹简吸毒法"，在《外科正宗》中记载了"煮竹简法"等。清代名医赵学敏在《本草纲目拾遗》中，对火罐的出处、形态、适应病证、操作方法及其优点等均做了详细介绍，如"火罐，江右及闽中皆有之，系窑户烧售，小如人大指，腹大，两头微狭，使促口以受火气，凡患一切风寒，皆用此罐。以小纸烧见焰，投入罐中，即将罐合于患处，或头痛，则合在太阳、脑户或巅顶；腹痛，合在脐上。罐得火气合于肉，即牢不可脱，须待其自落。患者但觉有一股暖气从毛孔透入，少顷火力尽则自落。肉上起红晕，罐中有水气出，风寒尽出，不必服药。治风寒头痛及眩晕、风痹、腹痛等症。"可见当时火罐也是由窑户专门烧制的有特定形状的陶瓷器具，并且已经在市面上销售。

　　中华人民共和国成立后，随着中医药科学的蓬勃发展，拔罐疗法不仅从民间转入正规医院，还在罐具种类、操作方法等方面不断创新，应用范围也进一步扩大。例如：在罐具材料上从兽角、竹筒发展成陶瓷罐、玻璃罐，乃至近年来研制成的抽气罐、挤压罐、电磁罐等；操作方法亦从单纯的留罐法发展为走罐、闪罐法，以及针罐、药罐、火罐、刺络罐、抽气罐、水罐等拔罐方法；治疗范围从单纯吸拔脓血扩展成能治疗风寒痹痛、虚劳、喘息等外感内伤的近百种疾病。

近年来通过广泛的学术交流，拔罐疗法也开始向国外传播应用。由于中医药和自然疗法的优势，拔罐疗法成为世界医学的一个重要组成部分，并将进一步推陈出新，不断为人类的健康卫生事业做出贡献。

第二节　拔罐疗法的作用原理

一、中医理论对拔罐疗法的认识

整体观念是中医理论体系的基本特点之一，中医认为人是一个有机的整体，以五脏六腑为中心，四肢百骸通过经络系统的沟通联络，使内外相通，表里相应，彼此协调，相互为用，并通过精、气、血、津液的作用，实现整体的生命活动。拔罐疗法遵循中医理论，在阴阳五行、脏腑经络等学说的指导下，用罐具吸拔病变部位或特定经络、穴位，将充斥于体表病灶及经络、穴位乃至深层组织器官的风寒、瘀血、热毒、脓血等排出体外，使邪出正复，气血舒畅。这种良性刺激能引起局部和全身反应，从而提高机体功能，起到温经通络、宣通气血、活血散瘀、消肿止痛、除湿逐寒、协调脏腑、调节阴阳、扶持正气及促进病体康复的作用。

二、西医理论对拔罐疗法的研究

西医学研究认为，拔罐疗法具有机械刺激、温热效应、解毒和生物作用。治疗时，罐内形成负压使局部毛细血管充血、扩张，甚至破裂。由于红细胞破裂，出现溶血现象，使表皮紫黑，随即产生一种类组织胺物质，随体液周流全身，刺激各个器官，增强其功能活动，提高机体的抵抗力。同时，机械刺激可通过皮肤感受器的反射途径传到中枢神经系统，调节其兴奋与抑制过程，使之趋于平衡，从而加强对机体各部分的调节和控制力，局部皮肤代谢旺盛，白细胞吞噬作用增强，促进机体恢复功能，使疾病逐渐痊愈。

三、罐具的种类

在古代，医者采用拔罐疗法治疗疾病，多选用动物的犄角作罐具。后来，随着社会的发展，人们在长期的实践中不断发明创造，丰富了拔罐用具，制成了形态各异、各具特色的罐具。

（一）传统罐具

1. 竹罐　竹罐的制备，是选用竹身正圆、坚固无损的竹子，截成长 6~9 cm 的竹管，一端留节做底，另一端作为罐口，用刀刮去竹管的外皮及内膜，制成如腰鼓的圆筒，用砂纸打磨罐口至平滑即可。竹罐口径可选用 3 cm、4.5 cm、6 cm 等几种，以适合不同部位使用。此种罐取材容易，经济轻巧，耐高温，不易破碎，但易爆裂、漏气，现常用于水煮罐法。

2. 陶罐　陶罐是用陶土烧制而成的，口小肚圆而大，一般长 4~9 cm，直径为 3~8 cm，厚度适宜，罐口光滑。此罐吸附力强，耐高温且不透明，但较重、易碎。

3. 玻璃罐　是由耐热质硬的玻璃加工制成的，形如球状，罐口平滑，分大、中、小三种型号。玻璃罐的特点是光滑透明，可观察罐内皮肤充血、瘀血程度，还可用于走罐，故临床使用广泛，但传热较快，易碎裂。

（二）现代罐具

1. 按排气方法分类　包括抽气罐和挤压排气罐两类。

2. 按罐具材料分类　主要有塑料罐、橡胶罐、有机玻璃罐等。其中有机玻璃罐是用有机玻璃制成的，其规格、型号与玻璃罐相似，但价格昂贵，尚未普遍应用。

3. 按罐具型号大小及用途分类　常用的有微罐（如鼻罐、耳罐）、肢罐、整体罐等。

4. 按配用治疗仪器分类　包括电热罐、红外线罐、激光罐、刺血罐、灸磁疗罐、离子透入罐等。

5. 按起罐方式分类　常见的有手动罐和自动罐。后者是在罐具底部有一个直径约0.35 cm的圆孔，在圆孔处安装自行车气门芯，其内外侧垫橡皮圈，拧紧罐内外的螺丝使之密闭，起罐时放松螺丝即可，优点是可避免负压大时起罐的疼痛感，此罐也适用于初学者。

此外，民间常以代用罐进行治疗，如罐头瓶、茶杯、酒杯、广口瓶、小碗、药瓶等，这些代用罐由于取材容易、操作简便而常被采用。

四、拔罐疗法的分类

拔罐疗法的种类很多，经整理和归纳，可根据排气方法、拔罐形式及综合治疗的不同来分类。

（一）按排气方法分类

1. 火罐　利用火力燃烧排去空气。
2. 水罐　利用水蒸气的热力排去空气。
3. 抽气罐　以注射器抽出空气
4. 挤压罐　用手挤压橡胶皮球排出空气。

（二）按拔罐形式分类

1. 单罐　单罐独用，主要用于病变范围较小的部位或压痛点。可按病变的范围大小，选用适当口径的罐具，如胃脘痛者在中脘穴拔罐；感冒前额痛者在印堂穴拔罐。

2. 多罐　多罐并用，适用于病变范围比较广泛的疾病。根据病痛组织的面积，可酌情吸拔3~10个罐，如腰背痛、胁肋痛，按顺序纵横排列4~6个罐，故又称为排罐法。多用于神经肌肉疼痛、陈旧性软组织损伤等证。

3. 闪罐　此方法是将罐拔住后，随即取下，再迅速拔住，如此反复吸拔多次，至皮肤潮红为止。多用于表证、虚证引起的肌肉疼痛、麻木等，病变部位较广泛或游走不定者。

4. 留罐　又称坐罐，即拔罐后留置10~15分钟。此法多用于深部组织损伤、颈肩腰腿痛及临床各科多种疾病。留罐时间应视拔罐反应及患者体质而定。

5. 走罐　又称推罐，一般用于面积大且肌肉丰厚的部位，如腰背、大腿等。选用直径较大的玻璃罐，先在罐口边缘或拔罐部位涂抹凡士林等润滑油脂，将罐吸拔住，然后用手握住罐体，用力在患部上下左右缓慢移动罐体 6～8 次，至局部皮肤呈深度潮红或瘀血为止。多用于久病或多个脏腑同病，病变部位广泛而深在者。

（三）按综合治疗分类

1. 药罐　用药液煎煮竹罐后吸拔，或在罐内贮药液吸拔，可根据不同病证配用不同药液。

2. 针罐　此法是将针刺与拔罐相结合应用的一种方法，即先针刺，待得气后留针，再以针为中心点拔罐，留置 10～15 分钟，然后起罐起针。多用于风湿痹证。

3. 刺络（刺血）罐　是将拔罐与刺血疗法配合应用的一种方法，即用三棱针、粗毫针或注射器针头等刺出血后拔罐。治疗部位先行皮肤消毒，然后用针散刺相应部位，使之出血少许，再拔罐，可以加强刺血疗法的效果。多用于实证、瘀血证及某些皮肤病等。

4. 水罐　在罐内贮温热水后吸拔病变部位。多用于表证、热证。

第三节　拔罐疗法的适应证与禁忌证

1. 适应证　外感风寒之头痛，关节疼痛，腰背酸痛，咳嗽气喘，脘腹胀满，腹痛泄泻，溃疡将溃或已溃，脓毒不泄的外科疾病及蛇伤急救排毒等。

2. 禁忌证　高热抽搐，凝血机制障碍的患者，皮肤过敏、溃疡破溃处、水肿、肿瘤和大血管处、孕妇的腹部及腰骶部等均不宜拔罐。

第四节　拔罐疗法的操作流程

拔火罐法是最为常用的一种拔罐方法，它主要利用点火燃烧法排出罐内空气，形成负压，以吸附于体表。

一、目的

用罐具吸拔病变部位或特定经络、穴位，将充斥于体表病灶及经络、穴位乃至深层组织器官的风寒、瘀血、热毒、脓血等排出体外，使邪出正复，经络气血舒畅，从而达到治疗目的。

二、操作前准备

1. 患者准备　核对患者姓名、床号等；向患者解释操作目的、主要步骤、配合要点及相关事项；说明所用拔罐的作用及可能产生的不良反应，取得患者和（或）家属对执行该操作的知情同意；评估局部皮肤情况；了解患者年龄、文化程度、目前心理状态和对疾病的认识；根据病情协助患者取安全舒适体位；排空大、小便。

2. 用物准备　治疗盘内放罐具（根据拔罐部位和拔罐方法选择合适的罐具，并检查罐口边缘是否光滑，有无裂痕）、止血钳、95% 酒精棉球或纸片、火柴、小口瓶等。

3. 环境准备　环境应清洁，干燥，光线充足，保持安静，室温适宜，有条件者在治疗室操作。

4. 操作者准备　操作者应仪表整洁，洗手。

三、操作步骤

1. 备齐用物至患者床旁，核对患者姓名、床号。

2. 根据病情、拔罐部位，协助患者取舒适的体位，暴露拔罐部位，注意保暖、遮挡。

3. 擦干操作部位皮肤汗液，清洁皮肤，有较粗长的毛发者宜刮净。

4. 拔罐前再次检查罐口边缘是否光滑和有无缺损，再次核对患者。

5. 罐具常用的吸附方法有投火法、贴棉法、滴酒法、闪火法和架火法。

（1）投火法：本法多用于身体侧面横向拔罐。操作时用镊子夹住酒精棉球，点燃后投入罐内，迅速将罐扣在应拔的部位；或用软质纸稍折叠，也可卷成纸卷（较罐深略长 2 ～ 3 cm），点燃后在烧去 3 cm 左右时投入罐中，趁火旺时，迅速将罐扣在应拔的部位。

（2）贴棉法：本法适用于身体侧面横向拔罐。操作时先取直径为 0.5 ～ 1.0 cm 的脱脂棉球片，略蘸酒精后，贴于罐内壁的上中段，点燃后迅速扣在应拔部位。注意棉片不宜太厚，吸取酒精不宜太多，否则易造成贴棉脱落及酒精流溢烫伤患者。

（3）滴酒法：本法适用于各种体位。操作时在罐内底部滴入酒精数滴，保持罐口朝上，然后将罐横放旋转 1 ～ 3 圈，使酒精均匀地附于壁上（勿使酒精沾到罐口，以免灼伤皮肤），

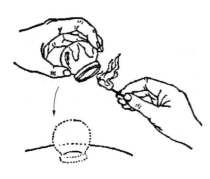

点燃后手持罐迅速扣在应拔部位。注意酒精不宜滴得太多，以免火焰随酒精流溢，灼伤患者。

（4）闪火法：本法适用于各种体位，特别适用于闪罐法和走罐法，是临床最常用的一种方法。操作时用钳子或镊子夹住酒精棉球，点燃后伸入罐内中段旋转 1 ～ 2 圈后，迅速退出，将罐扣在应拔的部位（图 13-1）。需较大吸拔时，可将燃烧的酒精棉球在罐内壁上中段旋转涂擦，使酒精在罐壁燃烧，然后迅速抽出棉球并将罐扣在应拔的部位。棉球不宜蘸取酒精太多，以免流溢烧伤皮肤。

图 13-1　闪火法

（5）架火法：本法适用于俯卧、仰卧的大面积部位及四肢肌肉丰厚的平坦部位。其特点是不受燃烧时间的限制。操作时用不易燃、不传热、直径为 2 ～ 3 cm 的物品，如胶木瓶盖、汽水瓶盖、木片等，置于吸拔位置中心，在其上再放置酒精棉球，点燃后立即将罐扣上。此法吸着力强，适用于重力吸拔刺激。

6. 拔罐　以闪火法为例介绍拔火罐法。用止血钳夹住酒精棉球点燃并伸入罐内中段绕1 ～ 2 圈后迅速退出，立即将罐扣在所选部位，将酒精棉球放在小口瓶中灭火。拔罐时动作

要稳、准、轻、快，防止烫伤。

7. 留罐　留罐 10~15 分钟，其间随时观察罐口吸附的情况、皮肤的颜色和患者的全身情况。

8. 起罐　起罐时用左手轻按罐具向左倾斜，右手示指或拇指按住罐口右侧的皮肤，使罐口与皮肤之间形成空隙，空气进入罐内则罐自起。在背部拔多个罐时，应按先上后下的顺序起罐，防止发生头晕、恶心呕吐等不良反应。起罐后用纱布轻轻擦去罐斑处皮肤上的小水珠，痒者切不可搔抓皮肤。治疗疮疡时，应预先在罐口周围填以脱脂棉花或纱布，以免起罐时脓血污染衣服、被褥等物品，起罐后擦净脓血，适当处理伤口。

9. 操作后处理　协助患者取安全舒适卧位，整理床单位；清理用物，消毒罐具；洗手；再次核对医嘱，观察并记录结果。

四、注意事项

1. 护士需要注意的事项　病室温度应适宜，注意防风保暖。拔罐时使患者取合理、舒适的体位，选择肌肉较丰厚、富有弹性的部位拔罐，骨骼、凹凸不平和毛发较多处不宜拔罐。拔罐时动作要稳、准、快，避免酒精灼伤皮肤，起罐时切勿强拉或扭转，以免损伤皮肤。拔罐过程中应密切观察局部皮肤反应和全身情况，注意患者有无不适，若患者感觉拔罐部位有凉气外出或有温热感、微痛等现象，罐内皮肤呈紫斑、瘀血或丹痧，应告知患者此情况为正常反应，避免患者精神紧张；注意有无晕罐先兆，若出现头晕、心慌、恶心、面色苍白、四肢厥冷、脉细数等现象，应立即起罐，协助患者平卧（或头低足高位），轻者适量饮水、休息片刻即可恢复，重者可点按合谷、内关、足三里、百会、气海、关元等穴，必要时采用中西医结合急救。

2. 患者需要注意的事项　患者充分暴露拔罐部位，注意保暖。拔罐过程中尽量避免变换体位，以免罐具脱落损坏。患者如有特殊不适应及时向护士说明。

第五节　拔罐疗法的常见不良反应及处理

1. 局部不适、晕罐　拔罐时应注意询问患者的感觉，观察局部和全身的情况。局部发热、发紧、发酸、疼痛较明显时，应取下重拔；有晕罐先兆时，应及时起罐，让患者平卧，轻者喝些温开水、静卧片刻即可恢复，重者应立即做相应的处理。

2. 烫伤　如局部出现小水疱，可不必处理，待自行吸收；如局部出现大水疱，消毒局部皮肤后，用无菌注射器吸出液体，覆盖无菌敷料。

第十四章　灸　法

灸法，是利用燃烧某些材料产生的温热，或利用某些材料直接与皮肤接触来刺激身体的一定部位（穴位），从而预防或治疗疾病的一种方法。

第一节　灸法的源流

灸法，又称"焫"，属于温热疗法，与火的关系密切，古人在煨火取暖时，由于偶然被火灼伤而解除了某种病痛，从而得到了烧灼可以治病的启示，这就是灸法的起源。

在医学专著中，灸法最早见于《黄帝内经》。《素问·异法方宜论》中载："北方者，天地所闭藏之域也，其地高陵居，风寒冰冽，其民乐野处而乳食，藏寒生满病，其治宜灸焫，故灸焫者，亦从北方来"，说明灸法的产生与我国北方人民的生活习惯、条件和发病特点有着密切的关系。关于"灸"字，汉代许慎著的《说文解字》上载："灸，灼也，……灸乃治病之法，以艾燃火，按而灼也。……刺以石针曰砭，灼以艾火曰灸。""灼"，是灼体疗病之意。"灸"字在现存文献记载中，以《庄子·盗跖》最早提及，"丘所谓无病而自灸也"。《孟子·离娄》也曾记载："今之欲王者，犹七年之病，求三年之艾也"，指的也是艾灸。由此可以推断在春秋战国时代，灸法是颇为盛行的。

灸法最早可能采用树枝、柴草取火熏、熨、烫、灼以消除病痛，以后才逐渐选用"艾"为主要灸料。艾，为一种在我国广大土地上到处生长的野生植物，因其气味芳香，性温易燃，且火力缓和，于是便逐渐取代一般的树枝燃料，而成为灸法的首选材料。狭义的灸法，是用艾绒为主要材料，在体表的一定部位进行熏灼或温熨，通过经络的传导，以温通经脉、调和气血、调整阴阳，达到治疗疾病、防病保健目的的一种方法。《医学入门·针灸》载："药之不及，针之不到，必须灸之"，说明灸法有其独特的疗效。

随着医疗实践的不断深化，以后历代出现了许多针灸方面的著作。晋代皇甫谧的《针灸甲乙经》、唐代孙思邈的《备急千金要方》都大力提倡针灸并用。唐代王焘的《外台秘要》则弃针而言灸，可见当时对灸的重视。以后从宋代王执中的《针灸资生经》、明代高武的《针灸聚英》、明代杨继洲的《针灸大成》，到清代廖润鸿的《针灸集成》，无不注重灸法。

第二节　灸法的分类

关于灸法治病，最初古人多采用直接灸，且艾炷较大，壮数（艾炷的计数单位）较多，如《太平圣惠方》指出："灸炷虽然数足，得疮发脓坏，所患即瘥；如不得疮发脓坏，其疾不愈。"《医宗金鉴·刺灸心法要诀》中也载："凡灸诸病，必火足气到，始能求愈。"可见古人非常推崇应用化脓灸进行身体保健和预防疾病。

经过人们长期的实践与研究，现代灸法有了长足发展，为了减轻患者接受灸疗的痛苦，多采用小艾炷少壮灸，且多用无化脓灸法，并衍化出多种灸法（图14-1），如艾条灸（包括太乙神针、雷火神针等）、温灸器灸、温针灸、天灸、灯火灸等。根据不同病情，还常采用不同的间接灸法，如隔姜灸、隔蒜灸、隔盐灸、隔附子饼灸等。灸法已为人类的医疗保健事业做出了较大的贡献。

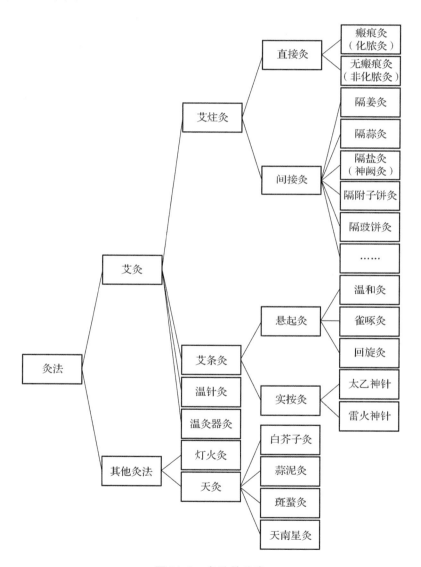

图 14-1　灸法的分类

施灸时将点燃的艾条隔布或隔棉纸数层实按在穴位上，使热气透入皮肉，火灭热减后重新点火按灸，或以布6~7层包裹艾火熨于穴位，称为实按灸。实按灸中最常用的为雷火神针和太乙神针两种。若将艾条悬放在距离穴位一定高度上进行熏烤，不使艾条点燃端直接接触皮肤，称为悬起灸。

艾条灸，又称艾卷灸，即用桑皮纸包裹艾绒卷成圆筒形的艾卷（也称艾条），将其一端点燃，对准穴位或患处施灸的一种方法。后来在艾绒内加进药物，再用纸卷成条状艾卷施灸，名为"雷火神针"和"太乙神针"。艾条灸按操作方法分为悬起灸与实按灸。悬起灸根据操作方法又可分为温和灸、雀啄灸和回旋灸。艾条灸的基本原理是利用燃艾的温热力和芳香的药气刺激肌肤腧穴，通过经络传导，以激发人体脏腑经络的功能，调整机体阴阳气血，温经散寒，扶阳固脱，消瘀散结，从而达到防病治病的目的。

艾炷灸是指将纯净的艾绒用手指搓捏成圆锥体，直接或间接置于穴位上施灸的一种方法，包括直接灸和间接灸，是灸法的主体。直接灸是将艾炷直接放在皮肤上点燃施灸，又称着肤灸；间接灸是将艾炷与皮肤之间用药物制品衬隔而施灸的一种方法，又称隔物灸。

温针灸，又称针上加灸、针柄灸、传热灸、烧针尾、温针疗法，此法是在针刺得气以后，将毫针留在适当的深度，在针柄上穿置一段 1~2 cm 的艾段施灸，通过针身将热力传入体内，使其发挥针和灸的作用，从而达到治疗目的的一种方法。

雷火灸是中药粉末加上艾绒制成药艾条，施灸于穴位上的一种灸法。雷火灸药条由沉香、木香、乳香、茵陈、羌活、干姜、炮甲各 9 g，麝香少许等药物，共研细末，再取纯净艾绒 28 g 加入药粉 8 g 研制而成。本疗法始于《本草纲目》。《针灸大成》认为此法"治闪挫骨间痹痛及寒湿气痛而畏刺者"。雷火灸以祛风、散寒、利湿、通络的药力，渗透入穴位，起到活血化瘀、通关利窍、舒经活络、消肿镇痛、扶正祛邪、改善微循环等作用，从而促进组织修复，以达到防病保健、治病强身的目的。

天灸是指将一些对皮肤具有刺激性的药物，在三伏天、三九天特定时令，敷贴于穴位或患处，使局部皮肤起疱或充血潮红的一种治疗方法。"三伏天灸""三九天灸"是根据"冬病夏治，夏病冬治"理论，在三伏天、三九天进行天灸的疗法。因天灸的药物是自动渗透入皮肤或腧穴中的，所以称"自然灸"或"自灸"，又因天灸是不用任何热源进行灸治的方法，故又称"无热灸""冷灸""药物灸""发疱灸"。天灸疗法的基本原理是通过药物刺激穴位产生的局部刺激作用和经络的调节作用，即穴位和药效的双重效应，调整机体气血功能，而调和阴阳，舒筋活络，驱邪外出，增强抗病能力，达到防病治病的目的。

第三节　灸法的适应证与禁忌证

一、艾条灸

1. 适应证　艾条悬起灸适用于多种慢性病，如消化不良、贫血、低血压眩晕、失眠、肌肉劳损、关节痛和痛经、胎位不正等。实按灸适用于风寒湿痹、痿证和虚寒证等。

2. 禁忌证　凡属实热证、阴虚阳亢，如高血压、发热等均不宜施灸；头、颜面部，血管表浅部位，孕妇的腹部和腰骶部，有破溃或溃疡的皮肤局部不宜施灸；对于体质虚弱、空腹、极度疲劳和对灸法恐惧者，应谨慎施灸，施灸过程中刺激量不可过大，以防发生"晕灸"。

二、艾炷灸

1. 适应证

（1）直接灸有燃点比较集中的特点，而且热力较强，温经散寒的作用也较大，适用于一些慢性虚寒性疾病，如胃脘痛、慢性支气管哮喘、风寒湿痹、半身不遂、神经衰弱。

（2）间接灸的隔姜灸在温中散寒、通经活络方面的功效显著，适用于虚寒性呕吐、胃脘痛、胃肠炎、痛经和多种慢性风湿性关节炎；隔蒜灸具有拔毒、消肿、止痛、活血化瘀的功效，适用于治疗早期肺结核、未化脓的疖肿和类风湿关节炎；隔盐灸具有温中散寒、扶阳固脱的功效，适用于虚脱和虚寒吐泻；由于附子辛温大热，有温肾补阳的作用，故隔附子饼灸多用于治疗命门火衰而致的阳痿、早泄、遗精和疮疡久溃不敛的病证。

2. 禁忌证　同艾条灸

三、温针灸

1. 适应证　风寒湿痹等经络闭塞不通的痛证；泄泻、慢性肠炎、胃痛、胃下垂、虚精、阳痿、不孕症、小儿遗尿等病证。

2. 禁忌证　耳、眼、鼻部位不宜用此法。余同毫针刺法禁忌证及灸法禁忌证。

四、雷火灸

1. 适应证　各种痛证、鼻炎、眼疾、耳鸣、耳聋、胸腹胀满、慢性胃肠病、肥胖、妇科疾病等。

2. 禁忌证　青光眼、眼底出血、心脏病、呼吸衰竭、哮喘、高血压并发症及孕妇禁灸。

五、天灸

1. 适应证　过敏性疾病，如过敏性鼻炎、哮喘；虚人感冒、慢性结肠炎、虚寒胃脘痛、慢性支气管炎等。

2. 禁忌证　实热证、阴虚发热、高血压、昏迷、消渴患者、皮肤溃疡、炎症、水疱处，孕妇禁用；颜面部，毛发多的部位，不宜贴药；皮肤过敏者慎用。

第四节　灸法的操作流程

一、操作前评估与准备

1. 评估　了解患者当前主要临床表现、既往史、体质辨证情况、有无感觉迟钝或障碍、对热的敏感和耐受程度、心理状态及合作程度。检查局部的皮肤情况。评估操作环境是否光线充足、清洁、安静，有无吸氧装置及易燃物品。

2. 准备

（1）患者准备：向患者解释操作目的、主要步骤、配合要点及相关事项，以取得患者和家属对执行该操作的知情同意。排空二便。根据病情安置患者于安全舒适体位。

（2）用物准备：治疗盘，艾条，火柴，弯盘，小口瓶，必要时备浴巾、屏风等。

（3）操作者准备：操作者应仪表整洁，洗手，戴口罩。

二、操作步骤

1. 核对医嘱，备齐用物，根据患者的实际情况做好解释工作。

2. 取合理舒适体位，暴露施灸部位，冬季注意保暖，必要时屏风遮挡。

3. 根据病情实施下列 3 种艾条灸法，单用或混合使用，一般可灸 20~30 分钟。

（1）温和灸：施灸时将艾条的一端点燃，对准应灸的腧穴或患处，距皮肤 2~3 cm，进行熏烤，使患者局部有温热感而无灼痛为宜，一般每处灸 5~10 分钟，至皮肤出现红晕为度。对于昏厥、局部知觉迟钝的患者，施灸者可将中指、示指分张，置于施灸部位的两侧，这样可以通过施灸者手指的感觉来测知患者局部的受热程度，以便随时调节施灸的距离和防止烫伤（图 14-2）。

（2）雀啄灸：施灸时艾条点燃的一端与施灸部位的皮肤不固定在一定距离，像鸟雀啄食，一上一下或一左一右活动地施灸（图 14-3）。

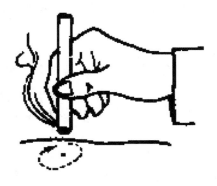

图 14-2　温和灸

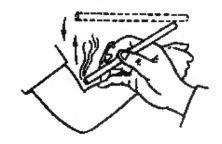

图 14-3　雀啄灸

（3）回旋灸：施灸时艾条点燃的一端与施灸部位的皮肤保持一定的距离，但不固定，向左右方向移动或反复旋转地施灸（图 14-4）。

4. 施灸过程中，随时询问患者有无灼痛感，及时调整距离并弹去艾灰，防止烧伤。对于小儿和皮肤感觉迟钝的患者，注意观察，防止局部烫伤。

5. 施灸完毕，将熄灭后的艾条压入小口瓶内，以防复燃。清洁局部皮肤。

6. 操作结束后再次核对，协助患者整理衣着、选取安全舒适体位，整理床单位。清理用物，洗手，观察并记录、签名。

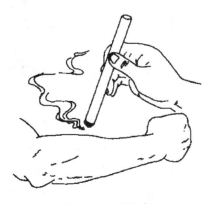

图 14-4　回旋灸

三、注意事项

1. 护士需要注意的事项

（1）注意保暖，并认真观察病情变化及有无体位不适或艾火熏烤温度过高所引起的不适。

（2）施灸时取穴要准，灸穴不宜过多，热力应充足，火力要均匀。

（3）施灸的诊室，空气应保持清新，避免艾烟过浓，可以开窗，但应避免直接风吹患者。

（4）施灸过程中，严防艾火、艾灰烫伤患者皮肤或烧坏衣物，施灸完毕，必须将艾火彻底熄灭。

（5）施灸的先后顺序：古人对施灸的先后顺序有明确的要求。《备急千金要方·针灸上》记载："凡灸当先阳后阴……先上后下。"《明堂灸经》也指出："先灸上，后灸下；先灸少，后灸多。"临床上一般是先灸上部，后灸下部，先灸阳部，后灸阴部。但在特殊情况下，则可酌情而施。如脱肛时，即可先灸长强以收肛，后灸百会以举陷。

（6）施灸的补泻方法：艾灸的补泻，始载于《内经》，有吹灭和自灭两种，在临床上可根据患者的具体情况，结合腧穴性能，酌情运用。《灵枢经·背腧》说："以火补者，毋吹其火，须自灭也。以火泻之，疾吹其火，传其艾，须其火灭也。"这是古人对施灸补泻操作方法的具体载述。《针灸大成·艾灸补泻》也记载："以火补者，毋吹其火，须待自灭，即按其穴。以火泻者，速吹其火，开其穴也。"

2. 患者及陪护人员需要注意的事项　施灸过程中勿随意更换体位，以防烫伤。灸后休息片刻方可离开。灸后注意保暖，避免受风，半小时内勿洗浴。施灸后要注意调养，宜保持心情愉悦，静心调养，戒色欲，勿劳累；饮食宜清淡而富有营养，以助疗效。

第五节　灸法的常见不良反应及处理

1. 晕灸　施灸时患者突然出现头晕眼花、恶心、心慌出汗、面色苍白、脉细肢冷、血压降低，甚至晕厥等症状，即晕灸。虽较少见，但施术者也应注意。对初次施灸或体弱的患者，熏灸的时间宜短，刺激量不可过大。发现晕灸时，应立即停止施灸，将患者扶至空气流通处。去枕平卧或取头低足高位，轻者给饮温开水或糖水，静卧片刻即可恢复；重者在上述处理的基础上，指掐或针刺人中、合谷、内关、足三里；或灸百会、气海、关元。若仍不缓解，应配合其他治疗及抢救措施。

2. 皮肤出现水疱　施灸后，局部皮肤出现微红灼热，属于正常现象，无须处理。如因施灸过量，时间过长，局部出现小水疱，只要注意不擦破，可任其自然吸收。如水疱较大，可用无菌针头刺破水疱，放出水液，或用注射器抽出水液，再涂以甲紫，并以无菌纱布包敷，注意保持局部干燥，以防感染。

3. 身体不适　有少数患者开始施灸时出现低热、疲倦、口干、全身不适等感觉，一般不需要处理，继续施灸可逐渐消失。必要时可延长施灸的间隔时间。

4. 口渴、便秘、尿黄　少数患者可出现，为伤阴之象，可服食滋阴之品，或遵医嘱内服加味增液汤。

第十五章　刮痧法

第一节　刮痧法的源流

　　刮痧法是用边缘钝滑的器具，如铜钱、瓷匙、水牛角、檀香木板等，蘸上水或香油或润滑剂等介质，在人体某一部位的皮肤上进行刮摩，使局部皮肤出现痧斑或痧痕的一种外治法。

　　刮痧法是我国古代人民在与疾病斗争的长期医疗护理实践中创造的一种外治法，该疗法历史悠久，源远流长。其确切的发明年代及发明人难以考证。元代医家危亦林在公元1337年撰成的《世医得效方》中记载了这一疗法。该疗法开始只用于患有"痧"一类疾病的患者。后来随着人们医疗实践经验的总结和技术的发展，刮痧法已成为治疗多种病证的自然疗法，长期以来，它以简便、经济、快捷、安全可靠、作用广泛等优点被广泛应用于家庭保健和医院防病治病。

　　根据湖南李金庸教授的初步考证，我们认为痧证的最早记载当在元代。《世医得效方》记载的"痧"证，又名痧气或痧胀。该病证详细的论述见于清代郭志邃1675年撰成的《痧胀玉衡》，该书指出："病毒在气分者刮之；在血分者刺之（放血）；在皮肤者淬之；入脏腑者宜荡涤攻逐之。""痧"，是证名，指皮肤出现红点如粟、以指循皮肤稍有阻碍的疹点。其病因是在夏秋之间，感受风、寒、暑、湿之气，或感受疫气、秽浊之气，表现为身体寒热、头眩、胸闷、恶心、腹胀、腹痛，或神昏喉痛，或上吐下泻，或腰如束带，或指甲青黑，或手足直硬麻木。临床根据不同的病因或辨证又可分为暑痧、斑痧、绞肠痧、吊脚痧、疫痧等。

第二节　刮痧法的作用原理

　　刮痧法的基本原理是建立在人体的脏腑、营卫、经络、腧穴等学说之上的，通过运用一定的工具刮摩人体皮肤，作用于某些腧穴（刮痧的经穴部位），产生一定的刺激作用，一方面可疏通腠理，使脏腑秽浊之气通达于外，促使周身气血流畅，逐邪外出，达到治病的目的；另一方面可疏通经络，通调营卫，和谐脏腑。脏腑协调，营卫通利，经络顺畅，腧穴透达，从而达到保健的目的。

　　刮痧法可分为2种：一种是直接刮痧法；另一种是间接刮痧法。所谓直接刮痧法，就是用刮痧工具直接刮摩人体某个部位的皮肤；所谓间接刮痧法，就是用一块毛巾或棉布覆盖于刮摩的皮肤上，然后再用刮具在覆盖物上刮摩。前者多用于体质比较强壮而病证属实盛者；

后者多用于婴幼儿、年老体弱者或某些皮肤病患者。

刮痧法的手法有平刮、竖刮、斜刮、角刮等，这是运用刮痧工具的平、边、弯、角而采取的不同操作手法。

刮痧法的部位一般有所限制，常用部位有头部，包括眉心、太阳穴、鼻梁等；颈项部，包括后项、颈部两侧；胸部，包括各肋间隙、胸骨中线；肩背部，包括两肩部、脊柱旁两侧；上下肢，包括上臂内侧、肘窝、大腿内侧、委中穴上下、跟腱等。

除刮痧法外，临床上还有扯痧、放痧、淬痧、拍痧。

1. 扯痧手法　以示指和中指或拇指和示指，用力提扯患处皮肤，使细小血管（浮络、孙络）破裂，以扯出痧点来。

（1）挤痧：操作者用两大拇指相对，着力挤压。

（2）拧痧：操作者用示指和中指或拇指和示指屈起如钳状，蘸清水在患者一定的部位上用力提拧，直至出现痧点。

2. 放痧手法　针灸学的"刺络法"，也称"放血疗法"。

3. 淬痧手法　针灸学灸法中的"灯草灸"。

4. 拍痧手法　用手蘸清水等拍打患者一定的部位。具体方法：伸开手掌、手指，掌心向下，掌心面呈空心状，指关节并齐微屈，腕关节放松，拍打时，手臂固定不动，靠腕关节活动，呈击打式，直至皮肤出现紫红斑点。

第三节　刮痧法的适应证与禁忌证

1. 适应证

（1）内科病证：眩晕、失眠、肥胖、感冒、头痛、咳嗽、呕吐、腹泻、中暑等。

（2）骨外科病证：腰腿痛、漏肩风、落枕等；痔疮、皮肤瘙痒症、荨麻疹、痤疮、湿疹、脱发等。

（3）妇科病证：痛经、闭经、月经不调、乳腺增生、产后缺乳等。

（4）儿科病证：疳证、积滞、小儿感冒发热、腹泻、遗尿等。

（5）五官科病证：牙痛、鼻渊、咽喉肿痛、近视、弱视、耳聋、耳鸣等。

（6）其他：用于养颜美容、消斑除痘。

2. 禁忌证

（1）急性传染病、急腹症、重症心脏病、严重高血压等。

（2）形体过于消瘦、久病体弱、空腹、皮肤有缺损或有病变、下肢静脉曲张、有出血倾向等。

（3）女性经期或妊娠期禁用。

第四节　刮痧法的操作流程

一、操作前准备

1. 患者准备　核对患者姓名、刮痧的部位；嘱患者餐后 1～2 小时才能刮痧；了解患者的意识、心理状态及合作程度；向患者解释操作目的、主要步骤、配合要点及相关事项，说明本治疗方法可能产生的不良反应，以取得患者和（或）家属对执行该操作的知情同意；根据病情取合适安全体位，并检查局部皮肤状况，充分暴露刮痧的部位，嘱患者排空小便。

2. 用物准备　治疗盘，刮具（检查刮具边缘的完整性和圆滑性），水或香油或润滑剂或药液等介质，清洁纱块，必要时备大毛巾、屏风、温开水及水杯等。

3. 环境准备　环境应光线充足、清洁、安静、空气清新。

4. 操作者准备　操作者应仪表整洁，洗手，戴口罩。

二、操作步骤

1. 根据刮痧部位备齐用物，携至床旁，再次核对。

2. 解释治疗的目的、方法。协助患者取舒适、合理的体位，如胸腹及下肢内侧、前侧部多选用仰卧位或仰靠坐位；头部、颈部、背部、上肢和下肢外侧部多选用俯卧位或俯伏坐位及坐位。

3. 暴露刮痧部位，非刮痧部位盖上大毛巾或小棉被；必要时屏风遮挡。

4. 检查刮具边缘，确定光滑无缺损后一手固定患者，一手持刮具，蘸介质，在选定的部位，使刮具始终与皮肤保持 45°～90°，从上至下，由内向外，单一方向刮擦局部皮肤，不要来回刮动。如刮背部，则应在脊椎两侧沿肋间隙呈弧线由内向外刮，每次刮 8～10 条，每条刮 6～15 cm

5. 操作中，应保持刮痧板的湿润，刮擦数次后，操作者感觉刮具涩滞时，须及时蘸介质再刮，直至局部皮下呈现红色或紫红色痧痕，一般每个部位刮擦 20 次左右。

6. 观察痧斑，痧斑均匀、紫红色属正常现象；痧斑鲜红或绛红为体内热盛；痧斑不均匀为体内夹瘀等。

7. 操作完毕，清洁局部皮肤或用手掌按摩，协助患者穿衣并取舒适卧位。刮痧出痧后嘱患者饮一杯温开水（最好为淡糖盐水），并休息 15～20 分钟。

8. 整理用物，分类消毒处理，归还原处，洗手，记录并签名。

9. 刮痧板的保存，用肥皂和清水清洗，或用酒精、消毒液浸泡消毒后，涂食用油或刮痧油，置塑料袋中阴凉保存。如出现裂纹或缺口，可用细砂纸打磨。

三、注意事项

1. 护士需要注意的事项　室内避免直接吹风；刮痧过程中如见原体位不舒适，可变换体位；刮痧力度以患者能耐受为度，勿刮损皮肤，并观察局部皮肤颜色变化情况，随时询问患者感觉；一般选 3~5 个部位，对不出痧或出痧少的部位不可强求出痧。一般实证、热证、血瘀证出痧多；虚证、寒证出痧少；同时服用多种药物或长期服用激素者不容易出痧；肥胖或肌肉丰满者不容易出痧。骨、关节、肌肉丰满及需要点穴的部位应采用刮痧板棱角处点按刮拭；如遇患者晕痧或皮肤损伤等情况，立即停止刮痧并妥善处理；在安排刮痧时间时，本次刮痧与前次刮痧应间隔 3~6 天，以皮肤痧退为准，3~5 次为 1 个疗程。

2. 患者需要注意的事项　患者过饥、过饱、紧张时不宜马上刮痧；学会自我观察，操作过程中如感觉头晕、出冷汗、呕吐等，应立即与操作护士沟通停止刮痧；治疗期间，注意休息，并保持心情愉快；饮食宜清淡、易消化，忌生冷油腻之品；一般刮痧后不洗澡，尤其是不要洗凉水澡。对于病情偏重的患者刮痧仅是辅助治疗，患者自己要积极配合其他治疗，以免延误病情。

第五节　常见病证的刮痧方法

1. 中暑　取脊柱两旁自上而下轻轻顺刮，逐渐加重。

2. 感冒　取生姜、葱白各 10 g，切碎和匀布包取汁，然后加等量白酒。蘸热酒，先刮前额、太阳穴，然后刮背部脊柱两侧，也可配刮肘窝、腘窝。伴有恶心呕吐者加刮胸部。

3. 发热咳嗽　取后项一直向下至第 4 腰椎处顺刮，同时刮肘部、曲池穴。如咳嗽明显，再刮胸部。

4. 风热咽痛　取第 7 颈椎至第 7 胸椎两旁顺刮（蘸盐水），并配合拧痧，拧颈前两侧肌肉（胸锁乳突肌）约 50 次。

5. 呕吐　取脊柱两旁自上而下至腰部顺刮。

6. 痛证　取长强穴至大椎穴处刮治。

7. 积滞　取脊柱两侧顺刮。如胸闷、腹胀剧痛，可在胸腹部刮治。

8. 抽搐　取脊柱两旁（第 5 胸椎至第 7 胸椎）刮治，同时配用刮治腘窝。

第六节　刮痧法的常见不良反应及处理

晕痧表现为头晕、面色苍白、心慌、出冷汗、四肢发冷、恶心欲吐或神昏仆倒等。

1. 预防措施　空腹、过度疲劳的患者忌刮；低血压、低血糖、过度虚弱和神经紧张、特别怕痛的患者轻刮。

2. 急救措施　迅速让患者平卧；让患者饮用温开水或糖水；迅速用刮板刮拭患者百会穴（重刮）、人中穴（棱角轻刮）、内关穴（重刮）、足三里穴（重刮）、涌泉穴（重刮）。

第十六章　推拿疗法

推拿，又称按摩，是中医学的一个重要组成部分。推拿疗法是指在中医基础理论指导下，根据病情在人体表面特定部位或穴位上，运用各种手法及某些特定的肢体活动进行按摩，以调节机体生理、病理状态，从而防治疾病的一种外治方法。

第一节　推拿疗法的源流

推拿（按摩）在我国历史悠久，不但用于治病，还广泛用于疾病预防和保健。早在《汉书·艺文志》曾载有《黄帝岐伯·按摩》十卷；《周礼》和《史记》均有应用按摩疗法治疗患者的记载；《金匮要略》中已经提到了膏摩的治疗方法；按摩术发展至三国时代，已设有按摩专科及按摩专科医师；隋代已设有按摩博士职务；唐代则加设了按摩师、按摩工等不同等级，当时"国富多按摩"已成为社会发展与生活安定的写照。随着历史的推进，生产的发展也促进了医学的发展，按摩也有发展，其治疗范围越来越广，特别是明代在治疗小儿疾病方面形成了独特的体系，随着《小儿推拿秘诀》《小儿推拿方脉活婴秘旨全书》等书的问世，按摩又有了"推拿"之称。随着科学的发展，我们用生物力学、生物化学等方法证实了推拿（按摩）这一古老治疗手法的科学性。我国的推拿法形成了许多学术思想，其中"小儿推拿""正骨推拿""内功推拿""经穴按摩"等内容之丰富、方法之多、应用之广为世界瞩目。由于推拿疗法具有简便易行、行之有效、安全易学等优点，故在临床护理中被较为广泛地应用。

第二节　推拿疗法的作用原理

推拿疗法的基本原理是"力""能""信息"三方面的作用，即操作者通过手法所产生的外力，在人体特定的部位或穴位上做功，进而起到纠正解剖位置的作用。这种功也可转换成各种能，并渗透到体内，改变与其有关的系统内能，进而起到治疗作用；这种功还可转换为信息的载体，向人体某一系统或器官传入信号，具有疏通经络、滑利关节、舒筋整复、活血祛瘀、调整脏腑气血、增强人体抗病能力等治疗作用。

推拿手法主要按其动作形态、作用部位、用力方向及应用对象等进行分类。

1. 根据手法的动作形态可分为摆动类、摩擦类、振动类、挤压类、叩击类及运动关节类。

2. 根据手法的作用部位可分为松解类和整复类。

3. 根据手法的用力方向可分为垂直用力类、平面用力类、对称合力类、对抗用力类及复合用力类。

4. 根据手法的应用对象可分为成人推拿手法和小儿推拿手法。

第三节　成人常用推拿手法

常用的推拿手法根据动作形态，可分为摆动类、摩擦类、振动类、挤压类、叩击类和运动关节类，每大类又包括数种手法。上述六类推拿手法，临床使用中因患者年龄不同，又可分为成人推拿手法和小儿推拿手法。下面将着重介绍成人常用的推拿手法。

1. 摆动类手法　以指或掌、腕关节做协调的连续摆动，称摆动类手法。包括一指禅推法、滚法和揉法等。

（1）一指禅推法：用大拇指指端、螺纹面着力于一定部位或穴位上，腕部放松，沉肩、垂肘、悬腕，肘关节略低于手腕，以肘部为支点，前臂做主动摆动，带动腕部和拇指关节做屈伸活动（图16-1），手法频率为每分钟120～160次。腕部摆动时，尺侧要低于桡侧，使产生的力持续地作用于治疗部位上。本法接触面积较小，但深透度大，适用于全身各部穴位，用于治疗头痛、胃痛、腹痛及关节筋骨酸痛等疾病。

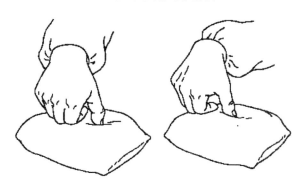

图16-1　一指禅推法

（2）滚法：用小鱼际和第5、第4、第3掌骨及其掌指关节部分着力于一定部位上，使腕关节做屈伸外转的连续活动，带动着力部位运动（图16-2）。适用于肩、背、臀及四肢等肌肉较丰厚的部位，常用于治疗肌肉等软组织挫伤、半身不遂、腰椎间盘突出、颈椎病、肩周炎等疾病。

（3）揉法：分掌揉法和指揉法两种。

掌揉法是用大鱼际或掌根吸定于一定部位或穴位上，腕部放松，以肘部为支点，前臂做主动摆动，带动腕部做轻柔缓和的摆动（图16-3）。指揉法是用手指螺纹面吸定，其他要领与掌揉法相同。频率为每分钟120～160次。本法轻柔缓和，适用于全身各部，常用于治疗慢性胃炎、胃及十二指肠溃疡、便秘、面神经麻痹、腰肌劳损。

2. 摩擦类手法　以掌、指或肘贴附在体表做直线或环旋移动，称摩擦类手法。包括摩法、擦法、推法、搓法和抹法等。

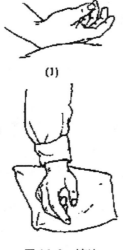

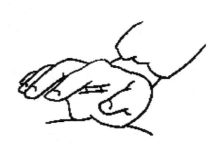

图 16-2　擦法　　　　　　　　　　　图 16-3　掌揉法

（1）摩法：用掌面或示、中、无名指面附着于一定部位上，以腕关节为中心，连同前臂做环旋移动，频率为每分钟 120 次左右。适用于胸腹、胁肋部，常用于治疗胃脘痛、食积腹胀、腹痛等疾病。

（2）擦法：用手掌的大鱼际、掌根或小鱼际附着在一定部位上，进行直线来回摩擦。频率为每分钟 100～120 次。适用于胸胁、腹、肩背、腰臀及下肢部，常用于治疗内脏虚损和气血功能失常的疾病。

（3）推法：用指、掌或肘部着力于一定部位上，做单方向的直线移动，分为指推法、掌推法和肘推法。适用于人体各部，常用于治疗肌肉损伤、术后肠粘连、颈椎病、肌腱周围炎等疾病。

（4）搓法：用双手掌面夹住一定部位，相对用力做快速搓揉，同时做上下往返移动。适用于腰、背、胁肋及四肢部，一般作为结束手法。

（5）抹法：用单手或双手拇指螺纹面紧贴皮肤，做上下或左右往返移动。适用于头面及颈项部，常用于配合治疗头晕、头痛及颈项强痛等疾病。

3. 振动类手法　以较高频率有节律、轻重交替地持续作用于人体，称振动类手法。包括振法和抖法。

（1）振法：用手指或掌着力于体表，前臂和手部的肌肉强力地静止性用力，产生振颤动作。分为指振法和掌振法。适用于全身各部位和穴位，常用于治疗高血压、失眠健忘、胸腹痛、中暑恶心等病证。

（2）抖法：用双手握住患者的上肢或下肢远端，用力做连续的、小幅度的上下颤动。适用于四肢，尤其是上肢，多作为治疗的结束手法。

4. 挤压类手法　用指、掌或肢体其他部位按压或对称性地挤压体表，称挤压类手法。包括按法、点法、捏法、拿法、捻法和踩跷法等。

（1）按法：用拇指端或指腹、单掌或双掌重叠按压一定部位，分为指按法和掌按法。

适用于人体各部位，常用于治疗头痛、失眠、胃痛、半身不遂、颈椎病、腰椎间盘突出等疾病。

（2）点法：用拇指端或拇指、示指指间关节点压体表。适用于肌肉较薄的骨缝处，常用于治疗脘腹挛痛、腰腿痛等疾病。

（3）捏法：用拇指与其他手指相对用力挤压受术部位，称为捏法。捏法刚柔相济，适用于背脊、四肢和颈项部，常用于治疗伤风感冒、恶心呕吐、腹痛泄泻、四肢厥冷、伤筋错节、跌打损伤等疾病。

（4）拿法：捏而提起谓之拿，也就是拇指与其余手指相对用力，在一定部位上或穴位上做一松一紧的提捏动作。适用于颈项、肩、四肢等部位，常用于治疗颈椎病、肩周炎、失眠、感冒等疾病。

（5）捻法：用拇、示指螺纹面捏住一定部位，两指相对做搓揉动作，频率约为每分钟200次。适用于四肢小关节，常配合其他手法治疗手指、足趾关节疼痛、肿胀或屈伸不利等疾病。

（6）踩跷法：用双足节律性地踩踏施术部位，称踩跷法。患者俯卧，操作者双手扶住预先设置好的横木，以控制自身体重和踩跳时的力量，同时用脚踩患者腰部并做适当的弹跳动作，跳时足尖不要离开腰部。根据患者体质，可逐渐加重踩踏力量和加快弹跳速度，同时嘱患者随弹跳的起落，配合呼吸，跳起时吸气，踩踏时呼气，切忌屏气。常用于治疗腰椎间盘突出、肥大性脊柱炎、腰部肌肉僵硬等疾病。

5. 叩击类手法　用手掌、拳背、手指、掌侧面或桑枝棒叩打体表，称叩击类手法。包括拍法、击法和弹法等。

（1）拍法：用虚掌（手指自然并拢，掌指关节微屈）拍打体表一定部位。适用于肩背、腰臀及下肢部，常用于肌肉痉挛、肌肉萎缩、风湿痹痛、关节麻木、胃肠痉挛疼痛等疾病。

（2）击法：用拳背、掌根、掌侧小鱼际、指尖或借助于桑枝棒叩击体表一定部位。适用于腰背、臀、四肢等部位，常用于风湿痹痛、脘腹痉挛、头痛、闪腰岔气等疾病。

（3）弹法：用一手指腹紧压住另一手指甲，用力弹出，连续弹击体表一定部位，频率为每分钟120~160次。适用于全身各部，尤以头面、颈项部常用，常配合其他手法治疗项强、头痛、面神经麻痹等疾病。

6. 运动关节类手法　对关节做被动性活动的手法，称运动关节类手法。包括摇法、背法和扳法等。

（1）摇法：用双手托拿所摇关节的两端做环旋摇动；或用一手固定关节近端肢体，另一手握住关节远端肢体，以关节为轴，使肢体做被动的环旋动作。适用于颈、腰和四肢各关节，用以治疗半身不遂、颈椎病、肩周炎、急性腰扭伤、腰椎间盘突出症、四肢关节扭伤等疾病。

（2）背法：操作者和患者背靠背站立，操作者两肘套住患者肘弯部，然后弯腰屈膝挺臀，将患者反背起，使其双脚离地，以牵伸患者腰脊柱，再做快速伸膝挺臀动作，同时以臀部着力颤动或摇动患者腰部。常用于配合治疗腰部扭伤疼痛、腰椎间盘突出。

（3）扳法：以一手扶住关节近端，另一手握住关节远端，双手向同一方向或不同方向用力，使关节被动地在正常伸度内得以伸展。适用于腰、肩、颈、四肢关节。常用于治疗关节错位或关节功能障碍等疾病。

第四节 推拿疗法的适应证与禁忌证

推拿的目的是通过手法刺激，加速人体血液循环，促进组织修复，改善皮肤、肌肉营养状况，提高机体的抵抗力，以促使患者康复。其主要适应证和禁忌证如下。

1. 适应证

（1）骨伤科疾病：颈椎病、落枕、腰椎间盘突出、肩周炎、软组织扭伤等。

（2）外科疾病：术后肠粘连、慢性前列腺炎、慢性阑尾炎、下肢静脉曲张、乳痈等。

（3）内科疾病：胃脘痛、失眠、头痛、感冒、久泻、中风后遗症、尿潴留等。

（4）妇科疾病：月经失调、痛经、闭经、慢性盆腔炎、产后耻骨联合分离症等。

（5）儿科疾病：小儿发热、腹泻、疳证、惊风、便秘、脱肛、肠套叠、哮喘、遗尿、夜啼及小儿麻痹后遗症等。

（6）五官科疾病：鼻炎、耳聋、耳鸣、斜视、近视等。

2. 禁忌证

（1）未确诊的急性脊柱损伤。

（2）有严重的心、脑、肺疾病及有出血倾向者。

（3）皮肤破损处及瘢痕部位。

（4）患各种骨折、骨质疏松、骨结核、急性传染病、精神病患者。

（5）妊娠女性。

第五节 推拿疗法的操作流程

一、操作前评估与准备

1. 评估 核对并了解患者既往史、当前主要症状、发病部位等相关因素，女性患者还须了解经孕史；了解患者年龄、体质、文化层次、当前精神状态和心理状态及对疾病的认识；评估环境是否光线充足、清洁、干燥、安静。

2. 准备

（1）患者准备：向患者解释操作目的、主要步骤、配合要点及相关事项，如可先排空大小便，取下发饰、眼镜等物品，着宽松衣服等。说明所用推拿手法的作用及可能产生的不良反应，取得患者和（或）家属对执行该操作的知情同意。检查患者的发病部位及局部皮肤情况，注意施术部位肌肉的厚薄、筋骨的盛衰、耐受能力等，并根据需要协助患者取安全舒适卧位。必要时做好遮挡及保暖工作。

（2）用物准备：备推拿专用床（或硬板暂空床）、高低不等的凳子（旋转凳）、靠背椅、各种规格的软垫或大小不等的枕头、大毛巾等，按实际情况备推拿介质（如滑石粉、生姜水、冬青膏、冷水、麻油、鸡蛋清等）。

（3）操作者准备：操作者应仪表整洁，洗手，戴口罩。

二、操作步骤

1. 备齐用物至患者床前，核对并解释。

2. 暴露推拿部位，冬季注意保暖，夏季注意防暑降温，室温保持在 25～27 ℃。

3. 再次核对，准确取穴并应用适宜的手法和刺激强度进行推拿。每日 1 次，每次 20～30 分钟，10 次为 1 个疗程。

4. 操作过程中观察患者的一般情况，及时调整手法和刺激强度。

5. 操作后观察施术部位皮肤及肢体、关节功能是否正常。

6. 操作结束后再次核对，协助患者穿衣，并取安全舒适体位，整理床单位；整理用物，按医院消毒原则处理；洗手；记录、签名。

三、注意事项

1. 护士需要注意的事项

（1）治疗过程中要注意保暖，并遮挡隐私部位。

（2）操作时置患者于安全舒适的体位，并随时观察患者反应。

（3）根据医嘱选用不同的推拿介质。

（4）患儿需有家属或监护人陪伴，3 岁以下小儿为方便操作可由家长抱起放在双腿上进行。

（5）术前宜明确诊断，严格掌握推拿治疗的禁忌证和适应证。

（6）麻醉状况下不用推拿。

2. 患者及陪护人员需要注意的事项　患者过于饥饿、疲劳、精神紧张时，不宜立即进行该操作。告知患者可能出现的不良反应，如有不适及时通知医护人员。

第六节　推拿疗法的常见不良反应及处理

1. 神经损伤　在诸多推拿意外的临床报道中，推拿失误引起神经损伤的病例最多。如肩周炎患者在臂丛神经阻滞麻醉下行患肩松解术，由于手法不当，臂丛神经干损伤，患侧上臂臂丛神经支配区的肌肉呈弛缓性瘫痪及感觉障碍；再者，使用暴力拉压手法治疗腰椎间盘突出而出现马尾神经损伤致截瘫等。如出现神经损伤，应立即终止操作，仔细查明原因，及时对症处理。

2. 肌肉韧带损伤　如果操作者经验不足，不知病位深浅，用力过猛或手法粗暴，易导致肌肉挫伤、肌肉血肿、皮下血肿及韧带损伤。如出现肌肉韧带损伤，应立即终止操作，仔细查明原因，及时对症处理。

3. 骨折与脱位　在推拿治疗过程中，直接暴力，如用力过猛和超限活动，或间接暴力，如旋转等运动类手法，可导致骨折与脱位。如出现骨折与脱位，应立即终止操作，及时请骨科会诊，对症处理。

4. 晕推　突感精神疲乏，头晕目眩，面色苍白，恶心欲呕，多汗口干，心慌，四肢发冷，严重者血压下降，脉象沉细欲绝，神志昏迷或扑倒在地，唇甲青紫，甚至大、小便失禁等。晕推产生的原因很多，患者身体虚弱，过敏体质，精神紧张或疲劳、饥饿，大汗、大泻、大出血之后或体位不当，操作者手法刺激过重，患者对刺激的耐受能力差及室内空气不流通等因素均可导致。处理：立即停止推拿操作，帮助患者平卧，注意保暖，并给予适量温开水或糖水口服，一般可迅速恢复正常。如有恶心呕吐，可掐压内关穴，头晕者按揉风池穴。若患者失去知觉，但心率、血压仍正常，属中度晕推，立即指掐人中穴、中冲穴、内关穴。如患者大量出汗、血压偏低、脉细欲绝，为重度晕推，立刻报告医师并协同抢救。

5. 休克及高位截瘫　推拿不当所引起的晕厥、休克、高位截瘫多发生在对颈部疾病进行推拿治疗时。使用各种旋转的运动关节类手法时，如强力斜扳法、旋转牵拉手法等，手法的不当可引起不良刺激，导致脑组织缺血、血管舒缩中枢功能失常及出现脊髓休克甚至损伤。其次是对颈部痛胀点进行重力按压或刺激了颈部的敏感部位，如刺激颈动脉窦引起血压降低或痛性休克的发生。如有发生休克及高位截瘫，立刻通知医师并协同抢救处理。

第十七章　通经宣肺法

第一节　通经宣肺法的源流

经脉脏腑相关理论是中医经络学说中的核心内容之一，是指导针灸临床实践活动的重要基础理论。其主要内涵有 2 点：一是脏腑生理或病理改变，可通过多种形式在体表经脉有所反应；二是刺激体表的经脉穴位，又可对相应脏腑的生理功能和病理改变起到一定的调节作用。其相应的研究成果不但可为我们正确认识经络的内涵提供有力的支撑，而且对针灸临床的发展具有非常重要的意义。

手太阴肺经是十二经脉流注之始，在十二经脉中有着重要的地位。手太阴肺经为十二经脉之一，手三阴经之一，与手阳明大肠经相表里，上接足厥阴肝经于肺内，下接手阳明大肠经于示指。经脉分布于胸前、上肢内侧前、拇指桡侧。其络脉、经别分别与之内外相连，经筋分布于外部。本经首穴是中府，末穴是少商，左右各 11 穴。十二经脉的名称由手足、阴阳和脏腑三部分组成。手太阴肺经为行走于上肢，内属于肺，阴气盛的经脉。《灵枢·经脉》："肺手太阴之脉，起于中焦，下络大肠，还循胃口，上膈属肺，从肺系横出腋下，下循臑内，行少阴、心主之前，下肘中，循臂内上骨下廉，入寸口，上鱼，循鱼际，出大指之端；其支者，从腕后，直出次指内廉，出其端。"

肺经穴名歌：前胸中府出云门，天府侠白尺泽循；孔最列缺经渠上，太渊鱼际少商端。

《灵枢·经脉》中言："是主肺所生病者，咳，上气，喘渴，烦心，胸满。""所生病"是指手太阴肺经主治咳、上气、喘渴、烦心、胸满等肺部病证。历代医家关于手太阴肺经及其腧穴对肺部病变具有治疗作用的记载不胜枚举。《通玄指要赋》中取列缺穴主治寒痰咳嗽。《圣济总录》中记载孔最穴主治咳逆。《玉龙赋》和《玉龙歌》中以列缺穴配太渊穴治疗风痰或寒痰咳嗽。《针灸甲乙经》云："咳逆烦闷不得卧，胸中满，喘不得息，太渊主之。"《针灸大成·痰喘咳嗽门》中对于咳嗽的治疗以肺经腧穴（鱼际、经渠、列缺、尺泽）为主。《针灸大成·八脉图并治症穴》中记载列缺穴主治伤风感寒，咳嗽喘满；哮喘气促，痰气壅盛；久嗽不愈，咳唾血痰；哮喘气促，痰气壅盛等肺部疾病。本经异常时可出现下列病证：肺部胀闷，膨膨而咳喘，咽喉肿痛，严重时交捧双手，心胸闷乱，视物模糊。还可发生前臂部的气血阻逆，如厥冷、麻木、疼痛等症。本经穴主治与"肺"有关的病证：咳嗽，气急，喘息，心烦，胸闷，上臂、前臂的内侧前缘酸痛或厥冷，或掌心发热。

第二节　通经宣肺法的作用原理

经络穴位疗法是传统中医特色疗法，青岛市中医医院肺病学科基于传统中医理论，立足临床实践，在周佩夏带领下，组建团队，创新性地提出了通经宣肺法防治呼吸系统疾病的观点，并研发了通经宣肺操进行临床推广应用。通经宣肺操通过沿手太阴肺经经络走向，在穴位上进行拍打按摩，能够促进肺气的宣发，排出浊气，刺激经络气血，打开经络通道，通达表里，实现扶正祛邪、平衡阴阳、止咳平喘的作用，并且能改善人体血液循环，促进新陈代谢，增强人体免疫功能，有助于症状的缓解。临床上适用于肺系疾病的患者，尤其是慢性阻塞性肺疾病等慢性咳喘病患者的肺康复护理。

2013 年欧洲呼吸学会与美国胸科协会关于肺康复的定义：肺康复是指通过运动训练、教育及改变行为方式等，遵循患者个体化治疗的原则，以改善慢性呼吸疾病患者的行为及心理状态为目的，长期坚持的一项促进健康行为的多学科参与的综合性干预措施。经研究，肺康复训练为被广泛认可的非药物治疗措施，其改善肺功能的效果及其科学性已得到证实。通经宣肺操是将肺康复护理与中医经络理论相结合的新型护理方法。

关于经络理论的详细记载见于《内经》和《难经》，此前则有汉墓出土的《脉书》，此后则有历代经络和腧穴相结合的多种著作。经络理论的产生建立在中医阴阳五行学说的基础上，贯穿中医学整个理论体系之中，经络是人体运行气血的通道。中医的经络系统起着沟通上下、联系内外、运行气血、营养周身、传导感应、调整虚实、抗御外邪、保卫机体等作用；循经按摩可以平衡阴阳、疏通经络、运行气血、调理脏腑、滑利关节、理筋正骨。

编者们曾立项青岛市科技局 2019 年度青岛市民生科技计划项目《基于中医经络理论的通经宣肺操对慢性阻塞性肺疾病的康复护理研究》（课题编号：19-6-1-12-nsh），基于中医经络理论研发的"通经宣肺法"，通过沿手太阴肺经走向，在穴位上融入"拍、搓、揉、按、指掐、提捏"等推拿按摩手法进行拍打按摩，以促进肺气的宣发，刺激经络气血，打开经络通道，达到宣通肺气、镇咳祛痰、平喘止咳的作用，有助于症状的缓解，促进肺康复，使更多的慢性呼吸系统疾病患者从中受益。

第三节　通经宣肺法的适应证与禁忌证

1. 适应证　慢性呼吸系统疾病患者。

2. 禁忌证

（1）无相对禁忌证。

（2）严重高血压、心脏病和出血性疾病的患者。

（3）局部有伤口、感染、疮疖，存在心律失常、骨质疏松症。

（4）心肺功能差的患者需在医护人员指导下完成。

第四节　通经宣肺法的操作流程

一、操作流程

1. 开穴通经　手臂抬起，手掌沿肺经走向进行拍打，由上至下反复拍打36次，皮肤微红，同法换另一侧手臂。

2. 云中探络　双手叉腰，锁骨下窝凹陷处找云门，下1寸为中府，分别用示指与中指置于云门与中府两穴，双指于穴位处反复用力按揉36次，局部有酸麻感，同法换另一侧。

3. 天侠宣肺　手臂抬起，腋前纹下3寸为天府，下1寸为侠白，中指指向肩髃，用小鱼际于天府、侠白处反复用力搓揉36次，使得皮肤微红发热，同法换另一侧。

4. 尺孔理气　抬臂微屈肘，肱二头肌腱桡侧凹陷处找尺泽，桡动脉搏动处为太渊，尺泽与太渊连线上，腕横纹上7寸为孔最，双手虎口交叉，示指所指处为列缺，在尺泽、太渊连线上，上下反复提捏36次，途经孔最、列缺，同法换另一侧。

5. 太渠降逆　桡动脉搏动处为太渊，使用拇指于穴位上下用力搓擦36次，至皮肤微红发热，同法换另一侧。

6. 鱼际清热　双手鱼际相对，相互用力搓擦36次，至皮肤微热时，利用热感迅速按压迎香穴，以疏散风热，通利鼻窍，示指沿迎香穴上达印堂，上神庭，开天门，环绕至太阳穴，按揉双侧太阳穴36次，此法反复进行2次。

7. 少商祛邪　拇指末节桡侧，距指甲角0.1寸处找少商，用另一拇指掐少商36次，局部穴位有酸麻感，同法换另一侧。

8. 宣肺畅气　手臂平举，沿肺经，自少商至中府循行，再次用手掌沿肺经走向进行拍打，由上至下反复拍打36次，皮肤微红，同法换另一侧手臂。

二、注意事项

1. 拍打方向以中医的阴升阳降理论为依据，即顺着经脉的走向，需要注意的是，虚证要补，由上而下操作；实证要泻，反方向操作。

2. 本法操作时应根据自己的身体状况，量力而行。

3. 可取站位、坐位、卧床，患者可由家属操作，感知差的患者需注意用力不可过大，以免造成损伤。

4. 在操作前，首先要活动一下手腕，用实心掌垂直拍打到皮肤上，手要自然放松，拍打按揉要有一定的力度，在自己能够接受的范围内循序渐进地用力，不可突然大力、猛力拍打按揉，不要在通风口操作；结束后，双手毛细血管张开，容易寒邪外侵，不宜马上接触凉水。

5. 拍打的力度要适宜，一般皮肤微微发红，局部有热、胀、酸、麻的感觉即可，不可强行出痧；拍打须循序渐进，年老体弱者如不能一次拍完，中间可以休息。

6. 患有高血压、心脏病和出血性疾病的患者，以及局部有伤口、感染、疮疖，存在心律失常、骨质疏松症、对疼痛过敏的患者，不建议用此法。

药膳配方篇

第十八章　解表类

凡以解表类药物和食物为主制作而成，具有发汗、解肌、透疹等作用，用以预防或解除外感表证的药膳配方，称为解表类药膳。

本类药膳主要适用于表证；亦可用于麻疹初起，疮疡初起，水肿兼见表证者。表证是指六淫之邪侵入肌表，病位尚浅，症见恶寒发热、头痛、身痛、脉浮等。

外邪六淫有寒热之异，人体有虚实之别，故外感表证又有风寒表证、风热表证等不同，或见体虚者。在治法上有辛温解表与辛凉解表之分；兼见气、血、阴、阳诸不足者，还须结合补益法以扶正解表。因此，解表类药膳方分为辛温解表类、辛凉解表类和扶正解表类三类。

第一节　辛温解表类

辛温解表类药膳适用于外感风寒表证，症见恶寒重发热轻、头痛项强、肢体酸痛、口不渴、舌苔薄白、脉浮紧等。辛温解表类药膳的常用原料主要有生姜、葱、荆芥、防风、苏叶，主要代表药膳方有生姜粥、防风粥、姜糖苏叶饮等。

生姜粥

【来源】《饮食辨录》。

【组成】粳米 50 g，生姜 5 片，连须葱数茎，米醋适量。

【制法用法】

1. 将生姜洗净，捣烂；葱洗净备用。

2. 将生姜与粳米同入锅中，加清水适量，煮粥。

3. 粥将熟时加入葱、醋，稍煮即成。

4. 趁热服食，覆被取遍身微微汗出。

【功效】解表散寒，温胃止呕。

【应用】风寒表证。适用于外感风寒之邪引起的头痛身痛、无汗呕逆等病证。本品食用方便，老幼咸宜，是治疗风寒型感冒初起之良方。

临床治疗轻微感冒，以生姜单味煎服即效。胃寒呕吐、肺寒咳嗽之风寒表证者亦可应用。

【方解】本方是以生姜、粳米为主料配制而成的药膳配方，具有解表散寒、温胃止呕之功效。方中生姜辛温发散，可发汗解表、温胃止呕，是治疗外感风寒，症见恶寒重发热轻、头痛、鼻塞之要品。粳米甘平，为温中益气之佳品；粳米又善助药力。葱为常用的调味品原料，可发汗解表、散寒通阳，是治疗感冒风寒轻证的常用品，且常与生姜配伍。再加米醋调味，健胃消食。四味相伍，共奏解表散寒、温胃止呕之效。

【使用注意】本膳适用于外感风寒感冒的患者。本品为辛温之剂，素有阴虚内热及热盛之证者忌用；外感表证属风热者忌用。

【附方】

1. 生姜粥（《圣济总录》）　由生姜（去皮切细）10 g，炙枇杷叶 6 g（为末），粳米 100 g 组成。先煎生姜、枇杷叶，滤取汁；入粳米煮粥，候熟；少入食盐、酱油等佐料即成；空腹温服。功效为解表散寒，化痰止咳，理气和胃。适用于风寒束表所致头身疼痛，咳喘呕逆。

2. 生姜炒米粥（《本草纲目》）　由生姜 50 g，炒米 50 g，红糖适量组成。先将生姜洗净，切成薄片，与炒米同煮成粥，再加入红糖搅匀即可；趁热服，感冒愈后即停。功效为解表发汗，疏散风寒。适用于外感风寒，症见鼻塞流涕、咳嗽、食欲缺乏或伴有恶心呕吐者。

防风粥

【来源】《千金月令》。

【组成】防风 10 ~ 15 g，葱白 2 根，粳米 100 g。

【制法用法】

1. 先将防风、葱白煎煮取汁，去渣。

2. 粳米按常法煮粥。

3. 待粥将熟时加入药汁，煮成稀粥服食。

4. 每日早、晚食用。

【功效】祛风解表，散寒止痛。

【应用】风寒表证或夹湿。适用于外感风寒表证或夹湿，症见发热、恶寒或恶风、流清涕、自汗、头痛、身痛、骨节酸痛冷痛、肠鸣腹泻等。可用于春季风寒感冒，对老幼体弱患者也较适宜。

【方解】本方所主，为风寒束表或夹湿所致，故治宜祛风散寒、解表止痛。方中防风辛温轻散，升发而能散，润泽而不燥，主祛风解表、胜湿止痛，能发邪从毛窍而出。葱白可发汗解表，散寒通阳，主治感冒风寒轻证。葱白与防风相须配伍，能行周身，以加强发汗解表之功效。粳米温中益气，又善助药力，可助防风、葱白发汗解表。三味相伍，共奏发汗解表之效。

【使用注意】本膳适用于外感风寒感冒的患者。本品为辛温之剂，素有阴虚内热及热盛之证者忌用；外感表证属风热者忌用。

【附方】

荆芥粥（《养老奉亲书》）　由荆芥 5 ~ 10 g，薄荷 3 ~ 5 g，淡豆豉 5 ~ 10 g，粳米 50 g 组成。先将荆芥、薄荷、淡豆豉煮沸 5 分钟，去渣取汁；另将粳米洗净煮粥；待粥将熟时，加入药汁，同煮为粥；每日 2 次，温热服。功效为疏风解表，利咽。适用于伤风感冒，症见发热恶寒、头痛、咽痛等。

姜糖苏叶饮

【来源】《本草汇言》。

【组成】 生姜 3 g，苏叶 3 g，红糖 15 g。

【制法用法】

1. 将生姜、苏叶洗净，切成细丝，同置茶杯内，加沸水浸泡 5 ~ 10 分钟。

2. 放红糖拌匀即成。

3. 每日 2 次，趁热服。

【功效】 发汗解表，祛寒健胃。

【应用】 风寒表证。适用于风寒感冒，症见恶寒、发热、头身痛等。对同时患有恶心、呕吐、胃痛、腹胀等症的胃肠型感冒，则更为适宜。本方可作为外感病流行期间的预防药膳，也可作为风寒感冒初起阶段的治疗药膳。

【方解】 本方所主，为风寒所致，故治宜辛温解表、发散风寒。方中苏叶辛温，叶本轻扬，可发表散寒，宣通肌表，疏散肺闭，理气和营，能治疗风寒感冒，症见恶寒发热、头痛鼻塞等，或兼见咳嗽、胸闷不舒者。其与生姜相须配伍，可增强解表散寒之功。红糖甘温，既可温中散寒，助苏叶、生姜发散在表之寒；又可作为调味品，缓生姜、苏叶辛辣苦涩之味。

【使用注意】 本膳适用于风寒感冒的患者。素体阴虚，或湿热内蕴，或外感风热者忌用。

【附方】

1. 姜葱苏叶橄榄汤（《饮食疗法》） 由新鲜橄榄（连核）60 g，葱头 15 g，生姜、苏叶各 10 g 组成。将上 4 味加水 2 碗半，共煎至 1 碗，去渣取汁，稍加食盐调味即可；温热服。功效为解表散寒，健胃和中。适用于风寒感冒，症见发热头痛、鼻流清涕、脘腹胀满、恶心等。

2. 姜葱梨鸡蛋（《饮食与长寿》） 由梨 120 g，生姜 15 g，葱白 15 g，鸡蛋 2 枚组成。将梨、葱白、生姜煎汤；将鸡蛋打入碗中搅匀，用煎好的沸汤冲入即成；趁热顿服，覆被取遍身微汗出。功效为散寒解表。适用于风寒束表型感冒，症见发热头痛、鼻流清涕、咳嗽等。

第二节 辛凉解表类

辛凉解表类药膳适用于外感风热表证，症见发热重恶寒轻、头痛、有汗、口渴、咽痛、脉浮数等。辛凉解表类药膳的常用原料主要有菊花、薄荷、芫荽、荸荠、金银花，主要代表药膳方有银花茶、薄荷粥等。

银花茶

【来源】《疾病的食疗与验方》。

【组成】金银花 20 g，茶叶 6 g，白糖适量。

【制法用法】

1. 将金银花、茶叶放入锅内，加清水适量，用武火烧沸 3 分钟。

2. 加入白糖，搅拌溶解即可。

3. 代茶饮，连服 2~3 日。

【功效】辛凉解表。

【应用】风热表证。适用于风热感冒，症见发热、微恶风寒、咽干口渴等。夏季热盛时亦可饮用。

【方解】本方所主，为风热感冒，故治宜宣散风热。方中金银花可轻宣疏散，又能清热解毒，用于外感风热或温病初起，症见发热而微恶风寒者多有良效；茶叶苦甘而凉，清头目，除烦热，利小便，生津液，解百毒；白糖甘寒，可除烦热，生津液，且能改善金银花的苦味。

【使用注意】本膳适用于风热感冒的患者。素体阳虚或脾虚便溏者忌用。

【附方】

1. 银花饮（《中华食物疗法大全》）由金银花 30 g，山楂 10 g，蜂蜜 250 g 组成。将金银花、山楂放入锅内，加清水适量，用武火烧沸 3 分钟后，将药汁滤入盆内；再加清水煎熬 3 分钟，滤出药汁；将两次药汁一起放入锅内，烧沸后，加蜂蜜，搅匀即成；代茶饮。功效为辛凉解表。适用于风热感冒，症见头痛发热、口渴等。

2. 菊花汤（《古今长寿妙方》）由甘菊花（干品）、白糖各 40 g 组成。将甘菊花放入锅内，加清水 400 mL，加热稍煮一二滚即可；保温半小时，过滤加白糖，搅拌溶解后，放冰箱 2 小时即可；作冷饮服。功效为散风清热，明目醒脑。适用于风热感冒，症见发热、头痛、头晕、目眩、口渴等。

薄荷粥

【来源】《长寿药粥谱》。

【组成】薄荷 15 g（鲜品 30 g），粳米 50 g，冰糖适量。

【制法用法】

1. 先将薄荷放入锅内，加清水适量，煮 2~3 分钟，去渣取汁。

2. 粳米洗净煮粥。

3. 待粥将熟时，加入冰糖适量及薄荷汤，再煮一二沸即可。

4. 稍凉后服，每日 1~2 次。

【功效】疏散风热，清利咽喉。

【应用】风热表证。适用于风热感冒，症见发热恶风、头痛目赤、咽喉肿痛等。也可作为夏季防暑解热之品使用。尤其对于中老年人，在春夏季节服用，可以清心怡神，疏风散热，增进食欲，帮助消化。素有胃病、新感风热者亦较为适宜。

【方解】本方所主，为风热感冒，故治宜疏散风热。方中薄荷性味辛凉，入肝、肺经，辛能发散，凉能清利，专于散风清热，有疏散风热、清利头目之功，故为头痛、头风、眼目咽喉口齿诸病之要药；亦为常用的发汗解热之品。粳米性平味甘，归脾、胃经，具有健脾益胃、养阴生津、除烦止渴等功效。冰糖性平味甘，入肺、脾经，有补中益气、和胃润肺的功效。三味合用，既能疏散风热、清利咽喉，又可健脾生津养胃。

【使用注意】本膳适用于风热感冒的患者，在夏季使用尤为适宜。但薄荷芳香辛散，不宜久煎。

第三节　扶正解表类

扶正解表类药膳可培补正气，解除表邪，主治虚人感冒。适用于表证而兼正气虚弱者。正虚指气、血、阴、阳不足。扶正解表类药膳多由补虚、解表之品组成，常用原料主要有葱白、淡豆豉、薄荷、人参、香菇、核桃仁等，主要代表药膳方有淡豉葱白煲豆腐、生津茶等。

淡豉葱白煲豆腐

【来源】《饮食疗法》。

【组成】淡豆豉 12 g，葱白 15 g，豆腐 200 g。

【制法用法】

1. 豆腐加水 1 碗半，略煎。

2. 加入淡豆豉，煎取大半碗。

3. 再入葱白，滚开即出锅。

4. 趁热服食，服后覆被取微汗出。

【功效】疏散风邪，扶正解表。

【应用】体虚感冒。适用于年老体虚者之伤风感冒，症见头痛身楚、恶寒微热、咳嗽咽痛、鼻塞流涕等。本方是临床治疗年老体虚者外感风邪轻证的食疗良方。

【方解】本方是遵循《肘后备急方》中葱豉汤方意，以淡豆豉、葱白为主料，伍用豆腐制作而成的药膳食品，具有扶正解表之功。方中淡豆豉味苦辛凉，入肺经，能升能散，为宣郁之上剂，尤长于宣散解表，凡外受寒热、暑湿交感、食饮不运者皆可应用。葱白辛温，入肺、胃经，专主发散风寒邪气。葱、豉相合，发汗解表之力增强，可用于风寒、风热、暑湿诸外感病证，故《肘后备急方》将葱豉汤视为数种伤寒之"一药兼疗"妙品。配料豆腐能益胃和中，与主料共收扶正解表作用；煲汤热服可助药物的发散之力。全方辛散而不燥烈，无过汗伤津之弊；扶正而不滞邪，无闭门留寇之虑。

【使用注意】本膳适用于年老体虚而外感风邪之患者。外感重证不宜服用。

生津茶

【来源】《慈禧光绪医方选议》。

【组成】青果 5 个，金石斛 6 g，甘菊 6 g，荸荠 5 个，麦门冬 9 g，鲜芦根 2 支，桑叶 9 g，竹茹 6 g，鲜藕 10 片，黄梨 2 个。

【制法用法】

1. 先将青果、荸荠洗净，去皮。

2. 黄梨洗净，去皮，切片。

3. 鲜芦根洗净，切碎。

4. 鲜藕洗净，切片。

5. 将上 10 味放入锅内，加清水适量，煎煮，取汁。

6. 代茶频饮，每日 1 剂。

【功效】 解表清热，生津止渴。

【应用】 肺胃阴虚，外感风热表证。适用于素体肺胃阴虚，复微受风热外邪，症见身有微热、头痛鼻塞、口干咽燥、燥咳不爽、手足心热、不思饮食等。本方对肺胃阴虚之风热轻证尤为适宜。因阴虚者外感易于化热、化燥、伤肺，故本方也可作为阴虚之人预防感冒的保健饮品。

【方解】 本方所主，为肺胃津伤、感受风热之邪所致，故治宜解表清热，养胃生津。方中桑叶甘苦寒，甘菊甘苦微寒，轻清灵动。桑叶清宣肺气，甘菊疏散风热，两药直走上焦以驱除外邪，共为主料。然素体阴虚，汗源不充，单用发散之品邪气不易外解，且有劫液耗阴之弊，必须滋阴养液以治病本，故伍用较多的滋润之品。其中麦门冬、金石斛、鲜芦根、鲜藕、黄梨滋阴润燥，清热生津；青果、荸荠、竹茹清热利咽，化痰止咳；两组配料有标本兼顾之功。全方以滋阴为主，兼以解表。

【使用注意】 本膳适用于素体肺胃阴虚的风热感冒患者。外感重证或阴伤不明显者不宜服用，以免留邪。

第十九章　清热类

凡以清热类药物和食物为主组成，具有清热祛火、凉血解毒等作用，用于治疗里热证的药膳称为清热类药膳。

本类药膳适用于各种里热证。里热证的本质是"阳热内盛"与"阴虚内热"。外感六淫可变为里热证，五志过极、实邪郁滞亦可化火，这均为里实热证；而劳损淫欲，久病不愈，阴精亏耗，阴不制阳，虚火即可内生，这又属虚热证。里热证常有发热喜凉，口渴饮冷，面红目赤，烦躁多言，小便短赤，大便干结，舌红苔黄，脉数等证候。根据其病程表现有在气分、在血分之异，病位有在脏、在腑之殊，病证亦有温热、暑热、热毒、脏腑热与阴虚内热等之分，但就大的方面来说，常可分成"阳盛则热"实热证、"阴虚内热"虚热证两大类。治疗根据《素问·至真要大论》"热者寒之"的原则立法，选用寒凉清热的食品或药材组成清热解毒类方剂。临床根据治法与方剂作用的不同，清热类药膳可分为清气凉营类、清热祛暑类、清热解毒类、清退虚热类4种。

清热类药膳以金银花、蒲公英、紫花地丁、竹叶、石膏、生地黄、香薷、藿香、佩兰及西瓜、苦瓜、丝瓜、绿豆、扁豆、茶叶、荷叶、荷梗、马齿苋、鱼腥草等药材、食材最为常用，代表药膳方有石膏粳米汤、五汁饮、荷叶冬瓜汤、绿豆粥、清络饮、鱼腥草饮、公英地丁绿豆汤、青蒿粥、枸杞叶粥等。

由于本类药膳多由寒凉原料组成，使用时应注意顾护脾胃。阳虚之体、胃弱之人，应慎用本类药膳，以免伤阳损胃。

第一节　清气凉营类

清气凉营类药膳适用于温热病邪在气分、营分，或热盛阴津损伤之证，症见高热烦躁、汗出较多、口渴多饮、苔黄、脉洪大滑数，或高热心烦、吐衄发斑、舌绛等。清气凉营类药膳多由清热凉营之品组成，药食常用粳米、梨、蜜、石膏、竹叶、乌梅等，药膳方有石膏粳米汤、五汁饮、竹叶粥等。

石膏粳米汤

【来源】《医学衷中参西录》。

【组成】生石膏60 g，粳米100 g。

【制法用法】

1. 粳米洗净，与生石膏（包）一同放入锅内。

2. 加水适量，武火烧开，改成文火继续煮至米熟烂。

3. 去渣取汁，每日 1~2 剂。

【功效】清热泻火，除烦止渴。

【应用】阳明气分热盛证。适用于外感寒邪入里化热，或温热病邪在气分所致壮热头痛、面赤心烦、汗出口渴、脉洪大有力等症。可用于一些感染性疾病，如大叶性肺炎、流行性乙型脑炎、流行性出血热等有气分热盛者，酌量饮用。

【方解】本方所治之证为伤寒邪入阳明，由寒化热，或温邪传入气分所致。治宜清泄阳明气分热邪。本方由《伤寒论》"白虎汤"化裁而成。方中生石膏味辛甘，性大寒，归肺、胃二经，具清热泻火、退热解肌、除烦止渴之功，是清解气分实热的要药。粳米甘平，本方用之有 2 个含义：一则顾护胃气，预防大量服用寒凉的生石膏而损伤脾胃；二则辅助生石膏生津、止渴、除烦。全方药食虽少，却配伍得当，祛邪不伤正，清热不伤胃，实为清解阳明气分热邪之优良膳方，所以张锡纯赞其"治愈者不胜计"。

【使用注意】本膳性凉，适用于外感寒邪入里化热，或温热病邪羁留气分的里热证。表证未解、里证未成者忌用。此外，气虚发热者，或平素脾胃虚寒的人忌用。

【附方】

石膏茶（《太平圣惠方》）生石膏60 g（包），紫笋茶末（上等绿茶）3 g。先用水煎生石膏取汁，再以药汁冲泡紫笋茶末，代茶温饮。此方功用同上方，唯顾护胃气之力不足。

五汁饮

【来源】《温病条辨》。

【组成】梨200 g，荸荠500 g，鲜芦根100 g（干品减半），鲜麦门冬50 g（干品减半），藕500 g。

【制法用法】

1. 梨去皮、核，荸荠去皮，鲜芦根洗净，鲜麦门冬切碎，藕去皮、节。

2. 然后以洁净纱布分别绞取汁液。

3. 将绞取好的汁液一同放入容器内和匀。

4. 一般宜凉饮，不甚喜凉者可隔水炖温服（如无鲜芦根、鲜麦门冬，亦可选用干品另煎合服）。

【功效】清热润燥，养阴生津。

【应用】燥热伤津证。适用于温病邪伤津液所致身热不甚、口中燥渴、心中烦热、干咳不已、咽喉肿痛，或痰中带有血丝、舌干燥无苔、脉细数等症。本方亦可用于秋季燥热伤肺引起的干咳、咽痛。此外，慢性支气管炎、慢性咽炎、急性肺炎恢复期症见燥热伤津者均可用本膳。

【方解】本方所治之证为热邪或燥邪灼伤肺胃津液所致，治宜清热养阴，生津润燥。方中梨味甘微酸，性寒凉，入肺、胃二经，具清热化痰、生津润燥之功。荸荠又名"马蹄"，味甘性平，有凉润肺胃、清热化痰的作用。藕能清热生津、凉血止血，本品取鲜汁，更能发挥其清热生津之功。鲜芦根味甘性寒，长于清泄肺胃气分热邪，生津除烦，解毒止呕。鲜麦门冬甘寒质润，入肺、胃、心经，功能滋肺养胃以润燥生津，清心养阴以除烦宁心。方中五味均属甘寒清润之品，且都为鲜品，富含汁液，共奏清热养阴、生津止渴之功，是退热除烦、止渴疗嗽之佳品，临床上对温邪灼伤肺胃，口渴心烦、干咳不止与温病后期身热不退等症，皆有良效。此外，本方还有解酒清热生津、除烦止渴降逆的作用，亦用于饮酒过多所致头痛烦渴、嗳气呕逆等症的调治。

【使用注意】本膳性凉，适用于燥热伤津证。素体阳虚或脾胃虚寒者不宜多服。

【附方】

五汁饮（《重订广温热论》）　鲜生地黄100 g，鲜石斛100 g，鲜芦根50 g，生梨200 g，甘蔗100 g。同上方方法，以洁净的纱布绞挤取汁饮用即可。功能清热润燥，养阴生津，且增加了清胃经火热之力，除上述病证外，还可用于内伤消渴和呕吐等证。

竹叶粥

【来源】《老老恒言》。

【组成】生石膏30 g，鲜竹叶10 g，粳米100 g，冰糖适量。

【制法用法】

1. 鲜竹叶洗净，同生石膏（包）一同放入锅内。

2. 加水适量煎煮，去渣取汁。

3. 放入洗净的粳米，按常法煮成稀粥，调入冰糖即成。

4. 每日分2~3次食用，病愈即止。

【功效】清热泻火，清心利尿。

【应用】感受暑热，气津两伤证。适用于温热病发热口渴，身热多汗，心胸烦闷，口舌生疮，尿赤量少，虚烦不寐，脉虚数等。凡暑热疾病，发热、气津已伤者，本方尤为适合。流行性乙型脑炎后期等气津已伤者及糖尿病干渴多饮、属胃热阴伤者也可以饮用。

【方解】本方所治之证乃邪入气分，肺、胃、心经热盛所致。治宜解气分邪热，清肺、胃、心经之火。方中生石膏味辛甘，性大寒，归肺、胃二经，具清热泻火、退热解肌、除烦止渴之功。鲜竹叶味甘微苦，性质寒凉，归心、胃、小肠经，既可清解气分、生津止渴，又能清心除热、通利小便。方中使用鲜竹叶之目的：一是协同生石膏清热泻火，生津止渴；二是清心利尿以除心烦尿赤、口舌生疮等。粳米味甘性平，调养胃气，防止寒凉之品伤胃。冰糖既可调味，又能清热生津。以上4味合而用之，共奏清热泻火、清心利尿之功，且解热而不伤胃，补虚而不恋邪，对温热病邪在气分，肺、胃、心经火热亢盛之身热口渴、心烦不宁、口舌生疮、小便短赤涩痛，以及暑热病发热口渴、心烦尿赤与小儿高热惊风等皆有一定的治疗作用。

【使用注意】本膳性寒凉，适用于暑热较盛者。凡脾胃虚寒或阴虚发热者不宜使用本方。

【附方】

竹叶粥（《本草纲目》）　鲜竹叶10 g，山栀子1枚，粳米100 g。可先将鲜竹叶及山栀子洗净煎煮，然后去渣，放入粳米一同熬煮即可。功能清热除烦，清心利尿。适用于热邪炽盛证。

第二节 清热祛暑类

清热祛暑类药膳适用于夏月感受暑热或暑湿引起的暑温、暑湿证，症见身热心烦、口渴汗出、身重体倦等。清热祛暑类药膳多由清热祛暑、祛暑益气、祛暑利湿、祛暑解表之品组成，药食常选西瓜翠衣、竹叶、荷叶、藿香等，药膳方有绿豆粥、荷叶冬瓜汤、清络饮等。

绿豆粥

【来源】《普济方》。

【组成】绿豆 25 g，粳米 100 g，冰糖适量。

【制法用法】

1. 将绿豆、粳米淘洗干净。

2. 将绿豆和粳米一同放入砂锅内，加水适量。

3. 用武火烧沸，再用文火继续煮至豆米烂熟。

4. 将冰糖汁兑入粥内，搅拌均匀即成。

5. 分早、晚各 1 次服用。

【功效】清热解暑，解毒。

【应用】暑热烦渴证及热毒证。适用于暑温所致的身热多汗、烦躁口渴、精神不振、脉数等症。也可用于热毒炽盛所致的疮痈肿毒。夏季饮用有预防中暑的作用。

【方解】本方所治，为暑热证或热毒壅盛证，治宜清热解毒。方中绿豆味甘性寒，归心、胃二经，具有清热解暑、解毒之功；《开宝本草》中记载其煮食可"消肿下气，压热解毒"。尤其适合于夏季使用，预防中暑、热病烦渴等热证。粳米味甘性平，健脾益胃，顾护中焦。冰糖补中调味，清热而不伤正。诸料合用，共奏清热解暑、解毒之功。适用于暑热烦渴、湿热泄泻、疮疡肿毒等证。

【使用注意】本膳性质偏凉，适用于夏季暑热证或热毒壅盛证。平素脾胃虚寒者不宜多食。

【附方】

绿豆白菜粥（《中医食疗学》） 绿豆 60 g，白菜心 2~3 个。绿豆加水煮粥，煮至豆将熟时，入白菜心，再煮约 20 分钟即可。取汁顿服。每日 1~2 次。功效侧重于清热解暑，适用于暑热证。

荷叶冬瓜汤

【来源】《饮食疗法》。

【组成】鲜荷叶 1/4 张，鲜冬瓜 500 g，食盐适量。

【制法用法】

1. 将鲜荷叶洗净、剪碎；鲜冬瓜去皮、洗净、切片。

2. 将荷叶和冬瓜片一同放入锅内，加水适量煲汤。

3. 临熟时弃荷叶，加少量食盐调味即成。

4. 饮汤食冬瓜。每日 1 剂，分 2 次食用。

【功效】清热祛暑，利尿除湿。

【应用】暑湿证。适用于暑温、湿温病所致发热、出汗不畅、烦闷、头晕头重、头痛、体重酸痛、口渴尿赤、小便不利、舌苔白腻或微黄腻等症。也可用于中暑、水肿、消渴、肥胖等病的辅助治疗。

【方解】本方所治之证乃感受暑、湿病邪引起的病证，治宜祛暑除湿，清热利尿。方中鲜荷叶清香微苦，性质平和，具"清凉解暑，止渴生津……解除火热"（《本草再新》）之功，并能升发清阳，清利头目。鲜冬瓜及冬瓜皮是利水消肿的佳品，其味甘淡，性寒，具渗利小便之功效。两味合用，清淡爽口，常用于暑温、湿温见有发热口渴、头晕头痛、心烦尿赤等症的治疗。此外，鲜荷叶尚有化湿除痰之效，辅以淡渗利尿的鲜冬瓜，亦可用于痰湿型肥胖症的辅助治疗。

【使用注意】本膳性质平和，常人、感受暑湿者皆可食用。

【附方】

五叶芦根冬瓜汤（《重订广温热论》）（方名为后补）藿香叶、薄荷叶、佩兰叶、荷叶各 6 g，枇杷叶 30 g，芦根 30 g，鲜冬瓜 100 g。煎汤代水。功能清热生津，祛暑利湿。用治暑温初起，身大热、口大渴、汗大出、心烦懊侬者。

清络饮

【来源】《温病条辨》。

【组成】西瓜翠衣 6 g，鲜扁豆花 6 g，鲜金银花 6 g，丝瓜皮 6 g，鲜荷叶 6 g，鲜竹叶心 6 g。

【制法用法】

1. 将西瓜翠衣、鲜扁豆花、鲜金银花、丝瓜皮、鲜荷叶和鲜竹叶心分别洗净。

2. 将上述 6 味原料一同放入锅内，加水适量。

3. 武火烧开，改用文火继续煎煮，去渣取汁。

4. 代茶饮服，每日 1~2 剂。

【功效】祛暑清热。

【应用】暑伤肺经气分轻证。适用于暑温身热多汗、口渴喜冷饮、头晕目眩、头目不清、烦热不舒、舌淡红、苔厚白等属暑伤肺经气分轻证及暑温汗后余邪未尽之证。另外，亦可用于暑季伏天预防暑热病。

【方解】本方所治之证为暑伤肺络、邪在气分所致，治宜清解肺络之邪。方中主药西瓜翠衣，即西瓜最外面的果皮，味甘淡，性质寒凉，功同西瓜而力稍逊，可清热生津、利尿解暑，有止渴涤暑之功效。

鲜扁豆花解暑化湿，鲜金银花辛凉清暑，共为辅药。丝瓜皮清热通络、利尿解暑；鲜荷叶清暑利湿、升发脾胃清阳；鲜竹叶心清心利尿，可使暑湿之邪从下而泄，三者共为佐使之药。上述诸味芳香轻清，均为暑季常用之品，合用共奏祛暑清热、生津止渴之功。

【使用注意】本膳方适用于暑温伤肺络证，体现祛暑清热治法。阴虚内热、湿热稽留之人当谨慎饮用。

第三节　清热解毒类

清热解毒类药膳是具有清解火邪热毒作用，治疗瘟疫、温毒或疮疡等热深毒盛之证的药膳。因此，清热解毒类药膳多由清热泻火、清热解毒之品组成，药食常选绿豆、金银花、连翘等，药膳方有鱼腥草饮、公英地丁绿豆汤等。

公英地丁绿豆汤

【来源】《中医食疗方全录》。

【组成】蒲公英 30 g，紫花地丁 30 g，绿豆 60 g。

【制法用法】

1. 将蒲公英、紫花地丁洗净，切碎。

2. 将蒲公英、紫花地丁一同放入锅内，加水适量。

3. 煎煮 30 分钟，去渣取汁。

4. 再将药汁放入锅内，加水适量，放入绿豆，煮至豆熟烂即成。

5. 候温食用，每日 2 次。

【功效】清热解毒。

【应用】热毒壅盛证。适用于热毒引起的火毒疖肿、痈肿疮疡，症见局部红肿热痛、扪之坚实，或身热恶寒、苔薄黄、脉数有力等；也可用于一切疖肿恶疮，尤其适用于初起未溃时；亦可以解多种毒。

【方解】本方所主之证为热毒引起的痈肿疮疡，治宜清热解毒。方中紫花地丁又称地丁草，性味苦、辛、寒，苦泄辛散，寒以清热，故有清热解毒、凉血消肿之功。蒲公英性味苦、甘、寒，有清热解毒、消痈散结之良效。蒲公英与紫花地丁相配，相得益彰。以绿豆为佐，加强了清热解毒、凉血消肿的功效。

【使用注意】本膳方性味寒凉，素体虚寒或脾胃虚寒者慎用。

第四节　清退虚热类

清退虚热类药膳是具有清虚热、退骨蒸作用，治疗热病后期，邪热未尽，阴液已伤，热留阴分，或肝肾阴虚所致虚热证的药膳。主要适用于温热病后期邪热未尽、阴液已伤所致的暮热早凉、舌红少苔，或肝肾、肺肾阴液亏损引起的骨蒸潮热、低热不退、盗汗、脉细数，以及久热不退的虚热证。治宜养阴清热。因此，清退虚热类药膳多由滋阴透热之品组成，药食常选青蒿、鳖甲、地骨皮等，药膳方有青蒿粥、枸杞叶粥等。

青蒿粥

【来源】《中华药膳宝典》。

【组成】鲜青蒿 100 g，粳米 100 g，冰糖适量。

【制法用法】

1. 鲜青蒿洗净，放入锅内，加水适量，煎煮半小时，去渣取汁，备用。

2. 粳米洗净，放入锅内，加水适量煮粥。

3. 待粥熟后，倒入青蒿汁和冰糖搅拌即成。

4. 分 1~2 次食用。

【功效】清热解暑，清退虚热。

【应用】暑热，阴虚发热证。适用于外感暑热，发热烦渴；或阴虚发热所致的手足心热、烦躁，少寐多梦，盗汗，口干咽燥，夜间发热，甚者不欲近衣，舌质红，或有裂纹，苔少甚至无苔，脉细数等。

【方解】本方中鲜青蒿为主药，因其味苦、性寒，具有清热解暑、退虚热的功效。《本草新编》言其专解骨蒸劳热，尤能泄暑热之火，泄火热而不耗气血，但必须多用，因其体既轻，而性兼补阴，少用转不得力。又"青蒿之退阴火，退骨中之火也，然不独退骨中之火，即肌肤之火，未尝不共泻之也，故阴虚而又感邪者，最宜用尔"。鲜青蒿适用于阴虚发热之证。粳米与冰糖性味甘平，具有顾护脾胃之功能。全方共奏清暑热、退虚热之功，且清热而不伤正气，适用于暑热或阴虚发热者。

【使用注意】本膳适用于暑热、阴虚发热的患者。鲜青蒿性味苦寒，因此脾胃虚弱、肠滑泄泻者忌服。

枸杞叶粥

【来源】《太平圣惠方》。

【组成】鲜枸杞叶 100 g（干品减半），淡豆豉 20 g，粳米 100 g。

【制法用法】

1. 先用水煎淡豆豉，去渣取汁。

2. 粳米洗净，与豉汁一同放入锅内，按常法煮粥。

3. 临熟，下洗净的鲜枸杞叶，稍煮几沸，以植物油、葱、盐等调味即成。

4. 每日 1~2 次。

【功效】清退虚热，除烦止渴。

【应用】阴虚内热证。适用于虚劳发热，心烦口渴，睡眠不佳，盗汗，胸中烦闷不舒，舌尖红，脉细数等。也可用于阴虚引起的目赤昏痛，女性带下，热毒疮肿等症。

【方解】本方所主之证为阴虚内热所致，治宜养阴清热。枸杞叶，俗称"枸杞头""枸杞芽"，民间多作野菜食用。其味甘微苦、性凉，功能退虚热、除烦渴，兼以清热明目养阴；关于方中淡豆豉，李时珍说："黑豆性平，作豉则温。既经蒸罨，故能升能散。"配以枸杞叶，虽辛温却不燥，虽发散却不烈，且无过汗伤津之弊端，用治阴虚发热最为适宜。粳米补中益气，以资化源。本方甘而不滋腻，寒而不伤胃，养阴清热，标本兼顾，治疗虚劳发热虽药力缓和，若守方食用，也能获效。

【使用注意】本膳方适用于阴虚内热引起的病证，外感发热者慎用。

【附方】

枸杞叶羹（《太平圣惠方》）　由枸杞叶 100～150 g，青蒿叶 30 g，葱白 15 g，豆豉 20 g 组成。先以水 3 大杯，煎豆豉取汁 1 杯，去豆豉，下枸杞叶、青蒿叶、葱白，煮做羹，调和食之。每日 2 次。功能清退虚热，除烦。适用于骨蒸劳热，肩背烦疼，头痛，不下食。

第二十章 温里祛寒类

凡以温热药物和食物为主组成，具有温里助阳、散寒通脉作用，能治疗里寒证的药膳，谓之温里祛寒类药膳。里寒证的成因，分为寒从外来与寒从内生两个方面。表寒证失治误治，寒邪由表入里；外寒直中三阴，深入脏腑；或素体阳虚，寒从内生；或服寒凉药太过损伤阳气，均可导致脏腑经络受寒，酿生里寒证。里寒证的治疗，宜以温里祛寒为要。根据"寒者热之""寒淫于内，治以甘热"的原则及里寒所伤之处的不同，本类药膳又分为温中祛寒和温经散寒两类。

第一节 温中祛寒类

温中祛寒类药膳适用于素体阳虚、寒自内生引起的虚寒证，或寒邪入侵所致的实寒证，症见腹胀、食少、脘腹冷痛、喜温喜按、畏寒肢冷、大便稀溏、舌淡苔白润、脉沉迟无力等。本类药膳由温中散寒之品组成，药食常选附子、干姜、小茴香等，药膳方有干姜粥、吴茱萸粥、良姜炖鸡块等。温中祛寒类药膳属温热之品，凡温热实火、阴虚内热、血热妄行、湿热内蕴者均不宜食用，孕妇慎用。应用时当中病即止，不可过服，否则有助热生火、伤阴灼液之弊。

干姜粥

【来源】《寿世青编》。

【组成】干姜 1～3 g，高良姜 3～5 g，粳米 50～100 g。

【制法用法】

1. 将干姜、高良姜洗净后切片，粳米淘净。

2. 用水适量，先煮姜片，去渣取汁，再放粳米于姜汁中，文火煮烂成粥。

3. 调味后早、晚趁温热服，随量食用，尤以秋、冬季节服用为佳。

【功效】温中和胃，祛寒止痛。

【应用】脾胃虚寒证。适用于脾胃虚寒所致的脘腹冷痛，呕吐呃逆，泛吐清水，肠鸣腹泻等。慢性胃炎、胃十二指肠溃疡、急性胃肠炎等属于脾胃虚寒者可应用本方。

【方解】本方所治，为脾胃虚寒所致，治宜温中散寒止痛。方中干姜性味辛热，善入脾胃，既是调味佐餐之品，又是温中祛寒之药，具有能走能守的特点，能温里散寒、助阳通脉，尤长于祛脾胃之寒，专主温中止痛，降逆止泻。高良姜大辛大热，为纯阳之品，主入脾、胃两经，善于温脾暖胃而祛寒止痛，能除一切沉寒痼冷，疗一切冷物所伤，为中焦寒冷诸症之要药。二姜相伍，温里散寒、止痛止呕的效用更强。粳米性平味甘，功擅补中益气、健脾益胃。方中两姜配伍，为《太平惠民和剂局方》的二姜汤，其温中之功显著增强，专攻腹中寒气。然而两姜均为辛热之品，燥热之性较剧，且辛辣之味颇重，故配伍粳米煮粥，不仅能以助阳温阳之力逐寒，增强温中止痛之功用；又能以益气健脾之功补中，调和燥热辛辣之性味，达到温中祛寒的目的。对于脾胃虚寒所引起的脘腹冷痛、呕吐清水、肠鸣泻痢等症确有良效。

【使用注意】本方温热性质较强，久病脾胃虚寒之人，宜先从小剂量开始，逐渐增加。凡急性热性病及久病阴虚内热者，不宜食用。

【附方】

1. 干姜花椒粥（《千家食疗妙方》） 由干姜 5 片，高良姜 4 g，花椒 3 g，粳米 100 g，红糖 15 g 组成。功能温中散寒止痛。适用于中焦实寒证，症见心腹冷痛、恶心呕吐或呃逆、口吐清水、肠鸣腹泻等。

2. 椒面羹（《饮膳正要》） 川花椒 10 g（炒、研末），白面 120 g，盐、豆豉适量。功能温中散寒止痛，适用于胃寒证，症见胃部、腹部冷痛，喜温喜按，空腹痛甚，得食则缓，劳累或食冷或受凉后疼痛发作或加重，泛吐清水，手足不温，大便溏薄，舌淡苔白，脉沉迟。

吴茱萸粥

【来源】《食鉴本草》。

【组成】吴茱萸 2 g，粳米 50 g，生姜 2 片，葱白 2 茎。

【制法用法】

1. 将吴茱萸碾为细末。

2. 粳米洗净先煮粥，待米熟后再下吴茱萸末及生姜、葱白，文火煮至沸腾，数滚后米开花、粥稠，停火闷 5 分钟后调味即成。

3. 早、晚趁温热服，随量食用，一般 3～5 天为 1 个疗程。

【功效】补脾暖胃，温肝散寒。

【应用】肝胃寒凝证。适用于肝胃寒凝所致的脘腹冷痛，呕逆吞酸，吐泻，头痛，疝气痛等症。可用于胃炎、肠炎、疝气等属于肝胃有寒者。

【方解】本方所治，为肝胃寒凝所致，治宜温脾暖胃，温肝散寒。本方以吴茱萸、粳米为主料。吴茱萸辛苦性热，气味芳香而浓烈，主入肝、脾、胃、肾四经。其辛散苦降，气浮味沉，长于温肝胃、下逆气、解郁滞、散冷积、止疼痛，尤以止痛、止呕的作用最为显著，为治胃寒呕逆之要药。本膳用吴茱萸温中降逆，暖肝止痛。生姜、葱白皆为温胃散寒止呕之圣药。葱白善通阳气，能上能下，彻内彻外，无处不到，外可解六淫时行之邪，内可通胸腹三焦之气，温中止呕的作用虽不及生姜，但通阳散寒之力较强。该方以吴茱萸为主，但其味苦气烈，燥热而有小毒，配粳米、葱白、生姜为粥送服，既可缓其燥苦烈性，又能强化温中散寒之功效，心腹冷痛连及胁肋之吐泻者用之最宜。为寒滞吐逆，肝气乘脾之良膳。

良姜炖鸡块

【来源】《饮膳正要》。

【组成】高良姜6 g，草果6 g，陈皮3 g，胡椒3 g，公鸡1只（约800 g），葱、食盐等调料适量。

【制法用法】

1. 将高良姜、草果、陈皮、胡椒装入纱布袋内，扎口。

2. 将公鸡宰杀，去毛及内脏，洗净切块，剁去头爪，与药袋一起放入砂锅内。

3. 加水适量，武火煮沸，撇去污沫，加入食盐、葱等调料，文火炖2小时，最后将药袋拣出装盆即成。

4. 每周2~3次，随量饮汤食肉。

【功效】温中散寒，益气补虚。

【应用】脾胃虚寒证。适用于脾胃虚寒导致的脘腹冷气窜痛，呕吐泄泻，反胃食少，体虚瘦弱等；亦可用于风寒湿痹，寒疝疼痛，宫寒不孕，虚寒痛经等证。

【方解】本方所治之证为脾胃虚寒所致，治宜温中散寒、益气补虚。方中高良姜辛热纯阳，功擅温脾暖胃，行气降逆，消除胃肠冷气，止痛止呕，具有健脾胃、止吐泻、散寒力强等特点，本方以其为主。草果性味辛温，入脾、胃经，长于燥湿除寒辟秽，善消宿食、化积滞，为治寒湿积滞、腹痛胀满的要药，是以为辅，既助高良姜以增温脾散寒之效，又行消滞泄满止痛之功。陈皮味苦辛而性温，气香质燥，具有理气和中消胀、燥湿健脾化痰之功，善治脾胃不和、胀满呕吐之证。胡椒性味辛热，入胃、大肠经，温中散寒，能除胃肠风冷寒邪。二药与高良姜、草果相配，温中散寒、行气健脾、燥湿和中之力大增，专攻中焦寒冷诸症。公鸡性味甘温，入脾、胃经，能温中益气，补精添髓，为血肉有情之滋补佳品，方中用其合诸药助阳散寒以止痛，扶正补虚以达邪，还能缓诸药温辣燥口之性味。全方共奏温中散寒、益气填髓之功，且味美可口，实为温中散寒止痛之良膳。

【使用注意】本方专为脾胃虚寒、寒湿在中而设，汤味微辣香浓，肠胃湿热泄泻、外感发热、阴虚火旺者不可服食。

第二节　温经散寒类

温经散寒类药膳是具有温通经脉、驱散寒邪作用，治疗经络有寒证的药膳。适用于寒邪凝滞经络、血行不畅所致的肢体冷痛、肤色紫暗、风寒痹痛、腹痛、疝痛、舌有瘀斑、脉细涩等症。本类药膳多由散寒通脉、温养气血之品组成，药食常选当归、桂枝、羊肉等，药膳方有艾叶生姜煮蛋、胶艾炖鸡等。

艾叶生姜煮蛋

【来源】《饮食疗法》。

【组成】艾叶10 g，老生姜15 g，鸡蛋2个，红糖适量。

【制法用法】

1. 老生姜用湿过水的纸包裹 3 层，把水挤干，放入热炭灰中煨 10 分钟，取出洗净切片备用。

2. 将艾叶、鸡蛋洗净，与姜片一同放入锅内，加水适量，文火煮至蛋熟后，去壳取蛋。

3. 再放入药汁内煮 10 分钟，加入红糖溶化，饮汁食蛋。

【功效】温经通脉，散寒止痛，暖宫调经。

【应用】下焦虚寒证。适用于下焦虚寒所致的腹中冷痛，月经失调，或行经腹痛，舌淡苔白，脉沉细。月经失调、慢性盆腔炎、行经腹痛、胎漏下血、带下清稀、宫寒不孕等属下焦虚寒者可选用本方。

【方解】本方所治之证为下焦虚寒或宫冷经冷所致，治宜温经通脉，散寒止痛。方中艾叶辛香而温，味苦，入肝、脾、肾三经，善走三阴而逐寒湿，暖气血而温经脉，温中阳而止冷痛，固阴血而止血溢。艾叶尤长于温里和中，祛寒止痛，为妇科经带的常用要药，其对下焦虚寒、腹中冷痛、宫冷经寒诸证，疗效甚佳。老生姜性温味辛，功能温肺解表、温中止呕，为温胃散寒止呕之要药。老生姜经煨制后，较生姜则不散，比干姜则不燥，辛散之性减而祛寒之效增，善去脏腑之沉寒，发诸经之寒气，专主温里而治胃部冷痛、泄泻及妇人下焦虚寒诸证。老生姜与艾叶相伍，温里散寒之功大大增强。鸡蛋补阴益血，补脾和胃，并能缓和艾叶温燥辛辣之性。加红糖以补血活血，又能矫味。全方选料精当，功效专一，不失为温里散寒、养血益气的药膳良方。

【使用注意】本方艾叶辛香而苦，性质温燥，用量不宜过大。凡属阴虚血热，或湿热内蕴者不宜食用。

胶艾炖鸡

【来源】《百病饮食自疗》。

【组成】杜仲、阿胶各 15 g，陈艾 10 g，鸡 1 只（约 500 g），生姜 6 g。

【制法用法】

1. 将鸡去毛及内脏洗净。

2. 入陈艾、杜仲于砂锅内与鸡同炖。

3. 将熟时入生姜再炖煮 20 分钟。

4. 每次用汤烊化阿胶 5 g 服食，每日 3 次，鸡汤中可入盐调味，鸡肉及汤视食量大小分次服完，隔 1~2 日 1 料，连用 3~5 料。

【功效】散寒止痛，暖宫安胎。

【应用】肾阳虚弱证。适用于肾虚寒凝所致的妊娠腹痛，症见妊娠期间小腹绵绵作痛、按之痛减、面色萎黄、心悸、头目眩晕、舌质淡红、苔薄白、脉细。也可用于女子寒凝痛经、不孕症等。

【方解】本方所治之证为肾阳不足，虚寒内生；寒客胞脉，胞宫受寒，气血凝滞所致。治宜散寒止痛，暖宫安胎。方中阿胶具有补血、滋阴的作用；杜仲善温补肝肾而调冲任，固经安胎，可治疗女性的腰膝酸软等症；陈艾温经散寒止痛；鸡肉补精填髓以养胎，肾阴足则肾阳化生无穷；生姜有发汗、散寒气、解药毒的功效。诸物合用，具有温经散寒、暖宫安胎之功效。

【使用注意】外感未愈、消化不良者，不宜服用。

第二十一章　泻下类

泻下类药膳由能引起腹泻或滑利大肠、促使排便的药物和食物组成，具有通利大便、排除积滞作用。主要适用于大便秘结、胃肠积滞、水肿停饮及实热内结之证。泻下法有攻下、峻下、润下的区别。其中峻下类选用的药物大多有毒，且泻下作用峻猛，较少在药膳中使用。采用泻下法，治疗应遵循"其实者，散而泻之""其下者，引而竭之"等原则，排出肠中积滞粪便，使腑气通畅，气血调和。故泻下类药膳多由泻下导滞、润肠通便之品组成，药食常选火麻仁、番泻叶、郁李仁、蜂蜜、香蕉、芝麻等，常用药膳方有苏子麻仁粥、蜂蜜决明茶、杏仁汤等。

本类药膳宜空腹服。部分药物易伤胃气，应得效即止，不宜过剂。服用本类药膳期间不宜食油腻和不易消化食物，以防重伤胃气。久病正虚，年老体弱及女性月经期、胎前产后，仍应慎用本类药膳。

苏子麻仁粥

【来源】《丹溪心法》。

【组成】紫苏子、麻子仁各 15 g，粳米 50 g。

【制法用法】

1. 先将紫苏子、麻子仁洗净。

2. 研磨为极细末，加水再研，滤汁去渣，以汁煮粥。

3. 每日 1～2 次。早、晚服用。

【功效】降气润肠，通导大便。

【应用】肠燥津亏证。用于阴血津液亏虚、大肠失于濡润所致的大便燥结难下、头晕目眩、面色白、唇甲无华、心悸、舌淡苔白、脉沉细等，也可用于肺虚肠燥之久咳劳嗽病的调理。亦适用于病后、老年人、孕产妇便秘或习惯性便秘等。

【方解】本方所治之证为津液不足，肠道失于濡润，传导无力所致。治宜润肠通便。方中紫苏子气味辛温，入肺、肝二经，长于降肺气，肺与大肠相表里，肺气肃降有助于腑气通畅。麻子仁气味辛甘平，质润，入大肠、胃、脾三经，具有润滑肠道、缓下通便之功。两药同用，上开肺闭，下润肠燥，尽显配伍之妙，以之为粥，更合调治结合的药膳宗旨。两药富含脂肪酸，主要成分为亚油酸和亚麻酸，能刺激肠黏膜，使分泌增多、蠕动加快，能滋阴补虚，无不良反应。因此，本方可谓是通便药膳粥食的经典方剂。

【使用注意】方中麻子仁虽为甘平之品，但服用不可过量。

【附方】

1. 松子仁粥（《本草纲目》）　松子仁30 g，粳米50 g，白糖适量。功能润肠通便，滋阴养液。适用于津枯肠燥便秘。

2. 麻仁粥（《肘后备急方》） 麻子仁30 g，粳米50 g。功能润肠通便，滋养补虚。适用于肠燥津亏便秘。

蜂蜜决明茶

【来源】《食物本草》。

【组成】生决明子10~30 g，蜂蜜适量。

【制法用法】

1. 将生决明子捣碎，加水200~300 mL，煎煮5分钟。

2. 冲入蜂蜜，搅匀后当茶饮用。

3. 每日早、晚分服。

【功效】润燥滑肠，泄热通便。

【应用】燥热内结证。适用于热病伤津所致的大便干燥不通，数日不行，兼肝火上炎、目赤肿痛、头痛眩晕、小便短赤、舌红苔黄燥、脉滑数者；亦可用于老年人肠燥便秘兼有高血压、高脂血症者。

【方解】本方适用于热病伤津，或老年人、产妇津液不足，大肠干燥，无以润滑大便所致的便秘，即所谓"无水舟停"，治宜滋润肠燥，通下大便。方中生决明子富含油脂而质润，上清肝火，下润大肠，其中所含的蒽醌类物质有缓泻作用，故能用于肠燥便秘。蜂蜜功善润肠通便，润肺止咳，滋养和中，久服养颜，是天然的营养性润下剂。二药合用，润燥滑肠，泄热通便，且作用平和，不良反应较少。

【使用注意】决明子通便，宜生用、打碎入药，煎煮时间不宜过久，否则有效成分破坏，作用降低。所含蒽醌类物质有缓泻作用，大剂量可致剧泻。故应注意用量。

【附方】

决明子萝卜子茶（《食物本草》） 由决明子15 g，萝卜子10 g，蜂蜜适量组成。功能清热润燥，泻下通便，尤其适合食积便秘者。

杏仁汤

【来源】《养老奉亲书》。

【组成】杏仁10 g，火麻仁10 g，板栗30 g，芝麻15 g。

【制法用法】

1. 将杏仁（去皮）与火麻仁一起砸碎。

2. 板栗炒熟去外壳。

3. 芝麻炒香。

4. 将上述物品放入砂锅中，加水适量，煎煮后去渣取汁。

5. 早、晚各1次，饭前温服。

【功效】理气宽肠，润燥通便。

【应用】气滞便秘证。适用于肺气上逆所致的腑气不通，胸胁痞满，甚则腹胀腹痛，食少纳呆，大便秘结，欲便不得，苔薄白而腻，脉弦；或肺燥津亏之干咳劳嗽，无痰或少痰，或痰中带血等；亦可用于中老年日常保健。

【方解】 本方所治之证为气机郁滞所致的便秘，治宜理气宽肠，润燥通便。方中杏仁润肠通便兼降肺气以助大肠传导，火麻仁润燥滑肠，杏仁偏走气分，火麻仁偏走血分，气血同治，用于肠燥气滞便秘之证。板栗性味甘温，具有益气健脾、厚补胃肠的作用。加之芝麻益肝补血、滋阴润肠。诸药合用，使体虚得补，肠燥得润，腑气得通，共成补虚润下之剂。

【使用注意】 火麻仁服用不可过量。

【附方】

1. 杏苏粥 （《本草纲目》） 由杏仁、苏子仁各 10 g，粳米 100 g，红糖适量组成。功能润肠通便，降气消痰，止咳平喘。用于肠燥津亏便秘及急、慢性支气管炎。

2. 杏酥粥 （《齐民要术》） 由杏仁 10 g，鲜牛乳 50 mL，粳米 100 g，白糖适量组成。功能补气健脾，润肠通便。用于气虚便秘。

第二十二章　利水渗湿类

凡以利水渗湿类药物和食物为主组成，具有利水、除湿、利尿、消肿、退黄等作用，用于治疗水湿为患的药膳称为利水渗湿类药膳。

本类药膳适用于各种水湿证。水与湿异名同类，水化为湿，湿聚成水，故常水湿并称。水湿多是外感六淫，或内伤饮食及情志，导致脏腑气化功能失常、水液代谢障碍所致。脏腑之中，肺、脾、肾及三焦与水液代谢关系最为密切，肺主通调水道，脾主运化水液，肾主蒸化水液，三焦为水液运行之道路。故肺、脾、肾及三焦功能失常，津液不能正常运行布散，水湿停聚，即可出现多种病证。水湿外溢肌肤可为肿，下注膀胱可为淋，阻滞胆道可为黄疸。本章药膳即主要针对水肿、淋证和黄疸，根据治法与药食作用的不同，分为利水消肿、利水通淋和利湿退黄三类。

湿为阴邪，其性重浊黏腻，往往反复发作，缠绵难愈，若湿与热合，则更是蕴结难解，故临证当渐缓调理，勿求急功。祛湿药膳以清淡为宜，避免油腻过重而黏腻滞邪。水肿者宜少盐膳食，避免加重水湿。

若素体阴虚津亏，则应慎用，以防利水更伤阴液。

茯苓粥

【来源】《仁斋直指方》。

【组成】茯苓 15 g，粳米 50 g。

【制法用法】

1. 茯苓磨成细粉，与粳米同煮粥。

2. 趁热服食，每日 1~2 次。

【功效】利水渗湿，健脾和胃。

【应用】脾虚湿盛证。适用于脾虚湿盛所致之体倦乏力，食少纳呆，腹胀便溏，肢体水肿，舌淡胖，苔白腻，脉缓或滑等。

【方解】本方所治之证为脾气亏虚、失于运化、水湿内生所致的脾虚湿盛证。治宜健脾祛湿，利水消肿。方中茯苓味甘、淡，性平，归心、肺、脾、肾经，"行水之功多，益心脾不可缺也"（《本草衍义》），具有利水渗湿、健脾化痰之功。茯苓药性平和，利水而不伤正，凡水湿停滞、小便不利之证，不论偏寒偏热，均可配伍应用。因其既能祛邪，又能扶正，尤其适于脾虚湿盛、正虚邪实之证。方中粳米味甘，性平，入脾、胃、肺经，能补中益气、健脾和胃、除烦止泻。粳米与茯苓相伍，共奏利水消肿、健脾和胃之功。

【使用注意】本方药力和缓，常服、久服方可显效。

【附方】

茯苓黄芪粥（《高血压病精品药膳60种》） 由黄芪20 g，茯苓30 g，粳米100 g，白糖10 g组成。功能补中益气，利水消肿。适用于脾胃虚弱，水湿内停之颜面或下肢水肿，小便不利，舌淡苔白，脉濡缓等。

薏苡仁粥

【来源】《本草纲目》。

【组成】薏苡仁60 g，粳米60 g，食盐5 g，味精2 g，香油3 g。

【制法用法】

1. 将薏苡仁洗净捣碎，粳米淘洗，同入煲内，加水适量，共煮为粥。

2. 粥熟后调入食盐、味精、香油即可。

3. 温热食之，日服2次。

【功效】利水渗湿，健脾和胃。

【应用】脾虚湿盛证。用于脾虚湿盛所致之水肿、泄泻、小便不利等。亦可用于湿痹、肺痈、肠痈等的辅助治疗。

【方解】本方所治之证为脾虚不能运化水湿所致的脾虚湿盛证，治宜健脾祛湿。方中薏苡仁性味甘淡、微寒，归脾、胃、肺经，功能利水渗湿，作用较为缓弱，因其性属微寒，故可用于湿热内蕴之证。本品又具健脾之功，且健脾而不碍湿，渗润而不过利，为淡渗清补、药食两用之佳品。《本草新编》称其"最善利水，不至损耗真阴之气，凡湿盛在下身者，最适用之"。方中粳米味甘，性平，入脾、胃、肺经，能健脾益胃，与薏苡仁合用煮粥，共奏健脾渗湿之功。

【使用注意】本方为清补健胃之品，效力较缓，食用时间须长，方可奏效。方中薏苡仁具有甘淡下行之性，故孕妇慎用。

车前叶粥

【来源】《圣济总录》。

【组成】鲜车前叶30 g，葱白15 g，淡豆豉12 g，粳米50 g，姜末、食盐、陈醋、味精、香油各适量。

【制法用法】

1. 鲜车前叶及葱白切碎，与淡豆豉同入煲中，加水500 mL，煎煮30分钟后倒出药液，用2层纱布过滤，药渣弃去。

2. 粳米洗净放入锅中，加入药液及适量水，武火烧沸后改文火慢慢熬煮。

3. 粥成后，调入姜末、食盐、陈醋、味精、香油，即可食用。

【功效】清热泄浊，利尿通淋。

【应用】膀胱湿热证。用于湿热蕴结下焦、膀胱气化失司所致之热淋，症见小便灼热、淋沥涩痛、尿色黄赤混浊等。亦可用于暑湿泄泻，小便短少等。

【方解】本方所治之证为湿热内蕴所致的膀胱湿热证，治宜清湿热、泄淋浊。本方选车前叶鲜品为佳。鲜车前叶性寒，味甘，归肾、肝、肺经，能"清胃热，明目，利小便，分利五淋，赤白便浊，止水泻，消水肿，退眼赤"（《滇南本草》）。淡豆豉味苦、辛，性平，归肺、胃经，功善解肌发表、宣郁除烦。葱白辛温，入肺、胃经，能发表通阳，与淡豆豉相伍可增强宣肺之功。三者合用宣肺利尿之功尤著，更以粳米滋养和中，宣利而不伤正。

【使用注意】车前叶属甘滑通利之品，遗精、遗尿者不宜食用。本方宜空腹食之。

鸡骨草枣汤

【来源】《岭南草药志》。

【组成】鸡骨草 30 g，大枣 10 枚。

【制法用法】

1. 鸡骨草与大枣一同放入砂锅，加水适量，煎煮 20 分钟即可。
2. 吃枣饮汤，每日 2 次。

【功效】利湿退黄，疏肝健脾。

【应用】肝胆湿热证。用于湿遏热壅之黄疸，症见身目俱黄、脘腹痞满、恶心呕吐、小便短黄等。临床可用于急慢性肝炎、胆囊炎、胆石症等的辅助治疗。

【方解】本方所治之证，为湿热蕴结中焦、熏蒸肝胆所致，治宜利湿退黄。方中鸡骨草是豆科相思子属的一种植物，常见于中国华南地区，味甘、微苦，性凉，归肝、胃经，具有清热利湿、疏肝散瘀之功。《岭南草药志》云其能"清郁热，舒肝，和脾"。大枣性平味甘，既能健脾益气，养血补肝，又能佐制鸡骨草寒凉之性。两味相合，祛邪扶正，标本兼治，共奏健脾利湿、清肝退黄之效。

【使用注意】鸡骨草种子有毒，用时须摘除豆荚，以免中毒。

补肾渗湿药膳饼

【来源】编者们曾立项青岛市中医药科研计划项目"补肾渗湿药膳对哮病缓解期的疗效评价"，项目编号：2017-zyx016。补肾渗湿药膳饼是在专科名老中医专家周兆山主任医师的补肾渗湿防治哮喘理论的基础上配制而成的。"防哮灵胶囊防治哮喘的临床与实验研究"获青岛市科技进步奖二等奖。经多年临床验证，防哮灵胶囊具有良好的临床疗效。目前支气管哮喘发病率逐年增高，为广大哮喘患者带来巨大身心伤害和沉重经济负担。补肾渗湿药膳饼，采用现代中药炮制技术及烹饪技术，制成药膳饼干，改良了食用方法，提高了哮喘缓解期的疗效，是易于实施的饮食调护方法。我们应用补肾渗湿药膳饼干预哮喘缓解期的治疗，能明显提高疗效，减少患者急性发作的次数，达到了辅助治疗疾病的目的。

【组成】山药、薏苡仁、茯苓、粳米、红豆、补骨脂、山萸肉等，以及鸡蛋、黄油、面粉、白砂糖等辅料。

【制法用法】将药膳方粉碎成细末，鸡蛋打散，加入适量黄油、面粉，少量白砂糖搅拌均匀，揉成面团，将面团分好，用擀面杖擀成薄厚均匀的饼状，使用模子压好形状。将烤炉温度设置为 180 ℃，预热，烤至金黄色即可制成色香味俱全的药膳饼干。服用方法：每日早、晚各 1 次，每次 50 g。

【功效】补肾渗湿。

【应用】支气管哮喘缓解期。

第二十三章 化痰止咳平喘类

凡以化痰止咳平喘类药物和食物为主组成，具有化痰止咳、降气平喘等作用，用于治疗咳嗽咳痰、气逆喘哮等病证的药膳称为化痰止咳平喘类药膳。本类药膳适用于各种咳喘证。咳喘多是外感六淫之邪，或内伤饮食情志，脏腑功能失调，引起肺失宣肃、肺气上逆所致，其病位在肺。然究其病因，则与五脏六腑均有关，土不生金、肝火犯肺、肾水射肺、腑气不降等均可导致咳喘，正如《素问·咳论》所云："五脏六腑皆令人咳，非独肺也。"故临证当详辨外感与内伤，所属之脏腑，审其虚实寒热，随证治之。痰与咳喘关系密切，痰多易致咳喘，咳喘每多夹痰。痰之产生多责之于肺不能布散津液，脾不能运化精微，肾不能蒸化水液，以致津液凝聚成痰。故治痰当注意调理脏腑功能，以绝生痰之源。化痰类药食与止咳类、平喘类药食各有所长，如痰多咳喘，多配伍同用。化痰有温化寒痰、清化热痰之分，止咳平喘有宣肺、清肺、温肺、敛肺之别，临证当详辨。

川贝秋梨膏

【来源】《中华临床药膳食疗学》。

【组成】款冬花、百合、麦门冬、川贝母各 30 g，秋梨 1000 g，冰糖 50 g，蜂蜜 100 g。

【制法用法】

1. 将款冬花、百合、麦门冬、川贝母入煲，加水煎成浓汁，去渣留汁。

2. 秋梨洗净，去皮核榨汁，将梨汁与冰糖一同放入药汁内，文火煎至梨浆浓稠后调入蜂蜜拌匀，再沸时熄火，冷却后装瓶备用。

3. 每次食膏 15 g，日服 2 次，温开水冲服。

【功效】养阴润肺，清热化痰，止咳平喘。

【应用】燥热伤肺证。可用于肺热燥咳，或肺虚久咳，症见咳嗽气短、痰少而黏、难以咳出、咽干等。亦可用于热病伤津所致的烦渴、大便秘结等。

【方解】本方所治之证为燥热伤肺证，治宜养阴润肺、止咳化痰。方中川贝母味苦、甘，性微寒，归肺、心经，《日华子诸家本草》称其"消痰，润心肺"，能清肺泄热化痰，又味甘质润，能润肺止咳，尤宜于内伤久咳、燥痰、热痰之证。秋梨味甘、微酸，性凉，归肺、胃经，能生津润燥、清热化痰。款冬花、百合、麦门冬等药，皆有润肺、止咳、化痰之功。诸味合用，可增强养阴润肺化痰之效，使肺阴充而燥咳止。再以蜂蜜养脾胃、和营卫，又具培土生金之力。此膏滋而不腻，补而不燥，口感甘甜，为润肺化痰止咳之佳品。

【使用注意】脾胃虚寒、咳唾清稀、腹泻者不宜食用。

【附方】

秋梨蜜膏（《本草求原》） 由鸭梨 1500 g，鲜生姜 250 g，蜂蜜 100 g 组成。功能养阴止咳。适用于肺热咳嗽、痰黄、咽痛等。

青龙白虎汤

【来源】《王氏医案》。

【组成】橄榄30 g，鲜萝卜60 g。

【制法用法】将橄榄和鲜萝卜洗净，一同放入砂锅，加水适量，水煎取汁，频频饮之。

【功效】清热化痰，消食利咽。

【应用】痰热阻肺证。适用于痰热咳嗽伴有食积者，症见咳嗽、痰多色黄、咽喉肿痛、食少纳呆、嗳腐吞酸、脘腹胀满、大便不畅、舌红、苔黄腻、脉滑等。

【方解】本方所治之证为饮食停滞、痰热阻肺证，治宜清热化痰、消食化滞。方中橄榄味甘、酸、涩，性平，入肺、胃经，能清热解毒、利咽化痰、生津止渴、健胃消食。鲜萝卜味辛、甘，性凉，入肺、胃经，有除痰润肺、下气消食、解毒生津之功，为食疗佳品。二者相伍，正如《王氏医案》所云："橄榄色青，清足厥阴内寄之火风，而靖其上腾之焰；芦菔色白，化手太阴外来之燥热，而肃其下行之气。合而为剂，消经络留滞之痰，解膏粱鱼面之毒，用以代茶，则龙驯虎伏，脏腑清和。"这就是本方方名之义。

【使用注意】脾胃虚弱，大便稀溏者不宜服用。

柚子炖鸡

【来源】《本草纲目》。

【组成】新鲜柚子1个，新鲜鸡肉500 g，姜片、葱白、百合、味精、食盐等适量。

【制法用法】

1. 将柚子剥皮，去筋皮，除核，取肉500 g。

2. 将鸡肉洗净切块，焯去血水。

3. 再将柚肉、鸡肉同放入炖盅内，置姜片、葱白、百合于鸡肉周围，调好食盐、味精，加开水适量，炖盅加盖，置于大锅中，用文火炖4小时，取出可食之。

4. 每周2次，连食3周。

【功效】健脾消食，化痰止咳。

【应用】痰浊壅肺证。适用于脾虚食滞，痰浊内生，壅聚于肺所致之咳嗽痰多，食少纳呆，脘闷呕恶，大便时溏，舌苔厚腻，脉濡滑等。

【方解】本方所治之证为脾虚食滞、痰浊壅肺证，治宜健脾气以消食滞，化痰浊而止咳嗽。方中柚子果肉味甘、酸，性寒，归肺、胃经，能健胃化食、下气消痰、润肺生津。百合味甘，性微寒，归肺、心经，能养阴润肺止咳、清心安神。二者相伍，共奏润肺消痰止咳之功。鸡肉味甘，性温，归脾、胃经，能温中、益气、补精、填髓。姜片和胃止呕，止咳化痰。葱白辛温通阳。本膳方能健脾胃、理肺气、化痰浊，从而使患者气顺痰除、脾健痰化。

【使用注意】消化力弱者以饮汤为宜。

蜜蒸百合

【来源】《太平圣惠方》。

【组成】百合 100 g，蜂蜜 50 g。

【制法用法】

1. 将百合洗净后加入蜂蜜搅拌均匀。

2. 将混合后的百合蜂蜜放入容器中，隔水蒸熟即可。随时含服，慢慢吞咽。

【功效】润肺止咳。

【应用】肺阴亏虚证。适用于肺阴虚导致的咳嗽，症见干咳或燥咳、咳而无痰或少痰、胸中烦闷、咽干、唇燥、大便干结、舌尖红、苔少、脉细数等。

【方解】本方所治之证为肺阴不足所致的肺阴亏虚证，治宜滋阴润肺、止咳化痰。方中百合味甘，性微寒，入肺、心经，功擅养阴清肺、润燥止咳，《本草纲目拾遗》述其"清痰火，补虚损"。蜂蜜性味甘平，补中，润燥，《本草纲目》云："和营卫，润脏腑，通三焦，调脾胃。"百合与蜂蜜相伍，共奏润肺止咳之功。

【使用注意】痰湿内蕴、中满痞胀及肠滑泄泻者不宜食用。

杏仁粥

【来源】《食医心镜》。

【组成】杏仁 10 g，粳米 50 g，食盐或冰糖适量。

【制法用法】

1. 将杏仁去皮尖，放入锅中，加水煮至杏仁软烂，去渣留汁。

2. 用药汁煮粳米成粥，调入食盐或冰糖。

3. 温热食，每日 2 次。

【功效】降气化痰，止咳平喘。

【应用】痰浊壅肺证。适用于痰浊壅塞、肺气失降所致之咳嗽气喘，痰多黏腻色白，胸满室闷，大便偏干等。

【方解】本方所治之证为痰浊壅塞、肺气上逆所致的痰浊壅肺证，治宜下气祛痰、止咳平喘。方中杏仁有甜、苦之分。苦杏仁味苦，性温，有小毒，归肺、大肠经，《滇南本草》云其"止咳嗽，消痰润肺，润肠胃，消面粉积，下气，治疳虫"，能祛痰止咳、平喘、润肠，与粳米同煮为粥，于止咳平喘之中又能健脾养胃，既可借米粥增强药力，又可缓其毒性；甜杏仁味甘，性平，无毒，归肺、大肠经，性属滋养，功能润肺止咳，与粳米合煮为粥，可增强润肺补肺之功，对年老体弱、虚劳咳嗽、肠燥便秘者尤为适宜。

【使用注意】苦杏仁有小毒，用量不宜大。使用时以甜杏仁为宜。

【附方】

杏仁粥（《太平圣惠方》）　由杏仁 12 粒，桑白皮 60 g，大枣 7 枚，生姜 2 片，牛奶 30 mL，粳米 100 g 组成。功能止咳平喘。适用于咳嗽、喘息、痰多。

人参胡桃汤

【来源】《严氏济生方》。

【组成】人参 6 g，核桃仁 30 g，大枣 7 枚，生姜 5 片。

【制法用法】

1. 先将人参洗净。

2. 与核桃仁、生姜、大枣一同入锅，加水适量煎煮，去渣取汁。

3. 再在药渣中加水煎取药汁。

4. 将两次药汁合并即成。分 2～3 次服用。

【功效】补益肺肾，纳气定喘。

【应用】肺肾两虚证。适用于肺肾两虚、气失摄纳所致之喘证，症见咳嗽喘促、不能平卧、动则喘甚、咳声低弱、短气乏力、脉弱等。

【方解】本方所治之证为肺肾两虚、不能纳气所致的肺肾两虚证，治宜补益肺肾、纳气定喘。方中人参味甘、微苦，性温，归脾、肺经，《滇南本草》云其"治阴阳不足，肺气虚弱"，具有大补元气、补脾益肺之功，为补肺要药，可改善短气喘促、懒言声微等肺气虚衰症状。核桃仁味甘，性温，入肾、肺经，能补肾固精、温肺定喘，善治肾虚喘嗽，《本草纲目》谓其能"补气养血，润燥化痰，益命门，利三焦，温肺润肠"。佐以大枣补脾和胃，益气生津，亦能"润心肺，止嗽"（《日华子诸家本草》）。生姜"益脾胃，散风寒"（《珍珠囊》），"去冷除痰"（《本草拾遗》）。以上四味相伍，共奏补肺益肾、纳气定喘之效。

【使用注意】实证、热证而正气不虚者不宜服。

第二十四章　理血类

凡以活血、止血等理血类药食为主组成，具有活血化瘀、和血止血作用，以预防和治疗血瘀、出血等病证的药膳，统称为理血类药膳。

血是营养人体的重要物质，在正常情况下，周流不息地循行于脉中，灌溉五脏六腑，濡养四肢百骸。病理情况下，由于致病因素的影响，血行不畅、瘀血内停，或妄行离经，均可导致各种血证，可用理血类药膳防治。

血瘀证和出血证多病证复杂，既有寒热虚实之分，又有标本缓急轻重之别，故在应用本类药膳时，须分清标本缓急，急则治其标，缓则治其本，或标本同治。当血瘀重证或大量出血时，本类药膳可作为辅助治疗或善后调理措施，治疗还应以药物为主。血瘀证当活血化瘀，出血证当止血，故理血类药膳主要分为活血化瘀和止血两类。

第一节　活血化瘀类

活血化瘀类药膳具有畅通血行、消散瘀血作用，主要适用于血瘀证。血瘀证临床表现以局部疼痛、痛如针刺、固定不移为特点，临床常见于痛经、闭经、瘀积包块、外伤瘀血肿痛、痹证之血行不畅、瘀阻经脉之半身不遂、瘀血内停之胸胁疼痛，以及产后血瘀腹痛、恶露不行等。活血化瘀类药膳方的配伍，应以活血化瘀类药食为主，可适当配以补气、理气之品，因气能行血，瘀久伤正者也可配合补养气血之药食。常用药食有益母草、红花、玫瑰花、当归、丹参、桃花、桃仁等。药膳方有三七蒸鸡、益母草煮鸡蛋、桃仁粥等。活血化瘀类药膳性多破泄，月经量多的女性及孕妇当慎用。

三七蒸鸡

【来源】《延年益寿妙方》。

【组成】母鸡1500 g，三七20 g，姜、葱、料酒、盐、味精各适量。

【制法用法】

1. 将母鸡宰杀煺毛，剁去头爪，剖腹去内脏，冲洗干净。

2. 三七一半上笼蒸软，切薄片，一半磨成粉。姜切片，葱切大段。

3. 将鸡剁成小块装盆，放入三七片，葱、姜摆于鸡块上，加适量料酒、盐、清水。

4. 上笼蒸2小时左右，出笼后拣去葱、姜，拌入味精、三七粉即成。

5. 吃肉喝汤，佐餐时随量食用。

【功效】散瘀定痛，益气养血。

【应用】血瘀证。适用于产后、经期、跌打、胸痹、出血等血瘀证。临床多用于胸痹心痛、跌打损伤、崩漏带下、遗精泄泻、消渴、咯血等。因其兼能益气养血，和营养颜，故血虚面色萎黄、年老久病体弱者也可将其作为强壮之品。

【方解】本方所治之证为瘀血所致，治宜散瘀止血、消肿定痛。方中三七甘苦而温，散瘀止血而不留瘀，对出血兼有瘀滞者更为适宜。鸡肉甘温，入脾、胃经，可温中益气，养血和营，主治虚劳瘦弱诸症。两者配伍，一补一通，作用平和，无峻攻蛮补之弊，善于理血补虚，凡血瘀、出血、血虚等血分之证均可酌情选用。

【使用注意】孕妇忌服。

【附方】

三七酒（《中国中医独特疗法大全》）　由三七、川芎、薏苡仁、海桐皮、生地黄、牛膝、羌活、地骨皮、五加皮各 15 g，白酒 2.5 L 组成。功能活血止痛，散瘀通络。适用于跌打损伤、瘀血阻滞之瘀血肿痛、关节痹痛等。

益母草煮鸡蛋

【来源】《食疗药膳学》。

【组成】益母草 30~60 g，鸡蛋 2 个。

【制法用法】

1. 鸡蛋洗净，与益母草加水同煮，熟后剥去蛋壳，入药液中复煮片刻。

2. 吃蛋饮汤。每天 1 剂，连用 5~7 天。

【功效】活血调经，利水消肿，养血益气。

【应用】气滞血瘀证。适用于气血瘀滞所致之月经不调、痛经、经闭、崩漏、产后恶露不下等；也可用于外伤内损有瘀血者，或尿血、肾炎水肿等。疼痛明显者可加入黄酒适量，血虚者加入红糖适量。由于本方药性平和，无峻攻蛮补之弊，故亦可作为妇人产后调补之方，以助子宫修复。

【方解】本方所治之证为气血瘀滞所致，治宜活血理气。方中益母草辛苦寒，入心、肝经，能活血祛瘀、调经利水，是治疗血热、血滞及胎产艰涩之要药，为本方之主料；鸡蛋甘平，入心、肾经，能滋阴润燥、养心安神。两者相伍，化瘀与扶正并举，活血补血，养血调经，利水消肿。

【使用注意】脾胃虚弱者不宜多食，多食令人闷满。

【附方】

益母草汁粥（《太平圣惠方》）　由鲜益母草汁 10 mL，鲜生地黄汁 40 mL，鲜藕汁 40 mL，蜂蜜 10 mL，生姜汁 2 mL，粳米 100 g 组成。功能散瘀调经，滋阴养血。适用于阴虚血热、冲任失调证之月经不调、崩中漏下。病愈即止，不宜久服。

桃仁粥

【来源】《太平圣惠方》。

【组成】桃仁（去皮尖）21 枚，生地黄 30 g，桂心（研末）3 g，粳米（细研）100 g，生姜 3 g。

【制法用法】

1. 生地黄、桃仁、生姜三味加米酒 180 mL 共研，绞取汁备用。

2. 另以粳米煮粥，再加入上述药汁，更煮令熟，调入桂心末。

3. 每日 1 剂，空腹热食。

【功效】 祛寒化瘀止痛。

【应用】 寒凝血瘀证。适用于寒凝血瘀所致之心腹疼痛、痛经、产后腹痛、关节痹痛等。临床也可作为冠心病，心绞痛，风湿性关节炎，类风湿关节炎，行经腹痛等病的辅助治疗。

【方解】 本方所治之证为寒凝血瘀所致，治宜化瘀通经、散寒止痛。方中桃仁苦甘性平，入心、肝、大肠经，功善破血行瘀、润燥滑肠，是治疗血瘀引起的经闭、癥瘕、产后腹痛、胸腹刺痛之专药。生地黄甘苦性凉，《神农本草经》载其能"逐血痹"，《本草经疏》言其善"益阴血"，唐宋之前多用生地黄活血通经，治疗寒热积聚、痹阻疼痛诸症。桂心辛热，助阳散寒、通脉止痛。生姜辛温，温散和中。四味配合，重在祛邪，可收化瘀、散寒、止痛之捷效。以粳米煮粥，取其补中益气、健脾和胃之功，意在资生气血之化源，祛邪不损正。

【使用注意】 本方总以祛邪为主，不宜长时间服用。血热明显者可去桂心。平素大便稀溏者慎用。

【附方】

桃仁酒（《太平圣惠方》） 由桃仁 500 g，清酒 5 L 组成。功能活血通脉，益颜色，令人面色光悦。适用于血瘀证之面色晦暗不泽，或可作为美容保健之品适量服用。

第二节　止血类

止血类药膳具有制止体内外出血作用，主要适用于出血类病证。出血类病证根据病变部位主要有吐血、衄血、咯血、尿血、便血、崩漏、紫癜及跌打损伤出血等。其中血热妄行者，宜凉血止血；瘀滞出血者，宜化瘀止血，适当配以理气之品；气虚不摄、脾不统血者，应益气健脾摄血；阳虚气弱、摄血无力者，宜温阳止血；病久兼有血虚者，应益气养血止血。上述各种出血，均可酌情配合收敛止血类药食。使用止血类药膳时，对出血兼有瘀滞者，可适当配伍活血化瘀之品，以防血止留瘀之弊。常用药食有藕汁、阿胶、艾叶、白茅根、花生衣、黑木耳、苎麻根等；药膳方有艾叶炖母鸡、糯米阿胶粥、花生衣红枣汁等。

艾叶炖母鸡

【来源】《中华养生药膳大典》。

【组成】 艾叶 15 g，老母鸡 1 只，米酒 60 mL，葱白 2 段，精盐适量。

【制法用法】

1. 将老母鸡宰杀，去毛及内脏，洗净，去头、爪，剁块，入沸水中烫透。

2. 将鸡肉放砂锅内，加入艾叶、米酒和适量清水，煮沸。

3. 加精盐、葱白，用小火煨至熟烂，然后拣去艾叶和葱白即成。

4. 食肉喝汤，佐餐食用，连用 5~7 天。

【功效】 益气扶阳，温经散寒，止血安胎。

【应用】 气虚血寒（出血）证。适用于阳虚血瘀所致之出血，特别是月经过多、崩漏、便血等。

【方解】 本方所治之证为阳虚血瘀所致，治宜益气扶阳、温经散寒。方中艾叶苦辛性温，入脾、肝、肾经，功能温经止血、散寒除湿、安胎。葱白辛温，能发散通阳、温散寒凝；米酒温通血脉。两者共助艾叶温中止血之力。老母鸡甘温，入脾、胃经，以温中益气、补精填髓，助后天生化之源，补精血之亏损，使标病除而根本固。诸药合用，可益气扶阳，温经散寒，止血安胎。

【使用注意】 阴虚血热者慎用。

【附方】

艾叶苡仁粥（《百病中医药膳疗法》） 由薏苡仁 50 g，艾叶 6 g，鸡蛋 1 枚，粳米 100 g 组成。功能温经止血。适用于脾虚有寒之月经量多、崩漏、带下、便血等。也可辅助治疗功能性子宫出血、痛经等。

糯米阿胶粥

【来源】《食医心鉴》。

【组成】 阿胶 30 g，糯米 100 g，红糖适量。

【制法用法】

1. 糯米淘洗净，入锅加清水煮至粥将熟。

2. 放入捣碎的阿胶，边煮边搅，稍煮 2~3 沸，加入红糖搅匀即可。

3. 每日分 2 次趁热空腹食下，3 日为 1 个疗程，间断服用。

【功效】 滋阴润燥，补血止血。

【应用】 血虚燥热（出血）证。适用于血虚燥热所致之虚劳嗽血、肺燥久咳、吐血、衄血、便血、女性月经不调、崩漏、孕妇胎动不安、胎漏及眩晕、心悸等。临床也用于营养不良性贫血、恶性贫血、血小板减少性紫癜、再生障碍性贫血等疾病的辅助治疗。

【方解】 本方所主之证为血虚燥热所致，治宜滋阴润燥、补血止血。方中阿胶甘平无毒，入肺、肝、肾经，功效总以补血滋阴为主，可治疗血虚燥热之一切出血，故为本方主料。辅以糯米补中气，健脾胃；红糖补中缓肝，养血活血。三味相伍，共收滋阴润燥益肺、养血止血、安胎之功。

【使用注意】 阿胶性黏腻，连续服用易致胸满气闷，故宜间断服食。脾胃虚弱者不宜多用。

花生衣红枣汁

【来源】《家庭食疗手册》。

【组成】 花生 60 g，干红枣 30 g，红糖适量。

【制法用法】

1. 花生在温水中泡半小时，取皮。

2. 干红枣洗净后温水泡发，与花生衣同放锅内，倒入泡花生的水，再酌加清水，小火煎半小时，捞出花生衣，加入红糖。

3. 每天分 3 次，饮汁并吃枣。

【功效】补气养血，收敛止血。

【应用】气不摄血证。适用于产后、病后气虚不能固摄血液所致之各种出血证。

【方解】本方所主之证为气虚失于固摄所致，治宜补中益气、养血止血。方中花生衣在古方中极少与花生分用，但在民间常作为止血之品。花生衣甘涩性平，归肺、脾、肝经，功善收敛止血，用于内、外各种出血证。干红枣甘温，入脾、胃经，功能健脾益气，调和营卫；红糖甘温，入脾、胃、肝经，功能补中，养血化瘀。两味与花生衣相合，益气以生血，养血兼和血，止血又散瘀，并能缓和花生衣的涩味，是治疗各种血虚和出血性病证的常用药膳。本药膳止血不留瘀，兼具化瘀、生血之效，对血小板减少性紫癜、再生障碍性贫血的出血、血友病、类血友病、先天性遗传性出血性毛细血管扩张等，不仅有止血作用，而且有一定的对因治疗作用。

【使用注意】内热、痰湿者不宜久服。

第二十五章　安神类

凡以滋养安神或重镇安神药食为主组成，具有安神作用，以预防和治疗神志不安的药膳，统称为安神类药膳。

心神不安可由多种原因引起。常见有情志所伤，肝失条达；或素体虚弱，心脾两虚，致心失所养，神不守舍；或心阴亏虚，虚火上炎，内扰神明；或肾精亏虚，心肾不交；或饮食不节，胃气失和，以致睡卧不安；或肝郁化火；或痰热内扰等。由于病因病机不同，心神不安的临床表现也存在差异，大体而言，可分为虚、实两类。虚证多以头目眩晕，心悸怔忡，虚烦不眠，健忘，盗汗，舌淡脉细为主要特征。实证则以躁动不安，惊悸失眠，头重胸闷，目赤口苦，苔黄脉滑为主要特征。

根据食物及药物来源和功用特点不同，安神类药膳方可分为养心安神类和重镇安神类。

人参炖乌骨鸡

【来源】《中国食疗大典》。

【组成】乌骨鸡 2 只，人参 100 g，猪肘 500 g，母鸡 1 只，料酒、食盐、味精、葱、姜及胡椒粉各适量。

【制法用法】

1. 将乌骨鸡宰杀，去毛、爪、头及内脏，腿别入肚内，出水。

2. 将人参用温水洗净；并将猪肘用力刮洗干净，出水；葱切段、姜切片备用。

3. 将大砂锅置旺火上，加足清水，入母鸡、猪肘、葱段、姜片，沸后移小火慢炖，至母鸡和猪肘五成烂时，再入乌骨鸡和人参同炖，用食盐、料酒、味精、胡椒粉调味，炖至鸡酥烂即可。

4. 作菜肴食用。

【功效】滋阴清热，养心安神。

【应用】阴虚内热证。适用于阴虚内热所致之虚烦少寐、神志不宁、五心烦热、心悸神疲等。

【方解】本方所治之证为阴虚内热所致，治宜养阴清热。方中人参味甘微苦，性微温，可大补元气、养阴安神，《神农本草经》记载人参能"补五脏，安精神，止惊悸，除邪气，明目，开心益智"。乌骨鸡味甘性平，有滋补肝肾、退热安神之功效。猪肘味甘性平，具有滋阴润燥之功效。三味相伍，可补肝肾、降虚火、除烦热、安神志。

【使用注意】本方略有滋腻，故素有湿热内蕴，或阳气不足者慎用。

百合粥

【来源】《本草纲目》。

【组成】百合30 g（或干百合粉20 g），糯米50 g，冰糖适量。

【制法用法】

1. 将百合剥皮、去须、切碎（或干百合粉20 g），糯米洗净。

2. 上两味同入砂锅中，加水适量，煮至米烂汤稠，加入冰糖即成。温热服。

【功效】宁心安神，润肺止咳。

【应用】心肺阴虚证。适用于肺阴虚所致之咳嗽、痰中带血，或热病后期余热未清所致之精神恍惚、心神不安，以及女性更年期综合征等，也可用于中老年人的滋养保健。

【方解】本方所治之证为余热扰心，或阴虚肺燥所致，治宜宁心安神、润肺止咳。方中百合甘微寒，质润，入肺、心二经，具有润肺止咳、清心安神之效，为治疗虚烦不眠、心神不宁、低热不退、久咳久喘之要药。糯米甘平，为本方之主料，可益气补虚、定心神、除烦渴，适用于各种慢性虚证及热病伤津、心悸、烦热等症。二者相伍，共奏润肺养心之功效。

酸枣仁粥

【来源】《太平圣惠方》。

【组成】酸枣仁10 g，熟地黄10 g，粳米100 g。

【制法用法】将酸枣仁置炒锅内，用文火炒至外皮鼓起并呈微黄色，取出，放凉捣碎，与熟地黄共煎，过滤取汁待用；将粳米淘洗干净，加水适量，煮至粥稠后入药汁，再煮3~5分钟即可食用。温热服。

【功效】养心安神。

【应用】心肝血虚证。用于心肝血虚所致之心悸心烦、失眠多梦、五心烦热等，亦可用于中老年人的养生保健，久服可益寿延年。

【方解】本方所治之证，为心肝血虚所致，治宜宁心安神，养肝补血。方中酸枣仁味甘性平，入心、肝二经，是治疗心肝血虚引起的虚烦不眠、惊悸怔忡、体虚出汗之要药，"久服安五脏，轻身，延年"（《神农本草经》），为本方之主料；熟地黄甘温，补血滋阴，益精填髓；粳米甘平，补中益气，健脾和胃，利小便，除烦渴。三味相伍，质柔性平，作用和缓，且制作工艺简单，食用方便。

莲子茯苓糕

【来源】《李时珍药膳菜谱》。

【组成】莲子肉（去皮，去心）、茯苓各500 g，麦门冬300 g，桂花20 g，面粉100 g，白糖250 g。

【制法用法】将莲子肉蒸熟，再与茯苓、麦门冬一起研成细面；加面粉、桂花、白糖，并搅拌均匀；加水和面，呈糕状，入笼蒸熟；出笼，切块备用。每日1~2次，酌量食用，可连用7~10天。

【功效】补益心脾，养阴安神。

【应用】气阴两虚证。用于脾气虚弱、心阴不足所致之心悸怔忡、心烦不寐、多梦健忘、纳呆神疲、口干舌燥等。

【方解】本方所治之证，为脾气虚弱、心阴不足所致。治宜补益心脾，养阴安神。方中莲子肉补脾止泻、养心安神；茯苓既为渗湿消肿要药，又为健脾安神常品，而本方取其健脾安神之功；麦门冬之用意在养阴生津，润肺清心。三药相伍，加以芳香开胃而舒心脾之桂花、润心肺燥热之白糖，诸药食相辅相成，具补益心脾、养阴安神之功，且香甜可口。

【使用注意】中满痞胀及大便燥结者忌食。

【附方】

莲子粥（《本草纲目》引《太平圣惠方》）由莲子30 g，粳米100 g组成。功能养心安神，补脾固肾。适用于心气不足及脾肾亏虚证之失眠、心悸、食少、便溏、带下、遗精等。也可用于病后调养及正常人群的日常保健。因其性平力缓，需经常食用方显疗效。

参考文献

[1] 尤黎明，吴瑛. 内科护理学 [M].7 版. 北京：人民卫生出版社，2022.

[2] 孙秋华. 中医临床护理学 [M].3 版. 北京：中国中医药出版社，2016.

[3] 葛均波，徐永健，王辰. 内科学 [M].9 版. 北京：人民卫生出版社，2018.

[4] 张伯礼，吴勉华. 中医内科学 [M].4 版. 北京：中国中医药出版社，2017.

[5] 袁宇飞. 肺间质纤维化病人的临床护理 [J]. 中国卫生标准管理，2014，5（22）：152 – 154.

[6] 王丹，殷书莉，高东亚. 探讨肺间质纤维化患者的临床护理及康复指导的方法 [J]. 黑龙江中医药，
2021，50（2）：306 – 307.

[7] 刘向哲，王新志，王永炎. 试论禀赋与体质的关系 [J]. 北京中医药大学学报，2011，34（7）：
441 – 443.

[8] 王琦.9 种基本中医体质类型的分类及其诊断表述依据 [J]. 北京中医药大学学报，2005，4（28）：
1 – 8.

[9] 刘波. COPD 患者中医证型分析与中医体质分类的相关性研究 [D]. 长春：长春中医药大学，2012.

[10] 狄冠麟，刘桂颖，胡珀，等. 支气管哮喘缓解期中医体质和证候的分布及分析 [J]. 中华中医药杂
志，2015，30（6）：1972 – 1974.

[11] 王琦. 中医体质学 [M]. 北京：中国中医药出版社，2021.

[12] 林朗晖，林桐峰. 手纹与诊病 [M]. 赤峰：内蒙古科学技术出版社，2000.

[13] 田代华. 黄帝内经：素问 [M]. 北京：人民卫生出版社，2005.

[14] 田代华，刘更生. 灵枢经 [M]. 北京：人民卫生出版社，2005.

[15] 程士德. 内经讲义 [M].5 版. 上海：上海科学技术出版社，1984.

[16] 李乐之，路潜. 外科护理学 [M].6 版. 北京：人民卫生出版社，2017.

[17] 中华医学会呼吸病学分会慢性阻塞性肺疾病学组. 慢性阻塞性肺疾病诊治指南（2007 年修订版）
[J]. 中华内科杂志，2007，30（3）：254 – 261.

[18] 李雪苓，韩宁林，徐桂琴，等. 中医药治疗 COPD 急性加重期临床研究进展 [J]. 中国中医急症，
2014，23（1）：95 – 97.

[19] 胡健，李泽庚，童佳兵，等. 中医外治法在慢性阻塞性肺疾病中的应用研究 [J]. 江西中医药大学学
报，2018，30（6）：110 – 115.

[20] 朱珠，晏丽旭，徐金龙，等. 经络研究特点分析 [J]. 中医药临床杂志，2017，29（5）：659 – 662.

[21] 漏佳丽，蒋永亮，胡汉通，等. 手太阴肺经与肺的相关性研究进展 [J]. 辽宁中医药大学学报，
2021，23（3）：69 – 72.

[22] 谢梦洲，朱天民. 中医药膳学 [M]. 北京：中国中医药出版社，2016.

[23] 杨景锋，程锴，辛宝，等.《金匮要略》药膳组方思路与现代创用借鉴 [J]. 陕西中医药大学学报，
2022，45（5）：50 – 53.

[24] 邱锦申，刘志勇，陈丽，等. 浅析食疗药膳的应用原则与制作方法 [J]. 江西中医药，2022，53
（7）：19 – 22.

［25］韩铭铭．综合护理在肛裂术后合并便秘患者中的应用效果［J］.黑龙江中医药，2021，50（6）：297－298.

［26］陈敏，阴智敏．中医护理干预在水蛭宣痹化纤汤治疗肺间质纤维化中的效果［J］.临床医学研究与实践，2020，5（22）：148－150.